实用护理临床要点精解

主编◎李桂兰　周丽丽　牛晓梅

曹晓云　战立娜　潘维静

黑龙江科学技术出版社

图书在版编目（CIP）数据

实用护理临床要点精解 / 李桂兰等主编. -- 哈尔滨：
黑龙江科学技术出版社，2023.7
ISBN 978-7-5719-1975-7

Ⅰ.①实… Ⅱ.①李… Ⅲ.①护理学 Ⅳ.①R47

中国国家版本馆CIP数据核字(2023)第107008号

实用护理临床要点精解
SHIYONG HULI LINCHUANG YAODIAN JINGJIE

作　　者	李桂兰　周丽丽　牛晓梅　曹晓云　战立娜　潘维静
责任编辑	刘　路
封面设计	邓姗姗
出　　版	黑龙江科学技术出版社
	地址：哈尔滨市南岗区公安街70-2号 邮编：150007
	电话：（0451）53642106 传真：（0451）53642143
	网址：www.lkcbs.cn
发　　行	全国新华书店
印　　刷	黑龙江龙江传媒有限责任公司
开　　本	787mm×1092mm　1/16
印　　张	22
字　　数	517千字
版　　次	2023年7月第1版
印　　次	2023年7月第1次印刷
书　　号	ISBN 978-7-5719-1975-7
定　　价	128.00元

《实用护理临床要点精解》
编委会

主　编

李桂兰　　莒县中医医院

周丽丽　　莒县中医医院

牛晓梅　　莒县中医医院

曹晓云　　莒县中医医院

战立娜　　莒县中医医院

潘维静　　莒县中医医院

副主编

毛俊红　　莒县中医医院

蔡玉云　　莒县峤山镇卫生院

刘世双　　莒县中医医院

田茂群　　莒县中医医院

刘　霞　　莒县中医医院

林雪菊　　莒县中医医院

林胜艳　　莒县中医医院

班凤娇　　莒县中医医院

孙建彩　　莒县中医医院

蒋纪梅　　莒县中医医院

荆才玉　　莒县中医医院

崔久平　　莒县中医医院

马艺飞　　莒县中医医院

前　言

护理工作在我国医疗卫生事业的发展中发挥着重要的作用,广大护理工作者在协助临床诊疗、救治生命、促进康复、减轻疼痛及增进医患和谐方面负担着大量工作。随着现代医学科学技术的快速发展,新的诊疗技术的不断更新,护士在临床中的护理技术也在不断提高。为了更好地适应现代医学以及临床护理学的发展,特组织临床一线的护理工作者们编写了本书。

本书内容丰富详实,从各个方面系统阐述了护理学的相关内容,主要包括呼吸内科疾病的护理、消化内科疾病的护理、内分泌科疾病的护理、神经外科疾病的护理、心胸外科疾病的护理、泌尿外科疾病的护理以及公共卫生护理等,重点突出,简明扼要,极具科学性、先进性及实用性,可为临床相关专业的工作人员以及相关专业在校师生提供一定的帮助。

由于编者知识水平所限,书中片面及疏漏之处恐在所难免,恳请各位专家及同行批评指正,以期在再版时予以纠正。

编　者

目　　录

第一章 呼吸内科疾病的护理

第一节 呼吸系统疾病常见症状与体征的护理

一、咳嗽与咳痰

咳嗽是人体的一种保护性反射动作,借咳嗽反射可将外界侵入呼吸道的异物和呼吸道内分泌物排出体外,具有重要的呼吸道局部防御作用。但长期剧烈、频繁的咳嗽则为病理现象,对机体不利。咳痰是借助咳嗽动作将呼吸道内病理性分泌物排出的现象,咳嗽与咳痰两者可同时出现,也可仅有咳嗽。

(一)病因

1.呼吸道疾病

呼吸道刺激性气体(冷、热空气、氯、酸、氨)的吸入、异物、炎症、出血、肿瘤等刺激,均可引起咳嗽,其中以细菌和病毒感染最多见。

2.胸膜疾病

各种胸膜炎或胸膜受到刺激(气胸、胸腔穿刺)时均可出现咳嗽。

3.心血管疾病

各种原因所致左心功能不全引起肺淤血、肺水肿或来自体循环的静脉栓子引起肺栓塞时,肺泡及支气管内漏出或渗出物刺激支气管黏膜,引起咳嗽。

4.神经因素

位于喉、气管及支气管黏膜的感受器,在各种原因的刺激下,冲动由迷走神经、舌咽神经和三叉神经的感觉纤维,传入延髓咳嗽中枢,然后传出冲动,经喉下神经、膈神经与脊神经,分别传到咽肌、膈肌与其他呼吸肌,引起咳嗽动作。

(二)咳嗽的性质、音色、时间与节律

1.干性咳嗽

患者咳嗽无痰,多见于急性上呼吸道炎症和急性支气管炎症初期、气管异物、胸膜炎、支气管肿瘤、咳嗽变异性哮喘等。

2.湿性咳嗽

患者咳嗽有痰,常见于慢性支气管炎、支气管扩张、肺脓肿和空洞型肺结核等。

3.突然发作性咳嗽

多见于刺激性气体所致的急性上呼吸道炎症及气管、支气管异物。

4.慢性咳嗽

长期反复发作的慢性咳嗽,清晨或夜间变动体位时咳嗽加剧,多见于慢性呼吸系统疾病。

5.夜间咳嗽

多见于左心衰竭、肺淤血。

6.犬吠样咳嗽

见于会厌、喉部疾患和气管受压或异物。

7.金属音调咳嗽

见于纵隔肿瘤、主动脉瘤、支气管肺癌等压迫气管所致。

8.咳嗽声音嘶哑

见于声带炎、喉炎、喉结核、喉癌和喉返神经麻痹等。

(三)痰的性状

痰的性状分黏液性、浆液性、脓性、黏液脓性、血性等。铁锈色痰见于肺炎球菌肺炎;粉红色泡沫痰提示急性左心衰竭;砖红色胶冻样痰见于克雷白杆菌肺炎等。急性炎症时痰量少;而支气管扩张、肺脓肿痰量多,且静置后分层;痰有恶臭提示厌氧菌感染。可有发热、胸痛、呼吸困难、咯血等伴随症状。

(四)护理评估

1.健康史

(1)病程与诱因:应注意询问咳嗽病程的长短和起病情况,有无受凉、粉尘吸入和服用血管紧张素抑制剂等情况。

(2)症状与持续时间:咳嗽的性质、节律、音色及发生时间,如询问是干性咳嗽还是湿性咳嗽;咳嗽发作的时间规律,是突然发作的咳嗽还是长期反复发作的慢性咳嗽,是清晨咳嗽还是夜间睡眠时咳嗽;咳嗽的音色是金属音调还是嘶哑性,是犬吠样咳还是低微或无力性咳;同时还应询问咳痰的性质和量,是黄脓痰、草绿色痰、粉红色痰还是铁锈色痰等;有无伴随症状如发热、胸痛、呼吸困难等。

(3)既往病史及治疗情况:既往有无支气管炎、肺结核、支气管扩张、胸膜炎等疾病史;家族中有无类似的疾病史;患者有无吸烟史、过敏史、职业及工作环境;了解治疗及用药情况。

(4)社会-心理状况:有无烦躁不安、失眠、注意力不集中、焦虑、抑郁等。

2.护理体检

评估患者意识状态、生命体征的改变情况。有无急性病容、呼吸困难、口唇、肢端发绀、杵状指(趾)、三四征等;有无桶状胸,肺部听诊有无异常呼吸音、湿啰音、哮鸣音等。

3.辅助检查

检查痰液(痰涂片、痰脱落细胞、痰培养及药敏试验)、血常规(有无白细胞总数及中性粒细胞升高)、X线胸片、肺功能测定有助于诊断和指导治疗。

(五)常见护理诊断及医护合作性问题

1.清理呼吸道无效

与咳嗽咳痰、痰液黏稠、胸痛、咳嗽无力有关。

2.有窒息的危险

与呼吸道分泌物增多、黏稠阻塞大气道有关。

3.焦虑

与剧烈咳嗽、咳痰及疾病迁延不愈有关。

(六)护理目标

患者能保持呼吸道通畅,呼吸道分泌物减少或清除;患者能正确掌握排痰方法,并积极配合进行排痰,未发生窒息;患者焦虑程度减轻或消失。

(七)护理措施

1.生活护理

(1)环境:保持环境舒适、整洁,室内空气新鲜、流通,避免尘埃和烟雾刺激。维持适宜的室温(18～20℃)和湿度(50%～60%),注意保暖,避免受凉。

(2)休息与体位:剧烈咳嗽与咳痰应卧床休息,协助患者采取屈膝侧卧位、半坐位或坐位,并不断改变体位,有利于痰液排出,但应注意让脊柱尽量挺直,以利肺部扩张。

(3)饮食护理:①对于慢性咳嗽咳痰者,给予高热量、高蛋白、高维生素、清淡饮食。②足够的水分有利于痰液稀释和排出,可保证呼吸道黏膜的湿润和病变黏膜的修复,如患者情况允许,饮水宜每天1.5L以上。③注意保持口腔的清洁卫生。

2.病情观察

密切观察咳嗽、咳痰情况,详细记录痰液的颜色、量与性质;正确采取痰液标本并及时送实验室检查。观察患者体力情况,判断其能否有效咳嗽及将痰液咳出;对意识障碍、痰量较多且排痰无力者,应警惕窒息的发生。

3.促进痰液排泄

(1)深呼吸和有效咳嗽:

1)适用症:神志清醒能咳嗽的患者。

2)方法:让患者坐位或立位,身体稍前倾,先行数次深而缓慢地腹式呼吸,深吸气末屏气几秒,继而咳嗽2～3次,使痰到咽部附近,再用力咳嗽,同时收缩腹肌,腹壁回缩,用力将痰排出,或用自己的手按压上腹部帮助咳痰。进行有效咳嗽时,必须保证呼吸道通畅,以防肺不张等并发症的发生。注意经常变换体位有利于痰液咳出。对于胸部有伤口的患者,应采取相应措施,避免或减轻因咳嗽而加重伤口的疼痛。可用双手或枕头轻压伤口的两侧,起固定或扶持作用,减轻伤口局部的牵拉和疼痛。对伤口疼痛明显者,可遵医嘱服用止痛剂,30min后再进行深呼吸和有效咳嗽。

(2)胸部叩击与胸壁震荡:

适用于久病体弱、长期卧床、排痰无力的患者。

1)操作前准备:让患者了解操作的意义、过程及注意事项以配合治疗;监测生命体征并进行肺部听诊,以明确痰鸣音或湿啰音的部位和性质;宜用薄层布保护胸廓部位,避免直接叩击引起皮肤发红。

2)操作时注意事项:叩击时应避开乳房和心脏,勿在骨突部位(如脊柱、肩胛骨、胸骨)进行;避开拉链、纽扣等硬物。

3)操作方法:①胸部叩击法:患者取侧卧位,操作者手指和拇指并拢,手背隆起,指关节微屈,以手腕力量,从肺底由下向上、由外向内叩拍胸壁,振动气道,边叩边鼓励患者咳嗽,以促进痰液排出,每侧肺叶反复叩击1~3min。或者指导患者双侧前臂屈曲,双手掌置于锁骨下,咳嗽时用前臂同时叩击前胸及患侧胸壁,振动气管分泌物以增加咳嗽排痰效。②胸壁振荡法:操作者双手掌重叠并将手掌置于欲引流的胸廓部位,吸气时手掌放开(即随胸廓扩张慢慢抬起,不施加任何压力),从吸气最高点开始,在整个呼气期手掌紧贴胸壁,施加一定压力并作轻柔地上下抖动,以震荡患者胸壁约5~7次,每一部位重复3~4个呼吸周期。振荡法只在呼气期进行,且紧跟叩击后进行。

4)操作的时间、力度和病情观察:每次叩击和(或)振荡的时间以5~15min为宜,应安排在餐后2h或餐前30min完成,避免治疗中呕吐。操作时要注意观察患者的反应,操作的力度适中,以患者不感到疼痛为宜。

5)操作后护理:询问患者感受,观察痰液情况,复查生命体征,肺部呼吸音及啰音变化。协助做好口腔护理,祛除痰液气味。

(3)体位引流:

1)原理:是利用重力的作用使肺、支气管内分泌物排出体外。

2)适应证:支气管扩张、肺脓肿等痰液较多且排出不畅的患者。

3)禁忌证:严重的心血管疾病,如高血压、心功能Ⅲ~Ⅳ级、肺水肿、近期有大咯血的患者禁忌体位引流。④方法:见"支气管扩张患者的护理"相关内容。

(4)湿化呼吸道:

1)目的:湿化气道,稀释痰液。

2)适应证:痰液黏稠不易咳出者。

3)方法:超声雾化吸入法和蒸汽吸入法。常用的湿化剂有低渗盐水(0.45%,较常用)、生理盐水、蒸馏水。

4)作用:临床上常在雾化液中加入一些药物如痰溶解剂、抗生素、平喘药等,其排痰、平喘、消炎的效果更佳。

湿化气道时注意事项:①防止窒息。干稠分泌物湿化后膨胀易阻塞气管,应帮助患者翻身、拍背,及时排痰,尤其是年老体弱、无力咳嗽者。②控制湿化温度。一般应控制湿化温度在35~37℃。温度过低则可能诱发哮喘、寒战反应;温度过高可引起呼吸道灼伤。③避免过度湿化。湿化时间不宜过长,一般以10~20min为宜。药液量也不宜过多。过度湿化可引起黏膜水肿、气道狭窄,甚至诱发支气管痉挛;也可导致体内水潴留,加重心脏负荷。④防止感染。严格无菌操作,定期进行湿化装置及病房环境的消毒,加强口腔护理。

(5)机械吸痰:

1)适应证:意识不清或分泌物量多并黏稠而无力咳出、咳嗽反射减弱或消失的患者。

2)方法:经患者的口、鼻腔、气管插管或气管切开处进行吸痰。

3)注意事项:每次吸引时间不超过15秒,两次抽吸间隔时间一般在3min以上,为防止吸痰引起低氧血症,应在吸痰前后,适当提高吸入氧的浓度。

4.预防窒息的发生

密切观察患者病情变化,评估患者的神志、呼吸、发绀、咳嗽、咳痰、痰液性质和量等情况,及时发现和正确判断患者有无窒息的可能。如患者出现烦躁不安、神志不清、面色明显苍白或发绀、出冷汗、呼吸急促、咽喉部明显痰鸣音,应考虑窒息的发生。及时做好抢救准备,如机械吸痰、气管插管或气管切开等。

5.用药护理

遵医嘱使用抗生素、止咳、祛痰药,观察药物疗效和不良反应。

6.心理护理

帮助患者熟悉、适应医院环境,消除陌生感、紧张感。向患者介绍咳嗽、咳痰的病因、诱因及防治方法,缓解症状,帮助其树立战胜疾病的信心,避免焦虑等不良情绪发生。认真倾听患者诉说,对患者产生的焦虑情绪表示理解,帮助患者认识焦虑的原因及危害性,以便采取有效的应对技巧,可参加一定的娱乐活动,分散注意力,以减轻焦虑症状。

(八)护理评价

患者是否痰液变稀、痰量减少,能否有效咳嗽咳痰;气道是否保持通畅,呼吸平稳,有无窒息征象;是否能运用有效地应对技巧维持情绪稳定,积极配合治疗和护理。

二、肺源性呼吸困难患者的护理

肺源性呼吸困难是由于呼吸系统疾病引起的,患者主观上感觉空气不足,呼吸费力,客观上表现为用力呼吸,张口抬肩,并伴有呼吸频率、深度与节律的异常,是由于呼吸系统疾病引起的通气、换气功能障碍,导致缺氧和二氧化碳潴留所致。

(一)呼吸困难类型

1.吸气性呼吸困难

由于气管、大气管阻塞或狭窄引起。

(1)特点:吸气时呼吸困难,严重者呈三凹征,常伴高调的吸气性哮鸣音。

(2)常见病因:喉、气管、大气管的炎症、水肿、痉挛、异物,肿瘤及喉上神经、喉返神经麻痹等。

2.呼气性呼吸困难

由于小支气管痉挛、狭窄及肺弹性减低引起。

(1)特点:呼气时困难,呼气时间延长,常伴有哮鸣音。

(2)常见病因:支气管哮喘、喘息型慢性支气管炎、慢性阻塞性肺气肿等。

3.混合性呼吸困难

由于肺广泛病变影响换气功能所致。

(1)特点:吸气、呼气均困难,呼吸浅而快、异常呼吸音。

(2)常见病因:重症肺炎、大片肺不张、大面积肺梗死、大量胸腔积液或气胸等。

(二)呼吸困难程度

Ⅰ度:日常体力活动无不适,中、重度体力活动时出现气促。

Ⅱ度:与同龄健康人平地行走无气促,但登高或上楼出现气促。

Ⅲ度:与同龄健康人以同等速度行走时呼吸困难。

Ⅳ度:以自己的步速平地行走100m或数分钟即有呼吸困难。

Ⅴ度:洗脸、穿衣甚至休息时也有呼吸困难。

(三)护理评估

1.健康史

(1)发病诱因与程度:呼吸困难的发生与时间、运动、环境、气候、季节的关系。详细询问呼吸困难发生的缓急和进展程度,是突然发生还是逐渐加重。

(2)伴随的症状:了解呼吸困难发生时是否伴有发热、胸痛、咳嗽、咳痰、意识障碍等。

(3)既往病史及治疗情况:评估患者既往健康状况以及有无类似症状。患者的生活规律和生活习惯、工作种类和工作环境等。治疗及用药情况,如使用支气管扩张剂后,呼吸困难是否缓解。

(4)社会-心理状况:有无焦虑、抑郁、恐惧等心理反应。

2.护理体检

观察患者的神志变化、面容与表情。观察呼吸的频率、节律和深度。密切注意胸部体征,有无辅助呼吸肌参与呼吸运动、三凹征、呼吸音异常、哮鸣音、湿啰音等。

3.辅助检查

动脉血气分析可判断缺氧和二氧化碳潴留的程度;血常规检查、X线胸片、CT、胸部超声波检查了解有无炎症、结核、气胸等;肺功能测定可了解肺功能的基本状况。

(四)常见护理诊断及医护合作性问题

1.气体交换受损

与呼吸面积减少、支气管平滑肌痉挛和分泌物增多有关。

2.活动无耐力

与缺氧、二氧化碳潴留、胸闷有关。

3.睡眠形态紊乱

与呼吸困难影响患者睡眠有关。

(五)护理目标

患者呼吸道通畅,呼吸困难减轻;患者缺氧、二氧化碳潴留症状减轻,活动耐力增加;患者睡眠充足。

(六)护理措施

1.生活护理

(1)环境:保持环境安静、舒适,空气新鲜、流通,适宜的温湿度,避免刺激性气体。哮喘患者室内避免变应原,如尘螨、花粉等。

(2)体位与休息:患者宜采取身体前倾坐位或半卧位,必要时可抬高床头,垫靠背或设置跨床小桌等,以利于患者休息,减轻呼吸困难。休息能缓解呼吸困难症状,有利于身心恢复。严重呼吸困难患者应尽量减少活动和不必要的谈话,以减少耗氧量;待症状缓解,可适当增加每日活动量,加强呼吸功能训练,注意劳逸结合,逐渐恢复活动耐力。

(3)饮食护理:宜进食高蛋白、高热量、高维生素易消化食物。避免刺激性强、易产气的食物,防止腹胀、便秘影响呼吸。对于张口呼吸、痰液黏稠的患者,应补充足够水分,若无心、肾疾患,每日摄水量应在1.5～2L,以利于痰液稀释和排出,并注意口腔卫生,每日清洁口腔2～

3次。

2.病情观察

监测呼吸频率、节律和深度,观察呼吸道是否通畅,口唇、颜面和甲床颜色,监测血气分析,判断缺氧程度。

3.保持呼吸道通畅

教会患者掌握有效的呼吸技巧,可嘱患者做慢而深地呼吸,以增加肺脏呼吸功能,缓解症状。指导患者有效的排痰方法,以保持呼吸道通畅,增加肺泡通气量。

4.氧疗和机械通气

氧气疗法是纠正缺氧,缓解呼吸困难的一种最有效的治疗手段。

(1)严重缺氧而无二氧化碳潴留者氧疗:可用面罩在短时间内,间歇、高浓度(>35%)、高流量(4～6L/min)给氧。

(2)缺氧伴有二氧化碳潴留氧疗:可用鼻导管或鼻塞法,低浓度(25%～29%)、低流量(1～2L/min)给氧。

(3)氧疗的注意事项:①应向患者说明氧疗或机械通气的重要性、注意事项和正确使用方法,以得到患者理解和积极配合。②氧疗过程中应专人负责监护,密切观察疗效,根据动脉血气分析结果及时调整吸氧浓度和流量,防止发生氧中毒和二氧化碳麻醉。③注意保持吸入氧气的湿化,以免干燥的氧气对呼吸道刺激及引起气道黏液栓的形成。④给氧面罩、鼻导管、气管导管等应定时更换消毒,防止交叉感染。⑤慢性患者应教会患者合理家庭氧疗。

5.用药护理

遵医嘱应用支气管舒张药、抗生素、呼吸兴奋剂等,观察药物的疗效和不良反应。

6.改善睡眠

给患者提供安静的环境,适宜的温度,舒适的体位;教会患者放松的技术,如听轻音乐、睡前喝热牛奶、温水泡脚、背部按摩、全身肌肉放松等。帮助患者寻找影响睡眠的因素,以采取有效的应对措施。因焦虑导致失眠者,应帮助患者认识不良心理会加重病情,需做好患者的心理疏导,减轻焦虑。对呼吸困难,影响睡眠者,应采取相应措施,缓解呼吸困难,如指导患者进行缓慢而深地呼吸,遵医嘱给予支气管扩张剂,以缓解支气管痉挛,减轻呼吸困难。必要时遵医嘱使用镇静催眠剂,以帮助患者入睡,但须注意呼吸衰竭者慎用,伴有二氧化碳潴留在改善通气之前禁用。

7.心理护理

呼吸困难可引起患者烦躁不安、恐惧,甚至有濒死感,使病情加重。护士应耐心倾听患者诉说,给予心理安慰和疏导,消除患者紧张不安的情绪,充分解释疾病、治疗方法及疗效,帮助患者树立治疗信心,积极配合治疗。

(七)护理评价

患者呼吸是否平稳、发绀有无减轻,能否平卧或降低床头抬高角度;动脉血气分析结果是否正常,活动耐力有无增强,生活能否自理;能否叙述促进睡眠的有效方法,休息后精神状态如何。

三、咯血患者的护理

咯血是指喉部以下的呼吸道或肺组织出血,血液随咳嗽经口腔咯出。咯血常使患者极度恐惧,不自主的屏气,可致喉头痉挛,引起窒息。长期小量咯血可引起贫血,短期大量咯血可致循环血量锐减,甚至休克。

(一)病因

1.支气管疾病

支气管扩张、支气管内膜结核等。

2.肺部疾病

肺结核、肺吸虫病、肺动静脉瘘、肺癌等。

3.心血管疾病

二尖瓣狭窄、肺梗死、左心衰竭、肺瘀血等。

4.全身性疾病

血液病、急性传染病、子宫内膜异位症等。

5.医源性因素

反复经气管吸痰、气管插管、气管切开等。

(二)临床特点

1.咯血先兆及伴随症状

患者常有胸闷、喉痒和咳嗽等先兆。结核引起者常伴低热、盗汗、干咳;支气管扩张为反复咯血,可伴杵状指;肺癌为痰中带血伴消瘦、胸痛;风湿性心脏病咳出粉红色泡沫样痰,伴心悸、气短,心尖部可闻及杂音。

2.咯血的程度

根据咯血量的多少可分为:①痰中带血;②小量咯血,每日咯血量<100mL;③中等量咯血,每日咯血量在100～500mL;④大量咯血,每日咯血量>500mL或一次咯血量>300mL。咯血量的多少与受损血管的性质及数量有直接关系,而与疾病严重程度不完全相关。一次大量咯血,可窒息致死。

3.窒息的原因及表现

窒息多见的原因:①极度衰竭无力咳嗽者;②急性大咯血者,高度紧张致声门紧闭或支气管平滑肌痉挛者;③应用镇静、镇咳药使咳嗽反射受到严重抑制者。若大咯血时突然咯血不畅、情绪紧张、烦躁不安、面色苍白,提示窒息先兆;如患者突然出现表情恐怖、胸闷气促、张口瞪目、双手乱抓、大汗淋漓、唇指发绀甚至意识丧失等,提示发生窒息。

(三)护理评估

1.健康史

(1)基本情况与病程:患者的年龄;询问咯血病程长短、起病情况,是突然发生还是逐渐加重。

(2)临床表现:评估咯血量、颜色、性状;评估呼吸道是否通畅,有无窒息先兆表现。

(3)伴随症状:评估有无发热、胸痛、脓痰、黄疸、皮肤黏膜出血等。

(4)既往病史与治疗情况:既往有无结核、支气管扩张、风心病等病史;家族中有无类似疾病史。患者个人生活习惯和嗜好、工作种类和环境,有无吸烟史等;治疗及用药情况。

(5)社会-心理状况:是否因咯血使患者产生紧张、恐惧或悲观等。

2.护理体检

评估患者的生命体征、神志、尿量、面容及周围循环状况,观察有无面色苍白、脉搏细数、血压下降、尿量减少、神志改变等失血性休克的表现。评估呼吸频率、节律和深度,两侧肺部呼吸音有无改变;大咯血时应注意观察患者有无窒息表现。

3.辅助检查

血常规检查、血小板计数、出凝血时间测定、痰液检查、胸部 X 线检查、CT、MRI、支气管镜及支气管造影术等有助于明确诊断。

(四)常见护理诊断及医护合作性问题

1.有窒息的危险

与咯血导致气道阻塞有关。

2.潜在的并发症

失血性休克、肺不张、肺部感染等。

3.焦虑/恐惧

与大咯血或反复咯血不止有关。

(五)护理目标

患者咯血减轻或咯血停止,呼吸平稳,未发生窒息;患者生命体征稳定,呼吸平稳,未发生休克、肺不张、肺部感染等;患者情绪稳定。

(六)护理措施

1.生活护理

(1)休息与卧位:小量咯血者应卧床休息,保持安静,避免紧张,不需要特殊处理即可好转。中等以上咯血者需要绝对卧床休息,保持环境安静,避免强烈光线、噪声、灰尘、寒冷空气的刺激。尽量减少搬动,取平卧位头偏向一侧或患侧卧位,有利于减少出血,保持呼吸道通畅,有利于健侧肺的气体交换,防止病灶播散。休息期间,尽量减少探视和不必要的谈话。

(2)饮食护理:大量咯血者暂禁食,小量咯血者宜进少量温凉的流质饮食,避免进食过热、辛辣及刺激性食物,如浓茶、咖啡等。戒酒,鼓励患者多饮水,多食含纤维素食物,保持大便通畅,避免因排便用力,腹压增大引起再度咯血。

2.病情观察

观察患者咯血的量、颜色、性质及出血速度,监测血压、脉搏、呼吸、心率、瞳孔、神志变化。密切观察有无情绪紧张、面色苍白、大汗淋漓、烦躁不安、咯血不畅等窒息先兆表现,应备好急救用品,以便及时抢救,解除呼吸道阻塞。

3.保持呼吸道通畅

(1)及时咳出积血:嘱患者轻轻将气管内存留的积血咳出。

(2)保持正常呼吸:提醒患者,咯血时绝对不能屏气,以免诱发喉头痉挛,血液引流不畅形成血块,造成呼吸道阻塞,发生窒息。

(3)窒息的抢救:咯血量多时严密观察有无窒息发生,一旦出现窒息表现,应立即置患者于头低足高45°俯卧位,轻拍背部,迅速排出气道和咽部的血块,并尽快用吸引器吸出或用手指裹上纱布清除口、咽、喉、鼻部的血块,必要时行气管插管或气管切开,以解除呼吸道梗阻。

(4)防止再窒息:梗阻解除后,若患者自主呼吸未恢复,应行人工呼吸,高流量吸氧或遵医嘱应用呼吸兴奋剂,同时仍需密切观察病情,警惕窒息再发生。

4.用药护理

遵医嘱应用止血药、镇静止咳药、抗感染药等。

(1)垂体后叶素的应用及注意事项:咯血量大的患者遵医嘱用垂体后叶素5～10U加入10％葡萄糖液40mL中缓慢静脉推注,或用10～20U加入10％葡萄糖液250mL静脉滴注。该药能引起子宫平滑肌收缩和冠状动脉收缩,故高血压、冠心病患者及孕妇忌用。注射过快可引起恶心、便意、心悸、面色苍白等不良反应,使用过程中须密切注意。

(2)纤维支气管镜的应用:大量咯血不止者,护士应配合医生进行纤支镜局部注射凝血酶或放置Fogarty导管行气囊压迫止血术。

(3)镇静药物的护理:烦躁不安患者常应用镇静剂如地西泮5～10mg,肌内注射或10％水合氯醛10～15mL保留灌肠,禁用吗啡、哌替啶,以免抑制呼吸。

(4)止咳药物的护理:大咯血伴剧烈咳嗽时常用可待因口服或皮下注射,年老体弱,肺功能不全者慎用。

5.补充血容量

出血量大者遵医嘱酌情给予输血、补充血容量。

6.保持口腔清洁

及时为患者漱口,擦净血迹,防止因口腔异味的刺激,引起再度咯血。

7.心理护理

护士应守护床旁并安慰患者,向患者解释咯血的病因和诱因,说明心情放松有利于止血,解除患者思想顾虑,消除患者紧张情绪,使之有安全感和信任感。

(七)护理评价

患者咯血是否停止,有无窒息征象;患者生命体征是否稳定,有无发生休克、肺不张、肺部感染等;是否情绪稳定,积极配合治疗。

四、胸痛患者的护理

胸痛是由于胸内脏器或胸壁组织病变引起的胸部疼痛。少数其他部位的疾病亦可引起胸痛,其疼痛范围和程度不一定与病变部位和程度相一致。

(一)病因

主要有胸壁病变如胸壁外伤、胸肌劳损、带状疱疹等;胸内脏器疾病如肺炎、肺结核、肺癌、胸膜炎、气胸、心血管疾病(心绞痛、心肌梗死、心包炎等)、纵隔和食管疾病(纵隔肿瘤、食管炎、食管癌等)等;神经精神性胸痛如肋间神经痛,其他脏器病变产生放射性牵涉痛等。

(二)临床特点

1.疼痛的部位

胸壁疾病疼痛部位局限且多有压痛;肺与胸膜病变一般为单侧胸痛;心绞痛和心肌梗死的疼痛常位于胸骨后或心前区,并向左肩、左上肢放射。

2.疼痛的性质

心绞痛和心肌梗死为压榨、窒息样疼痛;肺梗死、气胸为患侧的刺痛或绞痛;肋间神经痛呈阵发性灼痛或刺痛;食管炎常见灼痛或灼热感。

3.疼痛的影响因素

大叶性肺炎、胸膜炎、自发性气胸可因深呼吸、咳嗽疼痛加剧;心绞痛常在活动或情绪激动时诱发,休息或含服硝酸甘油可以缓解;胸壁疼痛在深呼吸、举臂、咳嗽时加剧;纵隔及食管疾病在吞咽时加剧。

(三)护理评估

1.健康史

(1)发病情况:评估患者胸痛的起病情况,是突发性、持续性、还是间歇性疼痛。

(2)临床表现:疼痛的部位、性质与强度,是隐痛、钝痛、刺痛还是压榨样疼痛,有无放射痛;疼痛的发生与呼吸、咳嗽、运动、情绪、体位的变化有无关系,有无伴随症状;治疗及用药情况。

(3)既往病史:询问既往健康状况,家族中有无类似疾病史,患者的生活规律、饮食习惯及嗜好。

(4)社会-心理状况:了解患者工作、学习、家庭、婚姻、经济等方面的压力及心理反应。

2.护理体检

评估患者疼痛的部位及放射部位。了解患者的全身状况,有无发热、呼吸困难、发绀、休克等表现。

3.辅助检查

检查血常规、X线胸片、心电图以明确诊断。

(四)常见护理诊断及医护合作性问题

1.胸痛

与胸内脏器或胸壁组织病变有关。

2.焦虑

与胸部疼痛有关。

(五)护理目标

患者胸痛减轻或消失;患者情绪稳定。

(六)护理措施

1.生活护理

(1)休息:创造良好的休息环境,保证患者安静休息。

(2)体位:采取舒适的体位如半坐卧位、坐位,以防止疼痛加重。如大量胸腔积液、胸膜炎患者常取患侧卧位,减少局部胸壁与肺的活动度,缓解疼痛,并有利于健侧代偿性呼吸。

2.缓解疼痛

(1)物理疗法:①如因胸部活动引起剧烈疼痛者,可在呼气末用15cm宽胶布固定患侧胸廓(胶布长度超过前后正中线),以减低呼吸幅度,达到缓解疼痛的目的。②亦可采取局部湿热敷、冷湿敷或肋间神经封闭疗法止痛。

(2)药物止痛:患者因剧烈的胸痛或持续性隐痛影响休息或出现呼吸困难,或因癌症引起的胸痛,可遵医嘱使用镇痛剂和镇静剂。

（3）心理疗法:指导患者学会自我放松的技巧,如缓慢地深呼吸、听音乐、看书报等,以分散注意力,减轻疼痛。

3.解除不安情绪

及时向患者说明胸痛的原因及医护措施,以取得患者信任,保持稳定情绪,注意休息,配合治疗。

(七)护理评价

患者胸痛是否缓解或消失;情绪是否稳定。

第二节　急性呼吸道感染患者的护理

一、急性上呼吸道感染患者的护理

急性上呼吸道感染简称上感,是外鼻孔至环状软骨下缘包括鼻腔、咽部或喉部急性炎症的总称。

本病全年皆可发病,但冬春季节多发;可通过含有病毒的飞沫或被污染的手和用具传播,多为散发,但可在气候突变时流行。由于引起上呼吸道感染的病毒类型较多,人体感染后只产生较弱而短暂的免疫力,且无交叉免疫,同时在健康人群中有人携带病毒,故一个人一年内可多次发病。

(一)病因与发病机制

1.病因

急性上呼吸道感染约有 70%～80% 是由病毒引起,其中常见的病毒包括流感病毒（甲、乙、丙）、副流感病毒、呼吸道合胞病毒、腺病毒、鼻病毒、埃可病毒、柯萨奇病毒、风疹病毒等。细菌感染约占 20%～30%,可直接或继发于病毒感染之后发生,以溶血性链球菌最为多见,其次为流感嗜血杆菌、肺炎链球菌和葡萄球菌等,偶见革兰阴性杆菌。

2.诱因

各种可导致全身或呼吸道局部防御功能降低的原因,如受凉、淋雨、过度紧张或疲劳等均可诱发本病。

3.发病机制

当机体或呼吸道局部防御能力降低时,原先存在于上呼吸道或外界侵入的病毒和细菌迅速繁殖,引起本病。年老体弱者、儿童和有慢性呼吸道疾病者易患本病。

(二)临床表现

1.症状和体征

根据病因和临床表现不同,可分为五种类型。

（1）普通感冒:又称急性鼻炎,俗称"伤风",多有鼻病毒、副流感病毒所致,好发于冬春季节。以鼻咽部卡他性炎症为主要表现,起病较急。初期出现咽痒、咽干或咽痛,或伴有鼻塞、喷嚏、流清水样鼻涕,鼻涕 2～3d 后变稠。有咽鼓管炎者听力减退,伴有味觉迟钝、流泪、声嘶和少量黏液痰。全身症状较轻或无症状,可仅有低热、轻度畏寒、头痛、不适感等。可见鼻腔黏膜充血、水肿、有分泌物,咽部轻度充血等体征。如无并发症,经 5～7d 后痊愈。

(2)病毒性咽-喉炎:多发于冬春季节,病毒性咽炎主要表现为咽部发痒、不适和灼热感,咽痛短暂且轻,可伴发热、乏力等,咽部、喉部充血、水肿,颌下淋巴结肿大和触痛。如合并喉炎时声音嘶哑、说话困难、咳嗽时咽喉疼痛,可闻及喉部喘息声。

(3)疱疹性咽喉炎:好发于夏季,主要由柯萨奇病毒 A 引起,多见于儿童。表现为明显咽痛,发热,病程 1 周左右。体检可见咽充血,软腭、腭垂(悬雍垂)、咽和扁桃体表面有灰白色疱疹及浅表溃疡,周围有红晕。

(4)咽结膜炎:好发于夏季,主要由腺病毒、柯萨奇病毒引起。儿童多见,游泳传播为主。病程 4～6d,表现为咽痛、畏光、流泪、发热和咽、结膜充血。

(5)细菌性咽-扁桃体炎:病原体主要为溶血性链球菌,其次为流感嗜血杆菌、肺炎链球菌、葡萄球菌等。起病急,咽痛明显,伴畏寒、发热,体温超过 39℃,可见咽部明显充血,扁桃体肿大、充血,表面有黄色点状渗出物,颌下淋巴结肿大伴压痛。

2.并发症

急性上呼吸道感染如不及时治疗,可并发急性鼻窦炎、中耳炎、气管-支气管炎。部分患者可继发病毒性心肌炎、肾小球肾炎、风湿热等。

(三)辅助检查

1.血常规

病毒感染者,白细胞计数正常或偏低,淋巴细胞比例升高。细菌感染者,可见白细胞计数和中性粒细胞增多,重者可有核左移现象。

2.病原学检查

病毒分离、病毒抗原的血清学检查等,有利于判断病毒类型。细菌培养可判断细菌类型和药物敏感试验。

(四)治疗要点

目前尚无特异抗病毒药物,多以对症和中医治疗为主。

1.对症治疗

发热、头痛、全身肌肉酸痛者可给予解热镇痛药;鼻塞可用 1% 麻黄碱滴鼻;频繁喷嚏、流涕给予抗过敏药物;咳嗽明显可使用镇咳药。

2.病因治疗

广谱抗病毒药利巴韦林对流感病毒、呼吸道合胞病毒等均有较强的抑制作用;吗啉胍对流感病毒、腺病毒和鼻病毒有一定疗效;奥司他韦对甲型 H_1N_1 流感病毒有抑制作用。细菌感染者,可根据病原菌和药敏试验选用抗菌药物,一般以抗革兰阳性菌为主,常用青霉素类、头孢菌素、大环内酯类或氟喹诺酮类及磺胺类抗菌药物。

3.中医治疗

常选用具有清热解毒和抗病毒作用的中药,如正柴胡饮、小柴胡冲剂、金银花和板蓝根等。

(五)常见护理诊断及医护合作性问题

1.舒适性改变

鼻塞、流涕、咽痛、头痛与病毒和(或)细菌感染有关。

2.体温过高

与病毒和(或)细菌感染有关。

3.知识缺乏

缺乏疾病预防和保健知识。

4.潜在并发症

鼻窦炎、中耳炎、气管-支气管炎、心肌炎、肺炎、风湿性关节炎等。

(六)护理措施

1.生活护理

(1)休息:患者以休息为主,症状严重者卧床休息。

(2)防止交叉感染:注意隔离患者,戴口罩,勤洗手,减少探视,避免交叉感染。患者咳嗽或打喷嚏时应避免对着他人,最好用餐巾纸掩住口鼻,餐巾纸集中焚烧。患者使用的餐具、痰盂等用具应按规定消毒,或用一次性器具,回收后焚烧弃去。

(3)饮食护理:给予清淡、高热量、丰富维生素、易消化的食物,鼓励患者每天保持足够的饮水量,避免刺激性食物,戒烟、酒。

(4)口腔护理:进食后漱口或给予口腔护理,防止口腔感染。

2.对症护理

高热者给予降温,一般用物理降温,必要时遵医嘱用药物降温,采用降温措施30min后应观察降温效果并记录;出汗后及时用温水擦身、换衣和床单,但要注意防止受凉。

3.病情观察

密切观察患者的体温、脉搏、呼吸等变化,警惕并发症发生,如果出现心率、脉搏增快与体温升高不相称,应警惕病毒性心肌炎的可能,及时通知医生。

4.用药护理

遵医嘱对发热、头痛者,选用解热镇痛药,如复方阿司匹林、对乙酰氨基酚(扑热息痛);鼻塞、咽痛者,口服银翘片等;鼻塞严重时可用1%麻黄碱滴鼻液滴鼻。注意观察药物的不良反应。

(七)健康教育

1.避免诱发因素

帮助患者及家属掌握上呼吸道感染的常见诱因,如注意保暖,防止受凉,防止过度疲劳;保持室内空气新鲜、阳光充足;在高发季节少去人群密集的公共场所;戒烟;防止交叉感染。

2.增强免疫力

注意劳逸结合,加强体育活动,提高机体抵抗力及抗寒能力,耐寒训练,如冷水洗脸、冬泳等。必要时注射疫苗预防,如流感疫苗。

3.识别并发症并及时就诊

药物治疗后症状不缓解,发热、头痛加重,伴脓涕,鼻窦压痛等鼻窦炎症状;耳鸣、耳痛、外耳道流脓中耳炎;恢复期出现胸闷、心悸等心肌炎症状;清晨起床时出现眼睑浮肿等肾炎症状;关节疼痛等风湿症状者,均应及时就诊。

二、急性气管、支气管炎患者的护理

急性气管-支气管炎是指感染、物理、化学、过敏等因素引起的气管-支气管黏膜的急性炎症,临床主要表现为咳嗽和咳痰。多为上呼吸道急性感染迁延而来,常发生于寒冷季节或气候突变时。

(一)病因

1.感染

感染为最主要的病因。由病毒、细菌直接感染,或急性上呼吸道病毒感染迁延而来,也可在病毒感染后继发细菌感染。近年来支原体和衣原体感染引起的急性气管-支气管炎有所上升。

2.物理与化学因素

过冷空气、粉尘、刺激性气体或烟雾(氨气、氯气、二氧化硫、二氧化氮等),可刺激气管-支气管黏膜而引起本病。

3.变态反应

花粉、有机粉尘、真菌孢子等的吸入以及对细菌蛋白质过敏等,均可引起气管-支气管的变态反应。寄生虫(如钩虫、蛔虫的幼虫)移行至肺,也可致病。

(二)临床表现

不同患者的临床表现差异较大,起病缓慢,部分患者可无自觉症状,因猝死或在体检中发现。

1.症状

起病较急,常先有鼻塞、流涕、咽痛、声音嘶哑等急性上呼吸道感染症状,继之出现干咳或伴少量黏痰,1～2d后可转为黏液脓性或脓性痰,痰量增多,咳嗽加剧,甚至痰中带血。可有深呼吸和咳嗽时感胸骨后疼痛;伴支气管痉挛时,可有气促、胸部紧缩感。全身症状较轻,可有低或中等发热伴乏力等,多3～5d后消退。咳嗽、咳痰可持续2～3周,吸烟者则更长。

2.体征

胸部听诊呼吸音正常或增粗,并可有散在干、湿啰音,咳嗽后啰音部位、性质改变或消失。

3.并发症

长期不愈,反复发作,可发展为慢性气管-支气管炎。

(三)辅助检查

1.血常规

病毒感染时,血常规白细胞计数多正常,一般血常规不高;但细菌感染较重时,白细胞计数和中性粒细胞增高。

2.痰涂片或培养

可发现致病菌。

3.X线胸片

多无异常,或仅有肺纹理增粗。

(四)治疗要点

1.病因治疗

避免吸入粉尘和刺激性气体,及时应用药物控制气管-支气管炎症。细菌感染者,一般选用抗革兰阳性菌为主的抗生素,如青霉素、头孢菌素、大环内酯类、喹诺酮类抗生素,或根据细菌培养和药敏试验结果选择敏感抗生素控制感染。给药方式以口服为主,严重者可静脉用药。

2.对症治疗

剧烈干咳者,给予喷托维林、复方甘草片等止咳;咳嗽伴痰难咳出者,可用溴己新或盐酸氨溴索等祛痰药,也可用药物雾化吸入帮助祛痰。如有支气管痉挛,可选用支气管舒张药,如氨茶碱、β_2受体激动剂等。

(五)常见护理诊断及医护合作性问题

1.清理呼吸道无效

与呼吸道感染、痰液黏稠有关。

2.气体交换受损

与过敏引起支气管痉挛有关。

(六)护理措施

参见"咳嗽与咳痰"的护理。

(七)健康教育

同"急性上呼吸道感染"。

第三节 支气管哮喘患者的护理

支气管哮喘简称哮喘,是由多种细胞(如嗜酸性粒细胞、肥大细胞、巨噬细胞、中性粒细胞等)和细胞组分参与的气道慢性炎症性疾病。这种慢性炎症导致气道高反应性和广泛多变的可逆性气流受限,并引起反复发作性的喘息、气急、胸闷或咳嗽等症状,常在夜间和(或)清晨发作和加重,多数患者可自行缓解或治疗后缓解。支气管哮喘若耽误诊治,随病程的延长可产生气道不可逆性狭窄和气道重塑,因此,合理的防治至关重要。哮喘是全球性疾病,全球约有1.6亿患者,我国五大城市的资料显示同龄儿童患病率为3%~4%,儿童患病率高于青壮年,老年人群的患病率有增高趋势,城市高于农村。成人男女患病率相近,约40%的患者有家族史。

一、病因

本病的病因目前不十分清楚,认为哮喘受遗传因素和环境因素双重影响。

(一)遗传因素

哮喘患者的亲属患病率高于群体患病率,且亲缘关系越近患病率越高。目前认为哮喘是多基因遗传疾病,有研究表明,气道高反应、IgE调节和特应性相关的基因在哮喘的发病中起着重要作用。

(二)环境因素

主要为哮喘的激发因素。

1.吸入性变应原

如尘螨、花粉、真菌、动物毛屑、二氧化硫、氨气等各种特异和非特异性吸入物。

2.感染

如细菌、病毒、原虫、寄生虫等。

3.食物

如鱼、虾、蟹、蛋类、牛奶等。

4.药物

如普萘洛尔(心得安)、阿司匹林等。

5.其他

气候改变、运动、妊娠等。

二、发病机制

哮喘的发病机制非常复杂,变态反应、气道炎症、气道反应性增高和神经等因素及其相互作用被认为在哮喘的发病中有重要作用。其中气道炎症是哮喘发病的本质,而气道高反应性是哮喘患者共同的病理生理特征。

根据变应原吸入后哮喘发生的时间,可分为速发型哮喘反应(IAR)、迟发型哮喘反应(LAR)和双相型哮喘反应(DAR)。IAR 在吸入变应原的同时立即发生反应,15～30min 达高峰,2h 逐渐恢复正常。LAR 约在吸入变应原 6h 左右发作,持续时间长,症状重,常呈持续性哮喘表现,为气道慢性炎症反应的结果。

三、病理

疾病早期,肉眼所见无明显器质性病理改变。随疾病进展,肉眼可见肺膨胀及肺气肿,支气管及细支气管内含有黏稠痰液及黏液栓。支气管壁增厚、黏膜肿胀充血,形成皱襞。黏液栓塞局部,可出现肺不张。

四、临床表现

(一)先兆表现

哮喘患者发作前常有先兆症状,如鼻、眼睑发痒、流涕、打喷嚏、咳嗽等表现。

(二)症状

典型表现为发作性呼气性呼吸困难(喘息)或发作性胸闷和咳嗽,伴有哮鸣音,患者常被迫坐起,干咳或咳大量白色泡沫样痰。在夜间及凌晨发作和(或)加重是哮喘的特征之一。部分患者仅以咳嗽为唯一症状(咳嗽变异性哮喘)。有些青少年,可在运动时出现胸闷、咳嗽和呼吸困难,称运动性哮喘。

(三)体征

发作时胸部呈过度充气征象,双肺可闻及广泛的哮鸣音,呼气音延长。严重者心率快、发绀严重,可出现奇脉、颈静脉怒张、胸腹反常运动。但在轻度哮喘或非常严重哮喘发作时,哮鸣音可不出现,称之为寂静胸。非发作期无明显异常体征。

(四)分期与分级

根据临床表现可分为急性发作期、慢性持续期。

1.急性发作期

是指气促、咳嗽、胸闷等症状突然发生或症状加重,常有呼吸困难,以呼气流量降低为其特征,原因是气道慢性炎症、长期接触变应原或治疗不当所致。

2.慢性持续期

亦称为非急性发作期,哮喘即使没有急性发作,但在相当长的时间内仍有不同频度和(或)不同程度地出现喘息、咳嗽、胸闷等症状,肺通气功能下降。根据患者的症状和对药物的需求情况及肺功能情况,将慢性持续期的病情分为控制、部分控制和未控制。

(五)并发症

发作时可并发气胸、纵隔气肿、肺不张。反复发作和感染可并发慢性支气管炎、肺气肿和肺源性心脏病。

五、辅助检查

(一)实验室检查

发作时血常规中嗜酸性粒细胞增多;痰涂片可见嗜酸性粒细胞亦增多。

(二)呼吸功能检查

1.通气功能检测

发作时呈阻塞性通气功能障碍,呼气流速显著下降,第 1 秒钟用力呼气容积(FEV_1)、第 1 秒钟用力呼气容积占用力肺活量比值($FEV_1/FVC\%$)、呼气峰值流速(PEF)均降低。肺容量指标用力肺活量减少、残气量增多、功能残气量和肺总量增加,残气量占总肺活量比值增高。缓解期上述通气功能指标逐渐恢复。

2.支气管激发试验

测定气道反应性。常用吸入激发剂为醋甲胆碱、组胺。吸入激发剂后其通气功能下降、气道阻力增加。激发试验只适用于 FEV_1 在正常预计值的 70% 以上的患者。在设定的激发剂量范围内,如 FEV_1 下降$\geqslant 20\%$,可诊断为激发试验阳性。

3.支气管舒张试验

测定气道气流的可逆性。常用吸入型的支气管舒张药(如沙丁胺醇、特布他林等),舒张试验阳性标准:①FEV_1 较用药前增加$\geqslant 12\%$,且其绝对值增加$\geqslant 200mL$。②PEF 较治疗前增加$\geqslant 60L/min$ 或增加$\geqslant 20\%$。

4.PEF 及其变异率

测定 PEF 可反映气道通气功能的变化。哮喘发作时 PEF 下降。昼夜 PEF 变异率$\geqslant 20\%$,则符合气道气流受限可逆性改变的特点。

(三)血气分析

严重发作时可有 PaO_2 降低。轻度哮喘,由于过度通气可使 $PaCO_2$ 下降,pH 上升,表现为呼吸性碱中毒。重症哮喘,气道阻塞严重,出现 CO_2 潴留,$PaCO_2$ 上升,表现呼吸性酸中毒。如缺氧明显,可合并代谢性酸中毒。

(四)胸部 X 线检查

哮喘发作时双肺透亮度增高,呈过度充气状态如肋间隙增宽、膈肌下降。合并感染时,可见肺纹理增加和炎性浸润阴影。

(五)特异性变应原的检测

哮喘患者大多数对众多的变应原和刺激物敏感。结合病史,测定变应原指标有助于对病因的诊断,避免或减少对该致敏因素的接触。常用的检测方法:检测患者的特异性 IgE、皮肤变应原测试。变应性哮喘患者血清特异性 IgE 可较正常人明显增高。

六、治疗要点

目前无特效的根治方法。治疗目的为控制症状,减少复发;防止病情恶化,维持肺功能正常,维持正常活动能力。

(一)脱离变应原

立即使患者脱离可能的变应原的接触,消除其他非特异刺激因素,是防治哮喘最有效的方法。

(二)药物治疗

1.缓解哮喘发作

支气管舒张药舒张支气管。

(1)β₂受体激动剂:是控制哮喘急性发作的首选药物。主要通过作用于呼吸道的 β₂受体,舒张支气管平滑肌。常用的短效 β₂受体激动剂有沙丁胺醇(舒喘灵)、特布他林(博利康尼、喘康速)和非诺特罗等,作用时间为 4～6h。长效 β₂受体激动剂药物有福莫特罗(奥克斯都保)、沙美特罗(施立稳)及丙卡特罗(美普清)等,作用时间为 10～12h,有一定抗气道炎和增强黏液-纤毛运输功能的作用。长效 β₂受体激动剂不宜单独使用,需与吸入激素联合应用。缓释型及控释型 β₂受体激动剂的疗效维持时间较长,用于防治反复发作性哮喘和夜间哮喘。用药方法有定量气雾剂吸入、干粉吸入、持续雾化吸入等,也可用口服或静脉注射。首选吸入法,因药物直接作用于呼吸道,局部浓度高且作用迅速,所用剂量较小,全身性不良反应少。常用沙丁胺醇或特布他林,每喷 $100\mu g$,3～4 次/天,每次 1～2 喷。长效 β₂受体激动剂如福莫特罗每喷 $4.5\mu g$,2 次/天,每次 1 喷。持续雾化吸入方法简单,易于配合,多用于重症和儿童患者。注射用药因易引起心律失常,只用于严重哮喘,其他疗法无效时,一般每次用量为沙丁胺醇0.5mg,2～4μg/min。

(2)茶碱类:是治疗哮喘的有效药物。通过抑制磷酸二酯酶,提高平滑肌细胞内的 cAMP浓度,松弛支气管平滑肌;拮抗腺苷受体;刺激肾上腺分泌肾上腺素,增强呼吸肌的收缩;增强气道纤毛清除功能和抗感染作用。茶碱与糖皮质激素有协同作用。口服氨茶碱一般剂量每天6～10mg/kg;危重症哮喘静脉给药,静脉注射首次剂量 4～6mg/kg,注射速度不超过0.25mg/(kg·min),静脉滴注维持量为 0.6～0.8mg/(kg·h),每日用量一般不超过 1.0g。控(缓)释茶碱制剂,可用于夜间哮喘。

(3)抗胆碱药:胆碱能受体(M 受体)拮抗剂,降低迷走神经兴奋性而舒张支气管及减少痰液分泌,与 β₂受体激动剂联合应用有协同作用,适应于夜间哮喘及痰多的患者。常用异丙托溴铵吸入或雾化吸入,约 10min 起效,维持 4～6h。长效抗胆碱药噻托溴铵(泰乌托品),为选择性 M1、M3 受体拮抗剂作用,维持时间可达 24h,不良反应少。

2.控制和预防哮喘发作

此类药物主要治疗哮喘的气道炎症,即抗感染药。

(1)糖皮质激素:是当前控制哮喘发作最有效的药物。主要作用机制是抑制炎症细胞的迁移和活化,抑制细胞因子的生成,抑制炎症介质的释放,增强平滑肌细胞 β_2 受体的反应性。可吸入、口服和静脉用药,吸入治疗是目前推荐长期抗感染治疗哮喘的最常用的方法。常用吸入药物有倍氯米松、氟替卡松、莫米松等,通常需规律用药一周以上方能生效。吸入剂量(倍氯米松或等效量其他糖皮质激素),轻度持续者 $200\sim500\mu g/d$、中度持续者 $500\sim1000\mu g/d$、重度持续者 $>1000\mu g/d$(不宜超过 $2000\mu g/d$)。口服药物用于吸入糖皮质激素无效或需要短期加强的患者。泼尼松或泼尼松龙,起始 $30\sim60 mg/d$,症状缓解后逐渐减量至 $\leqslant10 mg/d$,然后停用或改用吸入剂。静脉给药用于重度或严重哮喘发作时,常用药物有琥珀酸氢化可的松,常用剂量每天 $100\sim400 mg$,或甲泼尼龙(甲基强的松龙),$80\sim160 mg/d$。症状缓解后逐渐减量,然后改为口服和吸入制剂维持。

(2)白三烯(LT)拮抗剂:具有抗感染和舒张支气管平滑肌的作用。常用药物有扎鲁司特 20mg,每天 2 次口服;或孟鲁司特 10mg,每天 1 次口服。

(3)其他:色苷酸钠是非糖皮质激素类抗感染药物,对预防运动或变应原诱发的哮喘有效。色苷酸钠雾化吸入 $3.5\sim7 mg$ 或干粉吸入 20mg,每天 $3\sim4$ 次。酮替芬和新一代组胺 H_1 受体拮抗剂阿司咪唑、氯雷他定等对轻症哮喘和季节性哮喘有一定效果,也可与 β_2 受体激动剂联合用药。

(三)急性发作期的治疗

急性发作的治疗目的是尽快缓解气道阻塞,纠正低氧血症,恢复肺功能,预防进一步恶化或再次发作,防止并发症。一般根据哮喘的分度进行综合性治疗。

1.轻度

每天定时吸入糖皮质激素($200\sim500\mu g$ 倍氯米松),出现症状时可间断吸入短效 β_2 受体激动剂。效果不佳时可加服 β_2 受体激动剂控释片或小量茶碱控释片($200 mg/d$),或加用抗胆碱药如异丙托溴铵气雾剂吸入。

2.中度

每天增加糖皮质激素吸入剂量($500\sim1000\mu g$ 倍氯米松),规则吸入 β_2 受体激动剂,或口服长效制剂,或联合白三烯拮抗剂,若不能缓解,可持续雾化吸入 β_2 受体激动剂(或联合用抗胆碱药吸入),或口服糖皮质激素(泼尼松 $<60 mg/d$),必要时可氨茶碱静脉注射。

3.重度至危重度

持续雾化吸入 β_2 受体激动剂,或合用抗胆碱药,或静脉滴注氨茶碱或沙胺丁胺醇,加服白三烯拮抗剂。静脉滴注糖皮质激素如琥珀酸氢化可的松或甲泼尼松,待病情控制和缓解后,改为口服给药。注意维持水、电解质及酸碱平衡,纠正缺氧,如病情恶化缺氧状态不能纠正时,进行机械通气。

(四)哮喘非急性发作期的治疗

哮喘经过急性期治疗症状得到控制,其哮喘的慢性炎症病理生理改变仍然存在,因此,必须根据哮喘的控制水平,联合用药,个体化,以最小量、最简单的联合,不良反应最小,最佳控制症状为原则,制订合适的长期治疗方案。

1.控制

根据个体差异按需吸入 β_2 受体激动剂或口服 β_2 受体激动剂以控制症状。小剂量茶碱口服也能达到疗效,亦可考虑定量吸入小剂量糖皮质激素($\leqslant 500\mu g/d$)。在运动或对环境中已知抗原接触前吸入 β_2 受体激动剂或色苷酸钠或口服白三烯拮抗剂。当哮喘控制维持至少3个月后,治疗方案方可降级。

2.部分控制

定量吸入糖皮质激素($500\sim 1000\mu g/d$)。按需吸入 β_2 受体激动剂,效果不佳时加用吸入型长效 β_2 受体激动剂,口服 β_2 受体激动剂控释片、口服小剂量茶碱控释片或白三烯拮抗剂等,亦可同时吸入抗胆碱药。

3.未控制

每天吸入糖皮质激素量$>1000\mu g$。应规律吸入或口服 β_2 受体激动剂、茶碱控释片,或 β_2 受体激动剂联用抗胆碱药,或加服白三烯拮抗剂。若仍有症状,需规律口服泼尼松或泼尼松龙,长期服用者,尽可能将剂量维持于每天$\leqslant 10mg$。

(五)免疫疗法

分为特异性和非特异性两种。特异性免疫疗法又称脱敏疗法,一般采用特异性变应原(如螨、花粉、猫毛等)作定期反复皮下注射,剂量由低至高,以产生免疫耐受性,使患者脱敏。非特异性免疫疗法,如注射卡介苗、转移因子、疫苗等生物制品抑制变应原反应的过程。目前采用基因工程制备的人重组抗 IgE 单克隆抗体治疗中、重度变应性哮喘,已取得较好效果。

七、常见护理诊断及医护合作性问题

(一)低效性呼吸形态

与支气管痉挛、气道炎症、气道阻力增加有关。

(二)清理呼吸道无效

与支气管黏膜水肿、分泌物增多、痰液黏稠、气管痉挛、无效咳嗽等有关。

(三)知识缺乏

缺乏哮喘的防治知识和正确使用定量吸入器的相关知识。

(四)活动无耐力

与缺氧、呼吸困难有关。

(五)潜在并发症

呼吸衰竭、纵隔气肿、肺源性心脏病等。

八、护理措施

(一)生活护理

1.环境与体位

有变应原者,应尽快脱离,使患者脱离变应原的接触是防治哮喘最有效的方法。提供安静、舒适、温湿度适宜的环境,保持室内清洁、空气流通,避免刺激性气体、粉尘和烟雾。病室不宜摆放花草,避免使用动物皮毛、羽绒、地毯或蚕丝织物。根据病情提供舒适体位,哮喘急性发作时取端坐位,需提供床旁桌支撑,以减少体力消耗。

2.缓解紧张情绪

哮喘新近发生和重症发作的患者,通常感到情绪紧张,甚至惊恐不安,应多巡视患者,给予心理疏导和安慰,耐心解释病情和治疗措施及治疗效果,同时尽快控制发作。消除过度的紧张状态,对减轻哮喘发作的症状和控制病情有重要意义。

3.饮食护理

提供清淡、易消化、足够热量的饮食,避免进食有刺激性的饮食,如过冷、过热、油煎炸的食物、酒、汽水等。避免食用可能诱发哮喘的食物,如鱼、虾、蟹、蛋类、牛奶、海鲜等;若能找出与哮喘发作有关的食物,应避免食用。某些食物添加剂如酒石黄、亚硝酸盐(制作糖果、糕点中用于漂白或防腐)也可诱发哮喘发作,应当引起注意。劝导患者戒酒、戒烟。

4.补充水分

哮喘急性发作时,患者呼吸增快、出汗,常伴脱水、痰液黏稠,形成痰栓阻塞小支气管加重呼吸困难。应鼓励患者每天饮水 2500～3000mL,以补充丢失的水分,稀释痰液。重症者应建立静脉通道,遵医嘱及时、充分补液,纠正水、电解质和酸碱平衡紊乱。

5.皮肤与口腔护理

哮喘发作时,患者常会大量出汗,应每天以温水擦浴,勤换衣服、床单,保持皮肤的清洁、干燥和舒适。协助并鼓励患者咳嗽后用温水漱口,保持口腔清洁。

(二)氧疗护理

重症哮喘患者应遵医嘱给予鼻导管或面罩吸氧,吸氧流量为 1～3L/min,吸入氧浓度一般不超过 40%。为避免气道干燥刺激而导致气道痉挛和痰液黏稠,吸入的氧气应尽量湿化。在给氧过程中,注意呼吸的频率、节律和深度,注意神志、发绀情况,监测动脉血气分析,判断氧疗效果。

(三)病情观察

观察哮喘发作的前驱症状,如鼻咽痒、喷嚏、流涕、眼痒等。哮喘发作时,观察患者意识状态、呼吸频率、节律、深度及辅助呼吸肌是否参与呼吸运动、皮肤黏膜是否发绀等,监测呼吸音、哮鸣音变化,监测动脉血气分析和肺功能情况,了解病情和治疗效果。哮喘严重发作时,如经治疗病情无缓解,$PaO_2 < 60mmHg$,$PaCO_2 > 50mmHg$ 时,做好机械通气准备工作。加强对急性期患者的监护,尤其在夜间和凌晨哮喘易发作,应严密观察有无病情变化。

(四)用药护理

观察药物疗效和不良反应。

1.β_2 受体激动剂

(1)指导患者按医嘱用药,不宜单一、长期、规律、大量使用。因为长期应用可引起 β_2 受体功能上调和气道反应性增高,出现耐药性。

(2)静脉滴注沙丁胺醇时应注意控制滴速(2～4μg/min)。

(3)用药过程中观察有无心悸、骨骼肌震颤、低血钾等不良反应。

2.糖皮质激素

长期应用糖皮质激素,可抑制免疫反应,导致真菌等感染以及向心性肥胖、痤疮、骨质疏松症、胃肠道刺激,甚至消化道出血,低钾血症。吸入药物治疗,全身性不良反应少,少数患者可出现口腔念珠菌感染、声音嘶哑或呼吸道不适,指导患者喷药后必须立即用清水充分漱口以减轻局部反应和胃肠吸收。口服用药宜在饭后服用,以减少对胃肠道黏膜的刺激。气雾吸入糖皮质激素可减少其口服量,当用吸入剂替代口服剂时,通常需同时使用 2 周后再逐步减少口服量,指导患者不得自行减量或停药,以免引起肾上腺危象。

3.茶碱类

不良反应有恶心、呕吐等胃肠道症状、心律失常、血压下降、尿量增多,严重者可致抽搐甚至死亡,急性心肌梗死和高血压患者禁用。合用西咪替丁(甲氰米胍)、喹诺酮类、大环内酯类药物等可影响茶碱代谢而使其排泄减慢,应加强观察,同时适当减少用量。发热、妊娠、小儿或老年有心、肝、肾功能障碍及甲状腺功能亢进者不良反应增加。常口服用药,饭后服用可减轻胃肠道反应,局部刺激性大,不宜肌内注射。静脉滴注适应于哮喘急性发作且近 24h 未用过茶碱类药物的患者,注射浓度不宜过高,速度不宜过快,注射时间宜在 10min 以上,以防中毒症状发生。用药时监测血药浓度可减少不良反应的发生,其安全浓度为 $6\sim15\mu g/mL$。茶碱缓(控)释片应用控释材料,不能嚼服,必须整片吞服。

4.其他药物

(1)色苷酸钠:少数患者吸入后可有咽喉不适、胸闷,偶见皮疹,孕妇慎用。

(2)抗胆碱药:药物吸入后,少数患者可有口苦或口干感。

(3)酮替芬:有镇静、头晕、口干、嗜睡等不良反应,对高空作业人员、驾驶员、操纵精密仪器者应慎用。

(4)白三烯调节剂:主要不良反应是较轻微的胃肠道症状,少数有皮疹、血管性水肿、转氨酶升高,停药后可恢复。

九、健康教育

(一)疾病知识指导

与患者共同制订长期管理、防止复发的计划。向患者告之哮喘的激发因素、治疗目的和效果的认识,以提高患者在治疗中的依从性。通过教育使患者懂得哮喘虽不能彻底治愈,但只要坚持充分的正规治疗,完全可以有效地控制哮喘的发作,即患者可达到没有或仅有轻度症状,能坚持日常工作和学习。针对个体情况,指导患者有效控制可诱发哮喘发作的各种因素,如避免摄入引起过敏的食物;避免强烈的精神刺激和剧烈运动;避免持续的喊叫等过度换气动作;不养宠物;避免接触刺激性气体及预防呼吸道感染;劝导患者及家人戒烟;外出时戴围巾或口罩避免冷空气刺激;在缓解期应加强体育锻炼、耐寒锻炼及耐力训练,以增强体质。

(二)自我监测病情

指导患者识别哮喘发作的先兆表现和病情加重的征象,学会哮喘发作时进行简单的紧急自我处理方法。利用峰流速仪,监测最大呼气峰流速值(PEFR),做好哮喘日记,为预防疾病复发和治疗提供参考资料。峰流速仪其使用方法:取站立位,尽可能深吸一口气,然后用唇齿包住口含器后,以最快的速度,用 1 次最有力的呼气吹动游标滑动,游标最终停止的刻度,就是此次峰流速值。峰流速测仪是发现早期哮喘发作最简便易行的方法,PEFR 能判断哮喘控制的程度,根据 PEFR 的变化及时调整治疗方案。

(三)用药指导

哮喘患者应了解自己所用各种药物的名称、用法、用量及注意事项，了解药物的主要不良反应及如何采取相应的措施来避免。掌握药物的吸入方法是预防、缓解发作和提高患者生活质量的关键，因此护士必须指导患者掌握 β_2 受体激动剂和(或)糖皮质激素吸入剂的正确吸入技术，医护人员演示，指导患者反复练习，直至完全掌握，每次吸药完毕用温开水漱口。

1.定量雾化吸入器(MDI)

MDI 的使用需要患者协调呼吸动作，正确使用定量雾化吸入器是保证治疗成功的关键。①打开盖子，摇匀药液；②患者先数次深呼吸，再在深呼气至不能再呼时，张口将 MDI 喷嘴置于口中，双唇包住咬口，以慢而深的方式经口吸气，吸气开始的同时用手指按压喷药，吸气末屏气 10 秒，使较小的雾粒沉降在气道远端，然后缓慢呼气；③两喷之间休息 3min 后再重复。儿童或重症患者，可在 MDI 上加储药罐，以简化操作，增加吸入到下呼吸道和肺部的药量，减少雾滴在口咽部沉积，提高雾化吸入的疗效。

2.干粉吸入剂

常用的是都保装置和准纳器。

(1)都保装置：即储存剂量型涡流式干粉吸入剂，如信必可都保(布地奈德福莫特罗粉吸入剂)、普米克都保、奥克斯都保。使用方法：①先旋松盖子并拔出，确保旋柄在下方；②握住吸入器使之直立，握住底部和中间部分，向一方旋转到底，再向相反方向旋转到底，听到"咔嗒"声，完成一次装药；③吸药前轻轻向外呼气(不要对吸口呼气)，双唇包住吸嘴，用力缓慢地深吸气，将药物吸入；④迅速闭口屏气 10 秒后再慢慢地呼气。

(2)准纳器：常用的有沙美特罗替卡松粉吸入剂。使用方法：①一手握住准纳器外壳，另一手拇指向外推动滑动杆，露出吸药口；②吸药前平稳呼吸几次后，尽量呼气；③然后双唇包住吸嘴，深而平稳地吸气同时推动滑动杆将药物吸入；④迅速闭口并屏气 10 秒后再缓慢地呼气。

(四)心理-社会指导

指导患者保持有规律的生活和乐观情绪，积极参加体育锻炼，根据患者的爱好选择合适的项目，最大程度保持劳动能力。指导患者充分利用社会支持系统，动员与患者关系密切的家人或朋友参与对哮喘者的管理，为其身心康复提供各方面的支持。

第四节　慢性阻塞性肺部疾病患者的护理

慢性阻塞性肺疾病(COPD)，简称慢阻肺，是一组以气流受限为特征的肺部疾病，气流受限不完全可逆，呈进行性发展。COPD 是可以预防和治疗的疾病。COPD 是呼吸系统疾病中的常见病和多发病，其患病率和死亡率均高，且有逐年增加之势。COPD 最终引起慢性呼吸衰竭和慢性肺源性心脏病(慢性肺心病)，严重影响患者的劳动能力和生活质量。当慢性支气管炎和(或)肺气肿患者肺功能检查出现气流受限并且不能完全可逆时，则诊断为 COPD。

一、慢性支气管炎患者的护理

慢性支气管炎(简称慢支)是指气管、支气管黏膜及其周围组织的慢性、非特异性炎症。以咳嗽、咳痰伴有喘息及反复发作的慢性过程为临床特征。长期发作可发展为阻塞性肺气肿和肺源性心脏病。

(一)病因及发病机制

1.感染

反复感染是慢支发生、发展的重要因素之一。病原体主要有流感病毒、鼻病毒和呼吸道合胞病毒等病毒,肺炎链球菌、流感嗜血杆菌、卡他莫拉菌及葡萄球菌等细菌;支原体也是感染因素之一。长期、反复感染可破坏气道正常的防御功能,损伤细支气管和肺泡。

2.吸烟

为重要的发病因素。吸烟者慢性支气管炎的患病率比不吸烟者高 2~8 倍,患病率与吸烟时间、吸烟量呈正相关。烟草中的焦油、尼古丁和氢氰酸等化学成分,可损伤气道上皮细胞,使巨噬细胞吞噬功能降低和纤毛运动减退;黏液分泌增加,使气道净化能力减弱;支气管黏膜充血水肿和黏液积聚,而易引起感染。慢性炎症及吸烟刺激引起支气管平滑肌收缩,气流受限。烟草、烟雾还可使氧自由基增多,诱导中性粒细胞释放蛋白酶,抑制抗蛋白酶系统,使肺弹力纤维受到破坏,诱发肺气肿。

3.理化因素

(1)大气污染、职业性粉尘及化学物质,如烟雾、粉尘、工业废气及室内空气污染(大气中的二氧化硫、二氧化氮、氯气、甲醛等)等。有害气体可损伤气道黏膜,并有细胞毒作用,使纤毛清除功能下降,为细菌感染创造条件。同时刺激黏膜下感受器,使副交感神经功能亢进,导致支气管平滑肌收缩、腺体分泌亢进、杯状细胞增生,黏液分泌增加,气道阻力增加。

(2)寒冷和环境温度剧变,可使呼吸道局部小血管痉挛,病毒和细菌易于入侵、繁殖。

4.过敏因素

常见的过敏因素有尘埃、虫螨、细菌、寄生虫、花粉和化学性气体等。通过过敏反应引起支气管平滑肌收缩或痉挛、炎症反应,加重气道狭窄,气道阻力增加,促使慢性支气管炎的发生。

5.其他

机体的内在因素如呼吸道防御功能及免疫功能降低、自主神经功能失调、营养缺乏、遗传等都可能参与慢性支气管炎的发生、发展。

(二)临床表现

1.症状

起病缓慢,病程较长,反复急性发作而使病情加重。主要有慢性咳嗽、咳痰、喘息。初期症状轻微,在寒冷季节、吸烟、劳累、感冒后可引起急性发作或症状加重,气候转暖时症状可自然缓解。重症患者四季不断发病,在冬春季加剧。

(1)咳嗽:长期、反复、逐渐加重的咳嗽是慢支最突出的表现。一般晨间咳嗽较重,白天较轻,睡前有阵咳或排痰。咳嗽是由支气管黏膜充血、水肿或分泌物积聚于支气管管腔内所致。

(2)咳痰:痰为白色黏液或浆液泡沫痰,偶带血。清晨排痰较多,由于起床后或体位变动可刺激排痰。急性发作伴有细菌感染时,则变为黏液脓性痰,量亦增加。

(3)呼吸困难:喘息性慢性支气管炎有支气管痉挛,可引起呼吸困难,严重时呈哮喘样发作。

(4)反复感染:患者由于抵抗力差,常有反复感染,表现为咳嗽加重,痰量增加、呈脓性,常伴畏寒、发热等。

2.体征

急性发作期可在背部或双肺底听到散在的干、湿啰音,咳嗽后可减少或消失。喘息性慢性支气管炎可听到哮鸣音和呼气延长,且不易完全消失。

3.分型

(1)单纯型:主要表现为慢性咳嗽、咳痰;肺部以湿啰音为主。

(2)喘息型:除慢性咳嗽、咳痰外,还有喘息,肺部以哮鸣音为主,夹杂湿啰音。

4.临床分期

(1)急性发作期:指在1周之内出现脓性或黏液脓性痰,痰量明显增多,或伴有发热等炎症表现,或咳嗽、咳痰、喘息等症状任何一项明显加剧。

(2)慢性迁延:有不同程度的咳嗽、咳痰、喘息症状迁延1个月以上者。

(3)临床缓解期:经治疗或自然缓解,症状基本消失或偶有轻微咳嗽、少量痰液,保持2个月以上者。

5.并发症

随着病情的进展和反复发作,可并发阻塞性肺气肿。

(三)辅助检查

1.X线胸片检查

早期胸片可无变化,可逐渐出现肺纹理增粗、紊乱等非特异性改变。

2.血常规

急性发作期或并发肺部感染时,血白细胞总数和中性粒细胞增多;喘息型,嗜酸性粒细胞增多。

3.痰液检查

痰培养和药敏试验,找致病菌,指导用药;喘息型痰涂片常可见到较多的嗜酸性粒细胞。

(四)诊断要点

诊断标准如患者每年咳嗽、咳痰达3个月以上,连续2年或以上,并排除其他心肺疾患,即可诊断为慢性支气管炎。根据吸烟史或工作史、慢性咳嗽、咳痰或伴喘息,肺部湿啰音和(或)干啰音,结合X线胸片可以确诊。

(五)治疗要点

1.急性发作期和慢性迁延期的治疗

(1)抗感染:一般选用以抗革兰阳性菌为主的抗生素,或根据病菌药敏试验选用抗菌药物。常用的有青霉素类、大环内酯类、氨基糖苷类、头孢菌素类、喹诺酮类等。急性发作期以静脉给药为主,慢性迁延期以口服给药为主。

(2)祛痰、镇咳、平喘:以祛痰为主。

1)祛痰:咳嗽伴痰难咳出者,可用溴己新(必嗽平)、复方氯化铵合剂或盐酸氨溴索(沐舒坦)等祛痰药;在临床上常应用兼有镇咳和祛痰作用的复方甘草制剂,也可用雾化吸入法祛痰。

2)镇咳:可选用喷托维林、氢溴酸右美沙芬等止咳药,一般在用祛痰药的基础上应用。不宜给予可待因等强力镇咳药。

3)平喘:喘息型患者,选用支气管舒张药,如茶碱类、β_2受体激动剂等。

2.缓解期的治疗

加强锻炼,提高机体抵抗力;改善环境,避免诱发因素如戒烟、避免有害气体和其他有害颗粒的吸入;预防呼吸道感染。反复感染者,可试用免疫调节剂或中医中药,如卡介菌多糖核酸、胸腺素等。

(六)常见护理诊断及医护合作性问题

1.清理呼吸道无效

与呼吸道分泌物增多且黏稠、支气管痉挛、无效咳嗽有关。

2.气体交换受损

与呼吸道分泌物增多、黏稠、支气管痉挛、阻塞有关。

(七)护理措施

1.改善环境,减少刺激

保持室内空气新鲜流通,维持适宜的室内温度(18～20℃)与湿度(50%～60%),环境整洁、舒适,减少环境的不良刺激,特别是避免尘埃与烟雾的刺激。注意保暖,避免受凉。

2.补充营养与水分

给予高蛋白、高维生素饮食,不宜油腻、辛辣等刺激性食物。患者情况允许时,每日保证饮水在 1500mL 以上。

3.协助排痰

指导患者深呼吸和有效咳嗽,痰液黏稠而不易咳出者可雾化吸入稀释痰液。

4.用药护理

抗生素可杀灭细菌、对抗感染症,止咳剂可抑制咳嗽、减少分泌,祛痰剂可稀释痰液、降低痰液黏稠度而利于排出。

5.心理护理

与患者多沟通、多交流,给予心理上的安慰和支持,以缓解其紧张不安情绪,建立良好的护患关系,取得患者信任,使其身心舒适。

(八)健康教育

1.疾病知识指导

向患者讲解诱使疾病加重的因素,指导患者避免烟雾、粉尘及刺激性气体吸入,避免上呼吸道感染等;加强营养,合理锻炼,增强机体抵抗力。根据咳嗽、咳痰的变化及呼吸困难与活动的关系,判断病情变化。若体温升高、咳嗽加剧、痰量增多、痰液黏稠、呼吸困难加重,应及时就医。

2.疾病预防指导

(1)增强机体免疫力:积极参加体育锻炼,根据患者的爱好和病情可进行散步、慢跑、太极拳、游泳、有效的呼吸运动等。

（2）预防上呼吸道感染：指导患者防寒保暖，避免和呼吸道感染患者接触，在呼吸道传染病流行期间，尽量避免去人群密集的公共场所。

（3）指导患者戒烟：告知患者和家属，吸烟是引起慢支和加速慢支进展的重要因素；慢支如不及时治疗和去除诱因，则按慢支—阻塞性肺气肿—肺源性心脏病的规律发展。戒烟能减轻慢支的咳嗽、咳痰，缓解病情的进展，早期戒烟能阻止病情的发展，使患者乐意戒烟并能积极参与共同制订戒烟计划。与戒烟成功者交流经验和体会，清除工作场所、家中的储烟和与吸烟有关的用具，避免接触吸烟的人群和环境。事先告之患者戒断过程中有可能出现坐立不安、烦躁、头痛、腹泻、体重增加等现象，第 1 周最严重，尼古丁完全撤离需 2～4 周。有计划地逐渐戒烟以减轻戒断症状，减轻痛苦；戒烟第 1 周多饮水，以排除体内积蓄的尼古丁，多吃水果、蔬菜，参加文体活动，必要时可外出旅游、嚼口香糖等以分散注意力。

（4）避免有害气体刺激：改善环境卫生，加强劳动保护，及时佩戴口罩，避免烟雾、粉尘和刺激性气体对呼吸道的影响。

二、阻塞性肺气肿患者的护理

阻塞性肺气肿（简称肺气肿）是指肺部终末细支气管远端气腔（呼吸细支气管、肺泡管、肺泡囊和肺泡）弹性减弱、充气、过度膨胀、肺容量增大或同时伴有气道壁结构的破坏。临床主要表现为呼气性呼吸困难。中老年多见。多由慢支发展而来，进一步发展为肺源性心脏病。

（一）病因

1.呼吸系统疾病

慢性支气管炎是阻塞性肺气肿最主要的病因，绝大多数肺气肿是由慢支发展而来。引起慢支的各种因素如吸烟、大气污染、感染、职业性粉尘和有害气体的长期吸入、过敏等，都可引起肺气肿。支气管哮喘、支气管扩张、肺纤维化等也是肺气肿的常见病因。

2.蛋白酶-抗蛋白酶失衡

蛋白酶增多或抗蛋白酶不足，导致肺组织结构破坏。蛋白酶对组织有损伤和破坏作用；抗蛋白酶对弹性蛋白酶等多种蛋白酶有抑制功能，其中 α_1-抗胰蛋白酶（α_1-AT）是活性最强的一种。在正常情况下，弹性蛋白酶与其抑制因子处于平衡状态。吸入有害气体、有害物质、感染等均可导致蛋白酶产生增多或活性增强，而抗蛋白酶产生减少或灭活加速；同时氧化应激、吸烟等也可降低抗蛋白酶的活性。极少数人先天性 α_1-AT 缺乏。

3.氧化应激

肺气肿患者氧化应激增加。氧化物主要有超氧阴离子（O_2^-）、羟根（OH^-）、次氯酸（$HClO_3$）、H_2O_2 和 NO 等。氧化物可直接作用并破坏许多生化大分子如蛋白质、脂质、核酸等，导致细胞功能障碍或细胞凋亡，还可破坏细胞外基质；引起蛋白酶-抗蛋白酶失衡；促进炎症反应。

4.慢性炎症

气道、肺实质及肺血管的慢性炎症是慢性阻塞性肺疾病的特征性改变，中性粒细胞释放的蛋白酶（弹性蛋白酶、组织蛋白酶 G、基质金属蛋白酶等）引起慢性黏液高分泌状态并破坏肺实质。

5.其他

自主神经功能失调、营养不良、气温变化等都有可能参与慢性阻塞性肺疾病的发生。

(二)发病机制

阻塞性肺气肿的发生机制复杂,是多因素共同参与。

(三)病理

1.病理解剖

阻塞性肺气肿的主要病理改变是肺泡过度膨胀,弹性减退,肺表面可见多个大小不一的肺大泡。镜检见肺泡壁变薄、破裂、融合,肺泡腔扩大,肺泡壁血管床扭曲、毁损,血液供应减少。按累及肺小叶的部位,将阻塞性肺气肿分为小叶中央型、全小叶型及介于两者之间的混合型三类。

2.病理生理

COPD早期病变仅局限于细小气道时,吸气时由于肺泡膨胀对气道壁的牵拉,小气道舒张,气体能进入肺泡,但呼气时肺泡对小气道的牵拉作用减弱,胸腔内压力增高,小气道受压萎陷,气体排出受阻,产生活瓣样作用,肺泡内气体聚集,肺泡膨胀、压力增高。随着肺气肿加重,大量肺泡周围的毛细血管受膨胀肺泡挤压而退化,使毛细血管大量减少,肺泡间的血流量减少,导致通气与血流比例失调。也有部分肺区虽有血液灌流,但肺泡通气不良,也导致通气与血流比例失调,使换气功能障碍。反映肺组织弹性阻力及小气道阻力的肺顺应性降低。病变侵入大气道时,肺通气功能明显障碍,最大通气量降低。通气和换气功能障碍引起缺氧和二氧化碳潴留,进而发展为呼吸衰竭。

(四)临床表现

1.症状

在原有慢性支气管炎的咳嗽、咳痰或伴喘息的基础上,出现逐渐加重的呼气性呼吸困难。早期仅在体力劳动或上楼等活动时出现,随着病情发展逐渐加重,日常活动甚至休息时也感到呼吸困难。呼气性呼吸困难是COPD的标志性症状。

2.体征

早期无明显体征,随着病情进展,逐渐出现肺气肿的体征。

(1)视诊:桶状胸,呼吸浅快,呼吸运动减弱。

(2)触诊:语颤减弱。

(3)叩诊:过清音,心浊音界缩小或不易叩出,肺下界和肝浊音界下降。

(4)听诊:心音遥远,呼吸音减弱、呼气延长,并发肺部感染时肺部有湿啰音。严重时颈肩部辅助呼吸肌参与呼吸运动,口唇发绀,甚至端坐呼吸,呼吸衰竭。

3.分期和分级

按病程可分为急性加重期和稳定期,前者指在短期内咳嗽、咳痰、气短和(或)喘息加重、脓痰量增多,可伴发热等症状;稳定期指咳嗽、咳痰、气短等症状稳定或轻微。

4.并发症

可并发慢性呼吸衰竭、自发性气胸、慢性肺源性心脏病。

(五)辅助检查

1.血液检查

细菌感染时白细胞计数、中性粒细胞增多。红细胞、血红蛋白增多,红细胞比容≥55%诊断为红细胞增多症。

2.痰液检查

痰涂片可见大量中性粒细胞、已破坏的杯状细胞等,痰培养可检出各种致病菌。

3.肺功能检查

是判断气流受限的主要客观指标,对 COPD 诊断、严重程度评价、疾病进展、预后及治疗反应等有重要意义。

(1)第一秒用力呼气容积占用力肺活量的百分比(FEV_1/FVC):是评价气流受限的敏感指标。第一秒用力呼气容积占预计值百分比($FEV\%$预计值),是评估 COPD 严重程度的良好指标。吸入支气管舒张药物后 $FEV_1/FVC<70\%$ 及 $FEV_1<80\%$ 预计值者,可确定为不能完全可逆的气流受限。

(2)其他肺功能检查项目:肺总量(TLC)、功能残气量(FRC)和残气量(RV)增高。残气量(RV)/肺总量(TLC)增高。深吸气量(IC)/肺总量(TLC)是反映肺过度膨胀的指标。肺活量(VC)减低,表明肺过度充气,有参考价值。

4.X 线胸片

胸廓前后径增大,肋间隙增宽,肋骨平行,膈低平,两肺透亮度增加,肺血管纹理减少或有肺大泡征象;心影狭长。

5.动脉血气分析

早期无异常,随病情进展可出现低氧血症、高碳酸血症、酸碱平衡失调等,用于判断呼吸衰竭的类型。

(六)诊断要点

根据临床症状、体征及肺功能检查、X 线胸片检查等综合分析确定。不完全可逆的气流受限是 COPD 诊断的必备条件。

(七)治疗要点

1.稳定期治疗

(1)支气管舒张药:短期应用可以缓解症状,长期规律应用可预防和减轻症状。常选用 β_2 受体激动剂如沙丁胺醇气雾剂,每次 $100\sim200\mu g$(1~2 喷),每 24h 不超过 12 喷。抗胆碱药如异丙托溴铵气雾剂,每次 $40\sim80\mu g$(2~4 喷),3~4 次/天。茶碱类如茶碱缓(控)释片0.2g,2次/天;氨茶碱 0.1g,3 次/天。

(2)祛痰药:对痰不易咳出者可选用盐酸氨溴索 30mg,1~3 次/天;或羧甲司坦 0.5g,3次/天;或稀化黏素 0.3g,3 次/天。

(3)长期家庭氧疗(LTOT):对 COPD 慢性呼吸衰竭者可提高生活质量和生存率,持续低流量吸氧 1~2L/min,每天 10~15h。LTOT 的指征:①$PaO_2<55mmHg$ 或 $SaO_2\leq88\%$,有或没有高碳酸血症。②PaO_2 55~60mmHg 或 $SaO_2<89\%$,并有肺动脉高压、心力衰竭所致的水肿或红细胞增多症。

(4)糖皮质激素:对重度或极重度患者,反复加重的患者,长期吸入糖皮质激素和长效 β_2 肾上腺素能受体激动剂联合制剂(沙美特罗加氟替卡松、福莫特罗加布地奈德),可增加运动耐受量,减少急性加重发作频率,提高生活质量,部分患者的肺功能可得到改善。

2.急性加重期治疗

(1)安置方式:根据病情严重程度决定门诊或住院治疗。

(2)保持呼吸道通畅:支气管舒张药的使用同稳定期;祛痰剂溴己新、盐酸氨溴索可酌情选用;痰液黏稠者可及时给予雾化吸入治疗。

(3)氧疗:给予鼻导管持续低流量吸氧,纠正低氧血症,防止呼吸衰竭。

(4)控制感染:根据病原菌种类及药物敏感试验,选用抗生素积极治疗,如给予 β 内酰胺类/β 内酰胺酶抑制剂、第二代头孢菌素、大环内酯类或喹诺酮类。如出现持续气道阻塞,可使用糖皮质激素。

(5)纠正电解质紊乱:常见呼吸性酸中毒,一般畅通气道、吸氧就能纠正。

(八)常见护理诊断及医护合作性问题

1.气体交换受损

与气道阻塞、通气不足、呼吸肌疲劳、分泌物过多和肺泡呼吸面积减少有关。

2.清理呼吸道无效

与分泌物增多而黏稠、气道湿度减低和无效咳嗽有关。

3.活动无耐力

与疲劳、呼吸困难、氧供与氧耗失衡有关。

4.营养失调:低于机体需要量

与食欲降低、摄入减少、腹胀、呼吸困难、焦虑有关。

5.潜在并发症

自发性气胸、呼吸衰竭等。

(九)护理措施

1.生活护理

(1)环境与活动:保持环境安静、舒适、空气新鲜及温湿度适宜,避免吸入刺激性气体。视病情安排适当的活动量,活动以不感到疲劳、不加重症状为宜。严重呼吸困难者应尽量减少活动和不必要的谈话,以减少耗氧量、减轻呼吸困难。

(2)调整体位:患者采取舒适的体位,严重患者宜采取高枕,或半卧位,或端坐位,身体前倾,便于辅助呼吸肌参与呼吸。必要时设置跨床小桌,以便患者伏桌休息,以减轻呼吸困难。

(3)口腔护理:张口呼吸者应每日口腔护理 2～3 次,并根据需要补充因呼吸加快所丧失的水分,病情允许的情况下,一般保证水的每日摄入量在 1.5～2L。

(4)饮食护理:指导患者饭前休息至少 30min,每日正餐应安排在患者最饥饿、休息最好的时间。饮食给予高蛋白、高热量、高维生素、易消化食物,经常变换食谱以刺激食欲。多食含有高膳食纤维的蔬菜和水果,以促进肠蠕动,保持大便通畅。腹胀者应进软食,少量多餐,避免进食产气食物,如汽水、啤酒、豆类、马铃薯和胡萝卜等;避免易引起便秘的食物,如油煎食物、干果、坚果等。因干食易刺激咽部产生不适感而引发咳嗽,牛奶、巧克力可使唾液和分泌物黏稠,应避免食用。餐前和进餐时避免饮用液体,以免过早产生饱感而影响热量的摄入。对通过进食不能吸收足够营养者,可应用管喂饮食或全胃肠外营养。

2.病情观察

询问患者咳嗽、咳痰的情况,观察痰的颜色、量及咳出顺畅情况,观察发绀情况和呼吸困难程度,了解病情变化。监测患者的神志、呼吸、心率、体温及血气分析等变化,判断有无并发症发生。

3.用药护理

临床常给予抗生素、平喘药、化痰药及镇咳药等治疗。

(1)镇咳、化痰药及其用法:常用镇咳药有喷托维林(咳必清)、可待因,祛痰药有溴己新(必嗽平)、氯化铵及乙酰半胱氨酸。均可口服给药,乙酰半胱氨酸、溴己新亦可雾化吸入,可待因可皮下注射。为加强疗效,各种止咳糖浆最后口服,服用后不再饮水。

(2)不良反应及注意事项:①喷托维林,偶有口干、头晕、恶心、腹胀和便秘等不良反应,青光眼患者慎用。②可待因,可抑制支气管腺体分泌,使痰液黏稠而不易咳出,痰多者禁用;连续使用可产生成瘾性,应控制使用;大剂量时可明显抑制呼吸中枢。③溴己新,偶有恶心、胃肠不适,个别患者氨基转移酶可暂时升高,减量或停药可恢复;胃溃疡患者慎用。④氯化铵,空腹服用效果明显,剂量过大可引起呕吐;可使血氨增高,能酸化尿液和促进碱性药物的排泄;大量服用可产生酸中毒,肝功能不全及肾功能严重减退者禁用,溃疡病者慎用。⑤乙酰半胱氨酸,有特殊气味,可引起呛咳、呕吐等,减量后消失;亦可引起支气管痉挛,哮喘患者及老年严重肺功能不全者慎用。

4.对症护理

对咳痰较多或咳出困难者,可结合患者情况,采取翻身、拍背、雾化吸入等措施协助排痰,必要时给予吸痰。对喘息者,可根据血气分析结果,调整吸氧的方式和氧浓度,一般给予鼻导管、低浓度(25%～29%)、低流量(1～2L/min)、持续吸氧。

5.心理护理

多安慰、陪伴患者,进行必要的解释,以缓和紧张不安情绪。当患者出现精神不振、焦虑,自感喘憋时,应设法分散患者注意力,指导患者做慢而深的呼吸,以缓解症状,使身心舒适。

6.防治自发性气胸

(1)避免诱因:航空、潜水作业而无适当防护措施时,从高压环境突然进入低压环境,机械通气压力过高,以及抬举重物用力过猛、剧烈咳嗽、屏气、大笑等均可诱发气胸。指导患者避免以上诱因。

(2)病情判断:监测患者的生命体征,若患者出现剧烈胸痛、畏寒、发热、咳嗽咳痰及神志改变,应警惕自发性气胸的发生。COPD患者感觉迟钝,应注意胸部体征改变,若一侧胸部隆起,呼吸运动与触觉语颤减弱,叩诊呈过清音或鼓音,心或肝浊音界缩小或消失,听诊呼吸音减弱或消失,提示已并发气胸,应立即报告医生并采取必要的急救措施。

(3)配合处理:小量气胸患者应严格卧床休息,酌情给予镇静、镇痛药物。可遵医嘱给予高浓度吸氧,以加快胸腔内气体的吸收。若气胸量大,呼吸困难严重,应立即排气减压或胸腔闭式引流。

(十)健康教育

1.疾病知识教育

向患者讲解诱发疾病加重的因素,加强营养,合理锻炼,增强机体抵抗力;指导患者避免烟雾、粉尘及刺激性气体吸入,避免上呼吸道感染等。根据咳嗽、咳痰的变化及呼吸困难与活动的关系,判断病情变化。若体温升高、咳嗽加剧、痰量增多、痰液黏稠、呼吸困难加重,应及时就医。

2.指导呼吸功能锻炼

(1)腹式呼吸:通过腹肌的主动收缩与舒张,增加胸腔容积,可使呼吸阻力减低,肺泡通气量增加,提高呼吸效率。患者取半卧位膝半屈曲或立位上半身前倾,使腹肌和全身肌肉放松,左右手分别放在腹部或胸前,静息呼吸。吸气时用鼻吸入,尽量挺腹,胸部不动;呼气时用口呼出,同时收缩腹部,胸廓保持最小活动幅度,缓呼深吸,增进肺泡通气量。每分钟呼吸 7~8 次,如此反复训练,每次 10~20min,每日 2 次,熟练后逐步增加次数和时间,使之成为不自觉的呼吸习惯。

(2)缩唇呼吸:在呼气时将口唇缩成吹笛子状,气体经缩窄的口唇缓慢呼出,其作用为提高支气管内压,延缓小气道的陷闭,以利肺泡气排出。用鼻吸气用口呼气,呼气时口唇缩拢持续慢慢吹气,同时收缩腹部。吸气与呼气时间之比为 1:2 或 1:3。缩唇大小程度与呼气流量由患者自行选择调整,以能使距离口唇 15~20cm 水平处蜡烛火焰随气流倾斜而又不熄灭为宜。

3.指导戒烟

向患者讲解吸烟对疾病的影响及戒烟的好处。帮助患者分析吸烟习惯,制订戒烟计划并实施。戒烟时间最好安排在假期或住院期间。可以和朋友一起戒烟,相互鼓励和督促。清除工作场所和家中所有香烟及烟具,避免接触吸烟人群或环境,合理安排生活,参加多种娱乐活动或外出旅游,以分散注意力。有条件者可贴戒烟膏药以减少痛苦。

4.指导家庭氧疗

(1)注意用氧安全:患者及探视者禁止吸烟;确保电器(如电剃须刀、助听器、电热毯、电视等)处于正常工作状态,以防产生短路火花而引起火灾。避免使用产生静电的材料,如毛毯、合成纤维等。患者和照顾者最好穿棉质衣服。避免附近有易燃物品,如酒精、油等。患者及其家属应掌握火灾时逃生和自救的方法。

(2)掌握流量和时间:应给予低流量(1~2L/min)吸氧,不要随意调整氧流量,以免影响疗效或发生氧中毒。每日吸氧时间不宜少于 15h,尤其在夜间睡眠时不宜间断吸氧。必要时家庭配备简易经皮血氧饱和仪,可以检测缺氧情况,以便指导患者的活动强度和用氧时间。

(3)预防感染:鼻导管、鼻塞、湿化瓶等可能成为细菌藏匿的部位,应按规定或病情的需要及时更换或消毒,并及时更换或添加消毒的湿化液。

(4)疗效判断:氧疗有效的指标为患者呼吸困难减轻、呼吸频率减慢、发绀减轻、心率减慢、活动耐力增加。吸氧中,家属应密切注意患者有无咳嗽、胸痛、恶心、呕吐和呼吸困难等氧中毒的首发症状。

第五节　慢性肺源性心脏病患者的护理

慢性肺源性心脏病,简称慢性肺心病,是指支气管-肺组织、胸廓或肺血管的慢性病变致肺血管阻力增加,肺动脉压力增高,继而右心室结构和(或)功能改变的心脏病。慢性肺心病是我国呼吸系统的常见病,一般患病年龄在 40 岁以上,且患病率随年龄增长而增高,患病率北方高于南方,农村高于城市。吸烟者比不吸烟者患病率明显增高,男女无明显差异。冬春季节和气候骤变时易出现急性发作。

一、病因

(一)支气管、肺疾病

慢性阻塞性肺疾病是慢性肺心病最常见的病因,占 80%～90%,其次为支气管哮喘、支气管扩张、重症肺结核、肺尘埃沉着病、特发性肺间质纤维化等。

(二)胸廓运动障碍性疾病

较少见,严重脊椎侧凸、后凸、脊椎结核、类风湿关节炎、胸膜广泛粘连及胸廓成形术后造成的严重胸廓或脊椎畸形,以及神经肌肉疾患如脊髓灰质炎等。

(三)肺血管疾病

慢性血栓栓塞性肺动脉高压、肺小动脉炎,以及原因不明的原发性肺动脉高压等引起肺血管阻力增加、肺动脉高压和右心室负荷加重,形成慢性肺心病。

另外,原发性肺泡通气不足及先天性口咽畸形、睡眠呼吸暂停综合征等均可引起肺动脉高压而发展成慢性肺心病。

二、发病机制

肺功能和结构的不可逆改变,反复发生的气道感染和低氧血症,导致一系列体液因子和肺血管的变化,使肺血管阻力增加,肺动脉血管的结构重塑,产生肺动脉高压,引起心脏结构和功能的变化。

(一)肺动脉高压的形成

1.肺血管阻力增高的功能性因素

缺氧、二氧化碳潴留和呼吸性酸中毒导致肺血管收缩、痉挛,其中缺氧是形成肺动脉高压的最重要因素。体液因素在缺氧性肺血管收缩中占重要地位,缺氧时收缩血管的活性物质增多,如前列腺素、白三烯、5-羟色胺、血管紧张素Ⅱ、血小板活化因子等起收缩作用,使血管收缩;缺氧时内皮舒张因子和内皮收缩因子的平衡失调;缺氧时,平滑肌细胞膜对 Ca^{2+} 的通透性增加,使肺血管平滑肌收缩。高碳酸血症时,H^+ 产生增多,使血管对缺氧的收缩敏感性增强,致肺动脉压增高。

2.肺血管阻力增加的解剖学因素

肺血管解剖结构的变化,形成肺循环血流动力学障碍。主要原因有:

(1)肺血管炎症:长期反复发作的慢性阻塞性肺疾病及支气管周围炎,累及邻近肺小动脉,引起血管炎,管壁增厚、管腔狭窄或纤维化,甚至完全闭塞。

（2）肺血管受压和破坏：肺气肿加重，肺泡内压增高，一方面压迫肺泡毛细血管，另一方面致肺泡壁破坏造成毛细血管网的毁损，使肺毛细血管床减少，血流阻力增加。

（3）肺血管重塑：慢性缺氧使肺血管收缩，管壁张力增高，肺内产生多种生长因子，直接刺激管壁平滑肌细胞、内膜弹力纤维、胶原纤维增生，动脉管腔狭窄。

3.血液黏稠度增加和血容量增多

慢性缺氧产生继发性红细胞增多，血液黏稠度增加，血流阻力随之增高，甚至形成肺微动脉血栓；慢性缺氧使肾小动脉收缩，肾血流量减少而致水钠潴留，血容量增多。血液黏稠度增加和血容量增多，使肺动脉压升高。

（二）心脏病变和心力衰竭

肺循环阻力增加时，右心发挥代偿作用而引起右心室肥厚。随着病情进展，肺动脉压持续升高，超过右心室的代偿能力，右心失代偿而致右心力衰竭。此外，缺氧、高碳酸血症、酸中毒、相对血容量增多等因素，不但可引起右心室肥厚，也可以引起左心室肥厚，甚至导致左心衰竭。

（三）其他重要器官的损伤

缺氧和高碳酸血症还可导致重要器官如脑、肝、肾、胃肠及内分泌系统、血液系统的病理改变，引起多器官的功能损害。

三、临床表现

本病病程缓慢，临床上除原有肺、胸疾病的各种症状和体征外，主要是逐步出现肺、心功能衰竭以及其他器官损害的表现。按其功能分为代偿期与失代偿期。

（一）肺、心功能代偿期

1.症状

主要是原有肺部疾病的表现，如咳嗽、咳痰、气促，活动后可有心悸、呼吸困难、乏力和活动耐力下降。急性感染可使上述症状加重。

2.体征

可有不同程度的发绀和肺气肿体征。偶有干、湿性啰音，心音遥远。肺动脉瓣区第二心音亢进，可闻及收缩期杂音和剑突下心脏搏动，提示右心室肥大。部分患者因肺气肿使胸膜腔内压升高，阻碍腔静脉回流，出现颈静脉充盈。

（二）肺、心功能失代偿期

1.呼吸衰竭

（1）症状：呼吸困难加重，夜间为甚，常有头痛、失眠、食欲下降、白天嗜睡、夜晚烦躁不安，重者出现表情淡漠、神志恍惚、谵妄等肺性脑病的表现。

（2）体征：明显发绀、球结膜充血、水肿，严重时出现颅内压升高的表现，如视网膜血管扩张和视盘水肿等；因二氧化碳的潴留，可出现周围血管扩张的表现，如皮肤潮红、多汗。

2.右心力衰竭

（1）症状：明显气促、心悸、食欲缺乏、腹胀、恶心等。

（2）体征：发绀更明显，颈静脉怒张，心率增快，可出现心律失常，剑突下可闻及收缩期杂音，甚至出现舒张期杂音。肝大并有压痛，肝颈静脉回流征阳性，下肢水肿，重者可有腹腔积液。少数患者可同时出现肺水肿，呈全心力衰竭表现。

(三)并发症

肺性脑病、酸碱失衡及电解质紊乱、心律失常、休克、消化道出血和弥散性血管内凝血等。

四、辅助检查

(一)实验室检查

1.血液检查

红细胞及血红蛋白可升高,全血黏度及血浆黏度增加;合并感染时白细胞计数增高,中性粒细胞增加。部分患者可有肝肾功能的改变及电解质紊乱。

2.血气分析

慢性肺心病代偿期可出现低氧血症或高碳酸血症。呼吸衰竭时 $PaO_2 < 60mmHg$、$PaCO_2 \geq 50mmHg$。

(二)影像学检查

1.X 线检查

除原有肺、胸基础疾病及急性肺部感染的特征外,尚可有肺动脉高压症,如右下肺动脉干扩张,其横径≥15mm;横径与气管横径比值≥1.07;肺动脉段明显突出或其高度≥3mm;中央动脉扩张,外周血管纤细,形成"残根"征;右心室增大等。

2.超声心动图检查

右心室流出道内径≥30mm、右心室内径≥20mm、右心室前壁厚度≥5mm、左右心室内径比值<2、右肺动脉内径或肺动脉干及右心房增大等,可诊断为慢性肺心病。

3.心电图检查

典型改变:右心室肥大变化,如电轴右偏(颌面电轴≥＋90°)、重度顺时针转位、$RV_1 + SV_5$ ≥1.05mV、肺性 P 波。部分患者右束支阻滞、低电压。

五、治疗要点

(一)急性加重期

积极控制感染,保持呼吸道通畅,改善呼吸功能,纠正缺氧和二氧化碳潴留,控制呼吸衰竭和心力衰竭,积极处理并发症。

1.控制感染

参考痰菌培养及药敏试验选择抗生素。没有培养结果时,根据感染的环境及痰涂片选用抗生素。常用青霉素类、氨基糖苷类、喹诺酮类及头孢菌素类药物。同时注意可能继发真菌感染。

2.氧疗

通畅呼吸道,纠正缺氧和二氧化碳潴留,用鼻导管或面罩给氧,改善呼吸功能。一般给予低流量、低浓度给氧。

3.控制心力衰竭

慢性肺心病患者一般经积极控制感染改善呼吸功能后,心力衰竭多可缓解,不必常规抗心力衰竭治疗。但对治疗无效者,可适当选用以下药物。

(1)利尿剂:利尿剂有减少血容量、减轻右心负荷、消除水肿的作用。原则上选用作用较缓的利尿药,小剂量、间断使用。如氢氯噻嗪或螺内酯。重度而急需利尿者可用呋塞米 20mg,口服或肌内注射或静脉注射。

（2）正性肌力药：由于慢性缺氧和感染，患者对洋地黄类药物耐受性降低，易发生毒性反应。应选用作用快、排泄快的洋地黄类药物，剂量宜小，一般为常规剂量的 1/2 或 2/3，如毒毛花苷 K 0.125～0.25mg，或毒毛花苷 C 0.2～0.4mg 加于 10％葡萄糖溶液内缓慢静脉注射。应用指征：感染已被控制、呼吸功能已改善、利尿剂未能取得良好疗效而反复水肿的心力衰竭患者，如以右心力衰竭为主要表现而无明显感染的患者，出现急性左心衰竭者。

（3）血管扩张药：可减轻心脏前、后负荷，降低心肌耗氧量，对部分顽固性心力衰竭有一定效果，但疗效并不显著。常选用硝酸酯类、酚妥拉明、钙拮抗剂等。

4.控制心律失常

一般经抗感染、纠正缺氧等治疗后，心律失常多可自行消失。若持续存在，可根据心律失常的类型酌情选用抗心律失常药物。

5.抗凝治疗

应用普通肝素或低分子肝素防止肺微小动脉原位血栓形成。降低肺动脉阻力，减轻右心功能负荷。

（二）缓解期

原则上采用中西医结合的综合治疗措施，目的是增强免疫功能、去除诱发因素、减少或避免急性加重期的发生，使肺、心功能得到部分或全部恢复。如长期家庭氧疗、营养疗法和调节免疫功能等。

六、常见护理诊断及医护合作性问题

（一）气体交换受损

与肺气肿、小气道狭窄、肺通气/血流比例失调有关。

（二）清理呼吸道无效

与呼吸道感染、痰液过多而黏稠有关。

（三）活动无耐力

与心、肺功能减退有关。

（四）体液过多

与心排出量减少、肾血流灌注量减少有关。

（五）有皮肤完整性受损的危险

与水肿、长期卧床有关。

（六）潜在并发症

心律失常、休克、消化道出血。

七、护理措施

（一）生活护理

1.休息与活动

告知患者充分休息有助于心肺功能的恢复，减慢心率和减轻呼吸困难。在心肺功能失代偿期，绝对卧床休息，协助采取舒适体位，如半卧位或坐位，以减少机体耗氧量。有意识障碍者，予床栏及约束带进行安全保护，必要时专人护理。对于卧床患者，应协助定时翻身、拍背、更换姿势，有利于肺通气。代偿期鼓励患者进行适量活动，以量力而行、循序渐进为原则，活动量以不引起疲劳、不加重症状为度。开始时指导患者在床上进行缓慢的肌肉松弛活动，如上肢交替前伸、握拳；双下肢交替抬离床面，使肌肉保持紧张、松弛交替进行并平放床上，依据患者的耐受能力逐渐增加活动量。鼓励患者进行呼吸功能锻炼，提高活动耐力。

2.饮食护理

给予高热量、高蛋白、高维生素、高纤维素、易消化的清淡饮食；每天热量摄入至少达到 $125kJ/kg(30kcal/kg)$，其中蛋白质为 $1g/(kg \cdot d) \sim 1.5g/(kg \cdot d)$，因糖类可增加 CO_2 生成量，高糖食物，可引起痰液黏稠，故一般糖类 $\leq 60\%$。避免产气的食物，防止因便秘、腹胀而加重呼吸困难。若患者出现水肿、腹腔积液或尿少时，应限制钠水摄入，钠盐 $< 3g/d$，水分 $< 1500mL/d$。少食多餐，减少用餐时的疲劳，进餐前后漱口，保持口腔清洁，促进食欲。必要时遵医嘱静脉补充营养。

(二)病情观察

观察患者的生命体征、尿量及意识；注意有无发绀和呼吸困难及其严重程度；观察有无心悸、胸闷、腹胀、下肢水肿等右心力衰竭的表现；注意观察全身水肿情况、有无压疮发生；定期监测动脉血气分析，密切观察病情变化，出现头痛、烦躁不安、表情淡漠、神志恍惚、精神错乱、嗜睡和昏迷等肺性脑病症状时，及时通知医生并协助处理。

(三)用药护理

1.用药注意事项

对二氧化碳潴留、呼吸道分泌物多的重症患者慎用镇静剂、麻醉药、催眠药，如必须用药，使用后注意观察是否有神志改变、抑制呼吸和咳嗽反射的情况出现。

2.利尿剂

应用过程中易出现低钾、低氯性碱中毒而加重缺氧，过度脱水引起血液浓缩、痰液黏稠不易排出等不良反应，应注意观察及预防。使用排钾利尿剂时，督促患者遵医嘱补钾。利尿剂尽可能在白天给药，避免夜间频繁排尿而影响患者睡眠。

3.洋地黄

应用洋地黄前应纠正缺氧和电解质紊乱，特别纠正低血钾。使用洋地黄类药物时，应询问有无洋地黄用药史，遵医嘱准确用药，注意观察有无药物毒性反应，如恶心、呕吐、腹泻、色视、头痛、心律失常等。每次给药前监测心率、心律或脉搏、脉律，如心率或脉率低于60次/分，或节律不整齐，则不能给药，并告知医生。

4.血管扩张剂

应用时注意观察患者心率及血压情况，严格控制滴速。血管扩张药在扩张肺动脉的同时也扩张体动脉，可造成体循环血压下降、反射性心率增快、氧分压下降、二氧化碳分压上升等不良反应。

5.抗生素

应用时注意观察感染控制的效果，防止继发性二重感染。

(四)对症护理

1.保持呼吸道通畅

根据患者具体情况，采取翻身、拍背、湿化呼吸道、吸痰等措施保持气道通畅。

2.氧疗

给予持续低流量、低浓度吸氧，氧流量 $1\sim2L/min$，浓度 $25\%\sim29\%$。防止高浓度吸氧，以免抑制呼吸、加重二氧化碳潴留。判断氧疗效果最重要的指标是神志，如吸氧后神志逐渐清醒、精神好转、发绀有所缓解，说明氧疗有效。

3.皮肤护理

对年老、水肿明显、卧床过久者，应加强皮肤护理。指导患者穿宽松、柔软的衣服；定时更换体位，帮助患者进行床上四肢活动和翻身，避免其腿部和踝部受压，以防压疮发生，受压处垫气圈或海绵垫，或使用气垫床。

(五)心理护理

关心体贴患者，增强其治疗疾病的信心。聆听患者的诉说，做好患者与家属的沟通，疏导其心理压力。加强自护能力，提高生活质量。

(六)并发症防治

观察患者的生命体征及意识状态，定期监测动脉血气分析。注意有无肺性脑病、心律失常、栓塞等并发症的表现。

八、健康教育

(一)疾病知识指导

指导使患者和家属了解疾病发生、发展过程及防治原发病的重要性，减少反复发作的次数。积极防治原发病，避免和防治各种可能导致病情急性加重的诱因，如戒烟、避免刺激性气体、防止受凉、避免劳累等。坚持家庭氧疗。

(二)饮食、运动指导

加强饮食营养，以保证机体康复的需要。增强抗病力，病情缓解期应根据肺、心功能及体力情况进行适当的体育锻炼和呼吸功能锻炼，如散步、气功、太极拳、腹式呼吸、缩唇呼吸等。

(三)定期门诊随访

告知患者及家属病情变化的征象，如体温升高、呼吸困难加重、咳嗽剧烈、咳痰不畅、尿量减少、水肿明显或发现患者神志淡漠、嗜睡、躁动、口唇发绀加重等，及时到医院就诊。

第六节　支气管扩张患者的护理

支气管扩张是指直径＞2mm 中等大小的近端支气管，由于管壁的肌肉和弹性组织破坏，从而引起支气管异常和持久性的扩张。主要表现为慢性咳嗽，咳大量脓性痰和(或)反复咯血。本病属于呼吸道慢性化脓性炎症，常见于儿童和青年。近年来，随着免疫接种和抗生素的应用，发病率明显降低。

一、病因病理

(一)病因

1.支气管-肺组织感染和阻塞

这是引起支气管扩张症的主要病因，感染和阻塞两者互为因果，相互影响，促使本病的发生和发展。婴幼儿期的麻疹、百日咳或支气管肺炎最为常见,这是因为小儿支气管较细,感染致黏膜充血、水肿、分泌物增多,易引起管腔狭窄和阻塞,且小儿气道壁薄弱,反复感染破坏管壁各层组织,尤其是平滑肌和弹性纤维的破坏,削弱其支撑作用,导致气腔扩张。此外,肿瘤、异物、支气管周围肿大的淋巴结等亦可导致支气管阻塞,从而引起支气管扩张。

2.先天性支气管发育障碍和遗传因素

先天性支气管发育异常和与遗传有关的肺囊性纤维化、α_1-抗胰蛋白酶缺乏症等可出现支气管扩张,但较少见。

3.机体免疫功能失调

类风湿关节炎、系统性红斑狼疮、溃疡性结肠炎、人免疫缺陷病毒感染等也可伴有支气管扩张,可能与机体免疫功能失调有关。

(二)病理

1.支气管扩张形状改变

可分为柱状和囊状两种,亦常混合存在。支气管扩张常常是位于段或亚段支气管管壁的破坏和炎性改变,受累管壁的软骨、肌肉等弹性组织遭到破坏,被纤维组织替代。扩张的支气管内可积聚黏稠的脓性分泌物,其外周气道也往往被分泌物阻塞或被纤维组织闭塞。黏膜表面常有慢性溃疡,柱状纤毛上皮鳞状化生或萎缩,杯状细胞和黏液腺增生,支气管周围结缔组织常受损或丢失,并有微小脓肿。

2.支气管扩张的好发部位

首先是引流欠佳的左肺下叶及舌叶,其次是右下叶背段、右中叶,双肺上叶多是肺结核柱状扩张,先天性支气管扩张多是双肺弥散性囊状扩张。

二、临床表现

(一)症状

1.慢性咳嗽、大量脓痰

与体位改变有关,常在晨起或夜间卧床转动体位时分泌物刺激支气管黏膜引起咳嗽加剧、痰量增多。感染急性发作时,黄绿色脓痰明显增多,每日可达数百毫升,如痰有臭味,提示合并有厌氧菌感染。感染时痰液静置后出现分层的特征:上层为泡沫,中层为脓性黏液,下层为坏死组织沉淀物。引起感染的常见病原体为铜绿假单胞菌、金黄色葡萄球菌、流感嗜血杆菌、肺炎链球菌和卡他莫拉菌。

2.反复咯血

$50\%\sim70\%$的患者有程度不等的反复咯血,咯血量与病情严重程度、病变范围有时不一致。部分患者以反复咯血为唯一症状,无咳嗽、咳脓痰等症状,称为"干性支气管扩张",常继发于肺结核所致的肺上叶病变。

3.反复肺部感染

其特点是同一肺段反复发生肺炎并迁延不愈。因扩张的支气管清除分泌物的功能丧失,引流差,易于反复发生感染,出现发热、咳嗽加剧、痰量增多、胸闷、胸痛等症状。

4.慢性感染中毒症状

如发热、乏力、食欲减退、消瘦、贫血等,严重者可出现气促与发绀。重症支气管扩张患者由于支气管周围肺组织化脓性炎症和广泛的肺组织纤维化,可并发阻塞性肺气肿、肺心病,继而出现相应症状。

另外,由于支气管持续的炎症反应,部分患者可出现可逆性的气流阻塞和气道高反应性,表现为喘息、呼吸困难和发绀。

(二)体征

早期或干性支气管扩张可无异常肺部体征,病变重或继发感染时常可闻及下胸部、背部固定而持久的局限性粗湿性啰音,部分慢性患者伴有杵状指(趾)。出现肺气肿、肺心病等并发症时有相应体征。

(三)并发症

心力衰竭、心律失常、栓塞和心源性猝死。对支扩患者应警惕窒息的可能,咳痰不畅有可能导致痰栓阻塞气道;大咯血患者突然停止咯血并出现呼吸急促、面色苍白、口唇发绀、烦躁不安等提示将有窒息危险。另外,慢性患者可并发阻塞性肺气肿及慢性肺源性心脏病等。

三、辅助检查

(一)CT 检查

可以发现早期较小的病变,目前往往作为首选的检查手段。CT 显示支气管壁增厚的柱状扩张,或成串成簇的似葡萄状的囊样改变。

(二)X 线检查

胸部平片对支气管扩张的敏感性较差。早期轻症患者常无特殊发现,以后可显示一侧或双侧下肺纹理局部增多及增粗,而典型的 X 线表现为粗乱肺纹理中有多个不规则的蜂窝状透亮阴影或沿支气管的卷发状阴影,感染时阴影内出现液平面。

(三)纤维支气管镜

纤维支气管镜可发现出血、扩张或阻塞部位,还可进行局部灌洗作涂片、细菌学、细胞学检查,可经纤维支气管镜作选择性支气管造影。

(四)支气管造影

可明确支气管扩张的部位、形态、范围和病变严重程度,主要用于准备外科手术的患者。

四、治疗要点

主要是控制感染,保持呼吸道通畅,必要时手术治疗。

(一)控制感染

控制感染是本病急性感染期的主要治疗措施,应根据病情、痰培养结果及药物敏感试验合理选用抗生素。常用半合成青霉素如阿莫西林、喹诺酮类和头孢菌素等,重症患者需选用敏感药物联合静脉给药,伴厌氧菌混合感染,加用甲硝唑、替硝唑等。

(二)清除气道分泌物

清除气道分泌物的目的是保持气道通畅,减少继发感染和减轻全身中毒症状,与抗生素治疗同样重要。

1.体位引流

根据病灶部位,采取相应体位,利用重力作用,促进脓痰排出。

2.雾化吸入

痰液黏稠者配合雾化吸入以促进痰液稀释,增强分泌物的清除效果。

3.祛痰药物

可应用盐酸氨溴索、溴己新、复方甘草合剂等祛痰药物。此外,对伴有气道高反应及可逆性气流受限的患者,可加用支气管舒张剂。

(三)咯血的治疗

少量咯血可选用氨甲苯酸、氨基己酸等止血药物;大咯血时,首选垂体后叶素静脉注射或滴注,但有高血压、冠心病、心力衰竭者和孕妇禁用;反复大咯血,内科治疗难以控制者,应选择手术治疗。

(四)手术治疗

病灶较局限,严重咯血或反复感染经内科治疗无法控制者,应考虑手术切除病变肺段或肺叶。

五、常见护理诊断及医护合作性问题

(一)清理呼吸道无效

与大量脓痰滞留呼吸道有关。

(二)焦虑/恐惧

与反复咯血或大咯血有关。

(三)有窒息的危险

与大咯血有关。

(四)营养失调:低于机体需要量

与消耗增多、摄入不足有关。

(五)活动无耐力

与营养失调、贫血等有关。

六、护理措施

(一)生活护理

1.休息与体位

急性感染或咯血时应卧床休息,大咯血患者需绝对卧床,取患侧卧位。病室内保持空气流畅,维持适宜的温湿度,注意保暖。

2.饮食

给予高蛋白、高热量、高维生素饮食,发热患者给予高热量流质或半流质饮食,避免冰冷、油腻、辛辣食物。鼓励患者多饮水,每日1500mL以上,稀释痰液。指导患者在咳痰后及进食前用清水或漱口液漱口,保持口腔清洁,促进食欲。

(二)病情观察

观察痰液量、颜色、性质、气味及与体位的关系,记录24h痰液排出量;定期测量生命体征,记录咯血量,观察咯血颜色、性质及量;病情严重者需观察有无窒息前症状,发现窒息先兆,立即报告医师并配合处理。

(三)对症护理

1.湿化呼吸道、促进痰液排出

遵医嘱给予祛痰药,指导患者有效咳嗽,辅以叩背、体位引流,及时排出痰液。痰液黏稠者遵医嘱及时给予超声雾化吸入或蒸汽吸入治疗。

2.体位引流

根据不同病变部位采取不同的体位进行引流。

(1)适宜引流时间:体位引流宜在饭前或睡前进行。

(2)引流体位:依据病变部位不同而采取不同的体位。原则上抬高患肺位置,引流支气管开口向下,有利于分泌物随重力作用流入大支气管和气管排出。

(3)持续引流时间:可从每次5~10min逐步增加到每次15~30min。

(4)协助引流方法:引流过程嘱患者间歇做深呼吸后用力咳痰,同时用手轻拍患部以提高引流效果。

(5)引流注意事项:①在为痰量较多的患者引流时,应注意将痰液逐渐咯出,以防发生痰量过多涌出而窒息;②引流过程中注意观察,若患者出现咯血、发绀、头晕、出汗、疲劳等情况,应及时终止引流;③引流完毕要及时给予漱口;④患有高血压、心力衰竭及高龄患者禁止体位引流。

(四)用药护理

遵医嘱使用抗生素、祛痰剂、支气管舒张药和止血药,观察疗效及不良反应。

(五)心理护理

向患者及家属介绍有关支气管扩张的疾病和自我护理的知识,保持乐观主义精神,增强战胜疾病的信心和决心,鼓励同种病患者之间进行交流治疗成功信息,保持情绪稳定,放松心情,增加其对疾病治疗的信心,尽快康复。

七、健康教育

(一)生活指导

指导患者合理安排休息与活动,大咯血患者需绝对卧床休息。摄入高热量、高蛋白、富含维生素的饮食。合理饮食有助于疾病修复,且增强体质、提高机体抵抗力,可帮助患者预防呼吸道感染。

(二)疾病知识指导

帮助患者及家属认识本病,指导患者积极防治呼吸道感染,尤其是婴幼儿时期的麻疹、百日咳或支气管肺炎等;及时根治上呼吸道及邻近部位的慢性感染灶;规律生活,劳逸结合,避免过度活动、便秘或情绪激动而诱发咯血;指导患者按医嘱坚持长期治疗,熟悉常用治疗药物的疗效和主要不良反应;指导患者自我监测病情,患者和家属均应学会识别病情变化的征象,一旦发现症状加重,及时就诊。

(三)心理疏导

本病呈慢性病程,应指导患者树立信心,坚持长期治疗。护士应多巡视病房,与患者交流沟通,给患者安全感,避免其产生焦虑、恐惧心理而加重病情。告诫患者咯血时切勿惊慌、屏气,应尽量将气道内积血咯出,防止窒息发生。

(四)排痰指导

有效清除气道分泌物是本病治疗的关键,应指导患者学会有效呼吸和咳嗽、雾化吸入及体位引流等促进排痰的方法。

第七节　肺脓肿患者的护理

肺脓肿是由于多种病原菌引起的肺部化脓性感染,早期为肺组织的感染性炎症,继而坏死、液化、外周有肉芽组织包围形成脓肿。临床特征为高热、咳嗽、咳大量脓痰。肺脓肿多发生于壮年男性及体弱或原有慢性呼吸道疾病的老年人。

一、病因及分类

肺脓肿的主要病原体是细菌,一般与口腔、上呼吸道的常存细菌相一致,多为混合感染,包括需氧、厌氧及兼性厌氧细菌,其中以厌氧菌感染占多数。免疫力低下者,如接受化疗、白血病或艾滋病患者其病原菌可为真菌。根据感染途径,肺脓肿可分为以下类型。

(一)吸入性肺脓肿

误吸是致病的主要原因,病原体经口、鼻、咽腔吸入,是肺脓肿发病的主要原因。正常情况下,呼吸道有较完善的防御能力,可防止误吸。在麻醉、醉酒、脑血管意外等引起意识障碍或过度疲劳、受凉等诱因,全身抵抗力与呼吸道防御能力降低,可吸入病原菌致病,也可由鼻窦炎、牙龈脓肿等脓性分泌物被吸入而致病。吸入性肺脓肿常为单发,好发于右肺。

(二)继发性肺脓肿

原有细菌性肺炎、支气管扩张、支气管肺癌、肺结核空洞等继发感染可导致继发性肺脓肿;肺部邻近器官的化脓性病变,如食管穿孔感染、膈下脓肿、肾周围脓肿及脊柱旁脓肿等波及肺组织引起肺脓肿;阿米巴肝脓肿好发于右肝顶部,可穿破膈肌至右肺下叶,形成阿米巴肺脓肿。

(三)血源性肺脓肿

肺外感染所致的菌血症及脓毒菌栓经血行播散到肺,形成血源性肺脓肿。致病菌多为金黄色葡萄球菌、表皮葡萄球菌或链球菌。泌尿道、腹腔或盆腔感染产生败血症可导致肺脓肿,其病原菌常为革兰阴性杆菌或少数厌氧菌。

二、病理

化脓性物质进入支气管后引起支气管的阻塞而有利于化脓菌的滋长繁殖。在病变的初期,病变区肺组织发生炎性渗出,在5~7天内受侵组织坏死、液化与支气管相通,坏死的液化组织排出而空气进去则形成空洞,空洞内含有黄色或绿色脓液。空洞周围有较厚的炎症浸润。大部分位于远端支气管,故病变靠近肺表面,可发生局限性纤维蛋白性胸膜炎,引起脏层胸膜粘连。有时入胸膜腔内,形成脓胸或脓气胸,急性期如能及时有效的治疗,可促进炎症消散,脓肿可完全吸收或残留少量纤维瘢痕组织,否则病变可延迟进入慢性脓肿阶段。

三、临床表现

急性肺脓肿经充分引流,脓液由气道排出,可使病变逐渐吸收,脓腔缩小甚至消失或仅剩少量纤维瘢痕。炎症迁延 3 个月以上不能愈合,则成为慢性肺脓肿。

(一)症状

发病急骤,畏寒、高热,体温达 39～40℃,伴有咳嗽、咳少量黏液痰或黏液脓性痰,如感染不能及时控制,可于发病的 10～14 天后突然咳出大量脓臭痰及坏死组织,每天量可达 300～500mL,典型痰液呈黄绿色、脓性,时有带血,大量痰液静置后可分 3 层,腥臭痰多系厌氧菌感染所致。约 1/3 患者有不同程度的咯血,多为脓血痰,偶有中、大量咯血,可引起窒息。血源性肺脓肿多先有原发病灶引起的畏寒、高热等全身脓毒血症的表现,经数日或数周后才出现咳嗽、咳痰,痰量不多,极少咯血。慢性肺脓肿患者除咳嗽、咳脓痰、反复发热和咯血外,还有贫血、消瘦等慢性消耗症状。

(二)体征

肺部体征与肺脓肿的大小、部位有关。肺脓肿早期,体格检查发现与肺炎相似,当脓肿形成时,所累及的肺野可闻及空瓮音或空洞性呼吸音。病变累及胸膜时有胸膜摩擦音或胸腔积液体征。慢性肺脓肿常有杵状指(趾)、贫血和消瘦。血源性肺脓肿体征多为阴性。

(三)并发症

可并发支气管扩张、纤维蛋白性胸膜炎、脓胸、脓气胸、支气管胸膜瘘等。

四、辅助检查

(一)血常规

白细胞计数增高,可达(20～30)×10⁹/L,中性粒细胞在 90% 以上,核明显左移,常有中毒颗粒。慢性肺脓肿患者血白细胞可稍高或正常,红细胞和血红蛋白减少。

(二)细菌学

胸腔脓液标本细菌培养对确定病原体更有价值。

(三)影像学检查

X 线胸片早期可见大片浓密模糊浸润阴影,边缘不清或为团片状浓密阴影。脓肿形成、脓液排出后,可见圆形透亮区及液平面。CT 能更能准确定位及发现体积较小的脓肿。

(四)纤维支气管镜检查

有助于明确病因、病原学诊断及治疗。通过活检、刷检及细菌学、细胞学检查获取病因诊断证据。

五、治疗要点

(一)抗生素治疗

根据病因或细菌药物敏感试验结果选择有效抗菌药物。吸入性肺脓肿多为厌氧菌感染,多对青霉素治疗敏感。对青霉素过敏或不敏感者,可用林可霉素、克林霉素或甲硝唑等药物。血源性肺脓肿多为葡萄球菌或链球菌感染,可选用耐 β-内酰胺酶的青霉素或头孢菌素。耐甲氧西林葡萄球菌感染选用万古霉素。

(二)脓液引流

可用祛痰药、雾化吸入,以利排痰;身体状况较好者可采取体位引流。有条件尽早应用纤维支气管镜冲洗及吸引治疗,可向脓腔内注入抗生素以加强局部治疗,提高疗效并缩短病程。

(三)手术治疗

适应证:①肺脓肿病程超过 3 个月,经内科治疗病变未见明显吸收,并有反复感染或脓腔过大(直径>5cm)不易吸收者;②大咯血内科治疗无效或危及生命;③并发支气管胸膜瘘或脓胸经抽吸、冲洗疗效不佳者;④怀疑肿瘤堵塞时。

六、常见护理诊断及医护合作性问题

(一)清理呼吸道无效

与痰液黏稠、聚积及位置较深有关。

(二)体温过高

与肺组织感染、坏死有关。

(三)营养失调:低于机体需要量

与肺部感染导致机体消耗增加有关。

(四)气体交换受损

与气道内痰液积聚、肺部感染有关。

(五)疼痛:胸痛

与炎症波及胸膜有关。

七、护理措施

(一)生活护理

1.休息与活动

高热、中毒症状明显者应卧床休息。创造舒适的休息环境,保持室内空气流通,定时开窗通气,定期消毒。因痰有恶臭且咳嗽严重者,最好单居一室隔离。

2.口腔护理

协助做好口腔护理,促进食欲。肺脓肿患者高热时间较长,唾液分泌减少,口腔黏膜干燥;又因咳大量脓臭痰,利于细菌繁殖,易引起口腔炎及黏膜溃疡;大量抗生素的应用,易诱发真菌感染。因此协助患者在晨起、饭后、体位引流后、临睡前漱口,做好口腔护理。

3.饮食护理

患者应增加营养,鼓励患者多饮水,给予清淡易消化的高热量、高蛋白、高维生素的流质、半流质饮食或软食,以增强机体抵抗力,慢性肺脓肿有消瘦、贫血等表现的患者营养补充更为重要。必要时可少量间断输全血、血浆或复方氨基酸。

(二)病情观察

监测体温、脉搏、呼吸,观察并记录降温效果。观察皮肤颜色、出汗情况,出汗后要及时更换衣服,注意保暖并遵医嘱补液。观察咳嗽、咳痰和缺氧、呼吸困难的情况。

(三)对症护理

1.降温

出现畏寒、寒战时要给予保暖。当体温超过 39℃时进行物理降温,必要时遵医嘱使用药物降温。降温措施实施 30min 后应观察、记录降温效果,有无过度出汗及虚脱,出汗后要及时擦身换衣和更换床单,防止受凉。

2.保持呼吸道通畅

痰液黏稠不易咳出者,帮助清理呼吸道分泌物;嘱患者多饮水,帮助翻身、拍背,进行有效的咳嗽、咳痰,并给予雾化吸入稀释痰液,必要时机械吸痰。

3.体位引流的护理

根据病变部位采用肺段支气管引流的体位,使痰液借重力作用经支气管、气管排出体外。对脓痰甚多且体质虚弱的患者,应做好监护,以免大量脓痰涌出、无力咳出而窒息。年老体弱或在高热、咯血期间不宜行体位引流。

4.胸腔穿刺护理

需胸腔穿刺抽脓时,应备好闭式引流装置,术中观察患者反应,术后保持引流通畅,并观察记录每日引流量。

(四)用药护理

遵医嘱给予抗生素、祛痰药、支气管扩张剂或雾化吸入,以利于痰液稀释排出。注意观察药物疗效及不良反应。

(五)心理护理

肺脓肿患者经常因咳出大量脓痰而对个体产生不良刺激,导致患者出现焦虑、忧郁。对此,护士应给予极大的关心,讲解疾病治疗过程中配合的方法,指导患者进行心理放松训练及有效咳嗽、咳痰技巧,减轻焦虑、紧张情绪,增加战胜疾病的信心,增强自信心。

八、健康教育

(一)疾病预防指导

应彻底治疗口腔、上呼吸道慢性感染病灶,以防止病灶分泌物吸入肺内诱发感染。积极治疗化脓性病灶,防止血源性肺脓肿的发生。

(二)疾病知识指导

教会患者有效咳嗽、体位引流的方法。指导患有慢性基础疾病、年老体弱患者的家属经常为患者翻身、叩背,促进痰液排出,疑有异物吸入时要及时清除异物。

(三)用药指导与病情监测

告知患者及家属抗生素治疗应遵从治疗计划。患者出现高热、咯血、呼吸困难等表现时应警惕大咯血和窒息的发生,需及时就诊。

第八节　肺结核患者的护理

肺结核是由结核分枝杆菌引起的慢性呼吸道传染病。结核杆菌可累及全身各个器官,但以肺结核最多见。临床常有低热、盗汗、乏力、食欲缺乏、消瘦等全身症状和咳嗽、咳痰、咯血等呼吸系统表现。近年来,由于多发耐药结核菌株、结核菌与人类免疫缺陷病毒的双重感染和流动人口增多,结核病疫情出现回升,目前仍是全球重要的公共卫生问题。肺结核若能及早诊断、规律治疗,可获临床痊愈。

一、病因与发病机制

(一)结核杆菌的生物学特性

结核分枝杆菌分为人型、牛型、非洲型和鼠型四类，其中引起人类结核病的主要为人型。其生物学特性具有抗酸性，对干燥、潮湿、寒冷、酸碱环境等抵抗力较强，结核菌在阴湿处可生存 5 个月以上，但在烈日下曝晒 2～7h、紫外线照射 30min、70％酒精浸泡 2min 或煮沸 5min，均能被杀死。煮沸消毒和高压消毒是最有效的消毒方法，而将痰吐纸上包好直接焚烧是最简单的杀菌方法。

结核菌菌体含有脂质、蛋白质及多糖等复合成分。在人体内，脂质能引起单核细胞、上皮样细胞和淋巴细胞浸润而形成结核结节；蛋白质可引起过敏反应、中性粒细胞及单核细胞浸润；多糖类则参与某些免疫反应。

结核菌在繁殖过程中，由于染色体基因突变而产生耐药性，是结核分枝杆菌重要的生物学特性。患者过去从未用过某药，但对该药产生的耐药称为原发耐药；长期不合理用药产生的耐药称为继发耐药。耐药常常是导致治疗失败的主要原因，因此避免或减少结核菌耐药性的产生，是保证结核病治疗成功的关键。

(二)传染性

1.传染源

痰菌阳性患者是主要的传染源。

2.传播途径

主要通过呼吸道传播。健康人吸入患者咳嗽、打喷嚏、说话时喷出的带菌飞沫，可引起肺部结核菌感染。生活在拥挤而空气不流通环境的人们易患肺结核。传染的次要途径是经消化道进入人体，如通过与患者共餐或食用患者的剩余食物或饮用受到污染而未经消毒处理的牛奶等而引起肠道感染。

3.人群易感性

人群普遍易感。影响人群对结核病易感性的因素分为机体自然抵抗力和获得性特异性抵抗力，接种过卡介苗或自然感染后可获得特异性免疫，影响自然抵抗力的因素有遗传因素、生活贫困、居住拥挤、营养不良，以及婴幼儿、老年人、糖尿病及免疫缺陷疾病和接受免疫抑制剂治疗者。

(三)人体的反应性

1.免疫与超敏反应

人体感染结核菌后既获得了对结核杆菌的免疫力，同时组织又会对结核杆菌的一些成分发生变态反应。是否发病及病变的性质、范围等，与感染结核菌的菌量、毒力和人体的免疫状态与变态反应有关。人体对结核菌的自然免疫力(先天性免疫力)是非特异性的，接种卡介苗或经过结核菌感染后所获得的免疫力(后天性免疫力)具有特异性，能将入侵的结核菌杀死或严密包围，制止其扩散，使病灶愈合。人体感染结核菌后，由于免疫的存在可不发展成结核病，但因各种原因使人体免疫削弱时，就容易受感染而发病，或引起原已稳定的病灶重新活动。

结核菌侵入人体后 4～8 周，机体对结核菌及其代谢产物所发生Ⅳ型(迟发性)超敏反应。人体感染结核菌后发生的超敏反应和获得性免疫力是同时存在的，此时结核菌素皮肤试验呈阳性反应。未受结核菌感染或未接种卡介苗者,则呈阴性反应。免疫与超敏反应的强弱与人体复杂的内外环境、药物的影响、感染细菌的量和毒力等因素有关。

2.初感染与再感染

机体对结核菌初次感染与再次感染产生不同反应。初次感染结核菌后,细菌被吞噬细胞携带至肺门淋巴结(淋巴结肿大),并可全身播散(隐性菌血症),此时若正值免疫力低下,可以发展成为原发性肺结核。但经受过轻微结核感染,或已接种卡介苗后,机体已有相当的免疫力,若再感染,多不引起局部淋巴结肿大,也不易发生全身性播散,而是在再感染局部发生剧烈的组织反应。

(四)病理及转归

结核病基本的病理变化有渗出、增生、干酪样坏死及空洞形成。上述病变可同时存在于一个肺部病灶中,但通常以一种为主。渗出为主的病变常发生在结核炎症早期或病灶恶化时,也可见于浆膜结核,表现为充血、水肿、白细胞浸润。病情好转时,渗出性病变可完全吸收。增生为主的病变多发生在菌量较少、人体免疫力占优势时,其特征是形成典型的结核结节。变质为主的病变又称干酪样坏死,多发生于人体免疫力低下或感染的结核菌数量过大,超敏反应强烈时,干酪样坏死液化后,结核菌大量繁殖,液化物经支气管排出,常引起支气管播散和空洞形成。经治疗或人体抵抗力增强时病灶可吸收消散、纤维化、钙化、空洞闭合而好转或痊愈。

二、临床表现

(一)呼吸系统症状

1.咳嗽、咳痰

咳嗽、咳痰是肺结核最常见的症状。早期为干咳或仅有少量黏液痰,有空洞时痰量增多,伴发细菌感染时痰呈脓性。

2.咯血

1/3～1/2的患者有不同程度的咯血,多数为痰中带血,少数为大咯血,大咯血时可发生失血性休克,有时血块阻塞大气道,引起窒息。

3.胸痛

结核累及壁层胸膜时可出现胸痛,随呼吸运动和咳嗽加重。

4.呼吸困难

严重毒血症状和高热可引起胸闷、呼吸急促。若广泛肺组织破坏、胸膜粘连增厚、大量胸腔积液时可有呼吸困难。

(二)全身症状

表现为午后潮热、盗汗、乏力、食欲下降、体重减轻、全身不适等结核毒性症状,育龄妇女可有月经失调。若病灶急剧进展或播散可有畏寒、高热等。

(三)肺部体征

取决于病变性质、部位、范围或程度,早期无明显体征。因成人肺结核好发于肺尖和下叶背段,故在肩胛间区或锁骨上下咳嗽后可闻及湿啰音,对诊断有一定意义。病变范围较大时,患侧呼吸运动减弱,叩诊呈浊音,听诊肺泡呼吸音减弱,可闻及支气管肺泡呼吸音或湿啰音。慢性纤维空洞型肺结核可有胸廓塌陷、气管移位,叩诊呈浊音,健侧可有代偿性肺气肿征象。

(四)结核病分类

1.原发型肺结核

多见儿童,为初次感染结核杆菌所致的临床病症吗,症状多轻微而短暂。X线胸片表现为原发复合征,即原发病灶、引流的淋巴管炎和肿大的肺门淋巴结。

2.血行播散型肺结核

包括急性血行播散型肺结核(急性粟粒型肺结核)及亚急性、慢性血行播散型肺结核。急性粟粒型肺结核常见于营养不良、患传染病或长期使用免疫抑制剂致免疫低下的儿童,起病急,全身毒性症状严重,可有高热、盗汗、气急、发绀等,并发脑膜炎时出现脑膜刺激征。胸部X线片可见两肺野有分布均匀、大小相等、密度一致的粟粒状阴影。

当机体免疫力较强,少量结核菌分批经血行进入肺部时,则血行播散病灶大小不均匀、新旧不等,较对称地分布在两肺上中部,称为亚急性或慢性血行播散型肺结核。此型病程长,全身毒性症状较轻,通常在X线检查时发现。

3.继发型肺结核

多见于成人,病程长,易反复。包括浸润性肺结核、空洞性肺结核、结核球(瘤)、干酪性肺炎、纤维空洞型肺结核。

(1)浸润性肺结核:病变多发生在肺尖和锁骨下,可为浸润渗出性结核病变和纤维干酪增生病变。影像学检查表现为小片状或斑点状阴影,可融合和形成空洞。渗出性病变易吸收,而纤维干酪增生病变吸收慢,可长期无改变。

(2)空洞性肺结核:多因干酪渗出病变溶解形成,多出现虫蚀样空洞。临床症状较多,常有发热、咳嗽、咳痰和咯血等,痰中常有结核分枝杆菌,为结核病的重要传染源。

(3)结核球:多由于酪样病变吸收或周边纤维膜包裹或干酪空洞阻塞愈合而形成,是一种静止性病灶,遇到抵抗力下降时,又会再次繁殖引起感染。直径一般在2～4cm,多<3cm。结核球内有钙化灶或液化坏死形成空洞,80%以上结核球有卫星病灶。

(4)干酪性肺炎:多发生在人体免疫力低下和体质衰弱时,受到大量结核分枝杆菌感染的患者,或有淋巴结支气管瘘,淋巴结中大量干酪样物质经支气管进入肺内而发生。大叶性干酪性肺炎症状体征明显,可有高热、盗汗、发绀、咳痰、呼吸困难等,X线呈大叶性密度均匀玻璃状阴影,出现虫蚀样空洞,播散病灶。痰中找到结核分枝杆菌。

(5)纤维空洞性肺结核:由于肺结核未及时治疗或治疗不当,导致空洞长期不愈,空洞壁逐渐变厚,病灶广泛纤维化,肺组织严重破坏,肺功能严重受损。症状时有起伏,痰中带有结核分枝杆菌,为结核病的重要传染源。X线显示双侧或单侧出现纤维厚壁空洞和广泛的纤维增生,造成肺门抬高和肺纹理呈垂柳样。患侧肺组织收缩,纵隔牵向病侧,常见胸膜粘连和代偿性肺气肿。常并发慢性支气管炎、肺气肿、支气管扩张、继发感染和肺源性心脏病;若肺组织广泛破坏,纤维组织大量增生,可导致肺叶或全肺收缩,称为"毁损肺"。

4.结核性胸膜炎

分为结核性干性胸膜炎、结核性渗出性胸膜炎、结核性脓胸3种类型。可有结核病接触史,多见于青壮年,起病缓慢,发病前多有低热、食欲下降、体重减轻等结核中毒症状。

(1)干性胸膜炎:发生在胸腔渗液早期液量较少时,以胸痛和干咳为主要症状,可闻及胸膜摩擦音。

(2)渗出性胸膜炎:全身毒性症状明显,可出现高热,渐感胸闷、呼吸困难。随积液增多,胸痛可减轻,但呼吸困难加重。有胸腔积液征。X线检查:少量积液仅见肋膈角变钝;中等量积液时则中下肺野呈一片均匀致密阴影,上缘呈外高内低凹面向上的弧形曲线。

(3)结核性脓胸:起病急,有畏寒、高热、多汗等毒性症状,胸腔积脓量大时症状及体征与渗出性胸膜炎相似。若形成支气管胸膜瘘,可咯出大量"脓痰"(实为脓胸液)。

5.其他肺外结核

按部位及脏器命名,如骨结核、结核性脑膜炎、肾结核、肠结核等。

6.菌阴肺结核

菌阴肺结核为三次痰涂片及一次培养阴性的肺结核。

(五)并发症

常并发自发性气胸、支气管扩张、脓气胸、肺源性心脏病。结核菌随血行播散可并发结核性脑膜炎、结核性心包炎、子宫内膜结核及骨结核等。

三、辅助检查

(一)痰结核菌检查

为确诊肺结核最可靠的方法。检查方法主要有痰涂片、痰培养。结核分枝杆菌培养为痰结核分枝杆菌检查提供准确可靠的结果,常为结核病诊断的金标准,同时还可做为药物敏感试验与菌型鉴定。结核分枝杆菌培养费时较长,一般为2~6周,阳性结果随时报告,培养至8周仍未生长者报告阴性,应连续多次送检,痰菌阳性说明病灶是开放性的,为传染源。

(二)影像学检查

胸部X线检查是早期诊断肺结核和对肺结核进行临床分型的重要方法,对确定病变部位、范围、性质,判断选择治疗方法、病情发展、治疗效果都有重要参考价值。肺结核的主要X线表现见本节前述结核病分型。CT易发现隐蔽和微小病变。

(三)结核菌素(简称结素)试验

目前国际上常用的结核菌素为纯蛋白衍生物(PPD)PPD-RT23。

1.部位

选择左侧前臂屈侧中上部分1/3处。

2.方法

取0.1mL(5IU)结素皮内注射。

3.观察时间

试验后48~72h观察硬结直径。

4.结果判断

小于5mm为阴性,5~9mm为弱阳性,10~19mm为阳性,20mm以上或虽小于20mm但局部出现水泡或坏死者为强阳性。

5.意义

成人结核菌素试验阳性反应仅表示受过结核菌感染或接种过卡介苗,并不表示一定患病;3岁以下婴幼儿强阳性反应,即使无症状也应视为有新近感染的活动性结核病。相反,成人阴性反应一般可视为没有结核菌感染,但在某些情况下也不能排除结核病,如结核分枝杆菌感染后需4～8周才充分建立变态反应,在此之前,结核菌素试验可呈阴性;营养不良、HIV感染、麻疹、水痘、重症结核病、应用免疫抑制剂等,结核菌素试验结果则多为阴性或弱阳性。

(四)纤维支气管镜检查

纤维支气管镜检查常应用于支气管结核和淋巴结支气管瘘的诊断,在直视下可以对病灶部位钳取活体组织进行病理学检查、结核分枝杆菌培养。

(五)其他检查

肺结核患者血常规一般无异常,严重病例可继发贫血,急性血行播散型肺结核白细胞总数减低或类白血病反应。活动性肺结核的血沉可增快。

四、治疗要点

(一)抗结核化学药物疗法(简称化疗)

化疗是目前治愈结核病的主要方法。

1.化疗的原则

肺结核化学治疗的原则是早期、联用、适量、规律和全程。

(1)早期:可以发挥最大杀菌或抑菌作用。

(2)联用:联合使用两种以上的药物,以提高疗效,防止耐药性的产生。

(3)适量:药物剂量过低不能达到有效的血浓度,易产生耐药性,剂量过大易发生药物毒副作用。

(4)规律:即患者必须严格按照化疗方案规定的用药方法,按时用药,不可随意停药或间断用药,亦不可自行更改方案。

(5)全程:指患者必须按治疗方案,坚持完成疗程。

2.常用的一线抗结核药物

异烟肼(INH)和利福平(RFP)能杀灭细胞内外结核分枝杆菌,称全杀菌剂。链霉素在碱性环境中作用最强,能杀灭细胞外的结核分枝杆菌,对细胞内结核分枝杆菌作用较小;吡嗪酰胺只能杀灭吞噬细胞内酸性环境中的结核分枝杆菌,两者均为半杀菌剂。乙胺丁醇、对氨基水杨酸钠为抑菌剂。

3.化学治疗方案

根据病情选用不同的化疗方案。

(二)对症治疗

1.毒性症状

结核病的毒性症状在有效抗结核治疗1～2周内多可消退,不需特殊处理。对于干酪性肺炎、急性粟粒型肺结核、结核性脑膜炎有高热等严重结核毒性症状,以及胸膜炎伴大量胸腔积液的患者,可在使用有效足量抗结核药物的基础上加用糖皮质激素,以减轻炎症和过敏反应,促使渗液吸收,减少纤维组织形成和胸膜粘连的发生。常用泼尼松,每日20mg,顿服,1～2周,以后每周递减5mg,用药时间为4～8周。

2.咯血

小量咯血患者以安慰患者、卧床休息为主,可用氨基己酸、氨甲苯酸、酚磺乙胺等药物止血。大咯血时应采取患侧卧位,轻轻将气管内存留的积血咳出。精神紧张者,必要时应用小剂量镇静剂镇静。频繁剧烈咳嗽者可服枸橼酸喷托维林止咳。止血先用垂体后叶素 5～10U 加入 50％葡萄糖 40mL 中缓慢静脉推注,然后将 10U 加入 5％葡萄糖液 500mL 静脉滴注。大量咯血不止者,可经纤维支气管镜确定出血部位后,用浸有稀释的肾上腺素海绵压迫或填塞于出血部位止血。可用 Fogarty 导管气囊压迫止血,亦可用冷生理盐水灌洗或在局部应用凝血酶或气囊压迫控制出血。支气管动脉造影发现出血灶后,向病变血管内注入可吸收性明胶海绵作栓塞治疗。反复大咯血用上述方法无效,对侧肺无活动性病变,肺功能储备尚佳又无禁忌证者,可在明确出血部位的情况下考虑肺叶、肺段切除术。咯血过多时,根据血红蛋白和血压测定酌情给予小量输血。

3.胸腔积液

结核性胸膜炎胸腔积液较多时,应及时进行胸腔穿刺抽液,解除肺及心血管受压,使被压迫的肺迅速复张,使肺功能免受损伤,改善呼吸。结核性胸膜炎的胸腔积液蛋白质含量高,容易引起胸膜粘连,应尽早抽尽胸腔内积液,减少粘连发生。结核性胸膜炎抽液后可减轻毒性症状,体温下降。

(三)手术治疗

经合理化学治疗无效,多重耐药的厚壁空洞、大块干酪灶、结核性脓胸、支气管胸膜瘘和大咯血保守治疗无效者可做外科手术治疗。

五、常见护理诊断及医护合作性问题

(一)知识缺乏

缺乏结核病治疗、防止传染与预防的知识。

(二)营养失调:低于机体需要量

与机体消耗增加、食欲减退有关。

(三)潜在并发症

大咯血、呼吸衰竭、肺源性心脏病。

六、护理措施

(一)生活护理

1.休息与体位

轻症患者在坚持化疗的同时,可进行正常工作,应避免劳累和重体力劳动,保证充足的休息和睡眠,做到劳逸结合。肺结核活动期、咯血、高热等结核中毒症状明显或有大量胸腔积液者,均应卧床休息,一般采取患侧卧位,可以减少患侧活动度、防止病灶向健侧扩散,有利健侧肺的通气功能。恢复期患者可适当增加户外活动,如散步、做保健操等,通过加强体育锻炼,增强机体的免疫功能,从而提高机体的抗病能力。

2.饮食

肺结核是一种慢性消耗疾病,营养状态差,需要合理的营养来提高机体的抵抗力,促进疾病的痊愈。

(1)向患者及家属宣传加强饮食的重要性,使其了解在药物治疗的同时,辅以营养支持对促进疾病康复的意义。

（2）食物的选择：以高热量、高蛋白质、富含维生素的食物为主。蛋白质能增加机体的抗病能力和修复能力，饮食中应有鱼、肉、蛋、牛奶、豆制品等动、植物蛋白，成人每日应提供蛋白质 $1.5\sim2.0g/kg$。食物中的维生素 C 有减轻血管渗透性的作用，可以促进渗出病灶的吸收。B族维生素对神经系统及胃肠神经有调节作用，应每日摄入一定量的新鲜蔬菜和水果，以补充各种维生素。

（3）补充水分：由于机体代谢增加，盗汗使体内水分的消耗量增加，如患者无心、肾功能障碍，应鼓励患者多饮水，每日不少于 $1500\sim2000mL$，补充足够的水分，保证机体代谢的需要和体内毒素的排泄，必要时遵医嘱给予静脉补充液体。

（4）增进食欲：患病后患者食欲减退，故应增加食物的花色品种，采用患者喜欢的烹调方法，同时患者进食时还应做到心情愉快、细嚼慢咽、少食多餐，以促使食物的消化和吸收。

（二）病情观察

观察患者临床症状的动态变化，如咳嗽咳痰有无加重，痰量有无增多，痰的性状；有无高热，若有高热则应考虑病情加重或发生并发症；观察咯血的量、颜色、咯血是否顺畅。及时发现窒息、呼吸衰竭、肺源性心脏病、气胸等并发症。

（三）对症护理

1.结核毒性症状

一般不需特殊处理。对于干酪性肺炎、急性血行播散性肺结核、结核性胸膜炎有高热等严重结核毒性症状，遵医嘱在有效抗结核治疗的基础上加用糖皮质激素，以减轻炎症和变态反应。若患者持续高热，体温 39℃ 以上应予物理降温。夜间盗汗时，应做好皮肤护理，勤换衣服，防止受凉。

2.咯血

协助患者取患侧卧位，以防止结核病灶向健侧扩散。遵医嘱用氨基己酸、氨甲苯酸等药物止血，大咯血时静脉滴注垂体后叶素；对支气管动脉破坏造成的大咯血可采用支气管动脉栓塞法，护士做好相应的准备与配合。对精神紧张者，可遵医嘱给予小剂量镇静剂，但禁用吗啡，以免抑制咳嗽反射中枢和呼吸中枢。在抢救大咯血时，应特别注意保持呼吸道的通畅。若有窒息征象，应立即取头低脚高体位，轻拍背部，以便血块排出，并尽快挖出或吸出口、咽、喉、鼻部血块。必要时作气管插管或气管切开，以解除呼吸道阻塞。

（四）用药护理

肺结核的主要治疗方法是化疗，患者能否坚持化疗是治疗肺结核的关键。在化疗过程中，应告诉患者及家属抗结核药物的正确服用方法、剂量、主要的不良反应及注意事项。

（五）心理护理

肺结核患者的心理表现类型多种多样，可有抑郁、焦虑、恐惧、性格的改变，社会工作能力的下降以及担心把该病传染给家人的心理表现。急性发作期的患者时常出现焦虑和恐惧等心理反应，护理人员应体谅和同情患者的痛苦，给予心理疏导和教育，向患者解释避免不良情绪的重要性，减轻患者的心理压力，提高治疗的信心和依从性。

七、健康教育

(一)疾病知识的指导

肺结核是呼吸道传染病,控制结核病流行的基本原则是:控制传染源、切断传染途径及保护易感人群。

1.控制传染源

做到早发现、早诊断、早报告、早隔离、早治疗。由于病程长,易复发,故应长期对患者随访,掌握患者发病-治疗-治愈的全过程。

2.切断传染途径

(1)痰菌检查阳性患者在住院治疗期间,应进行呼吸道隔离,做到室内勤通风,每日用紫外线灯消毒病室。

(2)严禁随地吐痰,不可面对他人咳嗽或打喷嚏。在咳嗽或打喷嚏时,要用双层纸巾遮住口鼻,然后将纸巾焚烧处理。有痰时,可吐在泡有消毒剂的瓶中,并经灭菌处理后再弃去,也可将痰吐在纸上直接焚烧是最简便有效的方法。接触痰液后用流水彻底洗手。

(3)餐具一般煮沸消毒,同桌共餐时使用公筷。

(4)被褥、书籍在烈日下曝晒6h以上。

(5)探视者应戴口罩,佩戴时要紧紧遮盖口鼻,患者外出时也应戴口罩。

3.保护易感人群

(1)给未受过结核菌感染的新生儿、儿童及青少年接种卡介苗,使人体获得对结核菌的特异性免疫力,但卡介苗不能预防感染,故仍需与肺结核患者隔离。

(2)对接触过结核菌患者而易发病的高危人群如糖尿病患者、HIV感染者等,可预防性给予化学治疗。

(二)生活指导

嘱患者戒烟、戒酒,合理安排休息,避免劳累、情绪波动及呼吸道感染,房间应保持通风、干燥。应加强营养,以提高患者的免疫力和促进病灶愈合。

(三)心理疏导

让患者及家属了解肺结核这个疾病是可防可治的,只要早期发现,规律用药,定期复查是完全能够治愈的,帮助患者树立信心;告知患者结核病是一种慢性传染病,治疗需要一定的时间,不可过于心切;让家属了解结核病知识,从身心健康、生活起居等方面合予患者更多的支持和鼓励,以克服患者自卑心理。

(四)用药指导

反复强调坚持规律、全程、合理用药的重要性,以取得患者与家属的主动配合。定期复查胸片和肝、肾功能,注意观察有无药物的不良反应,如有不适及时就医,不可擅自减少剂量或停药。

第二章 消化内科疾病的护理

第一节 消化系统疾病常见症状与体征的护理

消化系统常见症状与体征有:恶心与呕吐、腹痛、腹泻与便秘、吞咽困难、嗳气、泛酸、灼热感或烧心(胃灼热)感、畏食或食欲缺乏、腹胀、黄疸、呕血与黑便。本节重点介绍恶心与呕吐、腹痛、腹泻与便秘患者的护理。

一、恶心与呕吐患者的护理

恶心为上腹部不适、紧迫欲吐的感觉,并伴有迷走神经兴奋的症状,如皮肤苍白、出汗、流涎、血压降低、心动过缓等。

呕吐是指通过胃的强烈收缩迫使胃或部分小肠内容物经食管、口腔排出体外的现象。恶心与呕吐可单独发生,但多数患者先有恶心,继而出现呕吐。

(一)病因

1.消化系统疾病

胃炎、胃癌、消化性溃疡合并幽门梗阻;肝脏、胆囊、胆管、胰腺、腹膜等的急性炎症;胃肠功能紊乱等。

2.消化系统以外的疾病

脑部疾病、前庭神经病变、代谢性疾病等。

3.服用药物

服用抗生素、抗癌药物及洋地黄等。

4.中毒

酒精、一氧化碳及有机磷农药中毒等。

(二)临床特点

呕吐的时间、频度、呕吐物的量和性状因病种而异。上消化道出血呕吐物呈咖啡色,甚至鲜红色;消化性溃疡并发幽门梗阻时,呕吐多在餐后发生,呕吐量大,呕吐物为酸性发酵宿食;低位肠梗阻时,呕吐物带有粪臭味;急性胰腺炎可出现频繁而剧烈的呕吐,呕吐物含胆汁。大量频繁剧烈呕吐,可引起水、电解质紊乱,代谢性碱中毒。长期呕吐伴厌食者,可导致营养不良。

(三)护理评估

1.健康史

(1)病程与诱因:应注意询问恶心呕吐的起病情况及有无诱因。明确患者是否有急慢性胃炎、消化性溃疡、病毒性肝炎、肝硬化、肠梗阻等消化系统疾病病史;明确患者有无脑膜炎、脑肿瘤、梅尼埃病、甲亢、尿毒症等消化系统以外疾病病史。

(2)症状与持续时间:评估恶心和呕吐发生的时间、诱因、与进食的关系;评估呕吐的特点及呕吐物的性质、量、颜色;呕吐时伴随的症状,如是否有腹痛、腹泻、发热、眩晕等。

(3)既往病史及治疗情况:既往有无消化道疾病史及家族史,了解治疗及用药情况。

(4)社会-心理状况:长期反复恶心呕吐,患者容易出现烦躁不安、焦虑等心理反应。

2.护理体检

评估患者生命体征、神志、营养状况,有无脱水表现。有无腹胀、腹痛、腹肌紧张,有无压痛、反跳痛,肠鸣音是否正常。

3.辅助检查

可进行呕吐物毒物分析或细菌培养检查,呕吐物量大者注意有无水、电解质代谢及酸碱平衡失衡。

(四)常见护理诊断及医护合作性问题

1.有体液不足的危险

与大量呕吐导致失水有关。

2.活动无耐力

与频繁呕吐导致失水、电解质丢失有关。

3.焦虑

与频繁呕吐、不能进食有关。

4.潜在并发症

窒息。

(五)护理目标

为患者生命体征平稳,不发生水、电解质和酸碱平衡紊乱;呕吐症状减轻或消失,逐步恢复进食,活动耐力恢复或改善;焦虑程度减轻;患者未发生窒息,或窒息时被及时发现并处理。

(六)护理措施

1.生活护理

(1)休息和体位:呕吐时协助患者坐起或取侧卧位,头偏向一侧,呕吐后协助患者漱口。对于意识障碍的患者,尽可能清理口腔内的呕吐物,避免误吸而致窒息。患者突然起身可有头晕、心悸等不适,指导患者改变体位时动作缓慢,以免发生直立性低血压。

(2)饮食护理:为患者提供高热量、高蛋白、富含维生素、清淡易消化的流质或半流质饮食,少量多餐,并注意及时补充水分,保持水、电解质及酸碱平衡。剧烈呕吐不能进食或严重营养失调者,酌情给予肠内或肠外营养支持。

2.病情观察

(1)严密观察患者呕吐特点:观察并记录患者呕吐次数,呕吐物的量、颜色、气味、成分等;观察患者有无软弱无力、口渴、皮肤黏膜干燥、弹性降低等机体失水现象。

(2)监测生命体征:定时监测并记录生命体征,血容量不足时可出现心动过速、呼吸急促、血压下降;监测每日出入液体量、尿比重、体重,观察患者有无烦躁、意识障碍甚至昏迷;监测患者血清电解质、酸碱平衡状态。

3.用药护理

遵医嘱适当给予镇吐药物,并注意药物毒副作用。

4. 心理护理

关心患者,通过与患者及其家属交流,了解其心理状态。耐心解答患者及家属提出的问题,解释紧张、焦虑等精神因素不利于呕吐的缓解,并指导患者掌握有效减轻焦虑的方法。

(七)护理评价

患者生命体征是否平稳,有无口渴、少尿、皮肤干燥等失水现象;血生化、电解质是否正常;恶心、呕吐引起的不适症状是否减轻或消失;活动耐量是否增加,活动后有无头晕、心悸、气促或直立性低血压出现;能否认识到自己的焦虑状态并会运用适当的应对技术。

二、腹痛患者的护理

腹痛是局部感觉神经纤维受到某些因素(如炎症、缺血、损伤、理化因子等)刺激后,产生冲动传至痛觉中枢所产生的腹部疼痛和不适感。在临床上一般按起病急缓和病程长短将腹痛分为急性腹痛与慢性腹痛。急性腹痛多由腹腔脏器的急性炎症、空腔脏器梗阻或扩张、腹膜炎症、腹腔内血管阻塞等引起;慢性腹痛多由腹腔脏器的慢性炎症、空腔脏器的张力变化、胃及十二指肠溃疡、腹腔脏器的扭转或梗阻、脏器包膜的牵张等引起;另外,某些全身性疾病(如糖尿病酮症酸中毒、过敏性紫癜腹型、尿毒症)、泌尿生殖系统疾病(如肾、输尿管结石)、腹外脏器疾病(如急性心肌梗死、下叶肺炎)等也可引起腹痛。

(一)临床特点

腹痛性质可表现为隐痛、钝痛、烧灼痛、胀痛、刀割样痛、钻痛或绞痛等,可为持续性或阵发性疼痛。疼痛部位、性质和程度与疾病有关。如胃、十二指肠疾病引起的腹痛多为中上腹部隐痛、烧灼痛或不适感,伴恶心、呕吐、食欲缺乏、嗳气、泛酸等;小肠疾病引起的疼痛多在脐部或脐周,伴有腹泻、腹胀等表现;大肠疾病所致疼痛多为下腹部一侧或双侧疼痛;急性胰腺炎多出现上腹部剧烈疼痛,为持续性钝痛、钻痛或绞痛,并向腰背部呈带状放射;急性腹膜炎疼痛弥散至全腹部,伴腹肌紧张、压痛、反跳痛。

(二)护理评估

1. 健康史

(1)病程与诱因:明确患者腹痛发生的原因或诱因,询问患者是否有缓解腹痛的方法,效果如何。

(2)症状与持续时间:评估腹痛的部位、性质和程度;腹痛发生的时间,尤其是与进食、活动、体位的关系;是否有恶心、呕吐、腹泻、呕血、黑便、发热等伴随症状。

(3)既往病史及治疗情况:既往有无消化道疾病史及家族史,了解治疗及用药情况。

(4)社会-心理状况:急性腹痛起病急、症状重,患者往往因缺乏心理准备而出现紧张、焦虑和恐惧心理;慢性腹痛疼痛时间长,病情反复,由于担心疾病的治疗效果和预后,患者往往出现焦虑、抑郁、悲观等心理反应。

2. 护理体检

评估患者的生命体征、神志、营养状况;评估腹痛伴随症状及相关疾病,如腹痛伴黄疸多提示胰腺、胆道系统疾病,腹痛伴休克多与腹腔脏器破裂、急性胃肠穿孔、急性出血坏死性胰腺炎、急性心肌梗死等疾病有关。

3.辅助检查

根据病种不同行相应的实验室检查,如血、尿、便常规检查,血生化检查,腹腔穿刺检查等,必要时需作 X 线钡餐检查、消化道内镜检查。

(三)常见护理诊断及医护合作性问题

1.疼痛:腹痛

与腹腔脏器炎症、溃疡、肿瘤等疾病累及脏器包膜、壁腹膜或内脏感觉神经有关。

2.焦虑

与剧烈、反复或持续腹痛不易缓解有关。

(四)护理目标

疼痛逐渐缓解或消失;患者紧张、焦虑减轻,情绪稳定。

(五)护理措施

1.生活护理

(1)休息和体位:卧床休息,协助患者采取有利于疼痛减轻的体位,如急性胰腺炎患者取弯腰屈膝侧卧位;胃炎和消化性溃疡患者取屈曲位;急腹症患者应取平卧位,以减轻疼痛。对烦躁不安者应采取防护措施,以免坠床、意外伤害等发生。慢性腹痛患者,保证充足的休息,注意劳逸结合。

(2)饮食护理:急性腹痛患者,诊断未明确前宜禁食,必要时遵医嘱行胃肠减压。慢性腹痛者,应进食营养丰富、易消化、富含维生素饮食。同时,要根据病情指导患者合理饮食。

2.病情观察

观察并记录患者腹痛的部位、性质、程度、持续时间及相关疾病的其他临床表现。如疼痛性质突然发生改变,且经一般对症处理后疼痛不仅不能减轻,反而加重,需警惕某些并发症的出现,如消化性溃疡穿孔引起弥散性腹膜炎等,应立即报告医生并配合处理。

3.疼痛护理

(1)非药物缓解疼痛:教会患者非药物缓解疼痛的方法,尤其是有慢性腹痛的患者,可减轻其紧张、焦虑,提高疼痛痛阈和对疼痛的控制感。常用方法有:①转移注意力。让患者回忆有趣的往事、交谈、深呼吸或腹式呼吸、听音乐、沐浴、有氧运动等。②局部热疗法。除急腹症外,疼痛局部用热水袋进行热敷,解除痉挛。③行为疗法。指导患者通过自我意识,集中注意力,使全身各部分肌肉放松,增强对疼痛的忍耐力,如放松技术、冥想、生物反馈。④针灸止痛。根据不同疾病、疼痛部位选择不同穴位针灸,如内关、足三里、中脘等穴位。

(2)药物止痛:根据病情、疼痛性质、疼痛程度选择性给药。腹痛剧烈时,遵医嘱给予解痉药、镇痛药,并注意观察疗效及不良反应,如恶心、呕吐、口干等,癌性疼痛应遵循按需给药的原则,疼痛缓解或消失后及时停药,以减少药物耐受性和依赖性。急性剧烈腹痛诊断未明确时,不可随意使用镇痛药物,以免掩盖症状,延误诊治。

4.心理护理

关心患者,通过与患者及其家属交流,了解其心理状态。耐心解答患者及家属提出的问题,解释紧张、焦虑等精神因素不利于腹痛的缓解,并指导患者掌握有效减轻疼痛的方法。

(六)护理评价

患者疼痛是否减轻或消失;患者情绪是否稳定,能否应用适当的技巧减轻疼痛和焦虑。

三、腹泻与便秘患者的护理

腹泻指排便次数多于平日习惯的频率,且粪质稀薄或带有未消化的食物、黏液、脓血。腹泻可分为急性和慢性腹泻,病程超过 2 个月者为慢性腹泻。

便秘是指排便次数减少或排便困难,一般指 7 天内排便次数少于 3 次,粪便干结。

(一)病因

1.腹泻

多由肠道疾病引起,其他原因有药物、全身性疾病、过敏和神经功能紊乱等。发生机制为肠蠕动亢进、肠壁分泌增多或吸收障碍。

2.便秘

按病因分为原发性和继发性便秘,原发性便秘多由进食量少或食物中缺乏纤维素、结肠运动功能障碍、结肠冗长、腹肌及盆腔肌张力不足等引起;继发性便秘常有原发病的表现,如肠道或腹腔肿瘤压迫、肠梗阻、肠结核、直肠病变、全身性疾病(甲状腺功能低下、糖尿病、尿毒症等)、药物影响等。

(二)临床特点

1.腹泻的特点

急性感染性腹泻每天排便次数多达 10 余次;细菌性痢疾可有黏液血便或脓血便;阿米巴痢疾粪便呈暗红色或果酱样;小肠疾病引起的腹泻粪便呈糊状或水样,可有未完全消化的食物成分;结肠病变引起的腹泻粪便量少、黏液多,病变累及直肠可出现里急后重。

2.便秘的特点

急性便秘可有原发病的表现,伴有腹痛、腹胀、恶心、呕吐,多见于各种原因的肠梗阻;慢性便秘多为功能性,可无特殊表现,部分患者诉口苦、食欲减退、腹胀、下腹不适等症状。慢性习惯性便秘多见于中老年人,特别是经产妇,可能与肠肌、腹肌及盆底肌的张力降低有关。

(三)护理评估

1.健康史

(1)病程与诱因:明确患者是否有引起腹泻或便秘的病史,详细询问患者腹泻发生的时间、起病原因或诱因。

(2)症状与持续时间:评估粪便的性状、排便次数、量、气味及颜色;询问便秘的症状、特点、排便时间、粪便的性状和量;了解患者是否有里急后重、恶心、呕吐等伴随症状;是否有口渴、虚弱等脱水症状。

(3)既往病史及治疗情况:既往有无消化道疾病史及家族史,了解治疗及用药情况。

(4)社会-心理状况:慢性腹泻迁延不愈,频繁腹泻影响患者正常的工作、生活和社会活动,易使患者产生自卑、焦虑心理;慢性便秘或腹泻治疗效果不明显时,患者对预后感到担忧,而紧张情绪又会诱发或加重症状,因此,应评估患者有无自卑、焦虑、紧张的心理反应,便秘与腹泻是否与其精神心理状态有关。

2.护理体检

评估患者的生命体征、神志、营养状况；评估腹痛伴随症状及相关疾病。

3.辅助检查

正确采集新鲜粪便标本做显微镜检查或细菌学检查。急性腹泻者注意监测血清电解质、酸碱平衡情况。

(四)常见护理诊断及医护合作性问题

1.腹泻

与肠道疾病或全身性疾病有关。

2.便秘

与饮食结构不合理、长期卧床、活动少及疾病影响有关。

3.营养失调：低于机体需要量

与严重腹泻造成水、电解质紊乱有关。

4.有体液不足的危险

与大量腹泻引起失水有关。

(五)护理目标

患者排便情况恢复正常；不适症状减轻或消失，保证机体所需水分、电解质及营养素的摄入；患者生命体征平稳，尿量、血生化指标在正常范围。

(六)护理措施

1.生活护理

(1)休息和体位：急性期或全身症状明显者应卧床休息，注意腹部保暖，可用热水袋热敷腹部，以减少排便次数。便秘患者可适当活动。

(2)饮食护理：合理饮食是护理腹泻和便秘患者的重要措施。腹泻者应以少渣、易消化食物为主，避免生冷、多纤维、刺激性强的食物，根据病情和医嘱给予禁食、流质、半流质或软食。便秘者应多饮水，多进食富含粗纤维素的食物，如芹菜、韭菜等，多吃新鲜蔬菜和水果。

(3)肛周护理：腹泻患者排便频繁时，粪便刺激可使肛周皮肤损伤，引起糜烂或感染。排便后应用温水清洗肛周，保持清洁干燥，必要时涂无菌凡士林或抗生素软膏以保护肛周皮肤。

2.病情观察

观察并记录排便时间、次数和量、颜色、气味等性状并及时送检标本；观察有无其他伴随症状；对严重腹泻和便秘患者应注意观察患者皮肤颜色、温度及弹性，生命体征及尿量变化以及早发现失水的体征，长期慢性腹泻者注意观察其营养状态以及肛周皮肤有无糜烂。

3.用药护理

腹泻患者遵医嘱给予止泻药、镇静药、解痉药以及其他药物治疗，注意药物效果和不良反应。便秘患者应严格遵医嘱适当给予导泻剂，如开塞露、果导片、番泻叶等，不可随意使用泻药，必要时可使用灌肠方法通便。

4.心理护理

鼓励患者积极参加社会活动和体育锻炼，耐心解释病情相关知识，消除患者紧张、焦虑心理状态，使其情绪稳定、心理放松，积极配合检查和治疗。

（七）护理评价

患者的排便情况是否恢复正常；伴随症状是否减轻或消失；营养状况是否改善；是否维持体液平衡、生命体征平稳。

第二节　胃炎患者的护理

胃炎指各种病因引起的胃黏膜炎症，多伴有上皮损伤和细胞再生，是最常见的消化系统疾病之一。根据临床发病急缓和病程长短，一般将胃炎分为急性胃炎和慢性胃炎。根据病变部位可分为胃窦胃炎、胃体胃炎和全胃炎。根据病因不同可分为幽门螺杆菌相关性胃炎、自身免疫性胃炎、应激性胃炎和特殊类型胃炎。根据病理变化可分为浅表性胃炎和萎缩性胃炎。本节重点介绍急性胃炎和慢性胃炎患者的护理。

一、急性胃炎患者的护理

急性胃炎是指由多种病因引起的急性胃黏膜炎症。急性起病，临床表现主要是上腹部症状，其主要病理改变为胃黏膜充血、水肿、糜烂和出血。急性胃炎主要包括幽门螺杆菌感染引起的急性胃炎、除幽门螺杆菌以外的病原体急性感染引起的急性胃炎、急性糜烂出血性胃炎。

（一）病因及发病机制

1.药物

最常见的药物是非甾体消炎药（NSAID），如阿司匹林、吲哚美辛等，这类药物可通过抑制前列腺素的合成，降低前列腺素对胃黏膜的保护作用。其次，某些抗肿瘤化疗药、抗生素、铁剂和氯化钾等可直接破坏黏膜屏障，引起胃黏膜糜烂。

2.急性应激

可因严重创伤、大面积烧伤、颅脑病变、大手术和休克，甚至精神心理因素引起。急性应激引起急性胃炎的发病机制尚未明确，多数认为在上述情况下，应激的生理性代偿功能不足以维持胃黏膜的微循环正常运行，从而使胃黏膜缺血、缺氧、黏液分泌减少、局部前列腺素合成不足，导致黏膜屏障破坏、胃酸分泌增加、H^+反弥散渗入黏膜，引起胃黏膜糜烂和出血。

3.其他因素

长期大量饮酒、急性感染、胆汁和胰液反流、胃内异物及大剂量射线照射等，均可导致胃炎。酒精具有亲脂和溶脂性能，可导致黏膜糜烂和出血。某些细菌、病毒、胆汁和胰液反流中的胆盐等，可直接破坏胃黏膜。

（二）临床表现

1.症状

大多数患者症状不明显或仅有消化不良的表现，如上腹疼痛、饱胀不适、恶心、呕吐、食欲减退等。上消化道出血一般量少,呈间歇性,可自行停止。急性糜烂出血性胃炎患者多以突发呕血和(或)黑便而就诊。持续少量出血可导致贫血,急性大出血可引起昏厥或休克。

2.体征

上腹部可能有不同程度的压痛。

(三)辅助检查

1.粪便检查

大便隐血试验呈阳性。

2.纤维胃镜检查

是确诊的主要依据,应在出血后 24～48h 内检查,镜下可见胃黏膜多发性糜烂、出血、水肿,表面附有黏液和炎性分泌物。

(四)治疗要点

明确病因,去除病因,积极治疗原发病。药物引起者,立即停药,遵医嘱使用抑制胃酸分泌的 H_2 受体拮抗剂或质子泵抑制剂,具有黏膜保护作用的硫糖铝或米索前列醇治疗;对于急性应激状态的患者,除积极治疗原发病外,应常规给予 H_2 受体拮抗剂、质子泵抑制剂或米索前列醇预防;对已发生上消化道大出血者,按上消化道出血原则采取综合措施进行抢救治疗。

(五)常见护理诊断及医护合作性问题

1.疼痛:腹痛

与急性胃黏膜炎症有关。

2.舒适改变

与急性胃黏膜炎症有关。

3.知识缺乏

缺乏有关本病的病因及防治知识。

4.潜在并发症

上消化道大出血。

(六)护理措施

1.生活护理

(1)休息与活动:患者要注意休息,避免劳累,急性出血时应卧床休息,保持环境安静、舒适、适宜的温度,保证患者良好的睡眠。

(2)饮食:给予高蛋白、高热量、富含维生素、少渣、温凉、半流质饮食,少量多餐。如少量出血者,给予牛奶、小米汤等流质饮食以中和胃酸,有利于胃黏膜的修复;呕吐频繁或急性大出血者应暂禁饮食。

2.病情观察

观察患者有无上腹部不适、胀满、食欲减退的表现。严密注意上消化道出血的征象,有无呕血和(或)黑便,同时监测大便隐血检查,以便及时发现病情变化。

3.用药护理

遵医嘱给予 H_2 受体拮抗剂、质子泵抑制剂、硫糖铝等药物,可预防和治疗胃黏膜出血。明显焦虑、烦躁不安者,遵医嘱酌情使用镇静剂;腹痛明显者,可选用山莨菪碱等抗胆碱能药物。

并注意观察药物的疗效及不良反应。

4.心理护理

护士应关心、体贴患者,安慰、稳定患者情绪,向患者解释有关本病的基础知识,说明及时治疗和护理能取得明显的疗效,以解除其紧张、焦虑心理。

(七)健康指导

1.疾病知识指导

向患者及家属介绍本病的相关知识、预防和护理措施。

2.生活指导

饮食要有规律,避免过热、过冷、辛辣刺激性食物及浓茶、咖啡等饮料;戒烟忌酒,生活要有规律,保持轻松愉快的心情。避免使用对胃黏膜有刺激性的药物,必须服用时应在饭后服药或同服抑酸药。

二、慢性胃炎患者的护理

慢性胃炎是指多种病因引起的胃黏膜慢性炎症。慢性胃炎是一种常见病,发病率在各种胃病中居首位,发病率随年龄增长而升高。慢性胃炎的分类方法很多,目前我国采用国际上新悉尼系统的分类方法,将慢性胃炎分为三大类:慢性浅表性胃炎、慢性萎缩性胃炎、特殊类型胃炎。其中,慢性萎缩性胃炎又再分为多灶萎缩性胃炎和自身免疫性胃炎。本节主要介绍慢性浅表性胃炎和慢性萎缩性胃炎患者的护理。

(一)病因病理

1.病因

(1)幽门螺杆菌(Hp)感染:Hp 感染是慢性胃炎最主要的病因。长期 Hp 感染,部分患者可进展为慢性多灶萎缩性胃炎。①Hp 具有鞭毛结构,可在胃内黏膜层中自由活动,并依靠其黏附素紧贴胃黏膜上皮细胞,直接侵袭胃黏膜;②Hp 分泌高活性的尿素酶,可分解尿素产生 NH_3,保持细菌周围中性环境,既有利于 Hp 在胃黏膜定植,又通过产氨作用损伤胃上皮细胞膜;③Hp 分泌的空泡毒素蛋白可直接损伤胃上皮细胞,细胞毒素相关蛋白还能引起强烈的炎症反应;④Hp 菌体胞壁可作为抗原诱导免疫反应。这些因素长期存在共同导致胃黏膜的慢性炎症。

(2)饮食:流行病学资料统计,长期高盐饮食和缺乏新鲜蔬菜水果等与慢性胃炎的发生密切相关。长期饮浓茶、酒、咖啡,食用过热、过冷、过于粗糙的食物,也可损伤胃黏膜。

(3)自身免疫:自身免疫性胃炎患者血清中壁细胞抗体和内因子抗体可破坏壁细胞,使胃酸分泌减少,也影响维生素 B_{12} 的吸收,导致恶性贫血。

(4)其他因素:服用大量非甾体消炎药(NSAID)、各种原因引起的十二指肠液反流、老龄化致胃黏膜退行性变等。

2.病理

慢性胃炎是胃黏膜上皮反复损害后,由于黏膜特异的再生能力,发生改变导致不可逆的固有胃腺体的萎缩、消失。慢性胃炎进程中,若炎性细胞浸润仅局限于胃小凹和黏膜固有层的表层,胃腺体完整无损,为慢性浅表性胃炎。若有中性粒细胞浸润,显示有活动性炎症,为慢性活动性胃炎,多提示有幽门螺杆菌感染。病变发展累及腺体,使腺体萎缩、消失,胃黏膜变薄并伴肠化生,为慢性萎缩性胃炎。

(二)临床表现

1.症状

慢性胃炎起病隐匿缓慢,病程迁延,绝大多数患者无明显症状,或仅有上腹隐痛、餐后胀满、泛酸、嗳气、食欲减退、恶心呕吐等,症状多与进食或食物种类有关;少数患者合并黏膜糜烂,可有上消化道出血;自身免疫性胃炎患者可出现明显畏食、贫血、体重减轻;极少数慢性多灶萎缩性胃炎经长期演变可发展为胃癌,出现食欲减退、体重减轻及上腹部疼痛不适症状。

2.体征

多数不典型,上腹部可有轻压痛。

(三)辅助检查

1.纤维胃镜及胃黏膜活组织检查

纤维胃镜是慢性胃炎最可靠的诊断方法。在胃镜直视下可确定病变部位,并通过胃黏膜活检确定病变类型。

2.幽门螺杆菌检测

可通过侵入性(如快速尿素酶测定、组织学检查、幽门螺杆菌培养等)和非侵入性(如^{13}C或^{14}C尿素呼气试验、粪便幽门螺杆菌抗原检测、血清学检测等)方法检测幽门螺杆菌。其中,^{13}C或^{14}C尿素呼气试验的敏感性和特异性均较高,且无须做胃镜检查,常作为根除Hp感染治疗后复查的首选方法。

3.血清学检查

自身免疫性胃炎血清中抗壁细胞抗体和抗内因子抗体可出现阳性,血清促胃泌素水平明显增高。多灶萎缩性胃炎时,血清促胃泌素水平正常或偏低。

4.胃液分析

自身免疫性胃炎时,胃酸缺乏;多灶萎缩性胃炎时,胃酸分泌正常或偏低。

(四)治疗要点

治疗原则是去除病因、缓解症状、控制感染、防治并发症,手术治疗。Hp感染引起的慢性胃炎,治疗方案见消化性溃疡;NSAID引起者,应考虑停药,并给予抑制胃酸和保护胃黏膜治疗;胆汁反流者服用氢氧化铝凝胶吸附,或用硫糖铝以及胃动力药中和胆盐,防止反流;自身免疫性胃炎目前尚无特异治法,伴有恶性贫血者,遵医嘱应用维生素B_{12};有胃动力学改变者,可应用促胃动力药物如多潘立酮、莫沙必利等;对于已确诊的重度异性增生,应给予预防性手术治疗,目前多采用纤维胃镜下胃黏膜切除术。

(五)常见护理诊断及医护合作性问题

1.疼痛:腹痛

与慢性胃黏膜炎症病变有关。

2.知识缺乏

缺乏有关本病的病因及防治知识。

3.营养失调:低于机体需要量

与食欲减退、消化吸收不良有关。

4.焦虑

与病情反复、病情迁延有关。

(六)护理措施

1.生活护理

(1)休息与活动：急性发作期，应多卧床休息，病情缓解后适当进行运动和锻炼，但避免过度劳累。

(2)饮食护理：帮助患者养成良好的饮食习惯，给予高热量、高蛋白、高维生素、易消化饮食，细嚼慢咽，少量多餐。指导患者及家属根据病情选择合适的食物种类，如胃酸高者，可选用牛奶、菜泥等碱性食物，以中和胃酸。胃酸低者可用刺激胃酸分泌的食物，如浓缩肉汤、鸡汤等。指导患者及家属注意改进烹饪技巧，提供舒适的进餐环境，以增进患者食欲。

2.病情观察

密切观察患者腹痛部位、性质、时间、呕吐物和大便的颜色、量及性状等，以便及时发现病情变化。监测上消化道出血的征象，如呕血、黑便等；监测大便隐血试验、血液中血红蛋白浓度。

3.腹痛护理

指导患者情绪放松，避免紧张、焦虑，采用转移注意力、做深呼吸等方法缓解疼痛，或用热水袋热敷上腹部，以解除痉挛，减轻疼痛。

4.用药护理

遵医嘱给予患者根除幽门螺杆菌感染的药物，应用抑酸剂、胃黏膜保护剂，注意观察药物疗效及不良反应，具体内容见消化性溃疡章节。多潘立酮的不良反应较少，偶引起肌肉震颤、惊厥等锥体外系症状，口服给药时应选择在饭前。莫沙必利可有腹痛、腹泻、口干等不良反应，在服用2周后，如消化道症状不改善，则停药。

5.心理护理

因慢性胃炎病情反复、病程迁延，患者容易出现烦躁、焦虑情绪，而有异型增生的患者，常因担心癌变而恐惧、绝望。护士应主动关心、安慰患者，说明慢性胃炎经正规治疗，症状改善是很明显的；异型增生者，通过严密随访观察，及时切除病变，手术效果肯定，使患者树立治疗信心，配合治疗，消除焦虑、恐惧心理。

(七)健康指导

1.疾病知识指导

向患者及家属介绍本病的有关知识、预防和自我护理措施。嘱患者遵医嘱服用根除幽门螺杆菌药物、胃黏膜保护药等，向患者介绍药物可能出现的不良反应，如发生异常，及时就诊。有癌变倾向者，嘱患者定时复查。

2.生活指导

指导患者生活要有规律，注意保护胃黏膜，如避免使用对胃黏膜有刺激性的药物，必须服用时可选在饭后服药或同服抑酸药；饮食要有规律，避免过热、过冷、辛辣刺激性食物及浓茶、咖啡等饮料；戒烟忌酒，劳逸结合。

第三节 消化性溃疡患者的护理

消化性溃疡主要指发生在胃和十二指肠黏膜的慢性溃疡,即胃溃疡(GU)和十二指肠溃疡(DU),溃疡的形成与多种因素有关,其中胃酸和胃蛋白酶的自身消化作用是溃疡形成的基本因素,故称消化性溃疡。

消化性溃疡是全球性的常见病,全世界约有 10% 的人患过此病。临床上 DU 比 GU 多见,两者之比约为 3:1,男性患病多于女性。据统计,我国南方发病率高于北方,城市高于农村。DU 好发于青壮年,而 GU 好发于中老年,后者发病的高峰比前者约迟 10 年。秋冬与冬春之交为本病的好发季节。

一、病因病理

(一)病因

消化性溃疡是一种多因素疾病,其病因和发病机制尚未完全阐明。目前认为溃疡发生的基本原理主要与对胃十二指肠黏膜有损害作用的侵袭因素与黏膜自身防御-修复因素之间失衡有关。胃溃疡以保护因素减弱为主,十二指肠溃疡以损伤因素增强为主。

1.幽门螺杆菌感染

大量研究表明幽门螺杆菌(Hp)感染是消化性溃疡的主要病因。

2.药物因素

长期服用某些非甾体消炎药(NSAID)、抗癌药等对胃十二指肠黏膜有损伤作用,其中以NSAID 最明显,如阿司匹林、布洛芬、吲哚美辛等。另外,肾上腺皮质激素与溃疡的形成和活动有关。

3.胃酸和胃蛋白酶

消化性溃疡的最终形成是由于胃酸和胃蛋白酶对黏膜自身消化作用所致,胃酸和胃蛋白酶是胃液的主要成分,且对胃和十二指肠黏膜有侵袭作用,胃酸的存在对溃疡的形成起决定作用。

4.其他因素

(1)遗传因素:部分消化性溃疡患者的发病有家族史,提示该病可能有遗传易感性。

(2)胃、十二指肠运动异常:胃溃疡患者胃排空延迟,引起十二指肠-胃反流可导致胃黏膜损伤,十二指肠溃疡患者胃排空增快,使十二指肠酸负荷增加,导致十二指肠黏膜损伤。

(3)吸烟:吸烟者消化性溃疡发生率比不吸烟者高,吸烟可作为常见诱因影响溃疡的愈合和促进溃疡复发。

(4)应激和心理因素:急性应激可引起应激性溃疡,长期精神紧张、焦虑、情绪易波动或过度劳累可引起慢性溃疡发作或加重。

(5)不良的饮食习惯:嗜酒、咖啡、浓茶或喜食酸辣刺激性食物,饮食不规律,高盐饮食等都是消化性溃疡发病的常见诱因。

(二)病理

消化性溃疡大多为单发,也可多个,呈圆形或椭圆形。DU 多发生于球部,前壁较常见;GU 多在胃角和胃窦、胃体的小弯侧。DU 直径多小于 15mm,GU 一般小于 20mm,但巨大溃疡(DU>20mm,GU>30mm)亦非罕见,需与恶性溃疡鉴别。溃疡浅者累及黏膜肌层,深者可达肌层甚至浆膜层,穿破浆膜层时导致穿孔,血管破溃引起出血。溃疡边缘常增厚,基底光滑、清洁,表面覆盖灰白色或灰黄色纤维渗出物。

二、临床表现

(一)典型消化性溃疡

1.症状

典型的消化性溃疡临床特点表现为慢性过程、周期性发作和节律性上腹部疼痛。上腹痛是消化性溃疡的主要症状,多数患者上腹痛长期反复发作,发作期与缓解期相交替,可达数年至数十年,多在冬春或秋冬之交易复发。另外,常伴泛酸、嗳气、腹胀、消瘦、贫血等消化不良症状以及失眠、多汗等自主神经功能失调的表现。

2.体征

溃疡发作时上腹部可有局限性轻压痛,缓解期无明显体征。

3.并发症

(1)出血:是消化性溃疡最常见的并发症,也是引起上消化道出血最常见的病因(约占所有病因的 50%)。溃疡侵蚀周围或深处的血管可引起不同程度的出血,轻者表现为黑便,重者出现呕血,出血量超过 800mL 时,可出现冒冷汗、脉搏细速、血压降低等周围循环衰竭,低血容量性休克的表现。

(2)穿孔:是消化性溃疡最严重的并发症。溃疡病灶穿透浆膜层则并发穿孔,临床上可分为急性、亚急性和慢性三种类型,以急性穿孔最常见。饮酒、过度劳累、服药等可诱发急性穿孔,多位于十二指肠前壁或胃前壁,主要表现为突发持续性上腹部刀割样剧烈疼痛、大汗淋漓、烦躁不安,疼痛多从上腹开始迅速蔓延至全腹,腹肌紧张,呈"板样"强直,明显压痛和反跳痛,叩诊肝浊音界缩小或消失,听诊肠鸣音减弱或消失。站立位 X 线检查可见膈下有新月状游离气体影。

(3)幽门梗阻:由十二指肠溃疡或幽门管溃疡引起。溃疡急性发作可因幽门部痉挛和炎性水肿而引起暂时性梗阻,可随炎症好转而缓解;慢性梗阻由于瘢痕收缩形成持久性梗阻。表现为胃排空延迟,上腹饱胀不适,疼痛于餐后加重,可伴有蠕动波,反复大量呕吐,呕吐物为发酵酸性宿食,不含胆汁,呕吐后腹痛可稍缓解。严重频繁呕吐可致失水,低钾、低氯性碱中毒;继发营养不良、体重下降。体检可见空腹振水音及胃蠕动波。插胃管抽液量>200mL。

(4)癌变:溃疡癌变率较低,估计<1% 的胃溃疡患者可发生癌变,十二指肠球部溃疡一般不发生癌变。对有长期慢性胃溃疡病史、年龄>45 岁、溃疡久治不愈,疼痛规律发生改变,大便隐血试验持续阳性者,应警惕癌变,需进一步行胃镜检查和定期随访。

(二)特殊类型的消化性溃疡

临床常见特殊类型消化性溃疡有复合性溃疡、幽门管溃疡、球后溃疡,其临床表现特征如下。

复合性溃疡:指胃溃疡和十二指肠溃疡同时存在。

幽门管溃疡:胃酸分泌过高,表现为餐后立即出现剧烈而无节律性的中上腹疼痛,对抗酸药反应差,易出现幽门梗阻、穿孔、出血等并发症。

球后溃疡:多发于餐后3~4小时,有时可半夜发生。通常在上腹部中央某一小区域中发生反复性的剧痛。

三、辅助检查

(一)胃镜和胃黏膜活组织检查

是确诊消化性溃疡首选的检查方法。胃镜检查不仅可直接观察溃疡的部位、病变大小、性质,还可在直视下取活组织作病理学检查及幽门螺杆菌检测;对于合并出血的还可给予止血治疗。

(二)X线钡餐检查

适用于对胃镜检查有禁忌或不愿接受胃镜检查者。龛影是直接征象,对溃疡有确诊价值。

(三)幽门螺杆菌检测

是消化性溃疡诊断的常规检查项目,有无幽门螺杆菌感染决定治疗方案的选择。

(四)大便隐血试验

隐血试验阳性提示溃疡处于活动期,如胃溃疡患者大便隐血试验持续阳性,提示有癌变可能。

四、治疗要点

治疗原则:去除病因、控制症状、促进溃疡愈合、预防复发和防治并发症。针对病因治疗如根除幽门螺杆菌,有可能彻底治愈溃疡病,是近年来消化性溃疡治疗的一大进展。

(一)药物治疗

1.抑制胃酸分泌的药物

溃疡的愈合与抑酸治疗的强度和时间成正比。

(1)碱性抗酸药:中和胃酸,可迅速缓解疼痛症状,但促进溃疡愈合需长期、大量应用,不良反应大,故很少单一应用。代表药有:氢氧化铝、铝碳酸镁及其复方制剂等。

(2)H_2受体拮抗剂:是治疗消化性溃疡的主要药物之一,能阻止组胺与 H_2 受体结合,通过抑制壁细胞从而减少胃酸的分泌。代表药物有:西咪替丁、雷尼替丁、法莫替丁等。

(3)质子泵抑制剂(PPI):是目前作用最强的胃酸分泌抑制剂,作用时间长,可使壁细胞分泌胃酸的关键酶 H^+-K^+ATP 酶不可逆失活,从而抑制胃酸分泌。抑酸作用比 H_2 受体拮抗剂更强且作用持久,代表药有:奥美拉唑、兰索拉唑等。

2.保护胃黏膜

常用的有硫糖铝、枸橼酸铋钾和前列腺素类药物。

(1)硫糖铝和枸橼酸铋钾:能黏附覆盖在溃疡面上形成一层保护膜,阻止胃酸/胃蛋白酶侵袭溃疡面,能促进内源性前列腺素合成和刺激表皮生长因子分泌。

(2)前列腺素类药物:如米索前列醇,具有抑制胃酸分泌、增加胃十二指肠黏膜的黏液及碳酸氢盐分泌和增加黏膜血流等作用,增加预防溃疡复发,从而彻底治愈溃疡。

(3)药物治疗方案:目前尚无单一药物可有效根除幽门螺杆菌,故必须联合用药,现多采用根除幽门螺杆菌三联治疗方案。近年来幽门螺杆菌对甲硝唑的耐药率迅速上升,在甲硝唑耐药率高的地区宜使用不含甲硝唑的其他三联疗法,或改用呋喃唑酮(200mg/d,分 2 次)代替甲硝唑。治疗失败后的再治疗比较困难,可换用另外两种抗生素,或采用 PPI、胶体铋联合两种抗生素的四联疗法。

(二)并发症的治疗

对上消化道大量出血经内科紧急处理无效、急性穿孔、瘢痕性幽门梗阻、内科治疗无效的顽固性溃疡、胃溃疡疑有癌变者可行手术治疗。

五、常见护理诊断及医护合作性问题

(一)疼痛:腹痛

与胃酸刺激溃疡面引起的炎症反应有关。

(二)营养失调:低于机体需要量

与疼痛致摄入量减少、呕吐、梗阻有关。

(三)焦虑

与溃疡反复发作、病程迁延或出现并发症担心预后有关。

(四)潜在并发症

上消化道出血、穿孔、幽门梗阻、癌变。

六、护理措施

(一)生活护理

1.休息和活动

根据患者病情合理安排休息时间和活动量,在溃疡活动期、症状较重时,嘱患者多卧床休息,以缓解疼痛。溃疡缓解期,鼓励患者适当活动,劳逸结合,以不感到劳累和诱发疼痛为原则,避免餐后剧烈活动;避免过度劳累、情绪紧张、吸烟、饮酒等诱发因素。夜间疼痛者,指导患者遵医嘱睡前加服 1 次抑酸药,以保证睡眠。

2.饮食护理

指导患者建立合理的饮食习惯和结构,规律进食、少食多餐、定时定量、细嚼慢咽,避免餐间零食和睡前进食。选择营养丰富、清淡易消化的食物,症状较重的患者可以面食为主,不习惯面食者以米饭或米粥代替,避免食用刺激性较强的食物(指生、冷、硬、粗纤维多的蔬菜水果,如生姜、蒜、韭菜、芹菜等),避免食用强刺激胃酸分泌的食品和调味品如油炸食物或浓咖啡、浓茶、辣椒、酸醋等。

(二)观察病情

注意观察及详细了解患者上腹痛的特点和规律;观察有无呕血、黑便的发生;观察有无急性穿孔的发生;监测生命体征及腹部体征,及时发现和处理并发症。

(三)用药护理

遵医嘱用药,并注意观察药物的疗效和不良反应。

(四)并发症护理

当并发急性穿孔和持久性幽门梗阻时,应立即遵医嘱做好术前准备;亚急性穿孔和慢性穿孔时,注意严密观察疼痛的性质,指导患者按时服药;并发急性幽门梗阻时,做好呕吐物的观察与处理,指导患者禁食禁水,行胃肠减压,并遵医嘱静脉补液。

(五)心理护理

由于本病病程长达数年,病情反复,在患者和家属中可能产生两种截然不同的心理反应,一种是对疾病认识不足,持无所谓的态度,一种是过于紧张、焦虑,特别是并发出血、梗阻时,患者易产生恐惧心理。这两种消极反应都不利于疾病的康复。因此,护理人员应正确评估患者和家属的认识程度和心理状态,有针对性地对其进行健康教育。向担心预后的患者说明,经正规治疗和积极预防,溃疡是可以痊愈的,而过度紧张焦虑的情绪,反而会诱发或加重溃疡,指导患者采用放松技术,如转移注意力、听音乐等,减轻疼痛,放松全身,保持良好的心态。同时,向对疾病认识不足的患者及家属说明本病的危害,使患者及家属能积极配合治疗,减少疾病的不良后果。

七、健康教育

(一)疾病知识指导

向患者及家属讲解消化性溃疡的病因及诱发因素。嘱患者定期复诊,并指导患者了解消化性溃疡及其并发症的相关知识,如上腹疼痛节律发生变化并加剧,或发生呕血、黑便时,应及时就医。嘱患者遵医嘱服药,指导患者掌握正确的服药方法、服药时间,并学会观察药物疗效和不良反应,不可擅自停药或减量,避免溃疡复发。慎用阿司匹林、吲哚美辛、咖啡因、泼尼松等致溃疡药物,定期门诊复查。

(二)生活指导

指导患者合理安排休息时间,劳逸结合,保持良好的心态。指导患者养成良好的饮食习惯和建立合理的饮食结构,戒除烟酒,避免摄入刺激性的食物和饮料。

第四节 肠结核和结核性腹膜炎患者的护理

肠结核和结核性腹膜炎都是由结核分枝杆菌感染所致。肠结核是结核分枝杆菌侵犯肠道引起的慢性特异性炎症,结核性腹膜炎则是结核分枝杆菌侵犯腹膜引起的慢性弥散性腹膜炎症。近年来,因人类免疫缺陷病毒感染率增高、免疫抑制剂的广泛使用等原因,部分人群免疫力有所下降,导致该病发病率有所增加。

一、病因病理

(一)病因

肠结核和结核性腹膜炎的发病主要是机体免疫力低下时,继发于肺结核或体内其他部位的结核病,两者共同的感染途径有:

1.直接蔓延

腹腔内结核病灶直接蔓延侵犯肠壁或腹膜。

2.血行播散

少数肠外结核通过血行播散侵犯肠道,如粟粒型肺结核。

另外,90%的肠结核主要由人型结核分枝杆菌引起,多因开放性肺结核或喉结核患者经常吞咽含菌的痰液,或经常与开放性肺结核患者共餐而忽视餐具消毒等原因导致感染,少数患者可因饮用未经消毒的带菌牛奶或乳制品而感染牛型结核分枝杆菌。

(二)病理

结核分枝杆菌感染只是致病的条件,只有当侵入的结核分枝杆菌数量较多、毒力较大,并伴有人体免疫功能低下时才会发病。肠结核主要位于回盲部,也可累及结肠和直肠。

二、临床表现

(一)肠结核

1.腹痛

多位于右下腹,疼痛多为隐痛或钝痛。进餐可诱发或加重腹痛并伴有便意,排便后可有不同程度的缓解。并发肠梗阻时有腹绞痛,多位于右下腹或脐周,伴有腹胀、肠鸣音亢进、肠型和蠕动波。

2.腹泻与便秘

溃疡型肠结核的主要表现是腹泻,排便次数因病变严重程度的范围不同而异,一般每日2~4次,重者可达10余次,粪便呈糊状,一般无黏液、脓血,无里急后重感。有时患者会出现腹泻与便秘交替。增生型肠结核主要临床表现是便秘。

3.全身症状和肠外结核表现

溃疡型肠结核常有结核毒血症状,表现为不同热型的长期发热,伴有盗汗。患者倦怠、消瘦、贫血,后期可出现营养不良的表现,可同时有肠外结核尤其是活动性肺结核的表现。增生型肠结核一般情况较好,多不伴肠外结核的表现。

4.腹部肿块

腹部肿块为增生型肠结核的主要体征,多位于右下腹,较固定,中等质地,伴有轻度或中度压痛。若溃疡型肠结核并发局限性腹膜炎、局部病变肠管与周围组织粘连,或同时有肠系膜淋巴结结核时,也可出现腹部肿块。

5.并发症

见于晚期患者,以肠梗阻多见,慢性穿孔可有瘘管形成,肠出血较少见,也可并发结核性腹膜炎,偶有急性肠穿孔。

(二)结核性腹膜炎

1.全身症状

结核毒血症常见,主要是发热和盗汗。后期可有营养不良,表现为消瘦、浮肿、贫血、口角炎、舌炎等。

2.腹痛

多位于脐周、下腹或全腹,呈持续性隐痛或钝痛,也可始终无腹痛。当并发不完全性肠梗阻时,可有阵发性绞痛。

3.腹泻与便秘

腹泻常见,一般每日不超过3~4次,粪便多呈糊状,有时腹泻与便秘交替出现。患者可有不同程度的腹胀。

4.腹部触诊

腹壁柔韧感是结核性腹膜炎的常见体征。脐周可触及大小不一的肿块,边缘不整,表面粗糙,活动度小。可有轻微腹部压痛,也可有少量至中等量的腹腔积液。

5.并发症

以肠梗阻为常见,也可出现肠瘘或腹腔内脓肿。

三、辅助检查

(一)实验室检查

血沉多数明显加快,可做为评估结核病活动程度的指标之一。结核菌素试验呈强阳性反应或结核感染 T 细胞斑点试验(T-SPOT)阳性均有助于本病的诊断。

(二)X 线检查

X 线胃肠钡餐或钡剂灌肠检查对肠结核的诊断有重要意义。溃疡型肠结核 X 线钡影呈跳跃征象,增生型肠结核表现肠管狭窄、充盈缺损、黏膜皱襞紊乱等征象。结核性腹膜炎患者的腹部 X 线平片可看到钙化影,钡餐可发现肠粘连、肠瘘、肠腔外肿物等征象,有辅助诊断价值。

(三)结肠镜检查

可直接观察到病变范围和性质,并可取肠黏膜组织活检,对肠结核有确诊价值。

(四)大便检查

患者粪便多为糊状,肉眼观察无脓血和黏液,显微镜下可见少量脓细胞和红细胞。

(五)腹腔积液检查

腹腔积液多为草黄色渗出液,静置后可自然凝固,少数为混浊或血性,偶为乳糜性。腹腔积液腺苷脱氢酶(ADA)活性增高(排除恶性肿瘤的原因)对本病诊断有一定特异性。

(六)腹腔镜检查

适用于腹腔积液较多,诊断有困难者,可窥见腹膜、网膜、内脏表面有散在或集聚的灰白色结节,浆膜失去正常光泽。组织病理检查有确诊价值。

(七)影像学检查

超声、CT、磁共振等可见到增厚的腹膜、腹腔积液、腹腔内包块及瘘管。

四、治疗要点

治疗原则:及早给予合理、足够疗程的抗结核化学药物治疗,以达到早日治愈,预防复发和防治并发症的目的。

(一)抗结核化学药物治疗

抗结核化学药物治疗是治疗肠结核和结核性腹膜炎的关键环节。治疗方案同肺结核患者。

(二)对症治疗

腹痛可用阿托品或其他抗胆碱能药物;严重腹泻或摄入不足者,应注意纠正水、电解质与酸碱平衡紊乱;对不完全性肠梗阻患者,需要进行胃肠减压,以缓解梗阻端近端肠曲的膨胀与潴留;如有大量腹腔积液,可适当放腹腔积液以减轻症状。

(三)手术治疗

对内科治疗无效的肠梗阻、肠穿孔及肠瘘者考虑手术治疗。

五、常见护理诊断及医护合作性问题

(一)疼痛:腹痛

与结核杆菌侵犯肠壁或腹膜导致炎症、梗阻等有关。

(二)腹泻

与结核分枝杆菌致肠功能紊乱有关。

(三)营养失调:低于机体需要量

与结核杆菌毒素所致毒血症状、慢性消耗、消化吸收功能紊乱有关。

(四)便秘

与肠腔狭窄、梗阻或胃肠功能紊乱有关。

(五)潜在并发症

肠梗阻、肠穿孔、肠瘘。

六、护理措施

(一)生活护理

1.休息与活动

嘱患者卧床休息,减少活动,以降低代谢,减少消耗,减少毒素的吸收。

2.饮食护理

饮食应选择高热量、高蛋白、高维生素、清淡易消化的食物,如新鲜蔬菜、水果、肉类及蛋类等,并提供舒适的进餐环境,以促进患者食欲,保证营养摄入。腹泻明显的患者应少食用乳制品、高脂肪和粗纤维食物,以免肠蠕动加快。肠梗阻的患者应禁食,并给予静脉营养。

(二)病情观察

密切观察腹痛的性质、特点,正确评估病程进展情况;监测患者的排便情况、伴随症状及大便化验结果,以便及时发现病情变化。

(三)用药护理

1.遵医嘱给予抗结核化学药物

嘱患者按时、按量、规范服用药物,帮助患者制订切实可行的用药计划,以免漏服。

2.遵医嘱给予解痉止痛药物

向患者解释药物作用和可能出现的不良反应,如阿托品可松弛肠道平滑肌而减轻腹痛,但由于同时抑制了唾液腺分泌,可出现口干现象,应嘱患者多饮水,以缓解不适。

(四)对症护理

1.腹痛的护理

指导患者采取有效方法转移注意力,或采取热敷、按摩、针灸方法使疼痛感减轻;遵医嘱给患者解痉止痛药物或行胃肠减压。患者疼痛突然加重,压痛明显,或出现便血等应及时报告医师并积极配合抢救。

2.腹泻的护理

对腹泻患者指导其选择合适的饮食,注意腹部保暖,加强肛周皮肤的护理。

（五）心理护理

护士应与患者多交谈，耐心解释有关本病的知识，说明只要规范、合理、全程应用抗结核化学药物，症状可以逐渐减轻或治愈。指导患者掌握放松的技巧，树立战胜疾病的信心，保持轻松愉快的心情，以缓解紧张、焦虑的心情。

七、健康教育

（一）疾病知识指导

向患者及家属介绍病情发展变化的相关知识，配合医生对原发结核病积极治疗，定期就诊复查。指导患者掌握有关消毒、隔离等知识，防止结核病的传播，如注意个人卫生，提倡用公筷分餐，牛奶消毒后饮用，对结核患者的粪便要消毒处理等。指导患者遵医嘱服药，不要擅自减药、停药，同时要注意药物的不良反应，如恶心、呕吐等胃肠道反应及肝肾功能损害等。定期复诊，及时了解病情变化，以利于调整治疗方案。

（二）生活指导

加强锻炼，合理营养，生活规律，劳逸结合，保持良好的心态，增强机体抵抗力。

第五节　炎症性肠病患者的护理

炎症性肠病（IBD）指病因未明的发生于结肠和直肠黏膜层的慢性非特异性炎症性病变，包括溃疡性结肠炎（UC）和克罗恩病（CD）

病因和发病机制尚未完全明确，与肠道黏膜免疫系统异常所导致的炎症反应有关，主要可能也与下列因素相互作用有关。

感染因素：目前多认为 IBD 可能与副结核分枝杆菌、痢疾杆菌或溶组织阿米巴感染有关。

免疫因素：肠道黏膜免疫系统在 IBD 肠道炎症发生、发展、转归过程中始终发挥着重要作用。参与免疫炎症过程的因子和介质多，但相互作用的机制尚不完全清楚。

遗传因素：研究报道，患者一级亲属的发病率显著高于普通人群，而患者配偶的发病率不增加。CD 发病率单卵双生胎显著高于双卵双生，证明本病的发生与遗传因素有关。

环境因素：IBD 的发病率有明显的地域差别，可能与饮食、吸烟等环境因素有关。

一、溃疡性结肠炎患者的护理

溃疡性结肠炎是一种慢性非特异性结肠炎症，任何年龄均可发病，多见于 20～40 岁。

（一）病理

病变主要位于直肠和乙状结肠，一般仅限于黏膜和黏膜下层，重症者可累及肌层，活动期黏膜呈弥散性炎症反应，特征为多发性溃疡、弥散性炎症和结肠上皮的脱落或排出；范围多远段结肠开始，可逆行向近段发展，甚至累及全结肠及末段回肠，呈连续性分布，结肠炎症在反复发作的慢性过程中，大量新生肉芽组织增生，常出现炎性息肉。黏膜因不断破坏和修复，丧失其正常结构，并且由于溃疡愈合形成瘢痕，黏膜肌层与肌层增厚，使结肠变形缩短，结肠袋消失，甚至出现肠腔狭窄。

(二)临床表现

起病缓慢,少数呈急性起病。病程长,呈慢性过程,多表现为发作期与缓解期交替。临床表现与病变范围、病型及病期等有关。

1.症状

持续或反复发作的腹泻、黏液脓血便伴腹痛、里急后重和不同程度的全身症状,可有关节、皮肤、眼、口及肝、胆等肠外表现。

(1)消化道症状:

1)腹泻:为最主要症状,典型表现呈黏液或黏液脓血便,黏液脓血便是本病活动期的重要表现。

2)腹痛:轻者或缓解期患者,无腹痛或仅有腹部不适,腹痛多局限于左下腹或下腹。临床有"疼痛-便意-便后缓解"的规律,常伴里急后重。

3)其他:有上腹胃部不适、腹胀,严重者食欲缺乏、恶心、呕吐等。

(2)全身表现:轻者不明显。中、重型患者活动期低热或中等度发热,重症者出现高热、脉速、低蛋白血症、水和电解质平衡紊乱等表现。

(3)肠外表现:常见口腔黏膜溃疡、结节性红斑、关节炎等表现。少数患者出现情绪不稳、抑郁、失眠及自主神经功能失调等精神神经症状。

2.体征

患者呈慢性病容,精神状态差,重者呈消瘦贫血貌,轻、中型患者仅左下腹轻压痛,重型患者常有明显压痛和鼓肠。若腹肌紧张、反跳痛、肠鸣音减弱应注意中毒性巨结肠、肠穿孔等并发症。

3.并发症

可并发中毒性巨结肠、出血、癌变、急性肠穿孔、肠梗阻等。

(三)辅助检查

1.粪便检查

肉眼检查可见黏液、脓、血;显微镜检可见红细胞、白细胞或脓细胞;急性期可见巨噬细胞。为排除感染性结肠炎,做粪便病原学检查。

2.纤维结肠镜和黏膜活组织检查

是诊断和鉴别诊断的重要手段之一。镜检可直视病变肠黏膜状况,并取组织活检。

3.X 线钡剂灌肠检查

黏膜皱襞粗乱或有细颗粒变化;也呈多发性小龛影或充盈缺损;结肠袋消失,肠管缩短、变细,呈管状。重者不宜做此项检查,防止加重病情或诱发中毒性巨结肠。

(四)治疗要点

1.药物治疗

(1)氨基水杨酸制剂:首选药物为柳氮磺吡啶(SASP)。该药适用于轻、中型或重型经糖皮质激素治疗已有缓解的,病情完全缓解后须长期用药维持治疗。

(2)糖皮质激素:适用于对氨基水杨酸制剂疗效不佳的轻型、中型患者,对重型患者及急性活动期患者有较好的疗效。

（3）免疫抑制剂：硫唑嘌呤适用于对激素治疗效果不佳或对激素依赖的慢性活动性病例。

2.手术治疗

结肠大出血、肠梗阻、肠穿孔、癌变及中毒性巨结肠等并发症，或经内科积极治疗无效者，需手术治疗。

（五）常见护理诊断及医护合作性问题

1.腹泻

与结肠炎症有关。

2.疼痛：腹痛

与急性胃黏膜炎症有关。

3.营养失调：低于机体的需要量

与机体丢失及吸收障碍有关。

（六）护理措施

1.生活护理

（1）休息与活动：轻症者注意休息，减少活动量，防止劳累；重症者应卧床休息，保证睡眠，以减少肠蠕动，减轻腹泻和腹痛症状。为患者提供相对私密的空间，尽量安排患者在有卫生间的单人病室，病室舒适、安静、整洁。患者要注意休息，避免劳累，急性出血时应卧床休息，保持环境安静、舒适、适宜的温度、保证患者良好的睡眠。

（2）饮食护理：给予质软、易消化、少纤维素、富含营养的食物。给予足够的热量，提供良好的进餐环境。避免刺激性食物，禁食牛奶和乳制品。病情严重者禁食，遵医嘱给予静脉高营养。

2.病情观察

腹痛的性质、部位及生命体征的变化，以了解病情的进展情况，观察是否出现并发症。观察每日排便的次数，粪便的量、性状，监测血红蛋白及电解质的变化。定期监测患者营养状况，了解营养改善状况。

3.用药护理

遵医嘱用药，坚持治疗，了解药物的不良反应，不可擅自增减药量或停药。应用柳氮磺吡啶时，观察有无恶心、呕吐、皮疹、白细胞减少及关节痛等。5-氨基水杨酸灌肠应现用现配，防止降低药效。应用糖皮质激素者，注意用量，病情缓解后逐渐减量至停药，减药速度不要太快，防止反跳现象。

4.心理护理

护理人员应让患者情绪稳定，鼓励患者树立战胜疾病的自信心，使患者以平和的心态应对疾病，积极配合治疗。

（七）健康教育

1.病因及疾病预防指导

向患者及家属介绍本病的相关知识、预防和自我护理措施。指导患者坚持治疗，了解药物的不良反应，不要随意更换药物或停药，服药期间需大量饮水。一旦出现异常情况，如疲乏、头痛、发热、手脚发麻、排尿不畅等症状要及时就诊，以免耽误病情。

2.生活指导

指导患者合理休息、合理饮食,摄入足够的营养,避免多纤维、刺激性、生、冷、硬、辛辣食品。

二、克罗恩病患者的护理

克罗恩病(CD)是一种病因尚不清楚的胃肠道慢性炎性肉芽肿性疾病。病变多见于末段回肠和邻近结肠,从口腔至肛门各段消化道均可受累,呈节段性或跳跃式分布。临床上以腹痛、腹泻、体重下降、腹块、瘘管形成和肠梗阻为特点,可伴有发热等全身表现以及关节、皮肤、眼、口腔黏膜等肠外损害。发病年龄多在 15～30 岁,但首次发作可出现在任何年龄组,男女患病率近似,有终生复发倾向。

(一)病理

病变主要累及回肠末段与邻近右侧结肠,其次为小肠,主要在回肠,病变呈节段性或跳跃式分布,而不呈连续性,早期黏膜呈鹅口疮样溃疡,随后溃疡增大、融合,形成纵行溃疡和裂隙溃疡,将黏膜分割呈鹅卵石样外观,当病变累及肠壁全层,肠壁增厚变硬,肠腔狭窄,可发生肠梗阻。溃疡穿孔可致局部脓肿,或穿透至其他肠段、器官、腹壁,形成内瘘或外瘘,肠壁浆膜纤维素渗出,慢性穿孔可引起肠粘连。

(二)临床表现

起病大多隐匿、缓慢。病程呈慢性,长短不等的活动期与缓解期交替,有终生复发倾向。少数急性起病,可表现为急腹症,酷似急性阑尾炎或急性肠梗阻。腹痛、腹泻和体重下降三大症状是本病的主要临床表现。

1.症状

(1)消化系统表现:

1)腹痛:为最常见症状。多位于右下腹或脐周,间歇性发作,常为痉挛性阵痛伴肠鸣音增强,常于进餐后加重,排便或肛门排气后缓解。腹痛的发生可能与进餐引起胃肠反射或肠内容物通过炎症、狭窄肠段,引起局部肠痉挛有关。腹痛亦可由部分或完全性肠梗阻引起,此时伴有肠梗阻症状。出现持续性腹痛和明显压痛,提示炎症波及腹膜或腹腔内脓肿形成。全腹剧痛和腹肌紧张,提示病变肠段急性穿孔。

2)腹泻:亦为本病常见症状,主要由病变肠段炎症渗出、蠕动增加及继发性吸收不良引起。腹泻早期呈间歇发作,后期可转为持续性。粪便多为糊状,一般无脓血和黏液。病变涉及下段结肠或肛门直肠者,可有黏液血便及里急后重。

3)腹部包块:约见于 10%～20%患者,由于肠粘连、肠壁增厚、肠系膜淋巴结肿大、内瘘或局部脓肿形成所致。多位于右下腹与脐周。固定的腹块提示有粘连,多已有内瘘形成。

4)瘘管:瘘管形成是克罗恩病的特征性临床表现,因透壁性炎性病变穿透肠壁全层至肠外组织或器官而成。瘘分内瘘和外瘘,前者可通向其他肠段、肠系膜、膀胱、输尿管、阴道、腹膜后等处,后者通向腹壁或肛周皮肤。肠段之间内瘘形成可致腹泻加重及营养不良。有时可为本病的首发或突出的临床表现。

(2)全身表现:

1)发热:为常见的全身表现之一,与肠道炎症活动及继发感染有关。间歇性低热或中度热常见,少数呈弛张高热伴毒血症。少数患者以发热为首发和主要症状。

2)营养障碍:由慢性腹泻、食欲减退及慢性消耗等因素所致。主要表现为体重下降,可有贫血、低蛋白血症和维生素缺乏等表现。

（3）肠外表现:与溃疡性结肠炎的肠外表现相似,可有一系列肠外表现,包括口腔黏膜溃疡、皮肤结节性红斑、杵状指、关节炎及眼病等。

2.体征

患者呈慢性病容,精神状态差,重者呈消瘦贫血貌,轻者仅有右下腹或脐周轻压痛,重型患者常有全腹明显压痛。

3.并发症

肠梗阻最常见,其次是腹腔内脓肿,偶可并发急性穿孔或大量便血。直肠或结肠黏膜受累者可发生癌变。

（三）实验室和其他检查

1.血液检查

贫血常见;活动期血沉加快、C-反应蛋白升高,周围血白细胞轻度增高,但明显增高常提示合并感染。

2.粪便检查

粪便隐血试验常呈阳性。

3.影像学检查

小肠病变做胃肠钡剂造影,结肠病变做钡剂灌肠检查。X线表现为肠道炎性病变,可见黏膜皱襞粗乱、纵行性溃疡或裂沟、鹅卵石征、假息肉、多发性狭窄或肠壁僵硬、瘘管形成等X线征象,病变呈节段性分布。由于肠壁增厚,可见填充钡剂的肠袢分离。腹部超声、CT、MRI可显示肠壁增厚、腹腔或盆腔脓肿、包块等。

4.结肠镜检查

结肠镜做全结肠及回肠末段检查。病变呈节段性、非对称性分布,见纵行溃疡、鹅卵石样改变,肠腔狭窄或炎性息肉,病变之间黏膜外观正常。近年双气囊小肠镜等技术提高了对小肠病变诊断的准确性,提高克罗恩病的诊断水平。

（四）治疗要点

克罗恩病的治疗原则为控制病情、维持缓解、减少复发、防治并发症。

1.氨基水杨酸制剂

柳氮磺吡啶仅适用于病变局限在结肠的轻、中度患者。美沙拉嗪对病变在回肠末段、结肠者均有效,适用于轻度回结肠型及轻、中度结肠型患者,也可做为缓解期的维持治疗用药。

2.糖皮质激素

是目前控制病情活动最有效的药物,适用于各型中、重度患者。初始量要足,疗程充分。一般可给予泼尼松口服30~40mg/d,重者可予60mg/d,好转后逐渐减量至停药,以氨基水杨酸制剂维持治疗。

3.免疫抑制剂

硫唑嘌呤或巯嘌呤适用于对糖皮质激素治疗无效或对激素依赖的慢性患者。

4.抗菌药物

某些抗菌药物如甲硝唑、喹诺酮类药物应用于本病有一定疗效。甲硝唑对肛周病变、环丙沙星对瘘有效。

5.生物制剂

英夫利昔是一种抗 TNF-α 的人鼠嵌合体单克隆抗体,为促炎性细胞因子的拮抗剂,临床试验证明对传统治疗无效的活动性克罗恩病有效,重复治疗可取得长期缓解,近年已逐步在临床推广使用。

6.手术治疗

因手术后复发率高,故手术适应证主要是针对并发症,包括完全性肠梗阻、瘘管与腹腔脓肿、急性穿孔或不能控制的大量出血。

(五)常见护理诊断及医护合作性问题

1.疼痛:腹痛

与肠内容物不易通过炎症狭窄肠段而引起局部肠痉挛有关。

2.腹泻

与炎症渗出、蠕动增加及继发性吸收不良有关。

3.营养失调:低于机体需要量

与腹泻、吸收障碍有关。

(六)护理措施

1.生活护理

参见"溃疡性结肠炎"。

2.病情观察

腹痛的性质、部位及生命体征的变化,了解病情的进展情况,观察是否出现并发症如肠梗阻。观察腹泻的次数、性状,有无肉眼脓血和黏液,是否伴有里急后重监测血红蛋白及电解质的变化。定期监测患者营养状况,了解营养改善状况。

3.用药护理

部分患者对激素有依赖,需要长期用药,应注意观察药物不良反应。用免疫制剂作维持治疗者,应监测白细胞计数,注意观察白细胞减少等不良反应。甲硝唑等药物长期应用不良反应大,常与其他药物联合短期应用。其他药物不良反应见"溃疡性结肠炎"。

(七)健康教育

参见"溃疡性结肠炎"的健康教育。

第六节　肝硬化患者的护理

肝硬化是因多种病因长期或反复作用于肝脏,导致进行性弥散性肝损害的慢性疾病。其病理特点为广泛的肝细胞变性、坏死和再生结节形成、弥散性结缔组织增生、肝小叶结构破坏和假小叶形成。临床以肝功能损害和门静脉高压为主要表现,晚期出现消化道出血、肝性脑病、继发感染等严重并发症。是我国常见疾病和主要死亡原因之一,发病年龄高峰在 35～50 岁,多见于男性青壮年,发生并发症时死亡率高。

一、病因病理

(一)病因

肝硬化的病因很多,我国以病毒性肝炎所致的肝硬化为主。国外以酒精性中毒多见。

1.病毒性肝炎

主要为乙型、丙型、丁型病毒重叠感染,甲型和戊型一般不发展为肝硬化。

2.酒精中毒

长期大量饮酒者,酒精及其中间代谢产物(乙醛)直接损害肝细胞,引起酒精性肝炎而发展成肝硬化。

3.胆汁淤积

持续肝外胆管阻塞或肝内胆汁淤积,高浓度胆汁酸和胆红素的毒性作用损害肝脏,导致胆汁性肝硬化。

4.药物或化学毒物

长期服用某些药物,如双醋酚丁、甲基多巴等,或长期接触某些化学毒物,如磷、砷、四氯化碳等,可引起中毒性肝炎,导致肝硬化。

5.循环障碍

缩窄性心包炎、慢性充血性心力衰竭、肝静脉或下腔静脉阻塞等使肝脏长期淤血,肝细胞缺氧、坏死和结缔组织增生,发展为心源性肝硬化。

6.其他

长期或反复感染血吸虫,虫卵及其毒性产物在肝脏汇管区刺激引起纤维组织增生,导致肝纤维化和门脉高压,称为血吸虫病性肝纤维化。部分病例发病原因不明,称为隐源性肝硬化。

(二)病理

各种病因引起的肝硬化,特征为广泛肝细胞变性、坏死,弥散性结缔组织增生,假小叶形成。上述病理变化造成肝内血管扭曲、受压、闭塞从而导致血管床缩小,门静脉、肝静脉和肝动脉小分支之间发生异常吻合而形成短路,造成肝血循环紊乱。这些严重的肝内血循环障碍,是形成门静脉高压的病理基础,也使肝细胞营养障碍进一步加重,并促使肝硬化病变更进一步发展。

肝硬化时其他器官可发生相应的病理改变。门静脉压力增高到一定的程度,即可形成门体侧支循环开放,以食管、胃底静脉曲张和腹壁静脉曲张最为重要。脾因长期阻塞性充血而肿大。胃黏膜可见淤血、水肿、糜烂而呈蛇皮样改变,称为门静脉高压性胃病。由于门体分流及血管活性物质增加,肺内毛细血管扩张,肺动静脉分流,通气/血流比例失调引起低氧血症称为肝肺综合征。睾丸和卵巢、甲状腺、肾上腺皮质等可有萎缩和退行性变。

二、临床表现

肝硬化起病隐匿,病程缓慢,可隐伏 3～5 年甚至 10 年以上。临床上分为肝功能代偿期和失代偿期,但两期的界限常不清楚。

(一)代偿期

症状轻,以乏力、食欲减退为主要表现,可伴有腹部不适、恶心、厌油腻、腹泻等。以上症状多呈间歇性,劳累时或伴发其他疾病时表现明显,经休息或治疗后缓解。患者营养状况一般,肝脾轻度至中度肿大,肝功能正常或轻度异常。

(二)失代偿期

主要为肝功能减退和门静脉高压两大临床表现。

1.肝功能减退

(1)全身症状:一般状况与营养状况较差,消瘦、乏力、面色晦暗(肝病面容)、精神不振,部分患者可有不规则的发热,皮肤干枯粗糙、浮肿,舌炎,口角炎,夜盲等。

(2)消化道症状:最常见的表现是食欲明显减退,上腹饱胀不适、恶心、呕吐,对脂肪及蛋白质的耐受性差,稍进油腻肉食即引起腹泻。上述症状的产生与肝硬化门静脉高压时胃肠道淤血水肿、消化吸收障碍和肠道菌群失调有关。半数以上患者有轻度黄疸,少数有中、重度黄疸,表明肝细胞有进行性或广泛性坏死,是肝功能减退的表现,提示预后不良。

(3)出血倾向和贫血:常有鼻、牙龈出血、皮肤紫癜和胃肠出血等倾向。与肝合成凝血因子减少、脾功能亢进和毛细血管脆性增加有关。贫血可因营养不良、肠道吸收障碍、脾功能亢进等因素引起,常与白细胞或血小板减少同时存在。

(4)内分泌失调:肝脏对雌激素、醛固酮及抗利尿激素的灭活功能减退,故雌激素增多,通过负反馈抑制腺垂体分泌促性腺激素及促肾上腺糖皮质激素的功能,致雄激素和肾上腺皮质激素减少。男性患者常有性欲减退、睾丸萎缩、毛发脱落及乳房发育;女性患者可有月经失调、闭经、不孕等。部分患者出现毛细血管扩张、蜘蛛痣(主要分布在面、颈及上胸部)、肝掌等。醛固酮及抗利尿激素增多致水钠潴留促进腹腔积液形成。肾上腺皮质功能减退,表现为面部和其他暴露部位皮肤色素沉着。

2.门静脉高压

门脉高压症的三大临床表现是脾大、侧支循环的建立和开放、腹腔积液。

(1)脾大:脾脏因长期淤血而肿大,一般为轻、中度大。脾可因上消化道大量出血而暂时缩小。晚期伴有脾功能亢进,脾对血细胞破坏增加,使外周血中白细胞、红细胞和血小板减少。

(2)侧支循环的建立和开放:门静脉高压形成后,来自消化器官和脾的回心血液量流经肝脏受阻,导致门静脉系统与腔静脉之间交通支扩张,血流量增加。临床上重要的侧支循环如下。

1)食管下段和胃底静脉曲张:主要是门静脉系的胃冠状静脉和腔静脉系的食道静脉、奇静脉沟通开放。常在呕吐、咳嗽、负重等情况下使腹内压突然升高,或因粗糙食物机械损伤、胃酸反流腐蚀损伤,导致曲张静脉破裂出血,出现呕血、黑便及休克等表现。

2)腹壁静脉曲张:门静脉高压时脐静脉重新开放,在脐周和腹壁可见曲张的静脉,以脐为中心向上及下腹壁延伸。

3)痔核形成:为门静脉系的直肠上静脉与下腔静脉系的直肠中、下静脉吻合支扩张,破裂时引起便血。

(3)腹腔积液:是肝硬化肝功能失代偿期最突出的临床表现。腹腔积液出现前常有腹胀、食欲减退。大量腹腔积液时腹部隆起,呈蛙腹,腹壁绷紧,膈抬高,出现呼吸困难、心悸。部分患者伴有胸腔积液。腹腔积液形成的因素有:①门静脉压力增高,使腹腔内脏器毛细血管床静水压增高,组织液回吸收减少而漏入腹腔。②低白蛋白血症,肝功能减退使白蛋白合成减少,蛋白质摄入及吸收障碍,当血浆白蛋白低于30g/L时,血浆胶体渗透压降低,血液成分外渗。③肝淋巴液生成过多,肝静脉回流受阻超过胸导管引流能力,淋巴管内压力增高,使大量淋巴液自肝包膜和肝门淋巴管渗出至腹腔。④抗利尿激素及继发性醛固酮增多,引起水钠重吸收增加。⑤有效循环血容量不足,致交感神经活动增强,前列腺素、心房肽、激肽释放酶-激肽活性降低,导致肾血流量减少,肾小球滤过率降低,排钠和排尿量减少。

3.肝脏情况

早期肝脏增大,表面稍平滑,质中等硬;晚期肝脏缩小,表面可呈结节状,质地硬,一般无压痛,但在肝细胞进行性坏死或发生炎症时可有压痛与叩击痛。

(三)并发症

1.上消化道出血

为本病最常见的并发症,多表现为突然大量的呕血和黑便,引起出血性休克或诱发肝性脑病,死亡率高。出血主要原因是食管、胃底静脉曲张破裂出血,部分肝硬化患者消化道出血的原因是并发急性胃黏膜病变或消化性溃疡。

2.肝性脑病

是晚期肝硬化的最严重并发症,也是本病最常见的死因,常在摄入大量含蛋白质的食物、上消化道出血、感染、大量排放腹腔积液、使用大量排钾利尿剂时诱发。

3.感染

因患者抵抗力低下,常并发细菌感染,如自发性细菌性腹膜炎、肺炎、胆管感染、大肠埃希菌感染、败血症等。

4.肝肾综合征

又称功能性肾衰竭,其特征是少尿或无尿、氮质血症、稀释性低钠血症和低尿钠,但肾脏无明显器质性损害。原因是大量腹腔积液,导致有效循环血容量不足,肾血流量减少,肾小球滤过率下降。

5.原发性肝癌

肝硬化患者短期内出现肝脏迅速增大、持续性肝区疼痛,腹腔积液增多且为血性、不明原因的发热等,虽经积极治疗而病情恶化者,应考虑并发原发性肝癌,需进一步检查。

6.电解质和酸碱平衡紊乱

常见的有:

(1)低钠血症,与长期低钠饮食、长期利尿和大量排放腹腔积液等致钠丢失、抗利尿激素增多使水潴留超过钠潴留有关。

(2)低钾低氯血症与代谢性碱中毒,由进食少、呕吐、腹泻、长期应用利尿剂或高渗葡萄糖液、继发性醛固酮增多等引起。

三、辅助检查

(一)血液检查

失代偿期常有不同程度的贫血。脾功能亢进时白细胞和血小板计数减少。

(二)尿液检查

失代偿期可有蛋白尿、血尿和管型尿。有黄疸时尿胆红素、尿胆原增加。

(三)肝功能试验

代偿期正常或轻度异常,失代偿期多有异常。重症患者血清胆红素增高,胆固醇低于正常。转氨酶轻、中度增高,一般以丙氨酸氨基转移酶(ALT)增高较显著,但肝细胞严重坏死时则天门冬氨酸氨基转移酶(AST)活力常高于 ALT。血清总蛋白正常、降低或增高,但白蛋白降低,球蛋白增高,白蛋白/球蛋白比例降低或倒置。

(四)免疫功能检查

血清 IgG、IgA 均增高,IgG 增高更明显,T 淋巴细胞数减少;病毒性肝炎的患者,乙型、丙型、乙型加丁型肝炎病毒标记可呈阳性反应。

(五)腹腔积液检查

一般为漏出液。并发自发性腹膜炎、结核性腹膜炎或癌变时腹腔积液性质发生相应变化。

(六)影像学检查

超声波可显示肝脏大小和外形改变及脾肿大。门脉高压症时可见门静脉、脾静脉直径增宽,有腹腔积液时可见液性暗区。食管静脉曲张时行食道吞钡 X 线检查呈虫蚀样或蚯蚓样充盈缺损,胃底静脉曲张时钡剂呈菊花样充盈缺损。

(七)内镜检查

可直视静脉曲张及其分布和程度。腹腔镜检查可直接观察肝脾情况,在直视下对病变明显处进行肝穿刺做活组织检查。

四、治疗要点

临床上本病无特效治疗方法,关键在于重视早期发现,早期诊断,针对病因及时加强一般治疗,延长代偿期;失代偿期主要是对症治疗,改善肝功能和防治并发症。

(一)一般治疗

代偿期患者宜适当活动,可参加轻工作;失代偿期患者应卧床休息为主。饮食以高热量、高蛋白和维生素丰富而易消化的食物为宜。禁酒及避免进食粗糙、坚硬食物,禁用损害肝脏的药物。

(二)药物治疗

无特效药。平时可用维生素促进肝细胞营养储备,可用水飞蓟保护肝脏,秋水仙碱有抗感染症和抗纤维化作用,对肝储备功能尚好的代偿期肝硬化有一定疗效。中医药如虫草也有抗纤维化的作用。

(三)腹腔积液治疗

1.限制水钠的摄入

腹腔积液患者必须限制水、钠的摄入,约有 15% 患者通过钠、水摄入的控制,可产生自发性利尿,使腹腔积液减退。腹腔积液减退后,仍需限制钠的摄入,防止腹腔积液再发生。

2.利尿剂

临床常用保钾利尿剂,如螺内酯和氨苯蝶啶等。效果不明显时加用呋塞米或氢氯噻嗪等排钾利尿剂。应用排钾利尿剂时需注意补钾。利尿速度不宜过快,以每天体重减轻不超过0.5kg为宜,故应小剂量、间歇用药。

3.放腹腔积液加输注白蛋白

单纯放腹腔积液只能临时改善症状,2～3天内腹腔积液迅速复原。故排放腹腔积液时可加输注白蛋白治疗难治性腹腔积液,每天或每周放腹腔积液,每次 5000mL 左右,同时静脉输注白蛋白40g,比大剂量用利尿剂效果好,能缩短住院时间。

4.腹腔积液浓缩回输

主要用于难治性腹腔积液的治疗。将腹腔积液通过超滤或透析浓缩后,再经静脉回输,从而减轻水、钠潴留,并提高血浆白蛋白浓度而提高血浆胶体渗透压、增加有效血容量,改善肾血液循环,减轻腹腔积液。但此方法易并发感染、电解质紊乱等。已感染的腹腔积液或癌性腹腔积液不能回输。

五、常见护理诊断及医护合作性问题

(一)营养失调:低于机体需要量

与肝功能减退、门静脉高压引起食欲减退、消化和吸收障碍有关。

(二)体液过多

与门静脉高压、低蛋白血症有关。

(三)活动无耐力

与肝功能减退、大量腹腔积液有关。

(四)有皮肤完整性受损的危险

与营养不良、水肿、皮肤干燥、瘙痒、长期卧床有关。

(五)潜在并发症

上消化道出血、肝性脑病。

(六)焦虑

与担心疾病预后、经济负担沉重等有关。

(七)有感染的危险

与机体抵抗力下降有关。

六、护理措施

(一)生活护理

1.休息与活动

根据病情安排适当的休息和制订活动计划。代偿期患者可参加轻工作,但避免过度疲劳。失代偿期患者则以卧床休息为主,为避免卧床引起消化不良、情绪不佳,应适当活动,活动量以不感到疲劳、不加重症状为度。

2.饮食

饮食原则为高热量、高蛋白、高维生素、易消化饮食,根据病情变化应及时做出调整。

(1)蛋白质是肝细胞修复和维持血浆白蛋白正常水平的重要物质基础,血氨正常时应保证其摄入量。蛋白质来源以豆制品、鸡蛋、牛奶、鱼、鸡肉、瘦猪肉为主。但血氨升高时限制蛋白质的摄入,并选择植物蛋白。

(2)有腹腔积液者应低盐或无盐饮食,钠限制在每天 400～800mg(氯化钠 1～2g),进水量限制在每天 1000mL 左右,限钠饮食常使患者感到食物淡而无味,可适量添加柠檬汁、食醋等,改善食品的调味,以增进食欲。

(3)有食管胃底静脉曲张者应食菜泥、肉末、软食,进餐时应细嚼慢咽,咽下的食团宜小且外表光滑,切勿混入糠皮、鱼刺、甲壳等。

(4)禁烟酒,少喝浓茶、咖啡,避免进食粗糙、辛辣刺激饮食,进食温凉饮食,以免损伤食管黏膜引起上消化道出血。

(二)病情观察

观察患者的生命体征、精神状态,注意有无休克、肝性脑病的发生;了解患者的饮食和营养状况;观察腹腔积液和下肢水肿的消长,准确记录出入量,测量腹围、体重;定期监测血清电解质和酸碱度的变化,及时发现并纠正水、电解质及酸碱平衡紊乱。

(三)对症护理

少量腹腔积液患者取平卧位,以增加肝肾血流灌注;抬高下肢,以减轻水肿;阴囊水肿者可用托带托起阴囊,以利水肿消退。大量腹腔积液患者取半卧位,使膈肌下降,减少对胸腔的压迫,有利于减轻呼吸困难。应避免使腹内压突然剧增的因素,例如剧烈咳嗽、打喷嚏、用力排便等。需协助医生做好腹腔放液或腹腔积液浓缩回输,术后用无菌敷料覆盖穿刺点,并观察穿刺部位是否有溢液。术毕应敷紧腹带,防止腹内压骤降。

(四)用药护理

遵医嘱用药,向患者介绍所用药物的名称、剂量、给药时间和方法,教会其观察药物疗效和不良反应。如服用利尿剂时,若出现软弱无力、心悸等症状时,提示低钠、低钾血症,应及时就医。避免使用对肝脏有害的药物。

(五)心理护理

肝硬化病程漫长,症状多变,尤其是进入失代偿期时,患者常有消极悲观情绪。应鼓励患者说出其内心的感受,增加与患者沟通的时间,讲述成功病例,提高其治疗的信心和依从性。引导患者家属从各方面关心患者。对表现出严重忧郁的患者,应加强巡视,以免发生意外。

七、健康教育

(一)生活指导

指导患者做好身心两方面的休息,保证足够的休息和睡眠,生活起居有规律。活动量以不加重疲劳感和其他症状为度,尤其应注意情绪的调节和稳定。切实遵循饮食治疗原则和计划,禁烟酒,减少进食粗糙的食物,防止便秘,减少内因性有毒物质的产生;注意保暖和个人卫生,预防感染。

(二)疾病知识指导

帮助患者和家属掌握本病的有关知识,学会自我护理方法,避免各种病因及诱因,树立治病的信心,保持愉快心情。家属应理解和关心患者,给予精神支持和生活照顾。细心观察,及早识别病情变化。如当患者出现性格、行为改变等可能为肝性脑病的前驱症状,或出现消化道出血等其他并发症时,应及时就诊。

第七节　肝性脑病患者的护理

肝性脑病又称肝昏迷,是由严重肝病引起的、以机体代谢紊乱为基础的中枢神经系统功能紊乱的综合征,是肝衰竭的终末表现。主要临床特点为意识障碍、行为失常和昏迷。门体分流性脑病主要是指由门静脉高压、广泛肝门-腔静脉侧支循环形成造成的肝性脑病。无明显临床表现和生化异常,仅能用精细的智力试验和(或)电生理检测才能做出诊断的肝性脑病,称为轻微肝性脑病(亚临床或隐性肝性脑病)。

一、病因与发病机制

(一)病因

引起肝性脑病最常见的原因是各型肝硬化,尤其是肝炎后肝硬化。部分可由改善门静脉高压的门体分流术引起。小部分肝性脑病见于重症病毒性肝炎、中毒性肝炎、药物性肝炎及暴发性肝衰竭。此外,少数还可由原发性肝癌、严重胆道感染、妊娠期急性脂肪肝等引起。肝性脑病常有明显的诱因,主要见于:

1.上消化道出血

是肝性脑病最常见的诱因。消化道出血后(以肝硬化食管静脉曲张破裂多见),肠道内大量积血,血液中的蛋白质在肠道细菌作用下产生大量的氨,由肠壁扩散到血液循环,使血氨水平升高,诱发肝性脑病。

2.高蛋白饮食

蛋白质在胃肠道内经细菌分解产生氨,氨被吸收入血后导致血氨浓度升高,诱发肝性脑病。

3.药物

镇痛药、镇静剂及麻醉药可直接抑制大脑和呼吸中枢造成缺氧加重肝脏负担。利尿剂可导致电解质平衡失调,易出现低钾低氯性碱中毒,促使氨的形成加快,易透过血脑屏障进入大脑,造成脑细胞损害,可加速肝性脑病的发生。加重肝脏损害的药物(如抗结核药、酒精等)可加重肝脏负担,从而诱发肝性脑病。

4.便秘

使肠道内的氨和硫醇等有毒物质不能及时排出,利于毒物的吸收。

5.感染

增加组织分解代谢而增加产氨,缺氧与高热则增加氨的毒性。

6.其他

尿毒症、外科手术、低血糖分娩等,可增加肝、脑、肾的负担或抑制大脑功能,诱发肝性脑病。

(二)发病机制

肝性脑病的发病机制极其复杂,尚未完全阐明。现普遍认为肝细胞功能衰竭和门-腔静脉分流手术造成或自然的侧支循环形成是本病产生的病理生理基础。肝细胞功能衰竭,使来自肠道或体内的许多毒性代谢产物不能被肝细胞解毒和清除,便经侧支进入体循环而至脑部,引起中枢神经系统功能紊乱。关于肝性脑病发病机制的学说主要有:

1.氨中毒学说

氨代谢紊乱引起氨中毒是肝性脑病,特别是门体分流性脑病的重要发病机制。血氨主要来自肠道,大部分是随血液循环弥散至肠黏膜的尿素经大肠埃希菌尿素酶分解产氨,小部分是食物蛋白经肠道细菌分解产生。氨在结肠的吸收与肠腔内 pH 有关,结肠内 pH>6 时,氨从肠腔大量弥散入血液,结肠内 pH<6 时,氨从血液转移到肠腔。氨的消除主要是在肝内经鸟氨酸循环合成尿素。肝性脑病时,由于氨的生成过多和(或)代谢清除过少导致血氨水平增高。当肝脏衰竭时,肝脏将氨合成尿素的能力减退,门体分流存在时,肠道的氨未经肝脏解毒而直接进入体循环,使血氨增高。氨具有神经毒性,能透过血脑屏障进入脑组织,干扰脑的能量代谢,使大脑细胞能量供应不足,还可直接影响 Na^+、K^+ 在神经细胞膜上的正常分布,干扰神经冲动的传导。

2.假神经递质学说

神经冲动的传导是通过递质来完成的。神经递质分为兴奋性递质(儿茶酚胺中的多巴胺、去甲肾上腺素及乙酰胆碱、谷氨酸、门冬氨酸等)和抑制性递质(5-羟色胺、γ-氨络酸、苯酒精胺等),正常时两者保持生理平衡状态。食物中的芳香族氨基酸(络氨酸、苯丙氨酸)经肠道内细菌脱羧酶的作用分别转化为酪氨和苯乙胺,正常情况下这两种芳香胺在肝内被单胺氧化酶清除。肝衰竭时对芳香胺的清除发生障碍,这两种胺便随血液循环进入脑组织,在脑内经 β 羟化酶的作用下分别形成 β-多巴胺和苯酒精胺,他们的化学结构与正常神经递质去甲肾上腺素相似,但不能传导神经冲动或作用很弱,故称为假性神经递质。当假性神经递质被脑细胞摄取而取代正常递质时,神经传导发生障碍,兴奋冲动不能正常地传至大脑皮质,出现意识障碍或昏迷。

3.γ-氨基丁酸/苯二氮䓬(GABA/BZ)复合体学说

γ-氨基丁酸是哺乳动物大脑的主要抑制性神经递质,由肠道细菌作用于谷氨酸而形成。在门体分流和肝衰竭时,肝对 GABA 的摄取和清除减低,大量 GABA 绕过肝进入体循环,透过血脑屏障,激活 GABA 受体而造成中枢神经系统抑制。

4.氨基酸代谢失衡学说

机体中的芳香族氨基酸(苯丙氨酸、酪氨酸、色氨酸)主要经肝脏摄取和代谢清除,而支链氨基酸(结氨酸、亮氨酸、异亮氨酸)主要被肌肉摄取和分解代谢。肝衰竭时,两组氨基酸代谢不平衡,芳香族氨基酸血中浓度增高;支链氨基酸分解增多。进入脑中的芳香族氨基酸增多,可进一步形成假性神经递质及抑制性递质,引起肝性脑病;脑中增多的色氨酸还可衍生出更多的 5-羟色胺,参与肝性脑病的发生。

二、临床表现

肝性脑病常因原有肝病的性质、肝细胞损害的轻重缓急以及诱因的不同,临床表现也很不一致。为了观察脑病的动态变化,有利于早期诊断和处理及分析疗效,一般根据意识障碍程度、神经系统表现和脑电图改变,将肝性脑病由轻到重分为四期。

临床上各期的分界并不十分清楚,前后期临床表现可有重叠,其程度可因病情发展或治疗好转而变化。肝性脑病时,除了患者有性格、行为改变外,还有肝功能严重受损的表现,如明显黄疸、出血倾向和肝臭,随着病情的进展,可并发各种感染、肝肾综合征和脑水肿等。

三、辅助检查

(一)血氨

正常人空腹静脉血氨为 $40\sim70\mu g/dL$,动脉血氨含量为静脉血的 $0.5\sim2$ 倍。慢性肝性脑病特别是门体分流性脑病患者多有血氨增高;急性肝性脑病的血氨多正常。

(二)脑电图检查

对肝性脑病具有一定的诊断价值。典型的脑电图改变为节律变慢,2~3 期患者出现普遍性每秒 4~7 次的 δ 波或三相波;昏迷时表现为每秒少于 4 次的高波幅 δ 波。

(三)简易智能测验

主要应用于早期包括亚临床肝性脑病患者的诊断。测验内容包括书写、构词、画图、搭积木、数字连接等,结果容易计量,便于随访。

四、治疗要点

本病尚无特效疗法,常采用综合治疗措施。

(一)消除诱因

及时防治上消化道出血和感染;避免大量应用排钾利尿剂和排放腹腔积液;不用或慎用镇静剂和麻醉药;避免高蛋白饮食;缓解便秘。

(二)减少肠内毒物的生成和吸收

1.减少或暂停蛋白质饮食

昏迷时开始数日内禁食蛋白质饮食。神志清楚后,可逐渐增加蛋白质。

2.灌肠或导泻

清除肠内积食、积血或其他含氮物,可用生理盐水或弱酸性溶液灌肠,禁用肥皂水灌肠,也可用硫酸镁导泻。对急性门体分流性脑病昏迷患者以乳果糖灌肠作为首选。

3.抑制肠道细菌生长

口服抗生素抑制肠道细菌生长,减少氨的形成,首选新霉素,长期治疗可选用乳果糖或乳梨醇口服。

(三)促进有毒物质的代谢清除,纠正氨基酸代谢紊乱

1.降氨药物

(1)L-鸟氨酸-L-门冬氨酸:最常用的有效降氨药物,通过促进体内的尿素循环而降低血氨。

(2)谷氨酸钾、谷氨酸钠:与血中过多的氨结合形成无毒的谷氨酰胺,由尿液排出,从而降低血氨水平;谷氨酰胺还参与脑细胞的代谢,改善中枢神经系统的功能;该药偏碱性,碱中毒时慎用。

(3)精氨酸:增加尿素的合成而降低血氨,为酸性,适用于碱中毒或腹腔积液的患者。

2．纠正氨基酸代谢紊乱

口服或静脉输注以支链氨基酸为主的氨基酸混合液，恢复患者的正氮平衡。

3．调节神经递质药物

CABA/BZ 复合受体拮抗药（如氟马西尼）通过抑制 CABA/BZ 受体发挥作用。

4．人工肝

用活性炭、树脂等进行血液灌流，清除血氨，对于肝性脑病有一定疗效。此外，还可采用血浆置换、血液透析、分子吸附再循环及生物人工肝等治疗方法。生物人工肝近年来研究进展较快，有望在体外代替肝的部分生物功能。

（四）对症治疗

纠正水、电解质和酸碱失衡；保护脑细胞功能，防治脑水肿；保持呼吸道通畅；控制感染；防止出血和休克。

（五）肝移植

是治疗各种终末期肝病的有效方法。

五、常见护理诊断及医护合作性问题

（一）意识障碍

与血氨增高干扰脑细胞能量代谢和神经传导有关。

（二）营养失调：低于机体需要量

与肝功能减退、消化吸收障碍以及控制蛋白摄入有关。

（三）有感染的危险

与长期卧床、营养失调、抵抗力低下有关。

（四）有受伤的危险

与患者烦躁不安、精神异常有关。

（五）知识缺乏

缺乏预防肝性脑病的有关知识。

六、护理措施

（一）生活护理

1．休息与活动

患者要注意休息，以减轻肝脏负担。病室环境安静，温、湿度适宜；尽量安排专人护理，训练患者的定向力，提供适当的刺激；对躁动患者应注意保护，可加床栏，必要时使用约束带，防止发生坠床及撞伤等意外。

2．饮食

（1）热量：每日供给足够的热量，可减少蛋白质的分解。以糖类为主要食物，因糖类可促使氨转变为谷氨酰胺，有利于降低血氨。昏迷患者以鼻饲 25％ 的蔗糖或葡萄糖液供给热量，必要时遵医嘱静脉给予营养。

（2）蛋白质的摄入：急性期、昏迷者禁食蛋白质，神志清醒后，逐步增加蛋白质饮食，每天 20g，以后每 3～5 天增加 10g，但短期内不能超过 40～50g/d，以植物蛋白为宜，因植物蛋白含支链氨基酸多，含甲硫氨酸，芳香族氨基酸较少，还可提供纤维素，有利于维护结肠的正常菌群和酸度。

（3）每日液体总入量以不超过 2500mL 为宜。显著腹腔积液患者一般以前一天尿量加 500mL 为标准控制入液量，以免血液稀释，血钠过低而加重昏迷。

（二）病情观察

密切注意肝性脑病的早期征象，肝性脑病的早期发现是治疗成功的关键，应严密观察和记录患者的意识、性格等方面的细微变化，观察患者思维及认知的改变，采用给患者刺激，定期唤醒等方法判断其意识障碍的程度。监测并记录患者生命体征及瞳孔变化。定期复查血氨、肝肾功能、电解质。

（三）对症护理

做好昏迷患者的护理：①协助患者取仰卧位，头略偏向一侧，保持呼吸道的通畅；②吸氧；③必要时头置冰帽，减少脑细胞耗氧；④做好口腔、眼部、皮肤等基础护理；⑤保持床褥干燥、平整，定时协助患者翻身，按摩受压部位，防止压疮。⑥做肢体的被动运动，防止静脉血栓形成及肌肉萎缩；⑦尿潴留患者给予留置导尿，并详细记录尿量、颜色、气味。

（四）用药护理

遵医嘱用药，注意观察药物疗效及不良反应。①新霉素长期服用可出现听力或肾损害，使用不宜超过 1 个月，用药期间应监测听力和肾功能。②谷氨酸钾和谷氨酸钠二者比例应根据血清钾、钠浓度和病情而定。患者尿少时少用钾盐，明显腹腔积液和水肿时慎用钠盐。谷氨酸盐为碱性，碱血症者不宜使用。③精氨酸呈酸性，不宜与碱性溶液配伍使用。滴注速度不宜过快，否则可出现恶心、呕吐、面色潮红等反应。④乳果糖因在肠内产气较多，可引起腹胀、腹绞痛、恶心、呕吐及电解质紊乱等，应用时应从小剂量开始。⑤不宜用维生素 B_6，因其可使多巴在周围神经处转为多巴胺，影响多巴进入脑组织，减少中枢神经系统的正常传导递质。

（五）心理护理

长期的治疗给患者及其家属带来沉重的心理压力和经济负担，使患者和家属出现焦虑、抑郁、恐惧等心理问题。护士应注意评估患者及其家属的心理状态。对于患者要注意鉴别是因疾病所产生的心理问题还是病情加重出现的精神障碍表现；对于患者家属，应及时、耐心地解释疾病的诱因及其转归，使其做好充分的心理准备，提高家庭的应对能力，促进患者的康复。

七、健康教育

（一）生活指导

帮助患者建立健康的生活方式，制订合理的饮食原则，限制蛋白摄入及避免粗糙食物，戒烟酒等。

（二）疾病知识指导

向患者和家属介绍肝脏疾病和肝性脑病的相关知识及各种诱因，使患者及其家属意识到肝性脑病的严重性，积极治疗原发病，自觉避免诱发因素；遵医嘱用药，了解药物的不良反应，不滥用药物，尤其是对肝脏有损害的药物。家属应给予患者精神支持和生活照顾，学会观察患者的思维过程、性格行为、睡眠等方面的改变，以便及时发现及早得到诊治；定期随访复诊。

第八节　原发性肝癌患者的护理

原发性肝癌指原发于肝细胞或肝内胆管上皮细胞等肝组织细胞的恶性肿瘤。是我国最常见的恶性肿瘤之一,其死亡率在恶性肿瘤中位居第二,在城市中仅次于肺癌,在农村仅次于胃癌。世界各地的发病率不等,以东南亚及非洲撒哈拉以南发病率最高,美国和西欧发病率最低,但目前均呈上升趋势。本病可见于任何年龄,以 40～49 岁多见,男性多于女性,男女之比高发区约(3～4):1。

一、病因及发病机制

原发性肝癌的病因及发病机制迄今尚未完全阐明,其发生可能是多种因素综合作用的结果。

(一)病毒性肝炎

在我国,乙型病毒肝炎(HBV)是肝癌的重要致病因子,流行病学调查发现,肝癌高发患者群的 HBsAg 阳性率可达 90% 以上。近年来研究发现,在日本、欧洲,慢性丙型肝炎病毒(HCV)感染是肝癌的主要危险因素。提示乙型和丙型肝炎与肝癌发病有关。

(二)肝硬化

在我国,原发性肝癌合并肝硬化者占 50%～90%,多为乙型或丙型病毒性肝炎发展成大结节性肝硬化。肝细胞恶变可能在肝细胞受损害后引起再生或不典型增生的过程中发生。在欧美国家,肝癌常发生在酒精性肝硬化的基础上。

(三)黄曲霉毒素

黄曲霉素的代谢产物黄曲霉素 B_1(AFB_1)有强烈的致癌作用,流行病学调查发现在粮食、食品受黄曲霉毒素 B_1 污染严重的地区,肝癌发病率较高,如热带及亚热带地区,提示黄曲霉素 B_1 与肝癌的发病相关。

(四)饮用水污染

我国饮用水污染是部分地区诱发肝癌的重要危险因素之一,池塘中生长的淡水藻所产生的毒素有明显的促肝癌作用。

(五)其他

引起慢性肝病的因素也是发生肝癌的危险因素,如长期饮酒、吸烟、遗传因素、亚硝胺类化学物质、有机氯类农药等。

二、临床表现

原发性肝癌起病隐匿,早期缺乏典型症状和体征,或在慢性肝病随访、体检、普查时偶尔发现。因出现症状而就诊者,病程大多数已进入中晚期。

(一)症状

1.肝区疼痛

是最常见的症状,半数以上的患者有肝区疼痛,呈持续性胀痛或钝痛,若肿瘤生长缓慢,通常无痛或仅有轻微钝痛;病变侵犯横膈时,右肩或右肩部有牵涉痛。疼痛由癌肿生长过快、肝包膜被牵拉或肿瘤坏死刺激被膜所致。肝表面的癌结节破裂时,可引起剧烈的腹痛,从肝区迅速延至全腹,并有急腹症的表现,如出血量大可引起昏厥和休克。

2.消化道症状

如食欲缺乏、消化不良、恶心、呕吐。若有腹腔积液门静脉癌栓可导致腹胀、腹泻等症状。

3.全身症状

如乏力、发热、营养不良、进行性消瘦,晚期患者甚至出现恶病质等。发热为低热或中度热,与肿瘤坏死、代谢产物的吸收或合并感染有关。

4.转移灶症状

肝癌转移可引起相应的症状。肺转移出现咳嗽和咯血;胸腔转移以右侧多见,出现胸痛和血性胸腔积液;骨转移出现局部压痛或神经受压、椎体破坏引起截瘫等。

(二)体征

1.肝脏肿大

进行性肝大为最常见的特征性体征之一。肝脏质地坚硬,表面凹凸不平,可触及大小不等的结节或巨块,边缘钝而不整齐,有不同程度的压痛。如癌肿突出于右肋弓下或剑突下时,上腹呈现局部隆起或饱满;癌肿位于膈面,则表现为膈抬高而肝下缘不肿大。

2.黄疸

常出现在肝癌晚期,多为阻塞性黄疸,少数为肝细胞性黄疸。前者因癌肿压迫或侵犯胆管或肝门转移性淋巴结肿大压迫胆管引起;后者由癌组织肝内广泛浸润或合并肝硬化、慢性肝炎引起。

3.肝硬化征象

肝癌伴肝硬化门静脉高压者,可有蜘蛛痣、肝掌、脾大、腹腔积液等表现。原有腹腔积液者,表现为腹腔积液迅速增加且难治,腹腔积液一般为漏出液,或血性腹腔积液。

(三)伴癌综合征

是由于癌肿本身代谢异常,进而导致机体内分泌代谢异常的一组综合征,以自发性低血糖症、红细胞增多症、高钙血症、高脂血症、类癌综合征等为主要表现。

(四)并发症

1.肝性脑病

是原发性肝癌终末期最严重的并发症,约1/3的患者死亡。

2.上消化道出血

约占肝癌死亡原因的15%。常因肝硬化或门静脉、肝静脉癌栓导致门静脉高压,引起食管胃底静脉曲张破裂出血;晚期肝癌因胃肠道黏膜糜烂及凝血功能障碍引起出血。

3.肝癌结节破裂出血

约10%的肝癌患者发生肝癌结节破裂出血。破裂局限于肝包膜下,则形成压痛性血肿;也可破入腹腔引起急性腹痛和腹膜刺激征,大量出血可致休克或死亡,少量出血则表现为血性腹腔积液。

4.继发感染

因长期肿瘤消耗、化疗或放疗后白细胞下降,导致抵抗力减弱,加之长期卧床,容易并发肺炎、肠道感染、压疮、败血症等。

三、辅助检查

(一)肿瘤标志物检查

甲胎蛋白(AFP)是原发性肝癌的血清标志物,AFP 浓度通常与肝癌大小呈正相关,有助于发现无症状的早期肝癌,现已广泛用于普查,也是反映病情、判断疗效、预测复发的最敏感指标。甲胎蛋白异质体、异常凝血酶原、血清岩藻糖苷酶等,有助于 AFP 阴性肝癌的诊断和鉴别诊断。

(二)影像学检查

B 超检查是最常用、最有效的首选检查方法,可发现直径为 2cm 以上的肿瘤。AFP 结合 B 超检查是早期诊断肝癌的主要方法;螺旋 CT 增强扫描,可发现直径 1cm 以下的肿瘤;MRI 检查可清楚显示肝脏肿瘤内部结构特征,用于怀疑肝癌而 CT 检查未发现病灶,或病灶不能确定者;选择性肝动脉造影用于怀疑肝癌而普通的影像学检查未能发现病灶者。

(三)肝活组织检查

在 B 超、CT 引导下行细针穿刺活组织学检查,是确诊肝癌最可靠的方法。但应注意安全,避免出血、癌肿针道转移或全身扩散等危险。

四、治疗要点

早发现、早治疗是改善肝癌预后的主要措施,也是提高肝癌生存率的关键。早期肝癌采取手术切除,不能切除者采取综合治疗措施。

(一)手术治疗

手术切除是目前根治原发性肝癌的首选方案。

(二)局部治疗

1.肝动脉化疗栓塞治疗(TACE)

是原发性肝癌非手术治疗的首选方案。TACE 是经皮穿刺股动脉,在 X 线透视下,将导管插至固有动脉或其分支,注射抗肿瘤药物和栓塞剂。常用栓塞剂有碘化油和吸收性明胶海绵碎片。现临床多采用将抗肿瘤药物和碘化油混合后注入肝动脉,发挥持久的抗癌作用。当癌肿明显缩小时,再行手术治疗。

2.无水乙醇注射疗法(PEI)

PEI 是在 B 超引导下经皮穿刺至肿瘤内,将适量的无水酒精直接注入,使肿瘤细胞脱水、变性、凝固性坏死。适用于肿瘤直径小于 3cm、结节数在 3 个以下伴有肝硬化而不能手术治疗的患者。

(三)放射治疗

主要适用于肝门区肝癌的治疗,对于病灶局限、肝功能较好的早期病例,如能耐受 40Gy (4000rad)的剂量以上的放射剂量,疗效可显著提高。

(四)全身化疗

以药物顺铂(CDDP)为首选,常用化疗药物还有 5-氟尿嘧啶(5-FU)、多柔比星(ADM)、丝裂霉素 C(MMC)等。

(五)生物和免疫治疗

手术切除或放疗、化疗杀灭大量癌细胞后,应用生物和免疫治疗可起到巩固和增强疗效。目前单克隆抗体(MAbs)和酪氨酸激酶抑制剂(TKI)类的各种靶向治疗药物等已相继应用于临床。

(六)中医治疗

中医可调整机体的抗肿瘤能力,与手术、化疗、放疗合用,可起到改善症状、调动机体免疫功能、减少化疗反应、提高疗效的作用。

五、常见护理诊断及医护合作性问题

(一)疼痛:肝区痛

与肿瘤进行性增大、肝包膜张力增高或肝动脉栓塞术后产生栓塞综合征等有关。

(二)营养失调:低于机体需要量

与恶性肿瘤对机体造成的慢性消耗、食欲下降、化疗所致的胃肠道反应等有关。

(三)潜在并发症

肝性脑病、上消化道出血、肝癌结节破裂出血、感染等。

(四)预感性悲哀

与担忧疾病预后不良有关。

六、护理措施

(一)生活护理

1.休息与活动

必要时卧床休息,以减少体力消耗,增加肝脏的血流量,减轻肝脏的负担。

2.饮食

饮食以高蛋白、适当热量、高维生素、易消化食物的为宜,避免摄入高脂和刺激性食物,使肝脏负担加重;如有食欲缺乏、恶心、呕吐者,遵医嘱给予止吐剂,呕吐后30min内勿进食。安排舒适的就餐环境,保持口腔清洁。若无法进食或进食量少,遵医嘱静脉补充营养。

(二)病情观察

观察肝区疼痛的特点以及有无腹腔积液、发热、黄疸等;观察肿瘤转移表现,如咳嗽、咯血、胸痛、血性胸腔积液、局部压痛、截瘫等;观察有无并发症征象,如意识状态的变化等肝性脑病征象,呕血、便血等上消化道出血征象。突发剧烈腹痛、急性腹膜炎和内出血表现应考虑癌结节破裂出血。

(三)对症护理

轻度疼痛者,保持环境安静、舒适,减少不良刺激,缓解心理压力;教会患者一些放松和转移注意力的技巧,如深呼吸、看书、听音乐等。效果不佳者,根据WHO疼痛三阶梯止痛法,遵医嘱使用止痛药,或使用自控镇痛(PCA)法止痛。

(四)肝动脉栓塞化疗护理

1.化疗前护理

(1)向患者及家属解释肝动脉栓塞化疗的必要性、方法和效果,使其减轻对于手术的疑虑,配合治疗。

(2)做好术前检查,查看过敏试验、生命体征、血常规、出凝血试验、肝肾功能、心电图、B超等检查结果。

(3)行术前准备,如皮试、备皮、禁食等,在左上肢穿刺静脉留置针;术前1天给易消化饮食,术前6h禁食禁水。

(4)患者离开病房后,调节室内温、湿度,铺好麻醉床,备好监护仪。

2.化疗中护理

(1)询问患者的感受,给予心理支持。

(2)监测生命体征、血氧分压等,出现异常及时报告医生。

(3)注射化疗药物后,观察有无恶心、呕吐,一旦出现,立即帮助患者头偏向一侧,指导患者做深呼吸,如胃肠道反应明显,遵医嘱给予止吐药观察上腹部腹痛,如出现轻微腹痛,安慰患者,转移注意力;如疼痛剧烈者,遵医嘱给予对症处理。

3.化疗后护理

术后由于肝动脉血供突然减少,可产生栓塞后综合征,即出现腹痛、发热、恶心、呕吐、人血白蛋白降低、肝功能异常等,应做好相应护理:①监测病情,多数患者于手术后4～8h体温升高,持续1周左右,是机体对坏死肿瘤组织重吸收的反应。高热者采取降温措施,避免机体大量消耗。②饮食及补液,术后禁食2～3天,从流质饮食开始,少量多餐,逐渐过渡到普食。③压迫止血,穿刺部位压迫止血15min再加压包扎,沙袋压迫6～8h,保持穿刺侧肢体伸直24h,观察穿刺部位有无血肿及渗血,以及被压迫肢体的活动能力、远端皮肤的颜色、温度等,防止加压包扎过紧引起缺血、缺氧。

(五)心理护理

了解患者的情绪变化,对患者进行心理疏导,使其情绪稳定,坚定战胜疾病的信心。对严重心理障碍者请心理医生配合治疗。对极度绝望而可能发生危险行为者,应加强监控,避免意外发生。进行检查或治疗护理时,向患者及家属讲明其目的和可能发生的不良反应,得到患者和家属的配合。

七、健康教育

(一)生活指导

指导患者生活规律,养成良好的生活习惯。适当锻炼,注意休息,避免劳累和重体力活动,避免精神紧张和情绪激动,保持乐观情绪和心情愉快,以积极的态度配合各项治疗和护理;鼓励患者参加社会性抗癌组织的活动,以增加精神支持,提高机体的抗癌能力。

(二)疾病知识指导

宣传及普及肝癌的预防知识,注意饮水、饮食卫生,避免食物霉变,减少与各种有毒有害物质接触,接种病毒性肝炎疫苗预防肝炎。对高危地区及高危人群进行定期普查。指导患者按医嘱服药,了解药物的主要不良反应,避免服用有肝损害的药物。强调定期复查的重要性,一旦出现体重减轻、出血倾向、黄疸或疲倦等异常情况时,及时就医。

第三章　内分泌科疾病的护理

第一节　内分泌系统疾病常见症状与体征的护理

内分泌系统常见症状与体征有：身体外形的改变、性功能异常、骨痛与自发性骨折、进食或营养异常、排泄功能异常、疲乏。

一、身体外形改变患者的护理

身体外形的改变，指个体外在形象包括身高、体重、面容及皮肤黏膜等方面与正常人群存在差别。①身材过长与矮小：身材过长见于肢端肥大症、巨人症患者；身材矮小常见疾病有垂体性侏儒症和呆小病。②肥胖或消瘦：Cushing 综合征、2 型糖尿病（肥胖型）、甲状腺功能减退症等常伴有肥胖；而甲状腺功能亢进症、1 型与 2 型糖尿病（非肥胖型）、肾上腺皮质功能减退症、嗜铬细胞瘤等患者常有消瘦。③毛发改变：全身性多毛见于先天性肾上腺皮质增生、Cushing 综合征等。影响毛发脱落的激素主要为糖皮质激素，睾丸功能减退、肾上腺皮质和卵巢功能减退、甲状腺功能减退等均可引起毛发脱落。④面容变化：眼球突出多为甲亢的眼征，颈部增粗见于甲状腺肿大，满月脸多见于库欣综合征，病理性痤疮见于 Cushing 综合征。⑤皮肤黏膜色素沉着、皮肤紫纹：肾上腺皮质疾病患者可表现为皮肤、黏膜色素沉着。伴全身性色素沉着的内分泌疾病有原发性肾上腺皮质功能减退症、先天性肾上腺皮质功能增生症、ACTH 依赖性 Cushing 综合征、异位 ACTH 综合征。皮肤紫纹是 Cushing 综合征的特征之一。

（一）护理评估

1.健康史

身体外形改变的原因与发生时间，平时饮食及运动参与情况，糖尿病、甲状腺亢进等内分泌代谢疾病病史或家族史，治疗经过及疗效有关。

2.身体状态

（1）面貌异常：如肢端肥大症在成年后发病患者可表现为脸部增长、下颌增大、颧骨凸出、嘴唇增厚、耳鼻过大等粗陋容貌；甲状腺功能减退症多见于成年女性，患者呈黏液性水肿面容、面颊及眼睑虚肿、表情淡漠，呈"假面具样"；甲状腺功能亢进患者上眼睑萎缩、眼裂增宽、眼球突出、表情惊愕的"甲亢面容"以及皮质醇增多症患者的"满月脸"等。

（2）体型和身高异常：指身高与常人相比，过高或过矮。男性＞200cm、女性＞185cm 则为过高，异常高大称巨人症，见于在发育成熟前发生腺垂体功能亢进者；男性＜145cm，女性＜135cm 时为过矮，异常矮小见于垂体性侏儒症及小儿甲状腺功能减退症时出现的呆小症。Cushing 综合征患者，可呈现向心性肥胖、水牛背、腹大似球形、四肢相对瘦细等特殊体态。

（3）其他表现：慢性肾上腺皮质功能减退症患者可表现为皮肤、黏膜色素沉着，尤以摩擦处、掌纹、乳晕、瘢痕处明显；肾上腺皮质功能亢进症患者由于雄激素分泌增多，患者可有多毛。

(4)全身情况:如生命体征和营养状况等有无改变。

3.心理-社会状态

特殊的身体外形改变可能导致患者发生心理障碍,出现焦虑、自卑、抑郁、性格孤僻,严重者出现自杀行为或倾向。

4.辅助检查

垂体、肾上腺、甲状腺、性腺功能检查,胰岛素水平检测。

(二)常见护理诊断及医护合作性问题

身体意象紊乱:与疾病引起身体外形改变等因素有关。

(三)护理目标

患者能够有效地适应环境和有良好的人际关系,身体外形改变逐步恢复正常。

(四)护理措施

1.对症护理

指导患者适当修饰,增强自信,如甲亢患者外出可戴墨镜,身材过于肥胖或矮小者选择合适的衣服,头发稀少者可戴假发或帽子等。鼓励肥胖患者积极参与体力劳动或运动,保证足够的运动量与运动时间。

2.饮食营养

指导患者合理饮食,如消瘦者食物中糖类的比例应大于每日总摄入能量的60%,最好选择淀粉类;蛋白质最好是动物性蛋白质。

3.心理护理

评估患者发生身体形象改变后的心理状态,特别注意观察有无自杀倾向。鼓励患者参与正常的社交活动,减轻患者焦虑、抑郁情绪,使患者正视并接受自己目前的身体形象改变,必要时安排心理医生给予心理疏导。

(五)护理评价

患者能否适应环境,身体外形改变是否恢复正常。

二、性功能异常

性功能异常包括生殖器官发育迟缓或发育过早、性欲减退或丧失;女性月经紊乱、溢乳、闭经或不孕;男性阴茎勃起功能障碍,也可出现乳房发育。自儿童期起的腺垂体 GH 缺乏或性激素分泌不足可导致患者青春期性器官仍不发育,第二性征缺如,男性生殖器小,睾丸细小;女性表现为原发性闭经,乳房不发育。如青春期前开始的性激素或促性腺激素分泌过早、过多则为性早熟。

三、骨痛与自发性骨折

骨痛为代谢性骨病的常见症状,严重者常发生自发性骨折,或轻微外伤即引起骨折。除绝经后骨质疏松外,糖尿病、甲状腺功能亢进症、性腺功能减退症、Cushing 综合征、甲状旁腺功能亢进症等常伴有骨质疏松症。

四、进食或营养异常

营养状况是根据皮肤、毛发、皮下脂肪、肌肉的发育情况综合判断的。多种内分泌与代谢性疾病可有进食或营养异常,表现为食欲亢进或减退、营养不良、消瘦或肥胖。如糖尿病患者烦渴多饮,善饥多食,多数新发患者体重减轻;甲状腺功能亢进症患者食欲亢进,体重减轻;肥胖症患者体内脂肪过多积聚而超重;神经性厌食的患者进食恐惧,出现食欲减退、饱胀感,导致极低体重。

五、排泄功能异常

将代谢过程中产生的废物和未消化的产物排出体外称之为排泄。排泄对维持机体的体液、电解质和营养的平衡至关重要。内分泌系统功能改变常可影响排泄形态,如多尿是糖尿病的典型症状之一;多汗、排便次数增多、排稀软便可见于甲状腺功能亢进症;便秘则多见于甲状腺功能减退症患者。

六、疲乏

疲乏为一种无法抵御的持续的精力衰竭感以及体力和脑力的下降。疲乏是一种非特异性症状,也是内分泌与代谢性疾病的常见伴随症状,见于甲状腺功能亢进症和减退症、Cushing综合征、肥胖症等。可通过询问患者从事日常活动的能力有无改变、是否感觉疲乏无力或睡眠时间延长等评估患者的体力水平。

第二节　甲状腺疾病患者的护理

一、单纯性甲状腺肿患者的护理

单纯性甲状腺肿,也称为非毒性甲状腺肿,是指由多种原因引起的非炎症性或非肿瘤性甲状腺肿大,一般不伴有甲状腺功能减退或亢进表现。本病可呈地方性分布,也可散发。散发的单纯性甲状腺肿患者约占人群的5%,女性发病率是男性的3~5倍。如某地区儿童中单纯性甲状腺肿的患病率超过10%时,称之为地方性甲状腺肿。

(一)病因与病理

1.病因

(1)碘缺乏:地方性甲状腺肿的主要原因,多见于山区和远离海洋的地区。碘是甲状腺合成甲状腺激素(TH)的重要原料之一,由于碘缺乏地区的土壤、水源和食物中含碘量不足,因而不能满足机体对碘的需求,TH合成不足,反馈性引起垂体分泌过量的促甲状腺激素(TSH),刺激甲状腺增生肥大。

(2)甲状腺激素(TH)合成或分泌缺陷:常是散发性甲状腺肿的原因。主要原因有:①摄入碘过多。长期摄入含碘高的食物、水、药物,使碘摄入量过多,导致甲状腺肿(高碘性甲状腺肿)。②致甲状腺肿的物质和药物。卷心菜、花生等含有致甲状腺肿或阻止TH合成的物质。硫脲类药物、硫氰酸盐等能阻碍TH合成引起甲状腺肿。③先天性TH合成障碍。先天性某些酶的缺陷,如甲状腺内的碘转运障碍、过氧化物酶活性缺乏等,影响TH的合成和释放,导致甲状腺肿。

(3)TH需要量增加:青少年生长发育期、妊娠、哺乳期,机体对TH需要量增加,可出现相对性缺碘而致生理性甲状腺肿。

2.病理

甲状腺呈弥散性或结节性肿大,甲状腺切面见结节、纤维化、出血和钙化。

(二)临床表现

1.症状

主要表现为甲状腺肿大,多无其他症状。早期甲状腺呈轻度或中度弥散性肿大,表面平滑,质地较软,无压痛;随着病情缓慢进展,甲状腺进一步肿大常形成多发性结节,此时肿大常不对称,表面不光滑,呈小叶状或结节状,质地较硬。

2.体征

重度肿大的甲状腺可压迫气管、食道、喉返神经,出现咳嗽、气促、吞咽困难、声音嘶哑等。胸骨后甲状腺肿可引起上肢静脉回流受阻,出现面部青紫、肿胀、颈胸部浅静脉扩张等。病程较长者,甲状腺内形成的结节可有自主甲状腺激素分泌功能,出现自主性功能性甲亢。

3.并发症

在地方性甲状腺肿流行地区,如缺碘严重,可出现地方性呆小病。患者摄入过多碘时,可诱发碘甲状腺功能亢进症。

(三)辅助检查

1.甲状腺功能检查

血清 T_4 正常或偏低,T_3、TSH 正常或偏高。

2.甲状腺摄^{131}I率及 T_3 抑制试验

摄^{131}I率增高但高峰不前移,可被 T_3 所抑制。当甲状腺结节有自主功能时,可不被 T_3 抑制。

3.甲状腺扫描

可见弥散性甲状腺肿,分布均匀。

(四)治疗要点

根据不同病因,采取不同治疗方法。

1.补充碘剂

由碘缺乏所致者,应补充碘剂。在地方性甲状腺肿流行地区可采用服用碘化食盐防治。WHO 推荐的成年人每日碘摄入量为 $150\mu g$。由于摄入致甲状腺肿物质引起的甲状腺肿,一般在停用后可以自行消失。对于甲状腺肿患者,应避免大剂量碘治疗,以免诱发碘甲亢。

2.甲状腺制剂治疗

无明显原因的单纯性甲状腺肿患者,可采用此处理方法。一般采用左甲状腺素(L-T_4)或甲状腺干粉片口服。

3.手术治疗

一般不宜手术,但当出现压迫症状、药物治疗无好转或疑有癌变时应手术治疗。

(五)常见护理诊断及医护合作性问题

1.自我形象紊乱

与甲状腺肿大导致颈部增粗有关。

2.知识缺乏

与缺乏单纯性甲状腺肿的相关防治知识有关。

3.潜在并发症

碘源性甲状腺功能亢进等。

(六)护理措施

1.生活护理

(1)休息与活动:注意休息,避免情绪紧张和过度劳累。

(2)饮食:指导患者食用碘盐,并添加富含碘的食物,如海带、紫菜等海产类食品,预防缺碘所致的地方性甲状腺肿。避免摄入大量阻碍 TH 合成的食物,如卷心菜、花生、菠菜、萝卜、黄豆、白菜、小米、核桃等。

2.病情观察

观察患者甲状腺肿大的程度、质地、有无结节及压痛,观察患者颈部增粗的进展情况。若发现结节在短期内迅速增大,应警惕恶变。若患者出现呼吸困难、声音嘶哑、吞咽困难等压迫症状时,应立即通知医生做相应处理。

3.用药护理

指导患者遵医嘱准确服药,不可随意增多或减少;注意观察甲状腺药物疗效及不良反应,如患者出现心动过速、呼吸急促、食欲亢进、怕冷多汗、腹泻等甲状腺功能亢进表现时,应及时通知医生做相应处理;结节性甲状腺肿患者避免大剂量使用碘治疗,以免诱发碘甲状腺功能亢进。

4.心理护理

向患者阐明单纯性甲状腺肿的病因和防治知识,消除患者因形体改变而引起的自卑与挫折感,正确认识疾病所引起的身体外形的变化,可指导患者进行修饰自我形象。

(七)健康教育

1.生活指导

有针对性地在地方性甲状腺肿地区开展宣传教育工作,指导患者补充碘盐,这是预防地方性甲状腺肿最有效的措施。在妊娠、哺乳、青春发育期应适量增加碘的摄入。

2.疾病知识指导

对于碘缺乏患者应避免摄入大量阻碍甲状腺激素合成的食物和药物,食物有卷心菜、花生、菠菜、萝卜等,药物有硫氰酸盐、保泰松、碳酸锂。告知患者长期服用甲状腺制剂的重要性,指导患者遵医嘱按时、按量、长期服药,不随意加减剂量或更换药物,以免停药后复发。

二、甲状腺功能亢进症患者的护理

甲状腺功能亢进简称甲亢,是指甲状腺腺体本身产生甲状腺激素过多而引起的甲状腺毒症。甲状腺毒症是指血循环中甲状腺激素过多,引起以神经、循环、消化等系统兴奋性增高和代谢亢进为主要表现的一组临床综合征。甲亢的病因很多,其中以弥散性毒性甲状腺肿(Graves 病)为多见,约占全部甲亢的 $80\% \sim 85\%$。Graves 病(GD),又称弥散性毒性甲状腺肿,以下简称 GD。GD 是一种伴甲状腺激素(TH)分泌增多的自身免疫性甲状腺疾病,是甲状腺功能亢进最常见的病因,我国学者报告本病的发病率为 1.2%,女性显著高发,各年龄组均可发病,以 20～50 岁为多。

(一)病因与病理

1.病因

目前本病的病因尚未完全阐明,普遍认为其发生与自身免疫有关,属于器官特异性自身免疫病。

(1)遗传:有显著的遗传倾向,与人类白细胞抗原(HLA)类型有关。

(2)自身免疫:以遗传易感为背景,在感染、精神创伤等因素作用下,诱发体内免疫功能紊乱。人体内 T、B 淋巴细胞功能缺陷,可合成多种针对自身甲状腺抗原的抗体。TSH 受体刺激抗体(TSAb)增多并和 TSH 受体结合,激活腺苷酸环化酶信号系统,刺激甲状腺细胞增生,分泌亢进,是本病的主要原因。

(3)环境:细菌感染、性激素、应激等环境因素对本病的发生和发展产生重要影响,是疾病发生和病情恶化的重要诱因。

2.病理

各种因素作用下,刺激甲状腺激素分泌亢进,导致机体新陈代谢增快,蛋白质、脂肪和糖紊乱,生长发育和神经功能调节失衡。

(二)临床表现

多为缓慢发病,可以突然起病。典型表现有 TH 分泌过多所致的高代谢症群、甲状腺肿及眼征。老年和小儿患者表现多不典型。

1.症状

(1)高代谢综合征:甲状腺激素分泌增多导致交感神经兴奋性增高和新陈代谢加速,基础代谢率明显增高。因产热和散热增多,患者常有低热(一般体温<38℃)、怕热、多汗、皮肤温暖、湿润、多食善饥、体重显著下降等。

(2)精神神经系统:TH 分泌过多,中枢神经系统兴奋性增高,患者常出现神经过敏、烦躁、易怒、多言、好动、紧张、焦虑、失眠不安、注意力不集中、记忆力减退等症状。此外,还可出现腱反射亢进,可有手、眼睑和舌震颤。

(3)心血管系统:由于 TH 分泌过多和交感神经兴奋性增高,患者常出现心悸、气短、胸闷、第一心音亢进、收缩压升高、舒张压降低、脉压增大。合并甲状腺毒症心脏病时,出现心律失常、心动过速、心脏增大和心力衰竭,以心房颤动最常见,偶见房室传导阻滞。

(4)消化系统:因甲状腺激素可促使胃肠蠕动增快,患者常出现食欲亢进、多食消瘦,严重者呈现恶病质。大便频数,甚至出现慢性腹泻。

(5)运动系统:主要是甲状腺毒症性周期性瘫痪(TPP),多见于青年男性。发病诱因包括剧烈运动、高糖类饮食、注射胰岛素等,表现为下肢无力,低钾血症。少数患者出现慢性甲亢性肌病,表现为肌无力、肌萎缩、行动困难,饮水呛咳,可伴发重症肌无力。

(6)生殖系统:女性月经减少或闭经;男性阳痿,偶有乳腺增生(男性乳腺发育);男女生育力均下降。

(7)血液系统:循环血中淋巴细胞比例增加,单核细胞数量增加,但是白细胞总数减少。血小板寿命较短,可伴发血小板减少性紫癜,部分患者有轻度贫血。

2.体征

(1)甲状腺肿大:大多数患者有程度不等的甲状腺肿大,常呈弥散性、对称性,随吞咽上下移动,质软、无压痛,病程长者质地可较韧。肿大程度与甲亢病情轻重无明显关系,少数患者甲状腺可不肿大。由于甲状腺血流量增多,在甲状腺上下极可触及震颤,闻及血管杂音,是本病的重要体征。

(2)眼征:突眼为 Graves 病重要而特异的体征之一,按病因不同分为两类:①单纯性突眼也称良性突眼,病因与甲状腺毒症所致的交感神经兴奋性增高致眼外肌群、上睑肌肌张力增高有关,随着治疗可恢复;②浸润性突眼也称恶性突眼,与眶周组织的自身免疫炎症反应有关。突眼度＞18mm,患者自诉眼内异物感、胀痛、畏光、流泪、复视、斜视、视力下降,可合并眼肌麻痹。严重者眼球固定、眼睑闭合不全、角膜外露,因角膜溃疡或全眼球炎导致失明。

3.并发症

甲状腺危象,也称甲亢危象,是甲状腺毒症急性加重的一个综合征,可危及患者生命。

(1)主要诱因:

1)应激状态,如感染、手术、精神刺激、放射性碘治疗等。

2)严重躯体症状,如心力衰竭、败血症、脑卒中、急腹症或严重创伤等。

3)口服过量 TH 制剂。

4)甲亢手术准备不充分或术中过度挤压甲状腺。

(2)临床表现:原有甲亢症状加重,高热(体温≥39℃)、心动过速(140～240 次/分以上)、烦躁不安、大汗、呼吸急促、厌食、恶心、呕吐、腹泻,常伴有房颤或房扑,患者可因大量失水导致虚脱、休克、谵妄或昏迷等。可合并心力衰竭、肺水肿等。

(三)辅助检查

1.血清游离甲状腺素(FT_4)、游离三碘甲腺原氨酸(FT_3)

两者增高是诊断临床甲亢的首选指标。

2.基础代谢率(BMR)测定

基础代谢率是人体在清醒、空腹、安静和无外界环境影响下的能量消耗率,可以了解甲状腺的功能状态。测定应在禁食 12h,睡眠 8h 以上、静卧、空腹状态下进行。计算公式为:基础代谢率(％)＝(脉率＋脉压－111)％。正常值为-10％～＋15％,增高至＋20％～30％为轻度甲亢,＋30％～60％为中度甲亢,＋60％以上为重度甲亢。

3.血清总甲状腺素(TT_4)、血清总三碘甲腺原氨酸(TT_3)

为甲状腺功能基本筛选试验,不受外来碘干扰,甲亢时增高。

4.促甲状腺激素(TSH)

血清 TSH 浓度的变化是反映甲状腺功能最敏感的指标,先于 TT_3、TT_4、FT_3、FT_4 出现异常。甲亢时此指标降低。

5.甲状腺[131]I 摄取率

是诊断甲亢的传统方法,目前已经被 TSH 测定技术所代替。甲亢时[131]I 摄取率增高,摄取高峰前移。正常 2h 为 5％～25％,24h 为 20％～45％。

6.TSH 受体抗体(TRAb)

是鉴别甲亢病因,诊断 GD 的重要指标之一。未经治疗的 GD 患者 TRAb 的阳性率为75%~96%。

7.促甲状腺激素释放激素(TRH)兴奋试验

甲亢时 T_3、T_4 增高,反馈抑制 TSH,故 TSH 不受 TRH 兴奋;TRH 给药后 TSH 增高可排除甲亢。本试验安全,可用于老人及心脏病患者。

8.影像学检查

根据需要选用超声、甲状腺放射性核素扫描、CT 和 MRI 等,有助于甲状腺、异位甲状腺肿和球后病变性质的诊断。

(四)治疗要点

1.一般治疗

保证患者休息及营养,避免情绪波动,可适当使用镇静催眠剂,还可予 β 受体阻滞剂等。

2.抗甲状腺药物

其作用是抑制甲状腺合成甲状腺激素,是甲亢的基础治疗,适合所有甲亢患者的初始治疗,也用于手术和 ^{131}I 治疗前的准备阶段。

常用的抗甲状腺药物有两类:①硫脲类:包括丙硫氧嘧啶(PTU)和甲硫氧嘧啶(MTU)等;②咪唑类:包括甲巯咪唑(MMI)和卡比马唑(CMZ)等。较常用的是 MMI 和 PTU,其作用机制是抑制甲状腺内过氧化酶,抑制碘离子转化为新生态碘或活性碘,从而阻碍 TH 的合成,PTU 还可抑制 T_4 转化为 T_3,因此 PTU 可做为严重病例或甲状腺危象的首选药。

(1)适应证:①病情轻、中度患者;②甲状腺轻、中度肿大患者;③年龄<20 岁;④孕妇、高龄或由于其他严重疾病不适宜手术者;⑤手术前或 ^{131}I 治疗前的准备;⑥手术后复发且不适宜 ^{131}I 治疗的患者。

(2)剂量与疗程:(以 PTU 为例,如使用 MMI 则剂量为 PTU 的 1/10):①初治期:PTU300~450mg/d,分 3 次口服,持续 6~8 周,每 4 周复查血清甲状腺激素水平一次。甲状腺激素水平降至正常,症状缓解后开始减药。②减量期:每 2~4 周减量一次,每次每天减量 50~100mg,3~4 个月减至维持量。③维持期:50~100mg/d,维持治疗 1~1.5 年。

3.^{131}I 治疗

甲状腺摄取 ^{131}I 后释放出 β 射线破坏甲状腺组织、减少甲状腺激素的产生来达到治疗目的。

(1)适应证:①ATD 治疗失败或过敏;②毒性多结节性甲状腺肿;③老年甲亢;④甲亢手术后复发;⑤成人 Graves 甲亢伴甲状腺肿大 Ⅱ 度以上;⑥甲状腺毒症心脏病或甲亢伴其他心脏病;⑦甲亢合并白细胞和(或)血小板减少或全血细胞减少;⑧甲亢合并糖尿病;⑨自主功能性甲状腺结节合并甲亢。

(2)相对适应证:①青少年和儿童甲亢,用 ATD 治疗失败、拒绝手术或有手术禁忌证;②甲亢合并肝、肾等脏器功能损害;③Graves 眼病。

(3)禁忌证:①妊娠和哺乳期妇女;②年龄不满 25 岁;③严重心、肝、肾衰竭或活动性肺结核者;④外周血白细胞不足 $3 \times 10^9/L$ 或中性粒细胞不足 $1.5 \times 10^9/L$ 者;⑤重症浸润性突眼;

⑥甲状腺危象。

（4）并发症：主要并发症为永久性甲状腺功能低下，还可出现放射性甲状腺炎，少数患者可出现甲状腺危象，有时浸润性突眼症状会加重。

4.手术治疗

甲亢外科治疗的基本方法常采取甲状腺大部切除术，两侧各留下 2～3g 甲状腺组织。主要并发症是手术损伤导致甲状旁腺功能减退症和喉返神经损伤。

（1）适应证：①中、重度原发性甲亢；②继发性甲亢；③高功能腺瘤；④长期服药无效，停药后复发，或不能坚持服药者；⑤甲状腺肿大严重，出现压迫症状者或胸骨后甲状腺肿；⑥妊娠早、中期(＜5 个月)的甲亢患者。

（2）禁忌证：青少年患者、症状较轻者、老年患者或有严重器质性疾病不能耐受手术者。

5.甲状腺危象的治疗

（1）观察病情：将患者放置在安静低温的环境中，密切观察神志变化，定时测量生命体征并作详细记录。

（2）对症治疗及处理并发症：患者出现高热可做药物或物理降温，必要时使用异丙嗪进行人工冬眠。禁用阿司匹林。补充足量液体；持续低流量给氧；昏迷患者应注意口腔及皮肤护理，预防压疮及肺部感染。

（3）抑制 TH 合成：抑制甲状腺激素合成及 T_4 转变为 T_3，首选丙硫氧嘧啶(PTU)。

（4）抑制 TH 释放：抑制已合成的甲状腺激素释放入血可选用碘化钠或卢格碘液。

（五）常见护理诊断及医护合作性问题

1.营养失调：低于机体需要量

与基础代谢率增高有关。

2.活动无耐力

与蛋白质分解增加、甲亢性心脏病、肌无力等有关。

3.组织完整性受损

与浸润性突眼有关。

4.自我形象紊乱

与突眼、甲状腺肿大等身体外观改变有关。

5.焦虑

与神经系统功能改变、甲亢所致全身不适等有关。

6.潜在并发症

甲状腺危象。

（六）护理措施

1.生活护理

（1）休息与活动：保持环境的安静，减少探视，避免各种不良刺激，防止受凉。因患者基础代谢亢进，怕热，汗多，应安排通风良好的病室，室温保持在 20℃ 左右。根据患者体力情况制订日常活动计划，活动量以不感疲劳为度。对病情严重、有明显心力衰竭或合并严重感染者应卧床休息。协助甲亢性心脏病患者完成洗漱、进餐、如厕等活动。

(2)饮食:给予高热量、高蛋白、高维生素、矿物质丰富及低纤维素的饮食。主食足量,增加优质蛋白摄入,如奶类、蛋类、瘦肉类等以纠正负氮平衡,满足机体需要;多摄取新鲜蔬菜和水果,每日饮水 2000～3000mL,以补充出汗、腹泻等丢失的水分,但并发心血管疾病时避免大量饮水,以防诱发水肿和心力衰竭;避免摄入刺激性食物及饮料,如浓茶、咖啡等,以免引起患者精神兴奋;禁食含碘丰富的食物,如海产品,加碘食盐;忌食生冷食物,减少食物中粗纤维的摄入,以减少排便次数。

2.病情观察

(1)常规监测:定时测量患者的生命体征,特别注意心率和血压;观察患者的精神状态、神志、基础代谢率、体重、食欲变化;观察甲状腺肿大及突眼程度;观察腹泻的量、颜色及次数,准确记录出入量;动态观察各种激素的检查结果,以判断疗效和疾病变化;定期眼科角膜检查,以防角膜溃疡造成失明,如有畏光、流泪、疼痛、视力改变等角膜炎、角膜溃疡先兆,应立即复诊。观察不典型甲亢的表现,及时发现特殊类型甲亢。

(2)并发症监测:警惕甲状腺危象的发生,若原有甲亢症状加重,并出现高热(体温＞39℃)、乏力、烦躁、大汗淋漓、心悸、心率达 140 次/分以上、食欲减退、恶心、呕吐、腹泻、脱水等症状出现,立即通知医生并协助处理。

3.对症护理

(1)突眼:因高度突眼,球结膜和角膜暴露,易受外界刺激引起充血、感染,需采取保护措施。外出时戴深色眼镜,减少光线和异物的损害;经常用眼药水湿润眼睛,避免过度干燥;睡前涂抗生素眼膏,对于眼睑不能闭合者用无菌纱布或眼罩覆盖;高枕卧位,以减轻眼球后组织水肿;对存在角膜异物感的患者,嘱其勿用手直接搓揉眼睛。

(2)多汗:对汗多的患者,随时更换衣物及床单,加强皮肤护理,保持干燥。

(3)腹泻:腹泻较重者,注意保护肛周皮肤。

4.用药护理

嘱患者按医嘱正确服药,保证定时、定量;并随时观察药物疗效和不良反应,及时处理。

(1)孕妇治疗注意事项:禁用^{131}I 治疗,慎用普萘洛尔,产后如需继续服药,不宜哺乳。

(2)抗甲状腺药物的常见不良反应:①粒细胞减少:主要发生在治疗开始后的 2～3 个月内,外周血白细胞低于 3×10^9/L 或中性粒细胞低于 1.5×10^9/L 时应当停药。治疗前和治疗后须定期检查白细胞,如有白细胞减少,应当先考虑升高白细胞。②皮疹:较常见,可先试用抗组胺药,皮疹严重时应及时停药,以免发生剥脱性皮炎。③中毒性肝病:多在用药后 3 周发生,表现为变态反应性肝炎,转氨酶显著上升,用药前、后要检查肝功能。

(3)碘剂应用注意事项:碘剂抑制甲状腺激素释放的作用是暂时的,如服用过久或突然停药,原贮存于甲状腺滤泡内的甲状腺球蛋白大量分解,甲亢复发,甚至重于以往。因此,不需要手术治疗的患者,应禁服碘剂。

5.心理护理

向患者解释情绪、行为改变的原因,提高患者对疾病的认知能力。以平和、耐心的态度对待患者,建立相互信任的护患关系,帮助患者掌握自我放松方法,能够很好地控制情绪的方法,积极配合治疗。

(七)健康教育

1.生活指导

指导患者自我保护。衣领不要过紧,以防压迫肿大的甲状腺。严禁用手挤压甲状腺,以免TH分泌过多,而加重病情。避免精神刺激、过度劳累及各种应激事件的发生。

2.疾病知识指导

向患者及家属介绍本疾病的基本知识和防护要点,向患者讲解坚持长期服药的重要性,指导患者正确服药,教会患者观察和处理药物的不良反应。指导患者定期复查血常规、测量甲状腺功能,每日清晨睡醒后首先自测脉搏,定期测量体重,以观察药物疗效。

三、甲状腺功能减退症患者的护理

甲状腺功能减退简称甲减,是由各种原因导致的低甲状腺激素血症或甲状腺激素抵抗而引起的全身性低代谢综合征。其病理特征是黏多糖在组织和皮肤堆积,表现为黏液性水肿。根据甲减起病年龄,胎儿或新生儿表现为呆小病;儿童表现为幼年型甲减;成人表现为成年型甲减,多见于中年女性,男女之比约为 $1:5\sim1:10$。

(一)病因

成人甲减的主要病因如下所示。

1.原发性甲减

(1)自身免疫损伤,最常见的是自身免疫性甲状腺炎,包括桥本甲状腺炎、萎缩性甲状腺炎、产后甲状腺炎等。

(2)甲状腺破坏:包括手术、^{131}I 治疗。

(3)碘过量:碘过量可引起具有潜在性甲状腺疾病者发生甲减,也可诱发和加重自身免疫性甲状腺炎。

(4)抗甲状腺药物:如锂盐、硫脲类、咪唑类等。

2.垂体性甲减和下丘脑性甲减

由于肿瘤、手术、放疗或产后垂体缺血性坏死等导致垂体 TSH 不足而继发甲状腺功能减退症。

3.甲状腺激素不敏感综合征

少见。

(二)临床表现

1.症状

易疲劳、怕冷、体重增加、便秘、月经不调、肌肉痉挛等。体检可见表情淡漠,面色苍白,皮肤干燥发凉,粗糙脱屑,颜面、眼睑和手部皮肤水肿,声音嘶哑,毛发稀疏,眉毛外1/3脱落。少数患者指甲厚而脆,多裂纹,踝部呈非凹陷性水肿,手足掌面呈姜黄色。

2.体征

(1)心血管系统:心肌黏液性水肿导致心肌收缩力降低、心动过缓、心排出量下降。由于心肌间质水肿、非特异性心肌纤维肿胀、左心室扩张和心包积液导致心脏增大。

(2)消化系统:厌食、腹胀、便秘,严重者出现麻痹性肠梗阻或黏液水肿性巨结肠。

(3)内分泌系统:女性患者常有月经过多或闭经。长期严重的病例可导致垂体增生、蝶鞍增大。部分患者血清催乳素(PRI)水平增高,发生溢乳。男性出现阳痿。

(4)精神神经系统:记忆力减退、智力低下、反应迟钝、嗜睡、精神抑郁。严重者发展为精神分裂症。

(5)呼吸系统:肺泡通气量减少,呼吸肌功能障碍,肺毛细血管基底膜偏厚,影响气体交换,氧分压降低,呈缺氧状态。

(6)运动系统:肌肉乏力,暂时性肌强直、痉挛、疼痛,嚼肌、胸锁乳突肌、股四头肌和手部肌肉可有进行性肌萎缩。部分患者可伴有关节病变,或伴有关节腔积液。

(7)黏液性水肿昏迷:见于病情严重的患者,发病多在冬季寒冷时。诱发因素为严重的全身性疾病、甲状腺激素替代治疗中断、寒冷、手术、麻醉和使用镇静药等。

(三)临床表现

为嗜睡、低体温(体温<35℃)、呼吸徐缓、心动过缓、血压下降、四肢肌肉松弛、神经反射减弱或消失,甚至昏迷、休克、肾功能不全而危及生命。

(四)辅助检查

1.血常规及生化检查

血常规检查为轻、中度正细胞正色素性贫血;生化检查常有胆固醇、三酰甘油增高。

2.甲状腺功能检查

血清 TSH 增高、TT_4、FT_4 降低是诊断本病的必备指标。血清 TT_4 降低,TT_3、FT_3 常在正常范围之内,严重者 TT_3 和 FT_3 减低。甲状腺摄[131]I 降低。

3.甲状腺自身抗体

血清甲状腺过氧化物酶抗体(TPOAb)和抗甲状腺球蛋白抗体(TgAb)阳性,提示甲减是由于自身免疫性甲状腺炎所致。

4.TRH 刺激试验

主要用于原发性甲减与中枢性甲减的鉴别。静脉注射 TRH 后,血清 TSH 不增高者提示为垂体性甲减;延迟增高者为下丘脑性甲减;血清 TSH 在增高的基值上进一步增高,提示原发性甲减。

5.X 线检查

可见心脏向两侧增大,可伴心包积液和胸腔积液;部分患者有蝶鞍增大。

(五)治疗要点

1.替代治疗

治疗的目标是将血清 TSH 和甲状腺激素水平恢复到正常范围,需要终生服药。首选左甲状腺激素口服,从小剂量开始,逐渐增加至维持剂量,达到用最小剂量纠正甲减而又无明显不良反应,使 TSH 值恒定在正常范围。

2.对症治疗

有贫血者补充铁剂、维生素 B_{12}、叶酸等。胃酸低者补充稀盐酸,并与左甲状腺激素合用。

(六)常见护理诊断及医护合作性问题

1.体温过低

与机体基础代谢率降低有关。

2.活动无耐力

与甲状腺激素合成分泌不足有关。

3.有皮肤完整性受损的危险

与皮肤黏液性水肿有关。

4.社交障碍

与甲状腺功能低下致精神情绪改变有关。

5.便秘

与胃酸缺乏或维生素 B_{12} 吸收不良有关。

6.潜在并发症

黏液性水肿昏迷。

(七)护理措施

1.生活护理

(1)休息与活动:调节室温在 22～23℃,体温过低者注意保暖。根据患者体力制订活动计划,指导和鼓励患者由简单到复杂的进行自我护理。

(2)饮食:给予高蛋白、高维生素、低钠、低脂肪饮食,多食蔬菜、水果,注意补充富含粗纤维的食物及足够的水分,以保证大便通畅。桥本甲状腺炎所致甲减者应避免摄取含碘食物和药物,以免诱发严重黏液性水肿。

2.病情观察

(1)观察患者意识及生命体征的变化、全身黏液性水肿消退的情况,每日记录患者液体出入量。观察皮肤有无发红、发绀、水泡及破损。

(2)如患者出现体温低于 35℃、呼吸浅慢、心动过缓、血压下降等症状,应考虑可能发生黏液性水肿昏迷,应立即通知医生。

3.对症护理

(1)体温低的护理:增加衣服,防止着凉。注意保暖,提高室温,禁止局部皮肤热疗,防止烫伤。

(2)预防便秘:指导患者每天定时排便,养成规律的排便习惯,适当增加运动量,以促进肠蠕动,防止便秘;对于卧床患者,提供放松舒适的排便环境;适当按摩患者腹部,以促进胃肠蠕动;必要时给予缓泻剂。

(3)皮肤护理:及时用温水清洗并使用润肤剂,防止皮肤干裂。

(4)安全护理:患者反应迟钝,应注意给予保护,使其活动范围内清洁、干燥、无障碍物等,以防发生意外。

4.用药护理

甲状腺制剂从小剂量开始,逐渐增加,不可中途停药或更改剂量。用药前后分别监测脉搏、体重及水肿情况,以便观察药物疗效。用药后若出现多食、心悸、心律失常、胸痛、出汗、情绪激动等药物过量的症状时,立即通知医生处理。

5.心理护理

以真挚、诚恳的态度与患者沟通,关心患者,和患者一道制订活动计划,鼓励患者多参与社交活动,保持轻松的心情,积极配合治疗。

(八)健康教育

1.生活指导

向患者讲解发病的原因及注意事项,冬季注意保暖,预防感染和创伤;慎用催眠、镇静、止痛、麻醉药物。

2.疾病知识指导

对需终身替代治疗者,向其解释终身坚持服药的重要性和必要性,不可随意停药或变更剂量;告知患者甲状腺激素服用过量的症状,指导其自我监测。告知患者黏液性水肿昏迷发生的原因及表现,教会患者自我观察,若出现症状,能够及时就诊。

第三节　Cushing 综合征患者的护理

Cushing 综合征是指各种病因所致的肾上腺皮质分泌过多糖皮质激素所致病症的总称,其中以垂体促肾上腺皮质激素(ACTH)分泌亢进所引起的临床类型最多见者,称为 Cushing 病。本病女性多于男性,男女之比为 1:(2～3),以 20～40 岁居多。Cushing 综合征为内分泌系统常见疾病。

一、病因病理

(一)病因

1.库欣病

最常见,垂体分泌过多 ACTH,伴肾上腺皮质增生。

2.垂体以外组织分泌大量 ACTH

垂体以外肿瘤产生 ACTH,刺激肾上腺皮质增生,分泌大量的皮质醇。最常见为肺癌。

3.医源性皮质醇增多

长期大量使用 ACTH 或糖皮质激素所致。

(二)病理

各种原因引起的 ACTH 分泌过多刺激双侧肾上腺皮质弥散性增生,分泌大量皮质醇而致病。

二、临床表现

主要表现为脂肪、蛋白质、糖代谢紊乱,多器官功能障碍及抗感染能力下降。

(一)症状

以满月脸、多血质、向心性肥胖、皮肤紫纹、痤疮、糖尿病倾向、高血压和骨质疏松等为本病的主要临床表现。

(二)体征

1.脂肪代谢紊乱

面部和躯干脂肪堆积为本病的特征性表现。皮质醇可引起脂肪代谢紊乱及脂肪重新分布,由于四肢对皮质醇脂肪动员作用敏感,蛋白质分解又使四肢肌肉萎缩,所以形成向心性肥胖。表现为满月脸、水牛背、腹大隆起似球形(胸、腹、颈、背部脂肪堆积),四肢相对瘦小。

2.蛋白质代谢障碍

蛋白质分解加速、合成抑制,毛细血管脆性增加,临床表现为皮肤菲薄,大腿、腹下侧、臀部外侧等处可见典型的皮肤紫纹。病程久者肌肉萎缩、骨质疏松、脊椎畸形、易骨折。

3.糖代谢障碍

皮质醇有拮抗胰岛素的作用,影响葡萄糖利用,导致血糖升高,葡萄糖耐量减低,可出现继发性糖尿病,称为类固醇性糖尿病。

4.电解质紊乱

皮质醇可潴钠排钾,多数患者血电解质正常,但肾上腺皮质癌可有明显的低钾低氯性碱中毒。部分患者由于钠离子潴留可有轻度的浮肿。

5.多器官功能障碍

(1)心血管病变:皮质醇和脱氧皮质醇增多常引起高血压。

(2)性功能障碍:女性月经减少、不规则、闭经等,痤疮常见;男性性欲减退、阴茎缩小、睾丸变软,出现阳痿。

(3)精神神经症状:表现为失眠、易怒、焦虑、注意力不集中等。

(4)造血系统改变:骨髓受到皮质醇的刺激,使红细胞计数和血红蛋白含量偏高,且患者皮肤菲薄,呈多血质面容。白细胞总数及中性粒细胞增多,促使淋巴组织萎缩,淋巴细胞和嗜酸性粒细胞减少。

(三)并发症

长期皮质醇增多可使免疫功能减弱,易发生各种感染,以肺部感染多见。化脓性感染不易局限,可发展为蜂窝织炎、菌血症等。由于皮质醇对发热等机体免疫反应的抑制,患者感染后常发热不明显,易漏诊造成严重后果。

三、辅助检查

(一)一般检查

红细胞计数和血红蛋白含量偏高,白细胞总数及中性粒细胞增多,血糖高、血钠高、血钾低等。

(二)皮质醇测定

血清皮质醇水平增高且昼夜节律消失;24h 尿 17-羟皮质类固醇增高。

(三)地塞米松抑制试验

血皮质醇不受地塞米松的抑制。

(四)ACTH 兴奋试验

正常人、单纯性肥胖症、垂体病变、异位 ACTH 综合征于注射 ACTH 后可使血皮质醇浓度或者尿 17-羟皮质类固醇含量明显升高,而原发性肾上腺皮质肿瘤大多无反应。

(五)影像学检查

包括肾上腺超声检查、CT、肾上腺血管造影等一些定位性的检查。

四、治疗要点

以病因治疗为主,病情严重者应对症治疗并避免并发症的发生。

(一)病因治疗

应根据不同的病因作相应的治疗。如肾上腺皮质病变如肾上腺皮质瘤、肾上腺皮质癌等主要采取手术治疗;异位 ACTH 综合征应治疗原发性恶性肿瘤,视具体病情给予手术、放疗和化疗。Cushing 病的治疗主要有手术切除、垂体放疗、药物治疗 3 种方法,其中经蝶窦切除垂体微腺瘤为治疗本病的首选疗法。

(二)对症治疗

低钾时给予补钾;高血糖时及时控制血糖。

(三)常见护理诊断及医护合作性问题

1.身体形象紊乱

与皮质醇增多引起身体外观改变有关。

2.体液过多

与糖皮质激素过多引起水钠潴留有关。

3.有感染的危险

与皮质醇增多导致机体免疫力下降有关。

4.有受伤的危险

与代谢异常引起钙吸收障碍,导致骨质疏松有关。

五、护理措施

(一)生活护理

1.休息与活动

提供安全、舒适的环境,伴骨质疏松者应移除环境中不必要的家具或摆设。保证患者休息的基础上适当运动,避免过劳、剧烈运动,注意安全,变换体位时动作宜轻柔,防止因跌倒或碰撞引起骨折。

2.饮食

给予低盐、高钾、高蛋白、低糖类、低热量的饮食,预防和控制水肿,并鼓励患者多食用柑橘类、香蕉、南瓜等含钾高的食物及富含钙及维生素 D 的食物。

(二)病情观察

(1)注意观察血压、心律、心率变化,早期发现高血压对心脏的影响。

(2)密切观察体温变化,定期检查血常规,注意有无感染征象。

(3)监测电解质浓度,观察有无低钾血症的表现。

(4)观察患者有无关节痛或腰酸背痛等情况。

(5)注意患者精神、情绪变化,观察睡眠情况。

(6)观察患者进食量和有无糖尿病表现,必要时及早做糖耐量试验或测空腹血糖。

(三)对症护理

(1)对血压明显升高伴有左心室肥大的患者,一旦发现有左心衰竭的表现,应立即给予半卧位,氧气吸入。

（2）对患者及家属进行日常卫生指导，保持皮肤、会阴部等清洁卫生，减少感染机会。

（3）对有骨质疏松和骨痛的患者，应嘱注意休息，避免过度劳累。移除环境中不必要的家具，浴室铺防滑垫，防跌倒、防碰撞。避免剧烈运动，变换体位时动作轻柔，防止发生病理性骨折。

（四）用药护理

1.应用利尿剂的护理

水肿严重时，根据医嘱给予利尿剂，观察疗效及不良反应，如出现心律失常、恶心、呕吐、腹胀等低钾症状和体征时，及时处理。

2.糖皮质激素替代治疗护理

在激素治疗过程中，应观察血压、电解质。永久性替代治疗的患者应坚持服药，不宜中断药物，防止肾上腺危象发生。

3.应用阻断皮质醇生成药物护理

应注意观察药物的不良反应，如低血压、头昏、嗜睡、口干、恶心呕吐、头痛、腹泻、皮疹等症状，定期复查肝功能等。

（五）心理护理

评估患者对身体变化的感觉及认知，鼓励患者表达其感受。指导患者改善自身形象，选择合身的衣服，增加心理舒适和美感。鼓励患者积极参加社交活动。注意患者的心理状态，预防过激行为。

（六）健康教育

1.生活指导

指导患者正确地摄取营养平衡的饮食，教会患者自我护理方法，适当从事力所能及的活动，增强患者的自信心和自尊感。

2.疾病知识指导

告知患者有关疾病的基本知识和治疗方法，指导患者避免感染，采取适当的活动方式。指导患者正确用药，掌握药物疗效和不良反应，了解激素替代治疗的有关注意事项。定期复诊。

第四节　糖尿病患者的护理

糖尿病是由于胰岛素分泌和（或）作用缺陷导致血清葡萄糖（简称血糖）水平增高为特征的慢性代谢性疾病。其特征是糖类、脂肪、蛋白质代谢紊乱，引起多系统功能损害，如眼、肾、神经、心脏、血管等组织器官的慢性进行性病变、功能减退及衰竭；病情严重或应激时，可发生急性严重代谢紊乱，如糖尿病酮症酸中毒（DKA）、高血糖高渗状态等。

糖尿病是常见病、多发病，其患病率正随着人民生活水平的提高、人口老龄化、生活方式改变而迅速增加，呈逐渐增长的流行趋势。根据国际糖尿病联盟（IDF）统计，目前全球糖尿病患者已达2.85亿，预计到2030年全球将有近5亿人患糖尿病。糖尿病已成为发达国家中继心血管病和肿瘤之后的第三大非传染性疾病,对社会和经济带来沉重负担,是严重威胁人类健康的世界性公共卫生问题。

一、分型

糖尿病分为:1型糖尿病(T1DM)、2型糖尿病(T2DM)、其他特殊类型糖尿病、妊娠糖尿病。妊娠糖尿病是指在妊娠期间首次发生或发现糖耐量降低或糖尿病,不包括在糖尿病诊断之后妊娠者。特殊类型糖尿病指病因相对比较明确,如胰腺炎、Cushing综合征等引起的高血糖状态。

二、病因与发病机制

糖尿病的病因和发病机制极为复杂,至今未完全阐明。不同类型的糖尿病其病因不同,即使在同一类型中也存在差异性。概括而言,引起糖尿病的病因可归纳为遗传及环境两大因素。发病机制可归纳为不同病因导致胰岛β(B)细胞分泌胰岛素缺陷和(或)外周组织胰岛素利用不足,而引起糖、脂肪、蛋白质等物质代谢紊乱。

(一)1型糖尿病

绝大多数1型糖尿病是自身免疫性疾病,遗传因素和环境因素共同参与其发病过程。某些外界因素作用于有遗传易感性的个体,激活T淋巴细胞介导的一系列自身免疫反应,引起选择性胰岛β细胞破坏和功能衰竭,导致胰岛素绝对缺乏,其发病可分为以下几期:

1.遗传易感期

研究发现,1型糖尿病与人类白细胞相容抗原(HLA)有关,具有某些特殊类型HLA(DW_3、DR_3、DW_4、DR_4)的人具有遗传易感性。

2.启动自身免疫反应

在遗传易感性的基础上,某些环境因素可启动胰岛β细胞的自身免疫反应。

(1)病毒感染:是最重要的环境因素,已知与T1DM有关的病毒有柯萨奇病毒、流行性腮腺炎病毒、风疹病毒、巨细胞病毒等,损伤胰岛β细胞,诱发自身免疫反应。

(2)化学毒性物质:四氧嘧啶、灭鼠剂吡甲硝苯脲等,导致的人类糖尿病可属于自身免疫性胰岛β细胞破坏(小剂量、慢性损伤)或非自身免疫性胰岛β细胞破坏(急性损伤)。

(3)母乳喂养期短或缺乏母乳喂养的儿童,T1DM发病率增高,血清中存在的与牛乳制品有关的抗体可能参与β细胞破坏。

3.免疫学异常

启动自身免疫反应后,1型糖尿病在发病前常经过一段糖尿病前期,这时患者血清中存在胰岛细胞自身抗体,如胰岛细胞胞浆抗体、胰岛素自身抗体、谷氨酸脱羧酶抗体等。

4.进行性胰岛β细胞功能丧失

随着病情发展,通常先有胰岛素分泌第一相下降,随后出现β细胞数量减少,胰岛分泌功能降低,血糖逐渐升高。

5.临床糖尿病

患者有明显高血糖,出现糖尿病症状。胰岛中仅残存少量(10%)β细胞分泌胰岛素。发病多年后,多数患者胰岛β细胞完全破坏,胰岛素水平很低,需依赖体外补充胰岛素维持生命。

(二)2型糖尿病

目前对2型糖尿病的病因仍然在探讨中,其发生、发展分为4个阶段:

1.遗传易感

2型糖尿病有更明显的家族遗传基础,有研究表明其与人类"节约基因"有关。"节约基因"学说认为,人在食品不足的环境中,为节省能量适应恶劣的环境,体内逐渐产生了节约基因,使代谢机制充分有效地利用有限的食物,尽量积攒能量。但当食物充足时,"节约基因"仍在不断的积攒能量,可使人肥胖,导致胰岛素分泌缺陷和胰岛素抵抗。

2.胰岛素抵抗和β细胞功能缺陷

胰岛素抵抗是指胰岛素作用的靶器官(肝脏、肌肉和脂肪组织)对胰岛素作用的敏感性降低。胰岛素抵抗和胰岛素分泌缺陷是2型糖尿病发病机制的两个要素,并与动脉粥样硬化性心血管疾病、高血压、高血脂、中心性肥胖有关,是代谢综合征的重要表现。当病情发展,机体出现胰岛素抵抗时,骨骼肌、脂肪组织对葡萄糖的摄取、利用或储存的效力减弱,同时肝脏葡萄糖输出增加,导致β细胞代偿性分泌更多的胰岛素以维持代谢正常。但当病情进一步发展,β细胞功能缺陷,胰岛素分泌减少,当无法代偿时,使血糖升高,最终导致2型糖尿病。

3.糖耐量减低(IGT)和空腹血糖调节受损(IGR)

出现正常葡萄糖稳态和糖尿病高血糖之间的中间代谢状态,表明其调节受损。

4.临床糖尿病

血糖增高并达到糖尿病的诊断标准,但可无任何症状,或逐渐出现代谢紊乱症状或糖尿病症状。

三、病理生理

肝糖输出增多以及葡萄糖在肝、肌肉和脂肪组织的利用减少是发生高血糖的主要原因。在糖尿病发展过程中所出现的高血糖和脂代谢紊乱可进一步降低胰岛素敏感性和损伤胰岛β细胞功能,分别称为"葡萄糖毒性"和"脂毒性"。

由于胰岛素不足,脂肪组织摄取葡萄糖及从血浆移除三酰甘油减少,脂蛋白脂酶活性降低,血清游离脂肪酸和三酰甘油浓度升高。肌细胞、肝细胞、胰岛β细胞内脂质含量过多,导致胰岛素抵抗的发生以及引起胰岛β细胞的脂性凋亡和分泌胰岛素功能缺陷。此外,在胰岛素极度缺乏时,脂肪组织动员分解增加,产生大量酮体,若超过机体对酮体的氧化利用能力时,酮体堆积形成酮症或发展为酮症酸中毒。

四、临床表现

(一)代谢紊乱症候群

1.多尿、多饮、多食和体重减轻

由于血糖升高引起渗透性利尿导致尿量增多;而多尿导致失水,使患者口渴而多饮水;由于外周组织对葡萄糖利用障碍,脂肪分解增多,蛋白质消耗增加,引起乏力、消瘦,儿童生长发育受阻,为了补偿损失的糖分,维持机体活动,患者常易饥、多食。因此,糖尿病的临床表现常被描述为"三多一少"。

2.皮肤瘙痒

由于高血糖及末梢神经病变导致皮肤干燥和感觉异常,患者常有皮肤瘙痒。女性患者可

因尿糖刺激局部皮肤,出现外阴瘙痒。

3.其他症状

四肢酸痛、麻木、腰痛、性欲减退、阳痿不育、月经失调、便秘、视力模糊等。

(二)不同类型糖尿病的临床表现特征

1.1型糖尿病

通常年轻起病,起病迅速,症状明显,中度至重度的临床症状,包括体重下降、多尿、烦渴、多饮、体形消瘦、酮尿或酮症酸中毒等;可伴有其他自身免疫性疾病。

2.2型糖尿病

发生在任何年龄,常在40岁以后起病;患者多肥胖,多数发病缓慢,症状相对较轻,半数以上无任何症状;不少患者因慢性并发症、伴发病或仅于健康检查时发现,易引起动脉粥样硬化,很少发生糖尿病酮症酸中毒。

(三)并发症

1.急性严重代谢紊乱

(1)糖尿病酮症酸中毒(DKA):是最常见的糖尿病急症。①诱因:T1DM患者有自发DKA倾向,T2DM患者在一定诱因作用下,如感染等,也可发生DKA。常见诱因:感染、胰岛素治疗中断或不适当减量、饮食不当、各种应激如创伤、手术、妊娠和分娩等,有时无明显诱因。②临床表现:早期"三多一少"症状加重,酸中毒失代偿后,病情迅速恶化,疲乏、食欲减退、恶心、呕吐、多尿、口干、头痛、嗜睡,呼吸深快,呼气中有烂苹果味(丙酮);后期严重失水,尿量减少、眼眶下陷、皮肤黏膜干燥、脉细速、血压下降;晚期各种反射迟钝甚至消失,昏迷。感染等诱因引起的临床表现可被DKA的表现所掩盖,少数患者表现为腹痛,酷似急腹症。③辅助检查:血糖多为16.7～33.3mmol/L(300～600mg/dL),有时可达55.5mmol/L(1000mg/dL)以上,血酮体升高>1.0mmol/L(正常<0.6mmol/L),血酮体>3.0mmol/L提示酸中毒。

(2)高血糖高渗状态(HHs):是糖尿病急性代谢紊乱的另一临床类型,以严重高血糖、高血浆渗透压、脱水为特点,常有不同程度的意识障碍或昏迷,而无明显酮症酸中毒。多见于老年糖尿病患者。

1)诱因:急性感染、外伤、手术、脑血管意外等应激状态,使用糖皮质激素、免疫抑制剂、利尿剂、甘露醇等药物,水摄入不足或失水,透析治疗,静脉高营养疗法等。有时在病程早期因误诊而输入大量葡萄糖液或因口渴而摄入大量含糖饮料可诱发本病或使病情恶化。

2)临床表现:起病缓慢,最初表现为多尿、多饮,多食不明显或反而食欲减退。逐渐出现严重脱水和神经精神症状,患者反应迟钝、烦躁或淡漠、嗜睡,逐渐陷入昏迷、抽搐,晚期尿少甚至尿闭。

3)辅助检查:血糖常高至33.3mmol/L(600mg/dL)以上,一般为33.3～66.6mmol/L(600～1200mg/dL);有效血浆渗透压达到或超过320mOsm/L(一般为320～430mOsm/L)。

(3)感染性并发症:糖尿病患者常发生疖、痈等皮肤化脓性感染,可反复发生,有时可引起败血症或脓毒血症。皮肤真菌感染如足癣、体癣也常见。真菌性阴道炎和巴氏腺炎是女性患者常见并发症,多为白念珠菌感染所致。糖尿病合并肺结核的发生率较非糖尿病者高,病灶多呈渗出干酪性,易扩展播散,形成空洞。肾盂肾炎和膀胱炎多见于女性患者,反复发作可转为慢性。

2.慢性并发症

(1)大血管病变:与非糖尿病患者群相比较,糖尿病患者中动脉粥样硬化的患病率较高,发病年龄较小,病情进展较快。动脉粥样硬化主要侵犯主动脉、冠状动脉、脑动脉、肾动脉和肢体外周动脉等,引起冠心病、缺血性或出血性脑血管病、肾动脉硬化、肢体动脉硬化等。

(2)微血管病变:是糖尿病的特异性并发症。病变主要表现在视网膜、肾、神经和心肌组织,其中尤以糖尿病肾病和视网膜病变为重要。

1)糖尿病肾病:是 T1DM 患者的主要死亡原因,常见于病史超过 10 年的患者。在 T2DM,其严重性仅次于心、脑血管病。糖尿病肾损害的发生、发展可分 5 期,常与肾小球硬化和间质性纤维化并存。Ⅰ期、Ⅱ期仅有肾本身的病理改变;Ⅲ期开始出现微量清蛋白尿;Ⅳ期尿蛋白逐渐增多,可伴有浮肿和高血压、肾功能减退;Ⅴ期出现明显的尿毒症症状。

2)糖尿病性视网膜病变:多见于糖尿病病程超过 10 年者,是失明的主要原因之一。视网膜改变可分为 6 期。Ⅰ期:微血管瘤、小出血点;Ⅱ期:出现硬性渗出;Ⅲ期:出现棉絮状软性渗出;Ⅳ期:新生血管形成、玻璃体积血;Ⅴ期:纤维血管增生、玻璃体机化;Ⅵ期:牵拉性视网膜脱离、失明(Ⅰ～Ⅲ期为背景性视网膜病变,Ⅳ～Ⅵ期为增生性视网膜病变)。当出现增生性视网膜病变时,常伴有糖尿病肾病及神经病变。

3)其他:心脏微血管病变和心肌代谢紊乱可引起心肌广泛灶性坏死,称为糖尿病心肌病,可诱发心力衰竭、心律失常、心源性休克和猝死。

(3)神经系统并发症:

1)中枢神经系统并发症:如缺血性脑卒中、脑老化加速、老年性痴呆危险性增高。

2)周围神经病变最为常见,通常为对称性,下肢较上肢严重,病情进展缓慢。先出现肢端感觉异常,如袜子或手套状分布,可伴痛觉过敏、疼痛;后期可有运动神经受累,出现肌力减弱甚至肌萎缩和瘫痪。

3)自主神经病变也较常见,并可较早出现,临床表现为瞳孔改变、排汗异常、胃排空延迟、腹泻或便秘等胃肠功能紊乱以及尿失禁、尿潴留、阳痿等。

(4)糖尿病足(DF):是截肢、致残的主要原因。WHO 将 DF 定义为与下肢远端神经异常和不同程度周围血管病变相关的足部溃疡、感染和(或)深层组织破坏。轻者表现为足部畸形、皮肤干燥和发凉、胼胝(高危足);重者可出现足部溃疡、坏疽。

3.其他

(1)糖尿病还可引起其他眼部并发症,如白内障、青光眼、屈光改变、虹膜睫状体病变等。

(2)皮肤病变也很常见,大多数为非特异性,但临床表现和自觉症状较重。

五、辅助检查

(一)糖代谢异常严重程度或控制程度的检查

1.血糖测定

诊断糖尿病的主要依据,又是判断糖尿病病情和控制情况的主要指标。血糖值反映的是瞬间血糖状态,常用葡萄糖氧化酶法测定。正常人空腹静脉血糖(FPG)3.9～6.1/mmol/L,FPG≥7.0mmol/L(126mg/dL)应考虑糖尿病。空腹指 8～14h 内无任何热量摄入。

2.葡萄糖耐量试验(OGTT)

对可疑糖尿病但血糖值未达上述指标者需作口服葡萄糖耐量试验。试验前停用可能影响 OGTT 的药物如避孕药、利尿剂或苯妥英钠等 3～7 天。清晨受试者空腹服溶于 300mL 水内的无水葡萄糖粉 75g。5min 内饮完,服糖前和服糖后 2h 分别在前臂采血测血糖。如服糖后 2h 血糖(OGTT2hPG)≥11.1mmol/L,即可确诊。若服糖后 OGTT2hPG 在 7.8～11.1mmol/L 为糖耐量减低。

3.糖化血红蛋白(GHbA$_{lc}$)和糖化血浆白蛋白测定

(1)GHbA$_{lc}$ 可反映近 8～12 周内平均血糖水平,正常值为 4%～6%。未控制好的糖尿病患者外周血中糖化血红蛋白含量较正常人高 2～4 倍。

(2)血浆蛋白(主要为白蛋白)同样也可与葡萄糖发生非酶催化的糖化反应而形成果糖胺(FA),其形成的量与血糖浓度相关,正常值为 1.7～2.8mmol/L。由于白蛋白在血中浓度稳定,其半衰期为 19 天,故 FA 反映患者近 2～3 周内平均血糖水平,为糖尿病患者近期病情监测的指标。

4.尿糖测定和定量检查

空腹或餐后 2h 尿糖阳性是诊断糖尿病的重要线索。每日 4 次尿糖(3 餐前和晚上 9:00～10:00)和 24h 尿糖定量可做判断疗效、调整降血糖药物剂量的参考指标。因多种因素可使肾糖阈值升高,故尿糖阴性不能排除糖尿病。

(二)胰岛 β 细胞功能检查

1.血浆胰岛素测定

正常人空腹基础血浆胰岛素约为 35～145pmol/L(5～20mU/L)。1 型糖尿病血浆胰岛素释放极少;2 型糖尿病胰岛素释放可减少、正常或偏高。

2.C 肽释放试验

C 肽和胰岛素以等分子数从胰岛细胞生成与释放,且 C 肽测定不受血清中的胰岛素抗体和外源性胰岛素影响。

3.其他检测 β 细胞功能的方法

根据患者的具体情况和检查目的而选用。如采用静脉注射葡萄糖-胰岛素释放试验,可了解胰岛素释放第一时相;胰升糖素-C 肽刺激试验可反映 β 细胞储备功能等。

(三)其他辅助检查

根据病情需要选用血脂、肝肾功能等常规检查,急性严重代谢紊乱时的酮体、电解质、酸碱平衡检查,心、肝、肾、脑、眼科以及神经系统的各项辅助检查等。

六、治疗要点

糖尿病治疗要早期、长期、综合治疗及治疗方法个体化的原则。综合治疗包括 2 个含义:糖尿病教育、饮食治疗、运动锻炼、药物治疗和自我检测 5 个方面,以及降糖、降压、调血脂和改变不良生活习惯 4 项措施。治疗目标是通过纠正患者不良的生活方式和代谢紊乱,防止急性并发症的发生和降低慢性并发症的风险,提高患者生活质量和保持良好的心理状态。

(一)糖尿病教育

是重要的基本治疗措施之一,包括糖尿病防治人员的培训、医务人员的继续医学教育、患者及家属和民众的卫生保健教育等,后者尤为重要。充分调动患者的主观能动性,使其积极配合治疗,有利于疾病控制达标,防止各种并发症的发生和发展,提高患者的生活质量。

(二)饮食治疗

是所有糖尿病治疗的基础,是糖尿病自然病程中任何阶段预防和控制糖尿病必不可少的措施,也是年长者、肥胖型、少症状的轻型糖尿病患者的主要治疗措施,对重型和1型糖尿病患者更应严格执行饮食计划并长期坚持。饮食治疗的目的是维持理想的体重,保证未成年人的正常生长发育,纠正已发生的代谢紊乱,使血糖、血脂达到或接近正常水平。

(三)运动疗法

适当的运动有利于减轻体重,提高胰岛素敏感性,改善血糖和血脂代谢紊乱,减轻患者的压力和紧张情绪。运动治疗的原则是适量、经常化和个体化。根据患者的年龄、性别、体力、病情及有无并发症等安排适宜的活动,循序渐进,长期坚持。

(四)药物治疗

1.口服降糖药物治疗

包括胰岛素分泌剂(磺脲类和格列奈类)、增加胰岛素敏感药物(双胍类和噻唑烷二酮类)、α-葡萄糖苷酶抑制剂、二肽基肽酶-4抑制剂和胰高糖素样多肽1制剂。

(1)促胰岛素分泌剂:

1)磺脲类:主要作用为刺激胰岛β细胞分泌胰岛素,其作用不依赖于血糖浓度。其降血糖作用的前提条件是机体尚保存相当数量(30%以上)有功能的胰岛β细胞。

2)非磺脲类(格列奈类):是一类快速作用的胰岛素促分泌剂,降血糖作用快而短,主要用于控制餐后高血糖,适合T2DM早期餐后高血糖阶段或以餐后高血糖为主的老年患者。有两种制剂:瑞格列奈常用剂量为每次0.5~4mg;那格列奈常用剂量为每次60~120mg,餐前或进餐时口服。

(2)增加胰岛素敏感性药物:

1)双胍类:主要作用机制为抑制肝葡萄糖输出,也可改善外周组织对胰岛素的敏感性、增加对葡萄糖的摄取和利用。对肥胖,伴血脂异常、高血压或高胰岛素血症的T2DM患者,作为一线用药。但禁用于DKA、急性感染、充血性心力衰竭、肝肾功能不全的患者,也不宜用于孕妇和哺乳期妇女。常用剂量二甲双胍500~1500mg/d,分2~3次口服,最大剂量不超过2g/d。

2)噻唑烷二酮类(TZDs,格列酮类):主要作用是增强靶组织对胰岛素的敏感性,减轻胰岛素抵抗,故被视为胰岛素增敏剂。近来发现它也可改善胰岛β细胞功能。现有两种制剂:罗格列酮,用量为4~8mg/d,每日1次或分2次口服;吡格列酮,用量为15~30mg/d,每日1次口服。

(3)α-葡萄糖苷酶抑制剂(AGI):AGI抑制小肠黏膜刷状缘的α-葡萄糖苷酶可延迟糖类吸收,降低餐后高血糖。作为T2DM第一线药物,尤其适用于空腹血糖正常(或不太高)而餐后血糖明显升高者,可单独用药或与其他降糖药物合用。T1DM患者在胰岛素治疗基础上加用AGI有助于降低餐后高血糖。现有两种制剂:一种是阿卡波糖:主要抑制α-淀粉酶,每次50~100mg,每日3次;另外一种是伏格列波糖:主要抑制麦芽糖酶和蔗糖酶,每次0.2mg,每日3

次。AGI 应与食物一起嚼服。饮食成分中应有一定量的糖类,否则 AGI 不能发挥作用。

(4)二肽基肽酶-4 抑制剂(DPP-4 抑制剂,列汀类):升高内源性胰高血糖素样肽-1(GLP-1)和葡萄糖依赖性促胰岛素释放多肽的水平,促进胰岛素分泌,调节胰岛 β 细胞再生、增生和存活,抑制胰高血糖素分泌,延缓胃排空,降低食欲,抑制肠道分泌脂蛋白。制剂有沙格列汀、西格列汀和维格列汀等。餐前服用。

(5)胰高糖素样多肽 1(GLP-1):胰高糖素样多肽 1(GLP-1)受体激动剂通过激动 GLP-1 受体而发挥降低血糖的作用。GLP-1 受体激动剂以葡萄糖浓度依赖的方式增强胰岛素分泌、抑制胰高血糖素分泌,并能延缓胃排空,通过中枢性的食欲抑制来减少进食量。目前国内常用的制剂艾塞那肽和利拉鲁肽,均需皮下注射。有胰腺炎病史的患者禁用此类药物。

2.胰岛素治疗

胰岛素是控制高血糖的重要手段,是 1 型糖尿病患者维持生命和控制血糖所必需的药物。

(1)制剂类型:胰岛素制剂一般为皮下或静脉液体点滴。①根据来源和化学结构的不同,胰岛素可分为动物胰岛素、人胰岛素和胰岛素类似物。②根据作用时间的差异。

(2)适应证:①1 型糖尿病。②糖尿病伴急、慢性并发症者或处于应急状态,如急性感染、创伤、手术前后、妊娠合并糖尿病和消耗性疾病者。③2 型糖尿病患者经饮食、运动、口服降糖药物治疗血糖控制不理想,β 细胞功能明显减退者。

(3)使用原则:胰岛素剂量取决于血糖水平、β 细胞功能缺陷程度、胰岛素抵抗程度、饮食和运动状况等。一般从小剂量开始,根据血糖水平逐渐调整,力求模拟生理性胰岛素分泌模式,包括:持续基础分泌和进餐后胰岛素追加分泌。

(4)使用方法:

1)强化治疗:1 型糖尿病或新诊断的 2 型糖尿病或 2 型糖尿病后期患者提倡早期使用胰岛素强化治疗,在短时间内把血糖控制在正常范围,这样可以改善高糖毒性,保护胰岛 β 细胞功能,但应注意低血糖反应。2 岁以下幼儿、老年患者、已有晚期严重并发症者不宜采用。常用的强化治疗方案:①每天多次胰岛素皮下注射;②持续皮下胰岛素输注(CSII,又称胰岛素泵):是一种更为完善的强化胰岛素治疗方法,通过软管连接的小针头置于患者注射部位的皮下组织,以基础量和餐前追加量的形式,模拟生理胰岛素的持续基础分泌和餐时释放,保持体内胰岛素维持在一个基本水平。

2)常规胰岛素治疗:早餐和晚餐前各注射 1 次混合胰岛素或早餐前用混合胰岛素、睡前用中效胰岛素。常用于 2 型糖尿病。

3)联合用药:胰岛素和磺脲类或双胍类或 α-葡萄糖苷酶抑制剂。

(五)糖尿病急性并发症的治疗

1.糖尿病酮症酸中毒治疗

(1)补液:输液是抢救 DKA 首要的、关键的措施,通常使用生理盐水,输液量和速度视失水程度而定。如患者无心力衰竭,开始时输液速度较快,在 1~2h 内输入 0.9%氯化钠1000~2000mL,前 4h 输入所计算失水量 1/3 的液体,以便尽快补充血容量,改善周围循环和肾功能。如治疗前已有低血压或休克,快速输液不能有效升高血压,应输入胶体溶液并采用其他抗休克措施。以后根据血压、心率、每小时尿量、末梢循环情况及有无发热、呕吐、腹泻等,决定输液量和速度,老年患者及有心肾疾病患者,必要时监测中心静脉压,一般每4～6h输液1000mL。24h输液量应包括已失水量和部分继续失水量,一般为4000～6000mL,严重失水者可达6000～8000mL。通常先输注生理盐水,当血糖下降至13.9mmol/L(250mg/dL)时改用5%葡萄糖液,并按每2～4g葡萄糖加入1U短效胰岛素。

(2)胰岛素治疗:应另建输液途径,采取每小时给予每千克体重0.1U短效胰岛素,加入生理盐水中持续静脉滴注,首次负荷剂量10～20U胰岛素。血糖下降速度一般以每小时约降低3.9～6.1mmol/L(70～110mg/dL)为宜,每1～2h复查血糖,若在补足液量的情况下2h后血糖下降不理想或反而升高,提示患者对胰岛素敏感性较低,胰岛素剂量应加倍。当血糖降至13.9mmol/L时改输5%葡萄糖溶液,加入短效胰岛素(按每3～4g葡萄糖加1U胰岛素计算)。尿酮体消失后,根据患者尿糖、血糖及进食情况调节胰岛素剂量或改为每4～6h皮下注射一次胰岛素约4～6U,使血糖水平稳定在较安全的范围内。

(3)纠正电解质及酸碱平衡失调:①DKA患者体内存在不同程度缺钾,应根据治疗前血钾水平及尿量决定补钾时机、补钾量及速度。在开始胰岛素及补液治疗后,患者的尿量正常,血钾低于5.5mmol/L即可静脉补钾。治疗前已有低钾血症,尿量≥40mL/h时,在胰岛素及补液治疗同时必须补钾。严重低钾血症(<3.3mmol/L)可危及生命,此时应立即补钾,当血钾升至3.5mmol/L时,再开始胰岛素治疗,以免发生心律失常、心搏骤停和呼吸肌麻痹。②轻、中度酸中毒经充分静脉补液及胰岛素治疗后酮体水平下降,酸中毒可自行纠正,一般不需补碱。pH<7.1、HCO_3^-<5mmol/L的严重酸中毒者应采用等渗碳酸氢钠(1.25%～1.4%)溶液,但需避免过多、过快补碱,补碱后注意监测动脉血气情况。

(4)处理诱发病和防治并发症:在抢救过程中要注意治疗措施之间的协调及从一开始就重视防治重要并发症,包括休克、严重感染、心力衰竭、肾衰竭、肺水肿等,特别是脑水肿和肾衰竭,维持重要脏器功能。

2.高血糖高渗状态治疗

治疗原则同DKA。

(1)严重失水时,应积极补液,24h补液量可达6000～10000mL。目前多主张治疗开始使用等渗溶液如0.9%氯化钠,如治疗前已有休克,宜先尽快纠正休克。如无休克或休克已纠正,在输入生理盐水后血浆渗透压高于350mOsm/L,血钠高于155mmol/L,可考虑输入适量低渗溶液如0.45%或0.6%氯化钠。

(2)血糖下降至16.7mmol/L时开始输入5%葡萄糖液并按每2～4g葡萄糖加入1U胰岛素。高血糖是维护患者血容量的重要因素,因此血糖迅速降低而补液不足,将导致血容量和血压进一步下降。

(3)胰岛素治疗方法与DKA相似,静脉注射胰岛素首次负荷量后,继续以每小时每千克体重0.05～0.1U的速率静脉滴注胰岛素,一般来说本症患者对胰岛素较敏感,因而胰岛素用量较小。

(4)补钾要更及时,一般不补碱。

（5）积极消除诱因和治疗各种并发症,预防从脑细胞脱水转为脑水肿的可能。

（六）糖尿病慢性并发症的治疗

1.糖尿病足的治疗

严格控制血糖、血压、血脂及改善全身基础情况。

（1）神经性足溃疡的治疗:治疗关键是通过特殊的改变压力的矫形鞋或足的矫形器来改变患者足部的压力;采用一些生物制剂或生长因子类药物配合换药及局部用药。

（2）缺血性病变的处理:对于未导致严重血管阻塞或无手术指征者,可以采取静脉滴注扩血管和改善血液循环的药物等内科保守治疗措施。若患者出现严重的周围血管病变,应尽可能行血管重建手术,如血管置换、血管形成或血管旁路术。坏疽患者在休息时有疼痛及广泛的病变不能通过手术改善者,可考虑截肢。

（3）感染的治疗:有骨髓炎和深部脓肿者,必须早期切开引流,彻底排脓,切除坏死组织,在血糖控制良好的情况下加强抗感染治疗。

2.其他糖尿病慢性并发症的治疗

定期进行各种慢性并发症的筛查,以便早期诊断处理。全面控制血糖、血压、血脂,抗血小板治疗,控制体重,戒烟和改善胰岛素敏感性等。

（1）糖尿病视网膜病变:应定期检查,必要时尽早使用激光光凝治疗。

（2）糖尿病肾病:早期筛查微量蛋白尿及评估 GFR。尽早应用血管紧张素转换酶拟制剂（ACEI）或血管紧张素Ⅱ阻滞剂（ARB）,减少蛋白质摄入量。

（七）糖尿病合并妊娠的治疗

整个妊娠期间监测血糖水平、胎儿的生长发育及成熟情况。饮食治疗原则同非妊娠患者,总热量每天每千克体重 159kJ（38kcal）,糖类约 200～300g/d,蛋白质每天每千克理想体重 1.5～2.0g。单纯饮食控制不佳者需采用短效和中效胰岛素,忌用口服降糖药物。由于孕 36 周前早产婴死亡率较高,38 周后胎儿宫内死亡率增高,因此妊娠 32～36 周时宜住院治疗直至分娩,必要时进行引产或剖宫产。产后注意新生儿低血糖症的预防和处理。

七、常见护理诊断及医护合作性问题

（一）营养失调:低于或高于机体需要量

与胰岛素绝对或相对减少、物质代谢紊乱有关。

（二）有感染的危险

与高血糖有利于细菌生长、繁殖,神经、血管病变易发生组织损伤有关。

（三）潜在并发症

酮症酸中毒、低血糖、高渗性非酮症昏迷、视网膜病变、肾衰竭、糖尿病足、冠心病、脑卒中等。

（四）活动无耐力

与严重代谢紊乱、蛋白质分解增加有关。

（五）知识缺乏

与缺乏糖尿病预防和自我护理知识有关。

（六）自理缺陷

与糖尿病合并急、慢性并发症和缺乏疾病自我护理能力有关。

八、护理措施

（一）生活护理

1.休息与运动

运动能促进糖代谢及提高胰岛素在周围组织中的敏感性,降低血糖,促进体重减轻并维持适当的体重,降低胆固醇,有利于预防冠心病、动脉硬化等并发症的发生。根据年龄、性别、体力、病情及有无并发症等不同情况,循序渐进和长期坚持、有规律的合适运动。适用于 2 型糖尿病肥胖者和血糖在 $11.1\sim16.7$ mmol/L（$200\sim300$mg/dL）者和 1 型糖尿病稳定期患者。禁用于并发急性感染、活动性肺结核、严重急慢性并发症（如心肾并发症、酮症酸中毒者）、重症糖尿病等患者。

（1）运动方式:可结合患者的爱好,进行有氧运动,如散步、体操、打太极拳、慢跑、打球等,每周至少 3 次。

（2）运动量:以不感到疲劳为度,运动强度达到:心率＝170－年龄为宜。

（3）运动原则:循序渐进、逐步增加运动量和运动时间,持之以恒。

（4）运动注意事项:①运动时间最好在饭后 1h 以后,避免在空腹时、降糖药物作用的高峰期进行运动以免发生低血糖。尽量避免在恶劣天气,如酷暑及炎热的阳光下或严冬凛冽的寒风中运动。②使用胰岛素患者,需要注意运动量,如运动量比平常多时,可适量加餐或减少胰岛素剂量,预防低血糖。如果在运动中出现饥饿感、心慌、出冷汗、头晕及四肢无力等低血糖反应,应立即停止运动并进食,一般在休息 10min 左右即可缓解,若不能缓解,应即送医院治疗。③糖尿病患者并发心脏病、肾病及视网膜病变时,运动量不宜过大,时间不宜过长。尤其有中风或心肌梗死病史的糖尿病患者,应避免剧烈运动。因剧烈运动可使心肌耗氧量增加心肌供血不足而引起心绞痛、心肌梗死,还可因肾血流减少使糖尿病肾病加重;运动时血压上升,可诱发玻璃体和视网膜出血,应注意有无视力模糊,如有应及时就诊。④不可单独进行运动,尤其爬山、游泳等。运动时需穿合适的鞋袜,避免扭伤脚部,运动后要检查双足,察看有无损伤。⑤T1DM患者体育锻炼宜在餐后,运动量不宜过大,持续时间不宜过长,并在餐前腹壁下注射胰岛素,使运动时不会过多增加胰岛素吸收速度,以避免运动后低血糖反应。

2.饮食护理

（1）计算总热量:首先按患者性别、年龄和身高查表或用简易公式计算理想体重[理想体重（kg）＝身高（cm）－105],然后根据理想体重和工作性质,参照原来生活习惯等,计算每日所需总热量。成年人休息状态下每日每千克理想体重给予热量 $105\sim125.5$kJ（$25\sim30$kcal）,轻体力劳动 $125.5\sim146$kJ（$30\sim35$kcal）,中度体力劳动 $146\sim167$kJ（$35\sim40$kcal）,重体力劳动 167kJ（40kcal）以上。儿童、孕妇、乳母、营养不良和消瘦以及伴有消耗性疾病者应酌情增加,肥胖者酌减,使体重逐渐恢复至理想体重的±5％左右。

（2）营养物质:①糖类含量约占饮食总热量 50％～60％,提倡用粗制米、面和一定量杂粮,忌食用葡萄糖、蔗糖、蜜糖及其制品（各种糖果、甜糕点饼干、冰激凌、含糖饮料等）。②蛋白质含量一般不超过总热量 15％～20％,成人每日每千克体重 0.8～1.2g,儿童、孕妇、乳母、营养不良或伴有消耗性疾病者增至 1.5~2.0g,伴有糖尿病肾病而肾功能正常者应限制至 0.8g,血尿素氮升高者应限制在 0.6g,蛋白质应至少 1/3 为动物蛋白质,以保证必需氨基酸的供给。③脂肪约占总热量 30%,饱和脂肪、多价不饱和脂肪与单价不饱和脂肪的比例应为 1:1:1,每日胆固醇摄入量宜在 300mg 以下。④此外,各种富含可溶性食用纤维的食品可延缓食物吸收,降低餐后血糖高峰,有利于改善糖、脂代谢紊乱,并促进胃肠蠕动、防止便秘,每日饮食中纤维素含量不宜少于 40g,提倡食用绿叶蔬菜、豆类、块根类、粗谷物、含糖成分低的水果等。⑤每日摄入食盐应限制在 6g 以下,限制饮酒。

(3)合理分配:确定每日饮食总热量和糖类、蛋白质、脂肪的组成后,按每克糖类、蛋白质产热 16.7kJ(4kcal),每克脂肪产热 37.7kJ(9kcal),将热量换算为食品后制订食谱,并根据生活习惯、病情和配合药物治疗需要进行安排。可按每日三餐分配为 1/5、2/5、2/5 或 1/3、1/3、1/3。

(二)病情观察

1.常规检测

定期监测血糖,并建议患者应用便携式血糖仪进行自我监测血糖(SMBG);每 3~6 个月定期复查 HbA1c,了解血糖总体控制情况,及时调整治疗方案。每年 1~2 次全面体检。

2.并发症监测

监测血糖、血酮、血浆渗透压、血脂以及心、肾、神经和眼底等情况,尽早发现 DKA、HHs 等并发症,给予相应治疗。

3.加重期监测

如患者一直处于昏迷状态,或稍有好转后又陷入昏迷,考虑从脑细胞脱水转为脑水肿的可能,应密切注意病情变化,及早发现和处理。

(三)对症护理

1.低血糖反应的护理

(1)分类:糖尿病患者低血糖有 2 种临床类型,即反应性低血糖和药物性低血糖。前者见于少数 2 型糖尿病患者的患病初期,由于餐后胰岛素分泌高峰延迟,出现反应性低血糖,大多数发生在餐后 4~5h,尤以单纯性进食糖类时为著。后者多见于胰岛素使用不当或过量,以及口服磺脲类药物不当。当从动物胰岛素改用人胰岛素时,发生低血糖的危险性增加。

(2)诊断标准:糖尿病患者血糖≤3.9mmol/L 即为低血糖。

(3)临床表现:肌肉颤抖、心悸、出汗、饥饿感、软弱无力,紧张、焦虑、性格改变、神志改变、认知障碍,严重时发生抽搐、昏迷。老年糖尿病患者应特别注意观察夜间低血糖症状的发生。

(4)处理措施:一旦确定患者发生低血糖,应尽快给予糖分补充,解除脑细胞缺糖症状。轻症神志清醒者,可给予糖水、含糖饮料或饼干、面包等。如病情重,神志不清者,应立即给予静脉注射 50% 葡萄糖 40~60mL,或静脉滴注 10% 葡萄糖液,患者清醒后改为进食米、面食物,以防再度昏迷。反复发生低血糖或较长时间的低血糖昏迷可引起脑部损伤,因此需要给予及时有效的处理。

2.酮症酸中毒、高渗性昏迷的护理

(1)定期检测血糖:了解血糖的控制水平,必要时每天监测血糖;合理用药,不要随意减量或停用药物,需要脱水治疗时,应监测血糖、血钠和血浆渗透压;鼓励患者主动饮水,特别是发生呕吐、腹泻、严重感染等时应保证足够的水分。

（2）严密观察病情变化：①对有相应诱因的患者，密切观察是否出现酮症酸中毒、高渗性昏迷的征象。②严密观察和记录患者的神志、生命体征、24h 液体出入量等的变化，如高渗性昏迷患者从脑细胞脱水转为脑水肿时可一直处于昏迷状态，或稍有好转后又陷入昏迷。③遵医嘱及时抽血、留尿标本检测血糖、血酮、血钾、pH 等，并将检验结果及时通知主管医师。

（3）急救配合：①立即开放两条静脉通路，准确执行医嘱，确保液体和胰岛素的输入。②给予低流量持续吸氧。③患者绝对卧床休息，加强生活护理，注意保暖，尤须加强皮肤、口腔护理。④昏迷者按昏迷常规护理。

3.预防视网膜病变的护理

严格控制血糖，定期到医院检查眼底。患者出现视物模糊时，应减少活动，保持大便通畅，避免用力排便，防止发生视网膜剥离。患者视力下降时，注意加强日常生活的协助和安全，以防意外，如将日常用物放在患者随手可及范围内，移去环境中障碍物，鼓励患者触摸去熟悉环境等。

4.预防糖尿病足的护理

（1）评估患者有无足溃疡的危险因素：每天检查患者双足 1 次，观察足部皮肤有无颜色、温度改变及足背动脉搏动情况，注意检查趾甲、趾间、足底部皮肤有无鸡眼、甲沟炎、甲癣，是否发生红肿、溃疡、坏死等损伤。了解足部感觉，定期做足部感觉的测试，如关节位置觉、振动觉、痛觉、温度觉、触觉和压力觉，评估患者是否出现保护性感觉丧失，以判断足溃疡的危险性。

（2）保持足部清洁：若足部皮肤干燥，清洁后可涂用护肤脂，但不可常用，以免皮肤过度浸软。

（3）预防外伤：指导患者避免赤脚走路，以防刺伤；袜子宜透气散热好及弹性好的棉毛之品；鞋子宜轻巧柔软、前端宽大，保持里衬的平整和清除可能的异物；对有视力障碍的患者，应由他人帮助修剪指甲，指甲应与脚趾平齐，避免修剪得太短；冬天使用热水袋等热疗时谨防烫伤，同时应注意预防冻伤。

（四）用药护理

1.口服降糖药

（1）磺脲类：应从小剂量开始，于早餐前半小时口服。该药的主要不良反应是低血糖，少见有肠道反应、皮肤瘙痒、胆汁淤滞性黄疸、肝功能损害、再生障碍性贫血、溶血性贫血、血小板减少等。此外，还应注意水杨酸类、磺胺类、保泰松、利舍平、β 受体阻滞剂等，可通过减弱葡萄糖异生，降低磺脲与血浆蛋白结合，降低药物在肝的代谢和肾的排泄等机制，增强磺脲类降糖药的作用。而噻嗪类利尿药、呋塞米、依他尼酸（利尿酸）、糖皮质激素等，因抑制胰岛素释放，或拮抗胰岛素作用，或促进磺脲类降糖药在肝降解等，可降低磺脲类降血糖的作用。

（2）双胍类：常见不良反应是胃肠反应，表现为口干苦、金属味、厌食、恶心、呕吐等，应于进餐时或餐后服药，从小剂量开始，逐渐增加剂量。

（3）其他：α-葡萄糖苷酶抑制剂可于进餐前即刻整片溶服或与第一口饭同时咀嚼服用，服用后常有腹部胀气等症状；瑞格列奈应于餐前口服，不进餐不服用；噻唑烷二酮主要不良反应为水肿，有心力衰竭倾向和肝病者应注意观察。

2.胰岛素

(1)胰岛素的注射途径:

1)静脉点滴:通常以每小时每千克体重 0.1U 的速度静脉滴注,以降低血糖。

2)皮下注射:有胰岛素专用注射器、胰岛素笔和胰岛素泵 3 种。专用于胰岛素注射的 1mL 注射器消除了普通 1mL 注射器注射无效腔较大的缺点,并且注射器上直接标注胰岛素单位,有利于减少发生剂量错误;胰岛素笔是一种笔式注射器,胰岛素笔芯直接装入笔内,不需抽取,易于携带,对老年患者、经常外出的患者尤为方便;使用胰岛素泵时,将短效或超短效胰岛素装入其储药器内,按预先设定的程序注入体内,特点是模拟胰岛 β 细胞生理分泌,亦可餐前追加负荷量。

(2)使用胰岛素的注意事项:

1)胰岛素的保存:未开封的胰岛素保存温度为 4~8℃。正在使用的胰岛素可以在常温环境下(20℃左右,不超过 28℃)可保存 28 天,无须放入冰箱,应避免过热、过冷、太阳直晒。

2)准确用药:熟悉各种胰岛素的名称、剂型及作用特点;准确执行医嘱,做到制剂、种类正,剂量准确,按时注射。使用短效人胰岛素或含短效与中效成分的预混入胰岛素须在餐前 30min 进行注射。

3)注射胰岛素应严格无菌操作,防止发生感染。

4)混合胰岛素配制方法:自行混合两种剂型胰岛素时,先抽短效胰岛素,再抽中效或长效胰岛素,而后摇匀,以免将长效胰岛素混入短效内,影响其速效性。

5)注射部位的选择与更换:人体适合皮下注射胰岛素的部位是上臂外侧、腹部、大腿外侧和臀部。速效胰岛素类似物可注射在以上 4 个注射部位;短效人胰岛素理想的注射部位为腹部;中长效胰岛素(例如睡前注射的中效胰岛素)或长效胰岛素类似物理想的注射部位为大腿、臀部;预混入胰岛素或预混胰岛素类似物理想的注射部位为(早晨)腹部,(傍晚)大腿或臀部。注射部位要经常更换,长期注射同一部位可能导致局部皮下脂肪萎缩或增生,局部硬结。如在同一区域注射,必须与上一次注射部位相距 2cm 以上。

6)注意监测血糖,如持续高血糖或血糖波动过大,应及时通知医生。

(3)胰岛素不良反应的观察及处理:胰岛素不良反应包括如下。

1)低血糖反应(见对症护理:低血糖反应的护理)。

2)过敏反应:由于胰岛素是一种蛋白质,当制剂不纯时可引起过敏反应,如荨麻疹、血管神经性水肿,甚至过敏性休克。处理措施包括更换胰岛素制剂种类,使用抗组胺药和糖皮质激素等,严重过敏反应者需停止或暂时中断胰岛素治疗。

3)注射部位皮下脂肪萎缩、硬结:采用多部位交替皮下注射可预防其发生。停止该部位注射后,硬结多可缓慢自然恢复。

(五)心理护理

了解患者及家属对疾病的认识程度,注意观察患者的心理变化,避免心理刺激。

九、健康教育

(一)生活指导

指导患者注意个人卫生,保持全身和局部清洁。

（1）皮肤护理：检测血糖和注射胰岛素时应严格遵守无菌原则，防止皮肤及皮下组织感染；指导患者勤换衣服，选择质地柔软、宽松的衣服，避免摩擦损伤皮肤；经常用中性肥皂和温水清洁皮肤，勤洗澡，常按摩皮肤促进局部血液循环；如有外伤或皮肤感染时，嘱患者不要搔抓皮肤。

（2）保持口腔清洁，睡前、早起后刷牙，饭后漱口，防牙周及口腔黏膜感染。

（3）会阴护理：女性患者要特别注意外阴部清洁，以防止或减少瘙痒和湿疹发生，防泌尿道逆行感染。

（二）疾病知识指导

应对患者和家属耐心宣教，让其了解糖尿病的基础知识和治疗控制要求，指导患者保持情绪稳定，生活应规律，戒烟和烈性酒，加强足部护理，防止损伤，预防感染等。应对患者和家属耐心宣教，提高患者对治疗的依从性，在医务人员指导下，长期坚持合理治疗，按需要调整治疗方案，如肥胖患者在治疗措施适当的前提下，体重不下降，应进一步减少饮食总热量；体形消瘦的患者，在治疗中体重有所恢复，其饮食方案也应适当调整，避免体重继续增加。让患者了解糖尿病强调饮食治疗与运动疗法的重要性。了解糖尿病的控制目标。学会测定尿糖或正确使用便携式血糖仪，学会胰岛素注射技术。掌握医学营养治疗的具体措施和体育锻炼的具体要求，使用降血糖药物的注意事项，指导患者识别常用药物的不良反应如低血糖等，并教会处理方法。随身携带糖尿病治疗卡，以便患者发生昏迷时及时得到救治。

（三）疾病检测指导

定期门诊复查，不断检测病情变化，以了解病情控制情况，及时调整用药剂量。检测项目：①定期检测血糖，血糖控制平稳者，每周测 7 个点的血糖（三餐前后及睡前）；血糖控制差的，每天测 4～7 次。②一般每 2～3 月复检 $GHbA_{1c}$。③血压至少每月检查一次。④体重每 1～3 个月测一次。⑤如原有血脂异常，每 1～2 月监测 1 次，如原无异常每 6～12 月监测 1 次即可。⑥尿微量白蛋白每 6 个月检测一次。⑦眼底检查每 6 个月检查一次。⑧每年全身检查 1 次，如查心血管及神经系统功能等，以便尽早防治慢性并发症。

第四章 神经外科疾病的护理

第一节 神经外科常用护理技术操作

一、心肺复苏术

(一)物品准备

胸外按压板、脚踏凳、纱布2块、手电筒、记录单、医疗垃圾桶、手消液、自备手表。

(二)操作步骤

(1)双手轻拍患者双肩,于两耳边呼叫患者,判断意识,无反应。

(2)通知医师,记录时间(计时开始),将患者置于复苏体位。

(3)清除口鼻分泌物或异物,有义齿取下,开放气道。

(4)判断颈动脉搏动,颈动脉无搏动,胸外按压30次。

(5)口对口人工呼吸:开放气道,送气时捏住患者鼻翼两侧,呼气时松开,送气间为1s,并观察送气时胸廓有无起伏。

(6)胸外按压与人工通气比例为30∶2。

(7)5个循环后判断患者呼吸及颈动脉搏动。

(8)开放气道(仰头举颌法),同时触摸颈动脉搏动10s。

(9)复苏指征:颈动脉有搏动,自主呼吸恢复,胸廓有起伏,口唇及颜面、甲床发绀减轻,皮肤色泽转为红润,观察瞳孔缩小、对光反射恢复。

(10)报告:复苏成功(计时结束)。

(11)记录与报告时间。

(12)恢复舒适体位。

(13)按六步洗手法洗手。

(14)记录。

二、鼻饲术

(一)物品准备

治疗碗、压舌板、镊子、胃管、注射器、纱布、治疗巾、液状石蜡、棉签、胶布、别针、弯盘、听诊器、手电筒、温开水、水杯、鼻饲饮食、手消液。

(二)操作步骤

(1)洗手,戴口罩,查对,告知。

(2)协助患者取舒适体位,颌下放治疗巾,备胶布,治疗碗内放温水。

(3)清洁鼻腔,检查胃管是否通畅,胃管放入弯盘置于患者颌下。

(4)测量长度,做标记(鼻尖到耳垂到剑突长度),液状石蜡纱布润滑胃管前端。

(5)右手纱布托住胃管前端,沿一侧鼻孔缓缓插入,插至 14～16cm 时嘱患者吞咽。

(6)插入 45～55cm 时用注射器抽吸胃液,确定胃管位置。

(7)固定胃管。

(8)一手反折胃管,一手用注射器抽吸少量温开水注入胃内。

(9)缓慢注入药液或营养液。

(10)再注入少量温开水(20～50mL)。

(11)反折胃管末端,用纱布包好。

(12)协助患者取舒适体位。

(13)整理用物,洗手,摘口罩。

三、氧气吸入术

(一)物品准备

氧气装置(氧气表、湿化瓶、导管)、治疗盘、弯盘、纱布、鼻塞吸氧管、湿化瓶用水、小药杯 1 个(装湿化水)、棉签、胶布、记录单、别针、手消液。

(二)操作步骤

(1)洗手,戴口罩。

(2)备齐物品端至床旁,查对,解释,移凳,取湿化瓶,用水倾倒于湿化瓶内。

(3)检查有无胶圈并装湿化瓶,安装流量表,检查装置是否良好并报告。

(4)检查鼻腔通气情况,清洁湿润鼻腔,备胶布。

(5)连接鼻塞吸氧管于湿化瓶导管上,开流量表,检查氧气装置。

(6)调至所需流量(常用 2～4L/min),湿润鼻塞吸氧管前端,插鼻塞吸氧管于一侧鼻腔,胶布固定鼻塞或吸氧管。

(7)别针固定导管,记录吸氧时间及流量,并将记录单挂于氧气表上。

(8)向患者交代注意事项,洗手。

(9)停止吸氧:手托弯盘(内有纱布)至床旁,查对解释。

(10)取下别针,拔出鼻塞吸氧管,分离鼻塞吸氧管,并放于弯盘中。

(11)关流量表,记录停止吸氧时间,移回小凳。

(12)撤离氧气装置并放于弯盘内。

(13)整理用物,洗手。

(14)口述:分离吸氧装置,湿化瓶初消后,清水冲洗干净,待干备用,流量表酒精擦拭,待干备用。

四、雾化吸入术

(一)物品准备

治疗车、治疗本、一次性简易喷雾器、中心供氧装置(氧气流量表)、基础治疗盘(治疗巾、10mL 注射器、雾化液、纱布、一次性压舌板)、手电筒、弯盘 2 个、一次性垫巾、漱口杯、生理盐水、初消桶、手消液、污物桶。

(二)操作步骤

(1)洗手,戴口罩,检查物品有效期。

(2)生理盐水倒于漱口杯内,备齐物品,推车至患者床旁。

(3)查对,向患者解释,移凳。

(4)检查口腔(无红肿、无破溃),垫垫巾,协助患者漱口。

(5)教会患者深吸气、换气(用口深吸气,停留2s,用鼻腔均匀呼气)。

(6)安装、检查氧气装置,打开一次性简易喷雾器并取出连接,取雾化吸入液,启开瓶盖,消毒瓶口,打开注射器,抽吸雾化吸入液10mL,将7～10mL雾化吸入液加入一次性简易喷雾器内。

(7)与氧气装置相连接,打开氧气开关,调试氧气流量6～10L/min。

(8)嘱患者将口含嘴含于口中,观察吸入情况。

(9)查对并向患者交代注意事项,将凳移回原处。

(10)整理用物,洗手,记录(雾化吸入的时间及吸入药物的名称)。

五、经口鼻吸痰术

(一)物品准备

中心负压吸引装置(负压表、导管、负压瓶,瓶内置有100mL初消液)或电动吸引器、生理盐水2瓶(无菌生理盐水与清洁生理盐水各1瓶)、注射器针头帽、治疗盘、弯盘、纱布、一次性吸痰管、启瓶器、初消桶、压舌板、开口器及舌钳、手消液。

(二)操作步骤

(1)洗手,戴口罩。

(2)取密闭无菌生理盐水瓶并检查瓶口有无松动,除尘,检查液体质量。

(3)标明用途与开瓶日期(无菌生理盐水润滑用,开瓶后24h内有效),启开并去除铝盖,去除清洁生理盐水瓶塞。

(4)备齐物品,推车至患者床旁,呼叫患者,查对解释。

(5)安装负压吸引装置,检查负压吸引装置(范围0.04～0.06),用注射器针头帽封闭负压吸引管前端。

(6)两瓶生理盐水置于床头桌上,无菌生理盐水放置远离患者端并取下瓶塞。

(7)打开一次性吸痰管外包装,右手戴手套,取出吸痰管,吸痰管与负压导管相连接。

(8)吸痰管浸入无菌生理盐水瓶内,润滑前端,并试吸100mL生理盐水。

(9)阻断吸力,缓缓将吸痰管插入患者鼻腔10～15cm,放开阻断,将吸痰管自下而上左右旋转、缓慢上提(时间小于15s)吸净痰液。

(10)在清洁生理盐水瓶内冲洗吸痰管,如病情需要,更换吸痰管,按上述方法重复吸痰。

(11)分离吸痰管,脱手套(使手套反折将吸痰管包于手套内),手套和吸痰管放入黄色垃圾袋内,用注射器针头帽封闭负压吸引管前端。

(12)擦拭患者鼻、面部,交代注意事项,推车回治疗室,整理用物,洗手,记录吸出痰液的性质及量,操作完毕。

六、经气管切开处吸痰术

(一)物品准备

一次性垫巾、一次性吸痰管(粗细、长度适中,直径不超过气管套管内径的1/2,一般选择

12 号吸痰管)、无菌生理盐水和清洁生理盐水、无菌生理盐水或 5% 的碳酸氢钠注射液(气管点药用)、一次性注射器、负压吸引器和痰桶、垃圾桶(内套黄色垃圾袋)。

(二)操作步骤

(1)洗手,戴口罩,检查吸痰管。

(2)取密闭无菌生理盐水,除尘,检查液体质量。

(3)标明液体用途与开瓶日期(24h 有效),启开并除去铝盖,去除清洁盐水瓶塞。

(4)备齐用物至患者床前,呼叫患者并解释。

(5)安装负压吸引装置,检查负压吸引装置,用注射器针头帽封闭负压吸引管前端。

(6)将两瓶生理盐水放置床头桌上,打开一次性吸痰管外包装。

(7)洗手,右手戴手套并取出吸痰管,吸痰管与负压吸引器相连接。

(8)吸痰管浸入无菌生理盐水瓶内,润滑前端,并试吸 100mL 生理盐水。

(9)阻断吸力,缓慢将吸痰管插入气管切开内套管 5～7cm(插入鼻腔 10～15cm),放开阻断,将吸痰管自下而上左右旋转、缓慢上提吸净痰液,清洁盐水瓶内冲洗吸痰管(如有需要,更换吸痰管,按上述方法吸痰)。

(10)分离吸痰管,脱手套(使手套反折,将吸痰管包于手套内)。

(11)手套和吸痰管放入黄色垃圾袋内,用注射器针头帽封闭负压吸引管前端。

(12)擦拭患者气管切口处皮肤,交代注意事项,推车回治疗室,整理用物,洗手。

七、胃肠减压术

(一)物品准备

治疗盘、治疗碗内盛生理盐水、治疗巾、一次性胃管、20mL 注射器、液状石蜡、纱布、棉签、胶布、镊子、止血钳、弯盘、压舌板、听诊器、胃肠减压器、手消液。

(二)操作步骤

(1)洗手,戴口罩,备齐用物,推治疗车至患者床旁,查对,告知,移凳。

(2)检查一次性负压吸引器性能,保持负压状态,患者取坐位或仰卧位。

(3)颌下垫治疗巾,检查鼻腔,检查胃管,胃管放入弯盘,置于患者颌下。

(4)测量长度做标记(鼻尖到耳垂到剑突长度),液状石蜡纱布润滑胃管前端。

(5)右手用纱布托住胃管前端,沿一侧鼻孔缓缓插入,插至 14～16cm 时嘱患者吞咽,插入55cm 时用注射器抽吸胃液,确定胃管位置。

(6)固定胃管,胃管末端与一次性负压吸引器连接,固定导管。

(7)交代注意事项,协助患者取舒适卧位,移凳,整理用物,洗手,摘口罩。

(8)停止胃肠减压,洗手,戴口罩。

(9)端治疗盘(弯盘、纱布、治疗本)至患者床旁,查对,解释,移凳。

(10)弯盘置于患者颌下,分离胃管与一次性负压吸引器。

(11)堵塞胃管末端及负压吸引器接头,去除胶布。

(12)纱布包裹鼻孔处胃管,边拔边擦胃管。

(13)胃管拔出到达咽部时,嘱患者屏气并快速拔出,放入弯盘,清洁面部,去除胶布痕迹,协助患者取舒适卧位,移凳,整理用物,洗手,摘口罩。

八、女患者导尿术

(一)物品准备

治疗车、导尿包、手消液、垃圾桶(内套黄色垃圾袋)、一次性垫巾。

(二)操作步骤

(1)评估患者,告知、检查手消液的有效期,洗手,戴口罩。

(2)检查导尿包外包装与有效期,备齐物品,推车至患者床旁,遮挡患者。

(3)取仰卧位,站在患者右侧,协助患者脱去对侧裤腿,盖在近侧腿部。

(4)暴露会阴部,双腿自然分开,垫一次性垫巾,打开导尿包外包装。

(5)左手戴手套,用9个棉球自上而下、由外向内分别消毒阴阜及左右大腿内侧,大、小阴唇及前庭,尿道口至肛门。

(6)将消毒所用物品放于黄色垃圾袋内,脱手套。

(7)打开导尿包内层,戴无菌手套,铺洞巾,将导尿物品置于洞巾上。

(8)尿袋与尿管连接,润滑导尿管前端,用4个棉球由内向外再次消毒。

(9)轻插导尿管6~8cm,直到尿液流出后再插入1~2cm。

(10)确定导尿管插入后,向气囊内注入10mL生理盐水。

(11)向外轻拉导尿管,确定气囊顶住膀胱出口,导尿管不会脱出。

(12)撤洞巾,脱手套,撤垫巾,将尿袋固定在患者床旁。

(13)协助患者穿好裤子。

(14)整理床单位,交代注意事项,整理用物,洗手,记录。

(15)口述记录尿液的性质、量及导尿时间、尿袋的到期时间。

第二节　头皮疾病患者的护理

一、头皮感染

头皮感染多为伤后初期处理不当所致,常在皮下组织层发生感染。若处理不善,患者头皮可发生坏死,或向深部侵袭,引起颅骨骨髓炎、硬脑膜外积脓,甚至导致硬脑膜下积液和脑脓肿。

(一)临床表现

头皮感染表现为局部红、肿、热、痛,耳前、耳后或枕下淋巴结肿大及压痛,由于头皮有纤维隔与帽状腱膜相连,故炎症区张力较高,患者常伴有全身畏寒、发热等中毒症状,严重感染可通过血管侵入颅骨和(或)颅内。

(二)辅助检查

1.血常规检查

检查结果可见白细胞增多,局部积液及脓液细菌培养结果呈阳性。化脓菌多为葡萄球菌、链球菌及厌氧菌。

2.影像学检查

可明确有无颅内受损及有无颅内脓肿形成,有无颅骨骨折。

(三)治疗

1.非手术治疗

早期予以抗生素及局部热敷,选择对常见感染细菌敏感的抗生素进行静脉滴注,局部伤口用含有抗生素的生理盐水冲洗。以后根据药敏试验结果选择敏感抗生素。

2.手术治疗

患者一旦有脓肿形成,应及时切开排脓。

(四)护理评估

1.健康史

了解患者一般情况,包括患者年龄、职业、民族、嗜好、有无呕吐、饮食是否符合营养要求、有无食物过敏、睡眠是否正常、有无尿便异常、日常生活是否能自理。了解患者起病情况,患者的起病方式或首发症状,头部是否受过外伤,局部伤口有无经过清创处理,是否接受破伤风抗毒素注射。患者是否曾患结核、肝炎等传染病,是否到过或生活在疫区,有无高血压、心脏病、糖尿病,是否曾进行或正在进行治疗,用药情况如何,有无手术禁忌,家庭成员的健康状况。

2.身体状况

(1)观察患者的意识、瞳孔、生命体征:头皮浅层感染时,患者意识、瞳孔正常;患者出现意识障碍、瞳孔改变时,提示颅内感染。单纯头皮感染对患者的体温、脉搏、呼吸、血压无明显影响;有脓肿形成时,患者体温升高,脉搏、呼吸加快,血压升高。患者如体温不升、脉搏加快、呼吸浅快、血压偏低,常提示感染性休克。

(2)评估患者局部情况:观察患者局部伤口,评估创面大小,局部有无脓肿形成,有无红、肿、热、痛,耳前、耳后淋巴结有无肿大及压痛。患者出现眼睑水肿时,可提示帽状腱膜下脓肿形成。

3.心理与社会状况

了解患者文化程度、居家环境、宗教信仰、住址、家庭成员、患者在家中的地位和作用,了解患者的经济情况及费用支付方式,患者家庭成员及患者对疾病的认识,以及他们对康复的期望值,以便进行心理疏导和鼓励。

(五)常见的护理诊断/问题

1.恐惧

与担心疾病的预后有关。

2.舒适的改变

与头部外伤带来的局部不适有关。

3.体温异常

与感染有关。

4.知识缺乏

缺乏头皮感染相关的自我保健知识。

(六)护理措施

1.术前护理

(1)饮食护理:患者因发热,机体代谢加快,消耗增加,应给予高热量、高蛋白饮食,如禽、蛋、鱼、肉类,以补充热量、加快伤口愈合。注意保证食物新鲜、清洁、易消化。

(2)体位护理:①术前应保证充足的睡眠,以利于增进食欲,恢复体力,增强机体抵抗力,患者睡眠休息时应尽量减少探视;②颅内压增高患者需绝对卧床休息,卧床时抬高床头 15°~30°,以利于颅内静脉回流,降低颅压。避免导致颅压增高的因素,如咳嗽、用力排便、情绪激动等,无颅内压增高患者可取自由卧位;③有癫痫发作史的患者服药不可中断,发作时四肢关节处加以保护,以防脱臼、骨折,拉好床档,以防坠床;④训练床上排便,避免术后因不习惯在床上排便而引起便秘、尿潴留。

(3)心理护理:头部外伤史、局部红肿热痛、对预后的担心等因素导致患者产生恐惧的心理反应。应通过与患者及其家属的交流,观察了解其心理反应,针对不同的原因给予相应的心理指导。①同情、关心并细心照顾患者;②耐心倾听患者的主观感受,头痛不能忍受者遵医嘱予以镇痛药;③宣教本病相关知识,如感染发热的原因、抗生素的治疗作用等;④提供本病治愈病例的相关信息,激发患者配合治疗的信心。

(4)症状护理:

1)头痛:头痛是头皮纤维隔与帽状腱膜相连,使炎症区张力较高所致。①予以局部冷敷或镇痛药减轻疼痛。②剧烈头痛伴有恶心呕吐等表现时,应及时报告医师,进一步了解是否有颅内感染。

2)发热:患者体温升高是病原菌毒性产物作用于机体所致,可伴有全身畏寒等中毒症状。应做好以下护理:①及时采用冰敷、温水擦浴等物理降温措施,并指导患者不可自行移动冰敷位置,以免影响降温效果。及时更换冰袋,定期测量体温,以观察降温效果。降温期间患者如有畏寒或寒战,应及时报告医师做好对应处理。②高热使患者食欲差、抵抗力低,应做好口腔护理,维持口腔正常功能,防止口腔感染。③做好皮肤护理,以维持皮肤完整性,防止压疮形成。④正确采集标本送检,观察药物效果及药物对患者有无不良反应,为医师选择药物提供准确的临床资料。

(5)术前准备:常规术前准备如下所述,头部皮肤准备时保护创面。

1)皮肤准备:剃光头后用肥皂水和热水洗净并用络合碘消毒,以免术后伤口或颅内感染;天冷时,备皮后戴帽子,以防感冒。

2)下列情况暂不宜手术:术前半月内服用阿司匹林类药物、女性患者月经来潮,以免导致术中出血不止,术后伤口或颅内继发性出血;感冒发热、咳嗽,使机体抵抗力降低,呼吸道分泌物增加,易导致术后肺部感染。

3)术晨准备:取下活动义齿和贵重物品并妥善保管;指导患者排空尿、便;术前 30min 予以手术前用药;备好术中用药、病历等用物;有脑室引流者进手术室前要关闭引流管,并包以无菌纱布,进手术室途中不要随意松动调节夹,以免体位改变造成引流过量、逆行感染或颅内出血。

2.术后护理

(1)饮食护理:头皮感染手术多在局部麻醉下进行,对胃肠道功能影响很小,故术后 2h 即可进食,应给予高热量、高蛋白饮食,以补充热量,促进伤口愈合。

(2)体位护理:麻醉未清醒前去枕平卧,头偏向健侧,以防呕吐物吸入呼吸道。清醒后,血压平稳者抬高床头 15°～30°,以利颅内静脉回流。

(3)心理护理:患者术后会因手术创伤、伤口疼痛、伤口引流等被限制活动,从而产生孤独、无助感。①指导患者正确配合,向患者解释各种管道的作用,保持管道的通畅。②安排亲友探视,指导其安慰、鼓励患者,使患者消除孤独感。③告知患者头痛是伤口疼痛,不要紧张,必要时给予镇痛药。

(4)管道护理:向患者做好健康宣教,保持引流管通畅,防止引流管在患者翻身时扭曲、脱出;同时应注意引流袋悬挂的位置与高度,以防止逆行感染;观察引流情况,及时发现管腔堵塞,并报告医师遵医嘱进行相应处理。冲洗引流时注意无菌操作,保持冲入量与引流量一致;4～6d拔管,拔管后观察局部有无渗液、渗血。

(5)症状护理:见本节"术前护理"内容。

(七)健康教育

(1)指导患者进食高蛋白、高热量、易消化的食物,以增强其机体抵抗力,促进康复。

(2)宣教患者保护局部皮肤,新愈创面不可抓挠,防止感染。

(3)出现原有症状或原有症状加重时,应及时就诊。

(4)出院后 3 个月复查。

二、头皮良性肿瘤

头皮良性肿瘤是指发生于头皮各层结构的良性肿瘤,包括血管瘤、神经纤维瘤等。血管瘤起源于血管,常在出生后出现或被发现,随小儿成长而增大,压之退色,松手后恢复原状,蔓状血管瘤宜尽早手术;神经纤维瘤可发生在头皮各部分,或发自神经干或起源于其末梢,但均依附于神经,男性发病率略高于女性。除神经纤维瘤病外,肿瘤多为单个,生长缓慢,凡局部有疼痛或位于枕、额部影响功能和容貌者,宜早日施行切除术。头皮神经纤维瘤切除时因无顾及功能障碍之忧,一般能彻底切除,对巨大肿瘤则应尽量减少术中失血,并需行植皮手术。

(一)临床表现

1.头皮血管瘤

(1)毛细血管瘤:又称草莓状痣,多见于女婴。表现为大小及形状各异的红斑,高出皮肤,呈草莓状分叶,边界清楚,质软,为葡萄酒色或鲜红色,压之退色。部分在出生后 1 年内自动消失。

(2)海绵状血管瘤:常在出生时或出生后不久发生,成人少见。血管瘤多位于头皮深部,呈球状,隆起于头皮表面,大小与形状各异,头皮颜色可正常或呈紫蓝色。肿瘤边界不清,触之柔软,有弹性,头低位时较易充盈、隆起,抬头后消失。

(3)蔓状血管瘤:青壮年多见,常有外伤史。肿瘤为局限性色块,由较粗大的迂曲血管构成,外观呈蚯蚓状或条索状,多属静脉血管。病变多位于皮下或肌肉内,也可侵及颅骨,范围广,可触到连珠状迂曲而粗大的血管及搏动。

2.头皮神经纤维瘤

(1)神经纤维瘤：常为单发，瘤体较小，边界清楚，肿瘤质韧、光滑，可在皮下活动。肿瘤为实质性，圆形或梭状，多见于上颈段神经的分布区。有自发性疼痛或触压引起相应神经分布区的麻木感及传导性疼痛。

(2)神经纤维瘤病：为散布全身各处、大小不一的皮下、沿神经干分布的无痛性结节，肿瘤多呈梭形，有传导性疼痛。神经纤维瘤病在头皮常见于三叉神经和枕大神经的分布区。常有家族史。

(3)神经鞘瘤：沿周围神经或脑神经分布，多为单发，常见于头皮和四肢皮下，偶见于躯干和内脏。

(二)辅助检查

了解辅助检查情况，以评估患者心、肺、肾功能及是否有手术禁忌证；明确肿瘤的部位，较大血管瘤宜先做血管造影，自供血动脉内或局部注入造影剂，以了解其确切范围，利于术中控制出血和彻底清除病灶。

(三)治疗

1.手术治疗

巨大血管瘤或头皮血管瘤影响容貌者宜手术治疗，神经纤维瘤局部有疼痛或影响功能和美容者宜早日手术。蔓状血管瘤必要时先行一侧颈外动脉结扎或在瘤周围行头皮全层缝扎。

2.非手术治疗

血管瘤术后若留有残余，可辅以放疗和局部注射硬化剂。

(四)护理评估

1.健康史

了解患者的文化程度、居家环境、宗教信仰、住址、家庭成员及以往病史。

2.身体状况

(1)询问患者起病情况、起病方式或首发症状：毛细血管瘤多见于女婴，一般出现在出生后数天，逐渐增大，1年内可长到极限，之后常停止生长。损害多为1个到数个，直径2~4cm，高出皮肤，呈草莓状分叶，边界清楚，质软，呈葡萄酒色或鲜红色，压之退色，生长在发际内者可因密集的毛囊影响呈暗色。海绵状血管瘤多发生在出生时或出生后不久，成人较少见，损害多见于睑裂附近，随小儿成长而增大，局部呈隆起肿块，边界不清楚，质软有弹性，呈紫红色，手压后可缩小，放手后恢复原状，瘤体较大时可有沉重感或隐痛。神经纤维瘤常为单发，瘤体较小，边界清楚，可在皮下活动，实质性，有弹性，呈圆形或梭状，长轴与神经干方向一致，表面皮肤一般正常。

(2)观察患者的意识、瞳孔、生命体征：头皮血管瘤和单纯神经纤维瘤未侵犯颅内组织不会引起意识和瞳孔的改变。但当患者出现面色苍白、脉搏快、血压低等出血征象或硬物刺伤肿块引起出血时，应及时报告医师并遵医嘱进行相应处理。

3.心理与社会状况

了解患者的经济情况及费用支付方式，患者家庭成员及患者对疾病的认识以及他们对康复的期望值，以便有针对性地进行心理疏导和鼓励。

（五）常见的护理诊断/问题

1.恐惧

与担心疾病的预后有关。

2.知识缺乏

缺乏头皮肿瘤的相关知识。

3.潜在并发症

感染。

（六）护理措施

1.术前护理

（1）饮食护理：进食鱼、蛋、肉等高蛋白、高热量、富营养、易消化的清淡饮食，以提高机体抵抗力和术后组织修复能力。术前2周戒烟酒，以避免烟酒刺激呼吸道黏膜，引起上呼吸道感染，使呼吸道分泌物增加而影响手术和麻醉。术前禁食10~12h，禁饮6~8h，以免麻醉后呕吐造成误吸，引起窒息。

（2）体位护理：见"头皮疾病"中"头皮感染"的相关内容。

（3）心理护理：患者可因头皮肿块影响容貌而产生自卑心理，同时因知识的缺乏及对术后情况的未知等因素而产生焦虑、恐惧的心理反应，应通过与患者及家属的多方面交流，观察了解其心理状况，并针对不同的原因进行相应的心理护理。应做到：同情并关心患者，耐心倾听患者的主诉；宣教手术切除肿瘤有关知识；为患者提供本病治愈病例的信息，激发其信心，消除负面心理反应对患者的影响。

2.术后护理

（1）心理护理：患者可因术后手术创伤、伤口疼痛、导尿管、静脉输液等各种管道而被限制活动，会产生孤独、恐惧的心理反应，在护理工作中应做到以下几点。①指导患者正确配合，并及时了解患者的心理状况，安排亲友探视，必要时陪护患者，指导其亲友鼓励安慰患者，分担患者的痛苦，使患者消除孤独感。②保持各种管道的通畅，防止折叠、脱出，以减少插管、穿刺等物理刺激给患者造成的恐惧，并宣教各种管道的自我护理方法。③患者伤口疼痛时应关心体贴患者，消除紧张、恐惧感，并指导患者通过与亲友交谈、听音乐、保证充足睡眠等方式分散注意力，减轻疼痛。必要时遵医嘱给予镇痛药减轻疼痛。

（2）饮食护理：局部麻醉患者4h后可进食流质，并逐渐过渡到普通饮食。全身麻醉患者麻醉清醒后4~6h内禁食，以免引起呕吐。患者口渴时应做好解释，并用棉签蘸水湿润嘴唇，以缓解口渴感。麻醉清醒4~6h后无呕吐者可进食少量不产气流质，如米汤、菜汤，不宜进食牛奶，以免引起肠胀气，如无不适，次日可进食少油汤类、牛奶，并逐渐过渡到半流食、软食、普食。

（3）体位护理。

（4）潜在并发症——感染的护理：注意患者的体温变化，患者出现发热，伤口红、肿、热、痛等炎症反应时，提示伤口感染。伤口感染未及时控制，患者出现意识、瞳孔改变，提示并发颅内感染，应报告医师并协助其及时处理。

(七)健康教育

1.心理指导

巨大头皮血管瘤切除术后有可能遗留瘢痕,影响美容,少数神经纤维瘤病和神经鞘瘤有恶变的可能,这些因素都会给患者带来负面的心理反应。

(1)通过和患者及家属的交流了解患者的心理状况,以针对不同情况进行心理指导。

(2)指导患者留长发或戴假发,修饰自身形象,必要时指导患者去美容科或美容医院行头皮移植术。

(3)开导患者正视所患疾病恶变的可能性存在,但较少见,积极乐观的情绪有利于康复,而消极情绪是恶变的诱因之一。

2.饮食指导

进食高蛋白、富含营养、易消化的饮食,以增强机体抵抗力,促进康复。

3.就诊及复查

出现原有症状或手术部位红、肿、热、痛、积液、积脓时,应及时就诊。术后3～6个月门诊复查。

三、头皮恶性肿瘤

头皮恶性肿瘤有黑色素瘤、基底细胞癌、鳞状细胞癌、肉瘤。黑色素瘤多发生于皮肤或接近于皮肤的黏膜,好发于成年人,并随年龄增长而发病率提高。基底细胞癌又称基底细胞上皮瘤、侵蚀溃疡,是皮肤癌肿最常见类型之一,好发于头面部外露部位,多见于户外工作者和老年人,其特点是发展缓慢,呈浸润性生长,但很少有血行或淋巴转移。鳞状细胞癌简称鳞癌,起源于表皮或其附件,如皮脂腺导管、毛囊,多见于老年男性。头皮肉瘤起源于皮下软组织,包括纤维肉瘤、横纹肌肉瘤、脂肪肉瘤。纤维肉瘤一般来自皮下纤维组织或筋膜,枕颈部和眼眶部多见,患者多为成年人,开始为局部出现硬而无痛的结节,生长迅速,隆起明显并压迫头皮,使其萎缩,发生溃疡。横纹肌肉瘤仅见于颞部和枕部。脂肪肉瘤较少见。头皮恶性肿瘤以手术治疗为主,预后欠佳。

(一)临床表现

1.黑色素瘤

按其形态分为两型。

(1)结节型黑色素瘤:病变呈结节状,高出皮肤表面,颜色多为黑色,也可以为褐色、蓝黑色、灰白色或淡红色。周围绕以红晕,表面光滑,呈息肉状或菜花样,发展迅速,可自行溃破而渗血。此型很早便可发生转移,5年生存率仅为50%～60%。

(2)浅表型黑色素瘤:或称湿疹样癌,生长较慢,转移较迟,5年生存率为70%。

2.基底细胞癌

肿瘤初发时为有光泽或花纹状结节,表面逐渐破溃成边缘不整齐的溃疡,易出血,创面不易愈合。肿瘤生长缓慢,可向深部浸润发展,常破坏颅骨。肿瘤极少发生远处转移。

3.鳞状细胞癌

肿瘤发展缓慢,病程较长,早期为一疣状突起,逐渐形成硬结,并发展成乳头状。癌肿表面易出血,常感染化脓。肿瘤常浸润至周围正常组织,深部可达肌层和颅骨。

4.肉瘤

起源于皮下软组织,分为3类。

(1)纤维肉瘤:一般来自皮下纤维组织或筋膜,多见于四肢和躯干。枕颈部和眼眶部多见,开始为局部出现硬而无痛的结节,生长迅速,隆起明显并压迫头皮,使其萎缩发生溃疡。触之瘤质较硬,不活动,无痛,有胀感。

(2)横纹肌肉瘤:肿瘤质硬,不活动,发展迅速,常侵袭颅骨,肿瘤血液供应丰富。

(3)脂肪肉瘤:常无明显症状,或偶有压痛。肿瘤呈浸润性生长,瘤质较软,不活动,可累及头皮和颅骨。

(二)辅助检查

影像学检查以明确肿瘤的部位、性质、大小。

(三)治疗

1.手术治疗

手术是治疗头皮恶性肿瘤的主要方法。黑色素瘤与头皮鳞癌采用一次性手术切除,肉瘤多采用根治术。

2.非手术治疗

(1)放射治疗:基底细胞癌一般采用放射治疗。黑色素瘤浅表型和早期病变术后辅以放射治疗。不适宜手术或有手术禁忌的鳞癌也用放射治疗。可用X线治疗,根据病灶大小、深浅决定剂量与疗程。

(2)化学药物治疗:黑色素瘤已转移者,化疗可延缓病情恶化。无淋巴转移的头面部基底细胞癌多应用局部涂敷抗癌药。

(3)冷冻、激光治疗:适用于富于纤维成分、病灶不大的基底细胞癌。

(4)免疫治疗:应用自身肿瘤制成的疫苗行皮内注射,选用白介素-2、卡介苗接种、转移因子、淋巴因子激活的细胞等,以提高患者机体抵抗力。

(四)护理评估

1.健康史

了解患者文化程度、居家环境、宗教信仰、住址、家庭成员及以往病史,了解患者在家中的地位和作用。

2.身体状况

(1)询问患者起病方式和首发症状:黑色素瘤患者病变部位如有黑色素斑或黑痣,可因理发、洗发、瘙痒的反复刺激或长期戴帽压迫、摩擦,表皮糜烂,依附的毛发脱落,并逐渐增大,发生瘤变。基底细胞癌早期表现为局部皮肤略呈隆起,淡黄色或粉红色小结节,仅有针头或绿豆大小,有蜡涂光泽,质较硬,伴有毛细血管扩张,无压痛或疼痛。病变位于深层者,表皮皮肤略凹陷,失去正常皮肤的光泽和纹理。鳞癌多为继发,常在原有头皮的慢性溃疡、瘢痕等损害基础上癌变。

(2)了解有无神经功能受损:一般头皮恶性肿瘤未侵犯颅内组织时,无神经功能受损表现。

(3)了解有无肿瘤转移表现:结节型黑色素瘤很早发生转移,出现区域性淋巴结肿大,并常转移到肺、脑、肝等器官,浅表型黑色素瘤则转移较迟。深在型鳞癌病变发展较快,并向深层浸润,可达颅骨,可有早期区域性淋巴结转移,也有经血行转移者,但罕见。收集这些资料,可为制订和选择治疗护理方案提供重要依据。

3.心理与社会状况

了解患者的经济情况及费用支付方式、患者家庭成员以及患者对疾病的认识和对康复的期望值,以便进行心理疏导和鼓励。

(五)常见的护理诊断/问题

1.恐惧

与担心疾病的预后有关。

2.知识缺乏

缺乏头皮恶性肿瘤的相关知识。

3.潜在并发症

感染、营养不良。

(六)护理措施

1.术前护理

(1)体位护理:取自由卧位,晚期患者应协助改变卧位,每2h翻身1次,防止压疮形成。

(2)症状护理:患者肿瘤局部出现糜烂、溃疡、感染或局部淋巴结肿大,提示病情加重,应及时报告医师处理。保持皮肤清洁,必要时局部换药,每天1～2次,防止感染。

(3)心理护理:局部肿块、疼痛、肿块性质未定、高额的医疗费用和手术的威胁及术后情况的未知,可使患者产生恐惧、焦虑的心理反应,应通过与患者及家属多方面的交流了解其心理特点,对不同原因进行心理指导。

(4)饮食护理:患者可因焦虑、恐惧及肿瘤对机体的影响,出现食欲下降,或肿瘤后期、肿瘤转移患者呈恶病质。鼓励患者进食高营养、富含蛋白质、易消化的食物,以保证机体需要量的供给及提高机体对手术和放疗、化疗的耐受力。根据患者的饮食习惯,制作色、香、味俱佳的菜肴。消化吸收差的患者,宜采用少食多餐的方法进食。严重恶病质不能经口进食者,遵医嘱静脉补充营养,并做好口腔护理。

2.术后护理

(1)饮食护理:①营养均衡:保证蛋白质、脂肪、碳水化合物、维生素和矿物质的摄入。②清淡饮食:避免辛辣、油腻、刺激性食物,减少对头皮的刺激。③增加水分摄入:多喝水保持身体水分平衡。④忌烟酒:戒烟限酒,减少对头皮的刺激和伤害。

(2)心理护理:①患者可因麻醉后反应、手术创伤、伤口疼痛等原因出现呕吐、头痛等表现,同时因各种管道限制了躯体活动,这些因素使患者产生恐惧、孤独的心理反应,应加强头痛、呕吐的护理,指导患者采取半坐卧位,防止管道脱出,主动关心患者,以缓解其恐惧的不良心理反应。②患者常因对肿瘤性质的猜疑而感到焦虑不安,应根据患者的文化程度、心理耐受能力等各方面因素确定是否如实告知,认为术后暂不宜告知者,应告知患者信赖的亲友,以取得亲友的理解和配合。③安排亲友陪伴或探视,指导其鼓励安慰患者,消除患者孤独无助感,增强其战胜疾病的信心。④耐心倾听患者的主诉,遵医嘱给予镇痛药。

(3)症状护理:①密切观察头痛的性质、部位,伤口疼痛时,常不伴有呕吐,可遵医嘱适当镇痛。②观察伤口敷料情况,伤口敷料渗血,提示活动性出血,伴意识、瞳孔、生命体征异常,常见于侵及颅骨的头皮肿瘤切除术后,提示脑水肿或硬膜外血肿,应立即报告医师处理。③呕吐时将头偏向一侧,以防止误吸,及时处理呕吐污物,更换污染被服,减少感官刺激,呕吐后用温开水漱口。呕吐频繁者可肌内注射甲氧氯普胺 10mg。

(4)放疗化疗护理:①鼓励患者正视现实,为患者提供本病治疗效果较好的病例信息,帮助其树立战胜疾病的信心。②静脉注射化疗药物时,应确保针头在血管内方可注入,防止皮肤损伤,同时应从小静脉开始,以保护血管。③定期抽血进行血常规、肝功能、肾功能检查,并做好化疗、放疗的必要性及有关不良反应的相关知识宣教。

(七)健康教育

1.心理指导

与患者积极沟通交流,了解其心理状态,鼓励其树立战胜疾病的信心,增强生活的勇气。

2.饮食指导

进食高蛋白、富含营养、易消化的饮食,以增强机体抵抗力,促进康复。

3.就诊及复查

出现原有症状或手术部位红、肿、热、痛、积液、积脓时,应及时就诊。术后 3~6 个月门诊复查。

第三节　颅骨疾病患者的护理

一、颅骨骨髓炎

颅骨骨髓炎是指颅骨因细菌感染而产生的一种化脓性炎症,常因葡萄球菌等化脓性细菌由伤口或邻近组织的感染蔓延侵入颅骨,引起炎症导致,其感染范围可以局限在一块颅骨上,也可超过骨缝,侵及多个颅骨。常见于儿童和青壮年,虽然抗生素广泛应用,但头部软组织感染引起者仍不少见。颅骨骨髓炎的炎症极易向周围扩散,使病情加重,如诊断治疗不及时,可导致不良后果,但早期诊断,积极治疗,尤其是在发生颅内并发症之前采取有效措施则预后良好。

颅骨骨髓炎的病因包括:在开放性损伤过程中颅骨直接被污染,而伤后清创又不够及时或在处理中不够恰当;头皮损伤合并伤口感染,经血管蔓延至颅骨,或头皮缺损使颅骨长期外露坏死而感染;开放性颅骨骨折,累及鼻窦、中耳腔和乳突。

(一)临床表现

1.急性期

局部头皮出现炎性反应,如红、肿、热、痛等,远处头皮可有水肿,邻近淋巴结肿大,且伴有全身感染症状,如发热、倦息、乏力、食欲缺乏、寒战等。在外周血中白细胞可增多,如治疗不及时或炎症没有得到控制,感染可向颅内或颅外扩展,在颅外可形成骨膜下脓肿,在颅内可形成硬脑膜外脓肿、脑膜炎或脑脓肿、感染性静脉窦栓塞等。

2.慢性期

颅骨感染迁延未愈可转成慢性骨髓炎,局部表现为头皮下积脓或反复破溃而形成窦道。窦道有时闭合,有时破溃流脓,脓液中可伴有坏死的小骨块,当排脓不畅时,局部及全身感染症状也随之加剧。

(二)辅助检查

1.脓液培养

结果多为阳性。

2.脑脊液常规检查

色混浊,白细胞、蛋白质明显增多,糖及氯化物降低。

3.颅骨 X 线平片检查

一般在颅骨感染后2～3周才能在 X 线平片上呈现改变,可见单发或多发边缘不整的低密度骨缺损,或椭圆形地图状,或虫蚀,或低密度区,颅骨边缘有明显的反应性骨质增生的高密度骨硬化带。

4.颅脑 CT 扫描

有助于颅内脓肿的诊断,合并硬脑膜外或硬脑膜下脓肿时,表现为颅骨内板下方外出现菱形低密度区,增强检查内缘有均一明显带状强化,同时伴有邻近脑组织水肿。

(三)治疗

1.急性期

应用大剂量广谱抗生素治疗。已形成头皮下或骨膜脓肿则应早期拆除伤口缝线或切开引流,并注意伤口深处有无污物,同时将已失去活力和血供的游离感染的骨片取出。

2.慢性期

已发展有慢性窦道及颅骨缺损的患者应尽早采取手术治疗。一般做直线或 S 形切口,全部切除病灶颅骨、异物、死骨和肉芽组织,直至正常颅骨为止,术中以抗生素溶液冲洗。缝合头皮伤口或大部缝合,皮下引流,术后抗生素治疗,直至伤口愈合。若合并硬脑膜下脓肿,应同时引流处理。

(四)护理评估

1.健康史

(1)个人史:了解患者的文化程度和家庭背景,如患者的居家环境、家庭住址、家庭成员、患者在家庭中的地位、经济情况以及以往病史等。

(2)询问患者起病方式或首发症状:了解患者头部是否有伤口或头面部疖肿、鼻窦炎、口腔咽喉炎及身体其他部位化脓性感染。

2.身体状况

(1)观察患者有无意识障碍:观察患者瞳孔大小与对光反射是否异常。颅骨骨髓炎如控制不及时,则可穿破硬脑膜,向颅内蔓延,引起颅内并发症,据文献报道约占 30%,其中主要并发症为脑脓肿,可因其侵犯的部位、范围及严重程度而引起不同的神经系统症状与体征,如头痛、呕吐、高热、谵妄、抽搐、昏迷等。

(2)评估患者有无神经功能受损:当颅骨骨髓炎并发脑脓肿时,可因其部位不同,引起不同的神经系统症状和体征,如肢体瘫痪、失语等。

3.心理与社会状况

了解患者及其家庭成员对疾病的认知和对康复的期望值,以便有针对性地进行心理疏导和鼓励。

(五)常见的护理诊断/问题

1.体位异常

与疾病引起的全身感染有关。

2.自理能力缺陷

与疾病引起的自理能力下降有关。

3.知识缺乏

缺乏颅骨骨髓炎相关的自我保健知识。

4.潜在并发症

颅内感染。

(六)护理措施

1.术前护理

(1)心理护理:体温异常、自理能力下降、对手术的恐惧、术后情况的未知等因素导致患者产生焦虑、恐惧的心理,应通过与患者及其家属的交流,及时观察了解其心理反应,针对不同的原因进行心理护理,同情、关心患者,激发患者对治疗的信心。

(2)饮食护理:见"头皮疾病"中"头皮良性肿瘤"的相关内容。

(3)体位护理:见"头皮疾病"中"头皮感染"的相关内容。

(4)症状护理:高热多由致病力强的细菌感染引起,起病急,全身中毒症状重,体温可高达38~40℃,需及时降温。①体温监护:一般每天测体温4次,如持续高热,尤其伴有中枢神经系统或心、肝、肾疾病的高热或超高热,需24h连续体温监测,为防止加重主要脏器功能损害,高热应及时采取相应的降温措施。②卧床休息:高热时,机体代谢增加而进食少,尤其是体质虚弱者,需绝对卧床休息,以减少机体消耗。③营养及水、电解质平衡的维持:高热时,各种代谢功能的变化使机体热量消耗大,液体丢失多而消化吸收功能下降。应给予高热量、高蛋白、高维生素、低脂肪等易消化、富营养的流质或半流质饮食,鼓励患者多饮水,保持每天热量在$1.25×10^4$J以上,液体摄入量3000mL左右。必要时给予静脉输液并补充电解质,以促进致病微生物及其毒素的排出。输液治疗时应严密观察,尤其对于心、脑疾病患者,应严格控制输液速度,以防止输液过快导致急性肺水肿、脑水肿。④生活护理:高热患者唾液分泌减少,抵抗力下降,口腔内食物残渣是细菌的良好培养基,广谱抗生素的应用导致菌群失调,易引起口腔炎或口腔黏膜溃疡。因此,做好口腔护理,每天2~3次。高热及退热过程中大量出汗易刺激患者皮肤,需加强皮肤护理,随时更换汗湿的床单、被服,擦干汗液并擦洗局部,以保持皮肤清洁,同时鼓励并协助患者翻身、按摩受压部位,尤其对于昏迷、惊厥等意识障碍患者,加强保护措施,防止压疮、坠床等意外。⑤降温处理:持续高热可增加心、脑、肾等重要器官代谢,加重原有疾病,威胁患者生命,故应积极采取降温措施。a.物理降温:控制室温,夏季可用空调、电扇降低环境温度,必要时撤减被褥。冰敷,头部置冰帽或冰枕的同时,于腋下、腹股沟等大血管处置冰袋;冰敷时注意冰袋装入冰块量不超过 1/2,以使之与局部接触良好,并用双层棉布套包裹冰袋后使用,需每 30min 左右更换 1 次部位,防止局部冻伤,同时注意观察有无皮肤变色、感觉麻木等;持续冰敷者应及时更换溶化的冰块。擦浴,用 32～34℃ 温水或 30%～50% 酒精擦浴以加快蒸发散热;酒精擦浴禁用于酒精过敏、体弱等患者;擦浴时应密切观察患者的反应,同时禁擦胸前、腹部、后项、足心等处,若患者出现寒战、面色苍白、脉搏及呼吸快时应立即停止擦浴并保暖;降温毯持续降温,此法为利用循环冷却水经过毯面直接接触,使热由机体传导至水流而降低体温,降温效果较好,每小时可降温 1～2℃,同时可据病情调节降低体温,尤其适用于持续高热的昏迷患者;当患者降温过程中出现寒战时,应加用冬眠药物,防止因肌肉收缩而影响降温效果;清醒患者使用降温毯时,难以耐受寒战反应,故不宜调温过低。冰盐水灌肠或灌胃,以 4℃ 左右等渗盐水 200mL 加复方阿司匹林(APC)0.42g 灌肠或灌胃,必要时采用 4℃ 左右低温液体静脉输入,也可达到降温效果。b.药物降温:对于明确诊断患者、婴幼儿及高热伴头痛、失眠、兴奋症状者,可适当使用药物降温,但注意用量适宜,防止因出汗过多、体温骤降、血压降低而引起虚脱,且不可用于年老体弱者。用药过程中应加强观察,防止变态反应、造血系统损害及虚脱发生。c.冬眠低温疗法:首先使用适量的冬眠合剂,使自主神经受到充分阻滞,肌肉松弛,消除机体御寒反应,使患者进入睡眠状态。物理降温,根据具体条件使用半导体或制冷循环水式降温毯,或大冰袋、冰帽、酒精擦浴。降温以肛温维持在 32～35℃、腋温维持在 31～33℃ 为宜,肌肉放松时,可适当减少用量和减慢速度。当患者颅压降至正常范围,维持 24h 即可停止亚低温治疗。1 个疗程通常不超过 7d。缓慢复温,终止亚低温治疗时,应先停止降温措施。多采用自然复温法使患者体温恢复至正常。若室温低,可采用空调辅助复温,一般复温速度 24h 回升 2℃ 为宜,不可复温过快,防止复温休克。⑥密切观察病情,遵医嘱合理使用抗生素,高热伴有抽搐、昏迷者使用护栏,必要时约束患者肢体,防止坠床。

2.术后护理

(1)饮食护理:麻醉清醒后 6h,如无吞咽障碍,即可进食少量流质饮食。术后早期胃肠功能未完全恢复,尽量少进牛奶、糖类等易产气食物,防止其消化时产气过多,引起肠胀气。以后逐渐过渡到高热量、高蛋白、富营养、易消化饮食。

(2)体位护理:麻醉未清醒前去枕平卧,头偏向健侧,以防呕吐物吸入呼吸道。清醒后,血压平稳者,抬高床头 15°～30°,以利颅内静脉回流。

(3)心理护理:患者可因麻醉后反应、手术创伤、伤口疼痛、头痛、呕吐,加之伤口引流管、导尿管、静脉输液等管道限制了躯体活动,从而产生孤独、恐惧的心理反应,应指导患者正确配合,解释相关知识,以缓解患者的孤独、恐惧心理。加强巡视,及时询问患者,早期即根据病情安排亲人探视或陪伴,指导其鼓励、安慰患者,分担患者的痛苦,使患者消除孤独感。同时告知手术和麻醉顺利,术后如能积极配合,能很快愈合,以增强其信心。

(4)症状护理:密切观察意识、瞳孔、生命体征,必要时 24h 连续监测并及时记录。①呕吐时头偏向一侧,同时协助患者排出呕吐物,不可咽下,以避免呕吐物误入气管或反流入胃内加重呕吐,需及时清理呕吐物,更换污染衣物、被单,避免感官刺激;呕吐频繁时,可遵医嘱肌内注射甲氧氯普胺 10mg。②头痛者应注意观察头痛的性质、部位,同时伴呕吐者,观察呕吐是否为喷射性,并加强意识、瞳孔的观察,以及时发现颅内血肿;抬高床头,以利静脉回流,减轻脑水肿,必要时快速静脉滴注 20％甘露醇,如有不能耐受的伤口疼痛,可遵医嘱予以镇痛药。

（5）管道护理:妥善固定好各种管道,保持管道通畅,以防止折叠、压迫、弯曲、脱落或非计划性拔管而造成意外,更换引流袋时应注意无菌操作,防止逆行感染的发生。

（6）潜在并发症:

1)脑脓肿:炎症扩散,引起头皮下脓肿破溃后形成慢性窦道,可向下扩散形成硬脑膜外脓肿,硬脑膜被侵蚀穿破即引起脑脓肿,多为单发,也有多发。密切观察患者意识、瞳孔、肢体活动情况,及早发现异常。先行 CT 或 MRI 检查,可了解脓肿的位置及大小。穿刺抽脓,如经多次抽脓无效,应行开颅脓肿切除术。

2)化脓性脑膜炎:由炎症扩散、硬脑膜被穿破引起,患者可有头痛、颈部抵抗感等脑膜刺激征并高热等症状,除积极降温、全身应用大剂量抗生素外,应每 2～3d 行腰椎穿刺,了解脑脊液压力及细胞计数,并于鞘内注射抗生素,同时指导患者注意腰椎穿刺后平卧 4～6h。

（七）健康教育

（1）多进食高蛋白、高营养、易消化饮食,以促进愈合,增强机体抵抗力。

（2）颅骨缺损者指导其如何保护骨缺损区域,以防止硬物刺伤。告知患者颅骨缺损对生活起居没有太大影响,影响美容者可戴帽子或假发适当掩盖。

（3）如出现原有症状或伤口部位红、肿、热、痛等异常,应及时就诊。

（4）术后 3 个月复查,颅骨缺损者可于 1 年后行修补术。

二、颅骨良性肿瘤

颅骨良性肿瘤较少见,常见的颅骨良性肿瘤生长在颅盖部。多数起源于外板,向外生长,也有少数起源于板障与内板,出现颅压增高与脑的局灶症状。常见的颅骨良性肿瘤有骨瘤、血管瘤和淋巴管瘤、胚胎性颅骨肿瘤、软骨瘤、巨细胞瘤、动脉瘤性骨囊肿、脂肪瘤等。本病好发于 20～40 岁成年男女,也有少数见于儿童和老人。一般予手术切除,较少复发,反复复发者预后不良,其中巨细胞瘤易恶变。

（一）临床表现

1.骨瘤

最常见,瘤体多不大,局部隆起,患者多无自觉症状,为生长缓慢的无痛肿块,多单发,常见的额窦骨瘤多表现为反复发作的鼻窦炎。

2.血管瘤和淋巴管瘤

部分患者会有头痛的症状,肿物增大且有搏动感,但杂音和震颤少见。大部分为单发。

3.胚胎性颅骨肿瘤

临床表现取决于肿瘤的部位,病变位于板障者主要表现为皮下肿物,偶尔有头痛症状;病变位于眼眶部的患者通常表现为无痛性眼球突出,或因眼外肌功能改变而有所表现;板障内上皮样囊肿极少数会侵蚀鼻窦,表现为张力性气颅。

4.软骨瘤

较少见,肿瘤发生在软骨连接处,肿瘤生长缓慢,较大的软骨瘤可引起颅内压及相应部位的神经系统症状,常受侵及的部位为颅中窝和脑桥小脑三角。

5.巨细胞瘤

偶见,肿瘤生长缓慢,常位于蝶骨及额、颞、顶部,早期无症状,较大肿瘤可引起相应的症状,如神经功能障碍和颅压增高等。

6.动脉瘤性骨囊肿

好发于 20 岁以下。可能表现为疼痛的肿块或颅内病变,也可能表现为脑出血,症状持续时间一般不到 6 个月,内板的肿物有可能导致颅内压增高和局部神经损害。

(二)辅助检查

1.X 线摄片检查

显示骨瘤呈现为圆形或椭圆形,局限性高密度影。巨细胞瘤在 X 线平片上有 3 种表现:单囊型、多囊型、单纯骨破坏型。

2.CT 检查

软骨瘤提示颅底高密度肿块,呈分叶状,边界清,有钙化,肿块;基底宽且与颅骨相接。巨细胞瘤在 CT 扫描呈无明显强化的均匀一致高密度影。

3.MRI 检查

可见 T_1 加权像为低信号,T_2 加权像为高信号。

(三)治疗

1.骨瘤

小骨瘤用骨凿切除,累及颅内的骨瘤需行骨瓣切除,再行颅骨修补,鼻窦内的骨瘤经颅或鼻切除。

2.血管瘤和淋巴管瘤

手术是最有效的治疗方法。

3.胚胎性颅骨肿瘤

对于胚胎来源的肿瘤的治疗是采用手术切除。肿瘤切除后很少有复发,除非无法鞍区切除。

4.软骨瘤

软骨瘤位于颅底,基底宽,部分切除以达到减压的目的,岩骨和颅中窝底的行颞下入路,必要时切除部分颞叶。

5.巨细胞瘤

巨细胞瘤由于肿瘤多位于颅底,血运较丰富,很难全部切除,易恶变。治疗上采用根治性切除术,但因为颅骨的巨细胞瘤所在的位置及浸润周围骨质,常很难根治。这种情况下很容易复发,最好的治疗就是反复的手术切除。对于残余的巨细胞瘤可以行放射治疗。

6.动脉瘤性骨囊肿

采取手术的方法切除病变可以治愈,但有出血的危险,次全切或刮除有高达 50% 的复发率。如果只做部分切除,冷冻手术能降低复发率。

(四)护理评估

1.健康史

(1)个人史:了解患者的文化程度和家庭背景,如患者的居家环境、家庭住址、家庭成员、患者在家庭中的地位、经济情况以及既往病史等。

(2)询问患者起病方式或首发症状:颅骨骨瘤一般都较小,无明显症状者易被忽视,个别与外伤有关;板障型骨瘤多膨胀性生长,范围较广时可出现相应部位的局部疼痛;颅骨软骨瘤多见于颅中窝底、蝶鞍旁或岩骨尖端的软骨联合部,可出现眼球运动障碍、面部感觉减退等第Ⅲ～第Ⅵ对脑神经受压症状;巨细胞瘤早期,局部可有胀感和疼痛感,如发生在鞍区附近或蝶骨,可出现视力、视野障碍,或有动眼神经、展神经及三叉神经症状,侵入颅内及生长较大时,可出现相应部位的神经系统体征及颅内压增高症状。

2.身体状况

(1)观察患者意识、瞳孔及生命体征:观察患者有无意识障碍及其程度,瞳孔是否等大等圆,对光反射是否灵敏。颅骨良性肿瘤多生长缓慢,如不向颅内发展,患者多意识清楚,瞳孔大小及对光反射正常;如巨细胞瘤位于鞍区附近,影响动眼神经,可出现瞳孔不等大,对光反射迟钝或消失;大的软骨瘤可引起颅压增高,从而导致意识障碍。

(2)评估患者有无神经功能受损:观察患者是否视力视野障碍。发生于蝶骨的巨细胞瘤影响视交叉,致视力减退、视野缺损。观察患者有无眼球运动障碍、面部感觉减退,软骨瘤位于颅中窝底、岩骨尖、蝶枕骨的软骨结合部,可出现该部位神经功能障碍,导致上述症状。

3.心理与社会状况

了解患者家庭背景,如文化程度、家庭成员、患者及家属对疾病的认知程度及对疾病治疗的期望值,以便有针对性地进行心理疏导及护理。

(五)常见的护理诊断/问题

1.恐惧

与担心肿瘤恶化有关。

2.脑组织灌注不足

与肿瘤引起的局部压迫有关。

3.知识缺乏

缺乏颅骨肿瘤的相关自我保健知识。

4.潜在并发症

颅内出血、感染。

(六)护理措施

1.术前护理

(1)心理护理:患者可因局部疼痛、舒适的改变、肿瘤对其生命的威胁、脑神经受损所引起的功能障碍等因素而产生恐惧、焦虑的心理反应,应多与患者交流,针对不同原因进行心理疏导,同时讲解手术相关知识,提供本病治愈信息,增强患者信心。

(2)饮食护理:见"头皮疾病"中"头皮良性肿瘤"的相关内容。

(3)体位护理:见"头皮疾病"中"头皮感染"的相关内容。

(4)视力、视野障碍的护理:视力、视野障碍可影响患者的日常生活自理能力,患者常因此而产生自卑心理和封闭情绪,在护理上应注意以下5点。①开导患者,并加强巡视,及时提供帮助,热情、耐心地照顾患者,以消除其无助感。②协助患者的日常生活,去除房间、通道上的障碍物,同时避免地面湿滑,防止患者摔倒。③日常用物放在患者视力好或视野健侧,热水瓶应妥善放置,防止患者发生烫伤。④指导患者不单独外出。⑤及时接应红灯。

(5)头痛、呕吐的护理:头痛、呕吐常为手术创伤及麻醉反应。患者出现剧烈头痛、呕吐甚至伴随意识、瞳孔、生命体征的改变,提示脑水肿或继发性颅内出血。①密切观察意识、瞳孔、生命体征及头痛的性质、部位,呕吐是否喷射性,以及时发现脑危象。②抬高床头 15°～30°,以利颅内静脉回流。③不能耐受的头痛,遵医嘱予以罗通定 60mg 口服,呕吐频繁者予以甲氧氯普胺 10mg 肌内注射;必要时予以 20%甘露醇 100mL 静脉滴注,脱水降低颅压,密切观察用药后头痛、呕吐是否缓解,必要时配合 CT 检查,以排除颅内血肿形成。

(6)咳嗽、吞咽功能受损的护理:由于颅后窝巨大软骨瘤对邻近组织的压迫,术后患者可能出现后组脑神经受损,表现为咳嗽、吞咽障碍,护理上应注意以下 3 点。①做好心理指导,消除患者紧张情绪。②鼓励患者咳嗽排痰,排痰不畅时可辅以叩背、体位引流、雾化吸入等方法,必要时行负压吸痰,及时清除呕吐物及呼吸道分泌物,防止窒息。③有吞咽功能障碍的患者,术后暂缓经口进食,予以留置胃管,同时应注意保持口腔清洁,口腔护理每天 2～3 次,防止口腔感染。

2.术后护理

(1)心理护理:患者可因麻醉后反应、手术创伤、各种管道等导致的躯体活动限制,从而产生孤独无助心理,护士应指导患者正确配合,及时清理呕吐物及污染被服,多倾听患者主诉,加强巡视,关心体贴患者,适时安排患者家属及亲友探视,必要时予以陪护,指导其安慰、鼓励患者,以分担患者的痛苦,消除其孤独的心理反应。

(2)饮食护理:可按常规由流质过渡到普通饮食,应多进食高蛋白、高热量、易消化的食物,以增强机体的修复能力,颅后窝巨大软骨瘤侵犯后组脑神经致吞咽困难者,应予胃管鼻饲流质,防止其发生呛咳、窒息及营养不良。

(3)体位护理:麻醉未清醒前去枕平卧位,头偏向健侧,以利呕吐物及呼吸道分泌物排出;麻醉清醒后血压平稳者,抬高床头 15°～30°,以利静脉回流和消除脑水肿及颜面部水肿;同时注意给予翻身,每2h 一次,防止压疮形成,翻身时保护好各种管道,防止脱出和折叠;拔除创口引流后,患者应尽早离床活动,先在床上坐起,如无不适再双腿下床,然后在床边适度活动,逐渐扩大活动范围,并有专人陪护,防止因久未下床活动及术后体虚引起虚脱、昏厥。

(4)视力、视野障碍的护理,头痛、呕吐的护理,咳嗽、吞咽功能受损的护理:见本节"术前护理"内容。

(七)健康教育

1.心理指导

护士应加强与患者交流,鼓励患者树立战胜疾病的信心。

2.饮食指导

多进食高蛋白饮食,以利机体康复。

3.活动指导

劳逸结合,加强体育锻炼,增强体质。

4.安全指导

有视力障碍者应防止烫伤及摔伤。

5.就诊指导

如出现原有症状或症状加重,应及时就诊。局部伤口如出现红、肿、热、痛、流液、流脓,应及时就诊。

6.复查

术后3个月门诊复查。

三、颅骨恶性肿瘤

颅骨恶性肿瘤预后差,临床多见于多发性骨髓瘤、成骨细胞瘤、网织细胞肉瘤、纤维肉瘤和转移瘤。除多发性骨髓瘤外,均好发于青壮年,其中成骨细胞瘤较常见,网织细胞肉瘤和纤维肉瘤较少见。

(一)临床表现

1.颅骨多发性骨髓瘤

肿瘤为多发性,好发部位除颅骨外,尚有肋骨、胸骨、锁骨、椎体、骨盆和长骨两端。多见于40岁以上成年人,肿瘤为实质性,呈暗红色或灰色,质脆,富含血管。头部出现扁平或半球形肿物,生长快,有间歇性或持续性自发性疼痛。高球蛋白血症是本病的主要表现,患者可有血钙增高。

2.颅骨成骨细胞瘤

好发于青少年,肿瘤多发于颅盖部,生长迅速,血运丰富,局部可有搏动及血管杂音。颅盖部可见肿块,局部有压痛,头皮紧张发亮,呈青紫色。

3.颅骨网织细胞肉瘤

肿瘤来源于骨髓造血组织,较少发生在颅骨,见于青少年。颅骨局部肿块,生长缓慢,可有自发性疼痛,一般多向颅外生长。

4.颅骨纤维肉瘤

肿瘤起源于骨膜或颅骨板障,好发于青壮年,位于颅盖或颅底部,病程发展迅速。早期表现为疼痛性肿块,生长迅速,侵入颅内时常引起颅压增高及其他神经症状。

5.颅骨转移瘤

颅骨转移瘤以癌为主,常见原发灶为肺癌、乳腺癌、膀胱癌、肾癌、前列腺癌、子宫癌等。多数经血行转移,以顶骨发生率高。颅盖骨发生单一或多发性肿块,质稍硬,不活动,早期症状不明显。中期和晚期常有局部疼痛。肿瘤增大并向颅内发展者,可有颅压增高症状。

(二)辅助检查

1.血液检查

多发性骨髓瘤呈进行性贫血,血红蛋白低,血小板减少(一般在 $100 \times 10^9 / L$ 以下)白细胞数变化不明显,但淋巴细胞比例相对增高,并出现高球蛋白血症,清蛋白与球蛋白比例倒置。

2.骨髓检查

表现为细胞生长活跃,少数患者有大量未成熟的浆细胞。成骨细胞瘤患者也常有贫血,血清碱性磷酸酶常增高。

3.影像学检查

多发性骨髓瘤 X 线平片检查可见较多散在、大小不一的低密度区,多数患者同时侵犯肋骨、脊柱椎体。成骨细胞瘤患者颅骨平片可见大小不等、边缘不清的骨质破坏,局部有软组织影。纤维肉瘤患者 X 线平片早期仅有外板的破坏,晚期可见骨质大量破坏,内无放射状骨针,CT 扫描可见颅底骨质破坏及肿瘤影像,增强不明显。

(三)治疗

1.手术治疗

手术切除病变组织并适当扩大范围,较大的骨髓瘤单发病灶和未转移的颅盖部恶性肿瘤应尽早行手术切除,多发性骨髓瘤或已转移的恶性肿瘤及恶病质患者不宜手术。成骨细胞瘤因血运丰富,为防止术中大出血,术前需行动脉造影,以了解肿瘤的血运情况,必要时先行颈外动脉结扎,以减少术中失血。

2.非手术治疗

化学药物治疗以烷化剂治疗为主,如洛莫司汀口服,环磷酰胺静脉滴注,博来霉素静脉滴注,化疗的同时予适量激素短期应用,可缓解病情。

(四)护理评估

1.健康史

(1)个人史:了解患者的文化程度和家庭背景,如患者的居家环境、家庭住址、家庭成员、患者在家庭中的地位、经济情况以及既往病史等。

(2)询问患者起病方式及首发症状:不同类型肿瘤各有其特点,多发性骨髓瘤可同时发生在颅骨、肋骨、椎体、胸骨、骨盆等处,从发病到就诊一般 3 个月到 1 年,疼痛为主要症状,头部可出现扁平形稍隆起的肿物,压痛明显;成骨细胞瘤在颅盖骨发现肿块,因肿瘤生长迅速,头皮多紧张发亮,并与肿瘤粘连,肿瘤及周围皮下有静脉曲张,有时可摸到搏动或听到血管杂音;纤维肉瘤进展较快,易向肺部转移,颅盖部的肿瘤早期局部可出现肿块及疼痛,位于眶项的可出现突眼,位于颅底的则出现相应的脑神经症状;颅骨转移瘤多来源于肺癌、乳腺癌等,常伴有原发部位的症状和体征。

2.身体状况

评估患者有无神经功能受损:颅骨纤维肉瘤如发生在颅底,可引起相应的脑神经症状和神经系统体征。

3.心理与社会状况

了解患者家庭背景,如文化程度、家庭成员、患者及家属对疾病的认知程度及对疾病治疗的期望值,以便有针对性地进行心理疏导及护理。

(五)常见的护理诊断/问题

1.恐惧

与担心肿瘤恶化有关。

2.舒适的改变

与头部外伤带来的局部不适有关。

3.自理能力缺陷

与疾病引起的自理能力下降有关。

4.知识缺乏

缺乏颅骨肿瘤的相关自我保健知识。

5.营养失调

低于机体需要量与脑损伤后头痛、呕吐、贫血等有关。

(六)护理措施

1.术前护理

(1)饮食护理:多进食优质蛋白,提供高热量、易消化食物,增强患者体质,提高手术耐受力。

(2)体位护理:采取自主卧位。

(3)心理护理:局部疼痛、肿瘤性质对生命的威胁、昂贵的医疗费用、手术对生命的威胁等因素导致患者产生恐惧、焦虑的心理反应。应通过与患者及家属的交流,及时发现患者不良心理反应,针对各种原因进行心理疏导。同情并细心照顾患者,加强巡视,认真倾听患者主诉,讲解手术相关知识,提供本病治愈信息,增强患者信心。

(4)症状护理:①头痛、呕吐:见"颅骨疾病"中"颅骨良性肿瘤"的相关内容。②贫血:多发性骨髓瘤和成骨细胞瘤患者常伴有贫血。应注意防止感冒与出血;观察皮肤、黏膜是否有出血点;加强饮食指导;必要时遵医嘱输血治疗。

2.术后护理

(1)心理护理:麻醉后反应、手术创伤、各种管道限制患者的躯体活动,使患者产生孤独无助心理,应指导患者正确配合,及时清理呕吐物及污染被服,倾听患者主诉,加强巡视,关心体贴患者,适时安排患者家属及亲友探视,必要时陪护,指导其安慰、鼓励患者,分担患者的痛苦,消除其孤独的心理反应。

(2)饮食护理:补充高热量、优质蛋白饮食,以利组织修复。贫血者指导进食动物肝、菠菜等含铁丰富的食物。

(3)体位护理:见"颅骨疾病"中"颅骨良性肿瘤"的相关内容。

(4)症状护理:同术前护理的症状护理。

(七)健康教育

1.心理护理

提供本病治疗效果好的病例信息,鼓励患者继续治疗,树立生活信心。

2.饮食护理

进食高热量、高蛋白食物,加强营养,增强机体抵抗力,促进组织修复。

3.体育锻炼

加强体育锻炼,劳逸结合,增强体质。

4.治疗护理

遵医嘱继续行放疗、化疗。

5.复查

随诊术后 3 个月复查,如发现原有症状再发或加重、手术部位异常,应及时就诊。

四、颅骨海绵状血管瘤

颅骨海绵状血管瘤是常见的颅骨良性肿瘤,占颅骨良性肿瘤的 10%,好发于顶骨,其次为额骨枕骨,肿瘤多为单发,生长缓慢,没有明显的年龄差异,多见于青少年,男女之比为 1∶3,为颅骨多数扩张的血窦及窦间疏密不等的纤维组织。本病以手术治疗为主,不能全切者加用小剂量的放射疗,多数预后良好。

(一)临床表现

大多数患者无症状,少数患者轻微头痛可能是其唯一主诉,常因体检做影像学检查而发现此病。本病病程较长,多表现为头痛和局部包块,依据部位不同而出现相应神经功能缺失,可合并病理骨折、出血或癫痫发作。

1.癫痫

占 40%～100%,见于大多数幕上脑内海绵状血管瘤,表现为各种形式的癫痫,其中 40%为难治性癫痫。海绵状血管瘤比发生于相同部位的其他病灶更易于发生癫痫,原因可能是海绵状管瘤对邻近脑组织的机械作用(缺血、压迫)及继发于血液漏出等营养障碍,病灶周边脑组织常因铁血黄素沉着、胶质增生或钙化成为致痫灶。

2.出血

与颅内动静脉畸形(AVM)出血不同,海绵状血管瘤的出血一般发生在病灶周围脑组内,较少进入蛛网膜下隙或脑室,出血预后较 AVM 好,但首次出血后再次出血的可能性增加。女性者,尤其是妊娠期女性海绵状血管瘤患者的出血率较高。反复出血可引起病灶增大并加重局部神经功缺失。

3.局部神经功能缺失

占 15.4%～46.6%。急性及进行性局部神经功能缺失常继发于病灶出血,症状取决于病灶部位与体积,可表现为静止性、进行性或混合性。大量出血引起严重急性神经功能症状加重较少见。

(二)辅助检查

1.X 线检查

X 线切线位片,上可见放射状骨针,血管压迹加深则表明有恶变。

2.CT 检查

CT 扫描可见明显增强的肿块。

3.MRI 检查

具体诊断海绵状血管瘤最敏感的方法。T_1加权像呈低信号肿瘤影,T_2加权像肿瘤周围是含铁血黄素的低信号"黑环"。

4.血管造影检查

有时可看到肿瘤染色。

(三)治疗

本疾病首选手术治疗。早期病变局限,手术难度小,预后好,大的肿瘤因出血多不能全切,可加用小剂量放疗。较大的肿瘤术前行脑血管造影，了解肿瘤供血情况，必要时阻断供血动脉，以减少术中失血。手术方法包括肿瘤全切术、部分切除或活检术和颅骨成形术。

1.肿瘤全切术

适应较小的肿瘤，尽量全切肿瘤组织。

2.部分切除或活检术

适应较大的肿瘤，以免强行全切肿瘤而使术中失血过多。

3.颅骨成形术

适应颅骨缺损较大者。

(四)护理评估

1.健康史

了解患者的文化程度和家庭背景，如患者的居家环境、家庭住址、家庭成员、患者在家庭中的地位、经济情况以及既往病史等。

2.身体状况

(1)询问患者起病方式或首发症状：本病发展较慢，除局部肿胀感和可能触及肿块外，多无其他症状。如在局部触及非骨性肿块，压之变小或有压缩性，头低位时肿大，张力增高，头高位时反之，说明外板已破坏。

(2)了解意识、瞳孔、生命体征：尽管本病很少累及颅内，但合并严重感染时可引起意识、瞳孔、生命体征的改变。

3.心理与社会状况

了解患者家庭背景，如文化程度、家庭成员、患者及家属对疾病的认知程度及对疾病治疗的期望值，以便有针对性地进行心理疏导及护理。

(五)常见的护理诊断/问题

1.恐惧

与担心肿瘤恶化有关。

2.脑组织灌注不足

与肿瘤引起的局部压迫有关。

3.知识缺乏

缺乏颅骨肿瘤的相关自我保健知识。

4.潜在并发症

颅内出血、感染。

(六)护理措施

见"颅骨疾病"中"颅骨良性肿瘤"的相关内容。

(七)健康教育

1.心理指导

护士应加强与患者交流，鼓励患者建立健康的人格，使其树立起战胜疾病的信心。

2.饮食指导

多进食高蛋白饮食，以利机体康复。

3.活动指导

劳逸结合,加强体育锻炼,增强体质。

4.安全指导

有视力障碍者应防止烫伤及摔伤。

5.就诊及复查

如出现原有症状或症状加重,应及时就诊。局部伤口如出现红、肿、热、痛、流液、流脓,应及时就诊。术后 3 个月门诊复查。

第四节　垂体瘤患者的护理

垂体瘤是一组从腺垂体和神经垂体及颅咽管上皮残余细胞发生的肿瘤。此组肿瘤以腺垂体的腺瘤占大多数,来自神经垂体者少见。垂体瘤约占颅内肿瘤的 10%,大部分为良性腺瘤,极少数为恶性。

一、病因及分类

(一)病因

垂体瘤的发病机制是一个多种因素共同参与的复杂的多步骤过程,至今尚未明确。主要包括两种假说:一是下丘脑调控异常机制,二是垂体细胞自身缺陷机制。人们对下丘脑-垂体轴生理功能的不断研究,发现腺垂体可分泌如下激素:生长激素、泌乳素、促肾上腺皮质激素、促甲状腺素、促卵泡激素、黄体生成素。

(二)分类

1.根据肿瘤细胞染色的特性

分为嫌色性、嗜酸性、嗜碱性细胞腺瘤。

2.根据肿瘤内分泌功能

分为泌乳素瘤(PRL 腺瘤)、生长激素瘤(GH 腺瘤)、促肾上腺皮质激素瘤(ACTH 腺瘤)、促甲状腺素瘤(TSH 腺瘤)、促性腺素瘤(FSH 和 LH 腺瘤)、混合性激素分泌瘤、无功能垂体腺瘤。

3.按肿瘤大小分为

微腺瘤(直径≤1cm)、大腺瘤(1cm<直径≤3cm)、巨腺瘤(直径>3cm)。

二、临床表现

垂体瘤可有一或几种垂体激素分泌亢进的临床表现。除此之外,还可因肿瘤周围的正常垂体组织受压和破坏引起不同程度的腺垂体功能减退的表现,以及肿瘤向鞍外扩展压迫邻近组织结构的表现。

(一)激素分泌过多综合征

1.PRL 腺瘤

女性多见,典型表现为闭经、溢乳、不育。男性则表现为性欲减退、阳痿、乳腺发育、不育等。

2.GH 腺瘤

未成年人可表现为生长过速、巨人症;成人表现为肢端肥大。

3.ACTH 腺瘤

临床表现为向心性肥胖、满月脸、水牛背、多血质、皮肤紫纹、毳毛增多等。重者闭经、性欲减退、全身乏力,有的患者伴有高血压、糖尿病、低血钾、骨质疏松等。

4.TSH 腺瘤

少见,由于垂体促甲状腺激素分泌过盛,多引起甲状腺功能亢进症状。

5.FSH 和 LH 瘤

非常少见,有性功能减退、闭经、不育、精子数目减少等。

(二)激素分泌减少

某种激素分泌过多干扰了其他激素的分泌,或肿瘤压迫正常垂体组织而使激素分泌减少,表现为继发性性腺功能减退(最为常见)、甲状腺功能减退(次之)、肾上腺皮质功能减退。

(三)垂体周围组织压迫症候群

1.头痛

因为肿瘤造成鞍内压升高,垂体硬膜囊及鞍膈受压,多数患者出现头痛,主要位于前额、眶后和双颞部,程度轻重不同,间歇性发作。

2.视力减退、视野缺损

肿瘤向前上方发展压迫视交叉,多数为颞侧偏盲或双颞侧上方偏盲。

3.海绵窦综合征

肿瘤向侧方发展,压迫第Ⅲ、Ⅳ、Ⅵ对脑神经,引起上眼睑下垂、眼外肌麻痹和复视。

4.下丘脑综合征

肿瘤向上方发展,影响下丘脑,可导致尿崩症、睡眠异常、体温调节障碍、饮食异常、性格改变。

5.脑脊液鼻漏

如肿瘤破坏鞍底,可导致脑脊液鼻漏。

6.垂体卒中

由瘤体内出血、坏死导致。起病急骤,剧烈头痛、恶心、呕吐,并迅速出现不同程度的视力减退,严重者可在数小时内双目失明,常伴眼外肌麻痹,可出现意识模糊、定向力障碍、颈项强直甚至突然昏迷。

三、辅助检查

(一)激素测定

包括 PRL、GH、ACTH、TSH、FSH、LH、MSH、T_3、T_4等。

(二)影像学检查

包括 MRI、CT、X 线平片和放射性核素检查。

1.MRI

垂体瘤的影像学检查首选 MRI,因其敏感,能更好地显示肿瘤及其与周围组织的解剖关系,可以区分视交叉和蝶鞍隔膜,清楚显示脑血管及垂体肿瘤是否侵犯海绵窦和蝶窦、垂体柄是否受压等情况,MRI 比 CT 检查更容易发现小的病变。MRI 检查的不足是它不能像 CT 一样显示鞍底骨质破坏征象以及软组织钙化影。

2.CT

常规 5mm 分层的 CT 扫描仅能发现较大的垂体占位病变。高分辨率多薄层(1.5mm)冠状位重建 CT 在增强扫描检查时可发现较小的垂体瘤。

3.X 线平片

瘤体较大时,平片可见蝶鞍扩大、鞍底呈双边,后床突及鞍背骨质吸收、变薄及向后竖起。

4.放射性核素

应用于鞍区疾病的放射性核素成像技术也发展迅速,如正电子断层扫描(PET)已开始用于临床垂体瘤的诊断。

(三)其他检查

垂体瘤的特殊检查主要指眼科检查,包括视野检查、视力检查和眼球活动度检查。肿瘤压迫视交叉或视束、视神经时,可引起视野缺损或伴有视力下降。

四、治疗要点

垂体瘤的治疗方法有手术治疗、放射治疗、药物治疗及激素替代治疗。

(一)手术治疗

瘤体微小,限于鞍内者,可经鼻蝶入路显微手术切除。有鼻部感染、鼻窦炎、鼻中隔手术(相对),巨大垂体瘤明显向侧方、额叶底、鞍背后方发展者(相对),有凝血机制障碍或其他严重疾病的患者禁忌经鼻蝶手术方式,需经颅垂体瘤切除术。手术方法如下。

1.经颅垂体瘤切除术

包括经额叶、经题叶和经蝶骨嵴外侧入路。

2.经蝶垂体瘤切除术

包括经口鼻蝶入路、经鼻(单侧或双侧)蝶窦入路、经筛窦蝶窦入路和上颌窦蝶窦入路。

3.立体定向手术(经颅或经蝶)

垂体内植入同位素 180,90Ir,放射外科(γ 刀和 X 刀)。

(二)放射治疗

放射治疗对无功能性垂体瘤有一定效果。适应证:①肿瘤体积较小,视力、视野未受影响;②患者全身情况差,年老体弱,有其他疾病,不能耐受手术者;③手术未能切除全部肿瘤,有残余肿瘤组织者,术后加放射治疗。

(三)药物治疗

常用药物为溴隐亭,可减少分泌性肿瘤过高的激素水平,改善临床症状及缩小肿瘤体积。

(四)激素替代治疗

有腺垂体功能减退者,应补充外源性激素,纠正内分泌紊乱。

五、护理措施

(一)术前护理

1.心理护理

垂体瘤由于病程长,常伴有头晕、头痛、视力减退、肢端肥大、性功能障碍、闭经、泌乳等症状,使患者思想负担重,精神压力大,常有恐惧、焦虑、自卑、抑郁等心理障碍。入院后护士应准确评估患者心理,加强沟通和交流,做好心理疏导。

2.术前准备

经蝶垂体瘤切除术:①经口呼吸训练,术后患者由于鼻腔填塞碘仿纱条及手术创伤切口疼痛,需经口呼吸,因此术前应训练患者经口呼吸,让患者或他人将双鼻腔捏紧;②鼻腔准备,因手术经鼻腔蝶窦暴露鞍底,经过鼻腔黏膜,因此需保持口、鼻腔清洁,用生理盐水棉签清洗鼻腔或滴眼液滴鼻,注意保暖,防止感冒,术前剃鼻毛。

3.垂体卒中

避免一切诱使颅内压升高的因素,防止感冒、咳嗽及保持排便通畅。如发生垂体卒中,应遵医嘱应用肾上腺皮质激素,并做好急诊手术的准备工作。

4.垂体功能低下

晚期由于肿瘤压迫,垂体萎缩,腺体组织内分泌功能障碍,致垂体功能下降。表现为面色苍白、嗜睡、低体温、低血压、食欲缺乏。若出现上诉症状,应立即通知医生,遵医嘱应用激素替代治疗。

(二)术后护理

1.体位

麻醉完全清醒后取半卧位,床头抬高30°~60°,除有利于呼吸和颅内静脉回流,减轻脑水肿外,对经蝶垂体瘤切除的患者,还可减少创腔渗液,利于切口愈合。

2.气道管理

经鼻蝶垂体手术术后早期易发生气道梗阻,危险因素与手术入路和患者的基础疾病有关。鼻腔、口腔积血和鼻腔填塞物均可造成堵塞。护理上需注意:及时清除口腔及呼吸道内分泌物;由于鼻腔用凡士林纱布条或膨胀海绵填塞,吸氧管应放于口腔或行面罩吸氧,指导患者用口呼吸;对经蝶入路患者,禁忌经鼻腔安置气管插管、鼻胃管及经面罩无创正压通气。

3.视力、视野观察

密切观察患者视力、视野改变,若患者术后视力、视野同术前或较术前明显改善,但数小时后又出现视力、视野损害,甚至失明,应高度警惕继发鞍区血肿或水肿。

4.鼻部护理

鼻内镜下术后鼻腔伤口一般经过肿胀期、结痂期、恢复期。术后肿胀最为明显,患者术后鼻腔用高分子膨胀海绵填塞止血,由于手术和海绵的刺激,鼻腔常有少量液体渗出,术后应注意观察渗出液的颜色、性质及量,保持鼻前庭周围及敷料清洁,避免打喷嚏、擤鼻等动作,当咽部有异物感或窒息感时,立即通知医生处理,直至48h后取出纱条。

5.并发症的观察和护理

(1)出血:密切观察患者生命体征、意识状态,评估视力及视野变化以及有无剧烈头痛,如有异常,立即通知医生。

(2)水钠平衡失调:尿崩症是垂体瘤术后最常见的并发症之一,由于垂体柄和神经垂体受损,引起抗利尿激素分泌减少所致。多发生在术后48h内,可出现烦渴、多饮、多尿,每小时尿量大于250mL,或24h尿量在4000~10000mL。尿比重<1.005。护理:及时发现尿崩症状,

根据医嘱应用垂体后叶素;排除引起多尿的因素,如脱水剂的应用、大量饮水、大量及过快补液等,准确记录尿量、尿比重,严格记录 24h 出入液体量;遵医嘱术后 3d 内每天 2～3 次检测血电解质,及时纠正电解质紊乱;评估患者脱水情况,指导患者饮水;部分患者表现为低钠血症,需缓慢纠正,避免中枢脱髓鞘。

(3)脑脊液鼻漏:可出现取出引流条后鼻腔有水样液体流出,患者坐起、低头时加重。护理上详见本书"重症颅脑损伤"。

(4)消化道出血:由于下丘脑损伤使自主神经功能障碍所致。可出现呕吐或由胃管内抽出大量的咖啡色胃内容物,伴有呃逆、腹胀等症状。护理:密切观察生命体征的变化;保持静脉输液通畅;出血期遵医嘱禁食,出血停止后给予温凉流质、半流质和易消化软食;可遵医嘱给予预防消化道出血的药物;出血后 3d 未排便者慎用泻药。

(5)高热:是由于下丘脑体温调节中枢受损所致。体温可高达 39～40℃,持续不降,肢体发凉。护理措施包括:监测体温变化及观察周身情况;给予物理降温,必要时应用药物降温;及时更换潮湿的衣服、被褥,保持床单清洁干燥;给予口腔护理,每天 2 次,鼓励患者多饮水;给予清淡、易消化的高热量、高蛋白流质或半流质饮食。

(6)垂体功能低下:护理同术前。

(7)激素替代治疗的护理:用药时间,选择早晨静脉滴注或口服激素治疗,使激素水平的波动符合生理周期,减少不良反应;预防应激性溃疡,应用抑酸剂预防应激性溃疡,增加优质蛋白的摄入,以少因激素的蛋白分解作用所致的营养不良;监测生命体征,大剂量应用激素者需严格监测生命体征,激素在减量时注意观察患者的意识状态,若意识由清醒转为嗜睡、淡漠甚至昏迷,需及时通知医生,同时监测血糖。

六、健康指导

(一)用药指导

指导患者用药方法和注意事项,自觉遵医嘱服用药物,若服用激素类药物,不可擅自减量,需经门诊检查后遵医嘱调整用量。

(二)活动指导

出院后注意休息,在体力允许的情况下逐渐增加活动量,避免劳累,少去公共场所,注意自我保护,防止感冒。视力、视野障碍未恢复时,尽量不外出,如需外出,应有家人陪伴。

(三)饮食

进食清淡、易消化饮食,勿食辛辣食物,戒烟酒;术后有尿崩者,需及时补充水分,以保证出入液量的平衡;口渴时喝水要慢,以延长水分在体内停留的时间;血钠过低者,可在水中加少许盐,饮食宜偏咸,以补充丢失的盐分。

(四)复诊

出院后 3 个月到门诊复查。出现以下症状,应立即就诊:①鼻腔流出无色透明液体;②头痛逐渐加重;③视力、视野障碍加重;④精神萎靡不振、食欲差、面色苍白、无力等。

第五节　颅内压增高

颅内压是指颅腔内容物对颅腔壁所产生的压力。成人正常颅内压为 $70\sim200mmH_2O$ $(0.7\sim2.0kPa)$，儿童正常颅内压为 $50\sim100mmH_2O(0.5\sim1.0kPa)$。颅脑损伤、颅内肿瘤、血管疾病、炎症疾病等发展到一定病理阶段导致颅腔内容物体积增加，超过颅内压的最高临界值，并伴有头痛、恶心呕吐、视神经盘水肿等临床表现，甚至会出现脑疝这一危及患者生命的并发症，称为颅内压增高，是神经外科常见的临床综合征。

颅腔、脑组织、脑脊液和血液是颅内压形成的物质基础。颅缝闭合后颅腔的容积固定不变，约为 $1400\sim1500mL$。成人脑组织容积基本保持不变，脑脊液总量约占颅腔总容积的 10%，血液约占总容积的 $2\%\sim11\%$。颅腔内的 3 种内容物使颅内保持一定的压力。

生理状态下，血压和呼吸可引起颅内压的小范围波动。颅内压增高的调节主要依靠脑脊液的分布及分泌的变化。颅内压增高时，脑脊液的分泌较前减少而吸收增多，以代偿增加的颅内压；反之，颅内压降低时，脑脊液的分泌增加而吸收减少，以维持正常颅内压。颅腔内容物体积增加超过 5% 或颅腔容积缩减超过 $8\%\sim10\%$，则会产生颅内压增高。

一、病因

(一)颅腔内容物体积增大

1.脑体积增加

如颅脑损伤、感染、缺血缺氧等所致的脑水肿。

2.脑血流增加

如颅内动静脉畸形、恶性高血压、高碳酸血症等。

3.脑脊液增多

如脑脊液分泌增多和回吸收减少导致的脑积水。

4.颅内占位性病变

如颅内血肿、颅内肿瘤和脑寄生虫病等。

(二)颅腔容积减小

如狭颅症、颅骨凹陷性骨折等。

二、病理生理

颅内压增高可引起一系列中枢神经系统功能紊乱和病理变化。

(一)脑血流量减少

正常成人每分钟大约有 $1200mL$ 血液进入颅内，脑血流量通过脑血管的自动调节功能进行调节。脑血流量＝脑灌注压/脑血管阻力，而脑灌注压＝平均动脉压－颅内压。正常脑灌注压为 $70\sim90mmHg(9.3\sim12.0kPa)$，脑血管阻力为 $1.2\sim2.5mmHg(0.16\sim0.33kPa)$。当颅内压增高超过脑血管的自动调节功能时，脑血流量就会急剧减少，造成脑缺氧，甚至脑死亡。

(二)脑水肿

颅内压增高时，可造成毛细血管通透性增高和脑细胞代谢障碍，引起脑水肿。脑水肿可分为血管源性脑水肿(水分在细胞间隙潴留,多见于脑损伤和脑肿瘤等病变的初期)和细胞毒性脑水肿(钠水潴留在细胞内,多见于脑缺血、缺氧的初期)。因二者可同时或先后存在,故临床的脑水肿多为混合性。

(三)脑移位和脑疝

参见本节脑疝部分内容。

(四)脑缺血反应

急性颅内压增高时,患者出现血压升高、心率慢而有力、呼吸深慢,又称为库欣(Cushing)反应,慢性患者则不明显。

(五)胃肠功能紊乱及出血

部分患者可出现,这与颅内压增高引起下丘脑自主神经缺血而致功能紊乱有关;也可能由于颅内压增高时,消化道黏膜血管收缩造成缺血引起。

(六)神经源性肺水肿

由于颅内压增高引起下丘脑、延髓受压,导致 α-肾上腺素能神经活性增强,引起血压反应性增高,左心室负荷加重,左心房及肺静脉压力增高,肺毛细血管压增高,引起肺水肿,患者主要表现为呼吸急促,痰鸣,大量泡沫状血性痰。

三、分类

(一)根据颅内压增高范围分类

1.弥散性颅内压增高

常见于弥散性脑膜炎、弥散性脑水肿、交通性脑积水所引起的颅内压增高。

2.局灶性颅内压增高

常见于颅内肿瘤等占位性病变引起的颅内压增高。

(二)根据病变进展速度分类

1.急性颅内压增高

多见于颅脑损伤引起的颅内血肿和高血压性脑出血等。

2.亚急性颅内压增高

多见于颅内恶性肿瘤、颅内炎症等。

3.慢性颅内压增高

可长期无颅内压增高的症状和体征,多见于生长缓慢的颅内良性肿瘤和慢性硬脑膜下血肿等。

四、临床表现

(一)头痛

为最早、最常见的症状之一。多位于额部和颞部,以清晨和夜间较重。头痛性质以胀痛和撕裂痛多见。头痛程度与颅内压呈正相关,当低头、咳嗽、弯腰及腹内压增加时加重。

(二)呕吐

多在头痛剧烈时出现,呈喷射状,与进食无关,呕吐后头痛可有所缓解,有时可造成水、电解质紊乱和体重减轻。

(三)视神经盘水肿

是颅内压增高重要的客观体征之一,表现为视神经盘充血、水肿,中央凹陷变浅或消失和视网膜静脉曲张等。若病变长期存在,则视神经盘颜色苍白,视野向心性缩小和视力减退,引起视神经继发性萎缩;若颅内压增高不能有效纠正,重者可致失明。

视神经盘水肿与头痛、呕吐是颅内压增高的典型表现,合称为颅内压增高"三主征"。

(四)生命体征改变

早期血压增高,脉搏缓慢有力,呼吸深慢;后期表现为血压下降,脉搏细数,呼吸浅快。

(五)意识障碍

随病情发展呈进行性改变,由嗜睡逐渐发展至昏迷。

(六)脑疝

是颅内压增高的严重后果。颅内压增高到一定程度时,颅内各分腔之间压力不均衡,推移部分脑组织通过生理性间隙或病理性通道从高压区向低压区移位,造成脑组织、血管以及脑神经等重要结构受压和移位,从而引起一系列临床症状和体征,称为脑疝。

1.小脑幕切迹疝

又称为颞叶钩回疝,为颞叶的海马回、钩回通过小脑幕切迹被推移至幕下所形成,因疝入的脑组织压迫中脑的大脑脚和动眼神经,引起锥体束征和瞳孔变化。表现为剧烈头痛和频繁呕吐,患者烦躁不安,意识障碍进行性加重,患侧瞳孔短暂缩小后逐渐散大,病变对侧肢体肌力减弱或麻痹,病理征阳性,严重时出现去大脑强直,生命体征紊乱,最终因呼吸循环衰竭而致呼吸停止,血压下降,心脏停搏。

2.枕骨大孔疝

又称小脑扁桃体疝,为小脑扁桃体及延髓经枕骨大孔推向椎管内所形成。常因幕下占位性病变或行腰椎穿刺放出脑脊液过多、过快引起。表现为剧烈头痛及呕吐,颈项强直,生命体征改变较早,双侧瞳孔忽大忽小,意识障碍出现较晚,由于延髓的呼吸中枢受压,早期可因呼吸骤停而死亡。

(七)其他症状和体征

小儿患者可有头颅增大、头部浅静脉扩张、颅缝增宽或分离、前囟饱满隆起等。

五、辅助检查

(一)影像学检查

1.CT 和 MRI 检查

CT 是诊断颅内病变的首选检查,尤其适用于急症;MRI 检查需时较长,对颅骨骨质显像差。

2.X 线

表现为颅缝增宽、蝶鞍扩大、蛛网膜粒压迹增大加深、脑回压迹增多等。

3.脑造影检查

包括脑血管造影、脑室造影、数字减影血管造影(DSA)等,可为定位和定性诊断提供帮助。

(二)腰椎穿刺

可间接反映颅内压情况,但有引起脑疝的危险,对有明显颅内压增高症状和体征的患者禁用。

(三)颅内压监测

可通过植入颅内压力传感器进行连续监测,指导药物治疗或手术时机选择。

六、治疗原则

其处理原则为积极治疗原发病和降低颅内压。

(一)非手术治疗

1.一般处理

限制液体入量;给予氧气吸入,有利于降低颅内压;避免颅内压增高的诱因,如预防便秘;保持呼吸道通畅,预防呼吸道感染。

2.脱水治疗

使用高渗性脱水剂,使脑组织之间的水分通过渗透作用进入血液循环后再由肾排出;若同时使用利尿性脱水剂,效果更好。

3.激素治疗

肾上腺皮质激素能稳定血-脑脊液屏障,预防及缓解脑水肿,且能减少脑脊液生成,从而降低颅内压。

4.亚低温冬眠疗法

进行冬眠低温治疗,降低脑代谢率和耗氧量。

5.脑脊液体外引流术

紧急情况下,可行侧脑室穿刺引流脑脊液,以缓解颅内压增高。

6.巴比妥治疗

大剂量应用可降低脑的代谢,减少氧耗和增加脑对缺氧的耐受力,降低颅内压。

7.辅助过度换气

其目的是促使体内 CO_2 排出,使脑血管收缩,减少脑血流量。

8.对症治疗

疼痛者给予止痛治疗,但禁用吗啡和哌替啶;呕吐者应暂禁食水,静脉维持水、电解质及酸碱平衡;外伤和感染者给予抗生素治疗;抽搐者给予抗癫痫药物;烦躁不安者给予镇静剂等。

(二)手术治疗

手术去除病因为最根本、最有效的方法。如手术清除颅内血肿、切除颅内肿瘤、处理大片凹陷性骨折等;脑疝形成时采用减压术;脑积水时行脑脊液分流术,方法为将脑室内的液体通过导管引入蛛网膜下隙、腹腔或心房内。

七、常见护理诊断/问题

(一)疼痛

与颅内压增高有关。

(二)意识障碍

与颅内压增高有关。

(三)脑组织灌注低效/无效

与颅内压增高和脑疝有关。

(四)有体液不足的危险

与呕吐及应用脱水剂有关。

（五）营养失调：低于机体需要量

与呕吐或不能进食有关。

（六）潜在并发症

脑疝、窒息、心搏骤停等。

八、护理措施

（一）非手术治疗的护理/术前护理

1.心理护理

关心体贴患者，避免情绪激动，及时发现患者的心理和行为异常，寻找并去除诱因，介绍疾病相关的知识和治疗方法，指导学习康复知识和技能，有助于改善患者的心理状况。

2.一般护理

（1）休息与卧位：保证环境的安静，抬高床头15°～30°，有利于颅内静脉回流，减轻脑水肿；昏迷患者取侧卧位，利于呼吸道分泌物排出，防止发生窒息。

（2）饮食与补液：给予高热量、高蛋白、高维生素、低盐饮食，防止发生便秘；不能经口进食者可鼻饲；成人每日补液量以1500～2000mL为宜，并注意控制补液的量及速度，注意保持水、电解质和酸碱平衡。

（3）呼吸管理：保持呼吸道通畅，吸氧，提高并维持动脉血氧分压；因辅助过度换气有引起脑缺血的危险，故持续时间不宜超过24h，且使用期间注意监测脑血流及血气分析。

（4）防止意外损伤：加强生活护理，采取适当保护措施，避免发生意外损伤。

（5）维持正常体温和防治感染：高热可加重脑缺氧，应及时处理；遵医嘱应用抗生素预防及控制感染。

3.病情观察

（1）意识状态：意识反映大脑皮质和脑干的功能状态，意识障碍的程度、持续时间和演变过程，是分析病情的重要指标。对意识障碍程度的分级方法有2种。①传统分法：分为清醒、模糊、浅昏迷、昏迷和深昏迷5级。②格拉斯哥昏迷评分法（GCS）：目前通用，即对患者睁眼、言语、运动3个方面的反应分别评分，根据总分的高低来判断意识障碍的程度。GCS总分最高15分，最低3分，低于8分即表示昏迷，分数越低表明意识障碍越严重。

（2）瞳孔：正常瞳孔等大、正圆，在自然光线下直径3～4mm，直接和间接对光反射灵敏。严重颅内压增高继发脑疝时可出现异常变化。

（3）生命体征：为避免躁动对测量结果的影响，应先测呼吸，再测脉搏，最后测血压。注意急性颅内压增高患者常有"两慢一高"现象。

（4）肢体功能：观察是否存在肌力下降、肢体瘫痪；是否存在阳性病理征等。

4.用药护理

（1）脱水剂：遵医嘱应用20%甘露醇250mL，每日2～4次，15～30min内静脉快速滴完，维持4～6h。同时使用呋塞米20～40mg静脉注射，每日1～2次。脱水治疗期间注意纠正水、电解质紊乱；停用脱水剂时，应逐渐减量或延长给药间隔时间，以防发生颅内压反跳现象。

（2）糖皮质激素：可改善毛细血管通透性，防治脑水肿和颅内压增高。遵医嘱静脉注射地塞米松5～10mg或氢化可的松100mg，每日2～3次。治疗期间应注意防止发生高血糖、应激性溃疡和感染等并发症。

(3)巴比妥类:常用苯巴比妥,使用期间应严密监测患者意识、呼吸、血药浓度和脑电图情况,防止剂量过大时引起呼吸道引流不畅和呼吸抑制现象。

5.对症护理

(1)头痛和躁动:保持呼吸道通畅,以免呼吸道梗阻加重颅内压增高。避免剧烈咳嗽、打喷嚏、弯腰引起头痛加重,清醒患者避免用力坐起。可应用止痛剂,但禁用吗啡和哌替啶;稳定情绪,躁动患者积极寻找原因,适当镇静,禁忌强制约束。注意观察有无癫痫发作,并遵医嘱给予及时处理。

(2)呕吐:注意观察呕吐物的量、色、质,及时清理呼吸道,防止误吸。

(3)便秘:给予高膳食纤维饮食,必要时应用缓泻剂,禁止高压灌肠。

(4)高热:给予降温措施,必要时应用冬眠低温疗法。

6.亚低温冬眠疗法的护理

亚低温冬眠疗法是应用药物和物理方法降低体温,使患者处于亚低温状态,降低脑组织的耗氧量和代谢率,增加脑对缺血缺氧的耐受力,减少脑血流量,从而减轻脑水肿,降低颅内压。适用于各种原因引起的重度脑水肿及中枢性高热患者,老年患者和儿童慎用,休克、房室传导阻滞、全身衰竭者禁用。

(1)环境准备:病室安静,光线较暗,室温以18~20℃为宜。

(2)降温方法:遵医嘱先给予冬眠药物,应用药物半小时,患者进入睡眠状态后,方可加用物理降温措施,降低温度以每小时下降1℃为宜,体温降至肛温32~34℃,腋温31~33℃为宜。常用的药物有冬眠Ⅰ号合剂(氯丙嗪、异丙嗪、哌替啶)和冬眠Ⅱ号合剂(哌替啶、异丙嗪、氢化麦角碱),待自主神经被充分阻滞,患者御寒反应消失后方可物理降温。物理降温方法可采用头戴冰帽或在颈动脉、股动脉等处放置冰袋。

(3)病情观察:实施亚低温冬眠疗法前后记录并对比患者的生命体征、意识、瞳孔和神经系统征象;若收缩压<100mmHg,或脉搏>100次/分、呼吸慢而不规则时,应及时通知医生终止此疗法。

(4)饮食护理:冬眠期间机体代谢率低,对能量及水分需求减少,每日液体输入量不宜超过1500mL。鼻饲饮食温度应与当时体温相同,注意防止误吸和窒息。

(5)预防并发症:亚低温冬眠疗法的治疗时间一般为2~3d,结束时应先停止物理降温,然后再撤冬眠药物,注意保暖,让体温逐渐自然回升。治疗期间应预防肺部并发症、直立性低血压、冻伤和压疮的发生。

(二)术后护理

下面主要讲述脑室引流管的护理操作,其他术后护理措施多与术前护理相同。

1.妥善固定

无菌操作下接引流袋,并妥善固定,不可随意抬高或倒转,使引流管开口高于侧脑室平面10~15cm,以维持正常颅内压。搬动患者时,可夹闭引流管,防止脑脊液反流引起感染。

2.保持引流通畅

避免引流管受压、扭曲、折叠;控制引流速度,每日引流量<500mL,避免颅内压骤降;若引

流管被血凝块等堵塞,可严格消毒管口后用无菌注射器轻轻回抽,切不可用生理盐水冲洗。

3.注意观察记录

正常脑脊液每日分泌 400～500mL,无色、透明、无沉淀。手术后可略呈淡血性,若引流出大量血性脑脊液则提示脑室内出血;若脑脊液混浊则提示感染。

4.严格无菌操作

每天更换引流袋时先夹闭引流管,预防逆行感染。

5.拔管指征

持续引流时间一般不超过 7d,拔管前应行头颅 CT 检查,并试行夹闭引流管 1～2d,夹管期间注意观察患者的神志、瞳孔、生命体征变化,无颅内压增高症状时方可拔管。

九、健康教育

(一)心理指导

鼓励患者尽早自理生活,对恢复过程中出现的头痛、耳鸣、记忆力下降等给予适当的解释,使患者树立信心。

(二)生活指导

指导患者避免剧烈咳嗽、用力排便、提拉重物等增加腹内压的动作,避免颅内压增高。

(三)康复训练

对具有神经系统后遗症者,鼓励其积极参与各项治疗和功能训练,最大限度恢复生活自理能力。

(四)复诊指导

若头痛进行性加重,经一般治疗无效,应及时来院就诊。

第六节　颅脑损伤

颅脑损伤是一种常见疾病,发生率仅次于四肢伤,但死亡率和致残率却居首位。颅脑损伤的程度及处理效果对预后起决定性作用。颅脑损伤包括头皮损伤、颅骨骨折及脑损伤 3 类。

一、头皮损伤

头皮由浅入深分为皮肤、皮下组织、帽状腱膜层、帽状腱膜下层、骨膜层五层,其前 3 层连接紧密,不易分离。头皮血液供应丰富,故损伤时出血较多,但抗感染及愈合能力亦强。

(一)分类及临床表现

1.头皮血肿

多因钝器伤所致,按血肿的部位分为皮下血肿、帽状腱膜下血肿和骨膜下血肿。

(1)皮下血肿:常见于撞击伤和产伤,血肿位于皮下,因皮下组织内致密的结缔组织交织成网,故血肿较局限,无波动,压痛明显。有时因周围组织肿胀,中心较硬,易误诊为颅骨凹陷性骨折。

(2)帽状腱膜下血肿:头部受斜向暴力所致,血肿位于帽状腱膜层和骨膜层之间,血肿易扩散,可充满整个帽状腱膜下层,触诊有波动感。

(3)骨膜下血肿:多由颅骨骨折和产伤所致。因骨膜在颅缝处贴附紧密,故骨膜下血肿范围局限于某一颅骨,不超过颅缝,血肿张力较高,可有波动感。

2.头皮裂伤

是常见的开放性损伤,多为钝器或锐器打击所致,伤口规则或不规则,出血较多,不易自行停止,可致失血性休克。

3.头皮撕脱伤

是最严重的头皮损伤,多因长发被卷入转动的机器,致使头皮自帽状腱膜下层甚至连同骨膜一起撕脱。其损伤重,出血多,可因大量失血和剧烈疼痛而导致休克。

(二)辅助检查

头颅 X 线摄片及 CT 检查有助于明确是否合并颅骨骨折及颅内血肿。

(三)治疗原则

应用抗生素预防感染,严格无菌操作;及时止血、补充血容量,防治休克。

1.头皮血肿

皮下血肿一般无须特殊处理,可观察或伤后立即冷敷,短期内可自行吸收;帽状腱膜下血肿较大者,可在严格无菌操作下穿刺抽血,然后加压包扎;骨膜下血肿处理方法基本同帽状腱膜下血肿,但若伴有颅骨骨折则不宜加压包扎,以防血液经骨缝流入颅内,引起硬脑膜外血肿。

2.头皮裂伤

加压包扎止血后,根据情况进行清创缝合术,因头皮血供丰富,清创缝合时间可延长至24h。常规应用抗生素和 TAT。

3.头皮撕脱伤

保护皮瓣,在急救过程中,用无菌敷料或干净布类包裹撕脱的头皮,避免污染,放置于周围有冰块的容器内,随患者一起送至医院,争取清创后再植。创面用无菌敷料覆盖并加压包扎止血,争取 6～8h 内清创后行头皮再植,无法再植者,进行全厚或中厚皮片植皮,术后加压包扎。

(四)常见护理诊断/问题

1.疼痛

与外伤有关。

2.潜在并发症

失血性休克、感染。

(五)护理措施

1.疼痛护理

早期冷敷,24h 后热敷,以促进血肿吸收,缓解疼痛。

2.病情观察

密切观察患者意识、瞳孔、血压、脉搏、呼吸、尿量的变化。注意有无颅骨骨折、脑损伤和颅内压增高的征象。

3.抗休克

迅速建立静脉通路,快速补充血容量,并给予吸氧、止痛,防治休克。

4.预防感染

遵医嘱给予抗生素或 TAT,注意有无局部和全身感染表现。

5.手术护理

撕脱的头皮置于 4℃冰箱存放;术前做好备皮、药物过敏试验等术前准备。术后注意观察创面有无渗血、疼痛等,保持敷料清洁、干燥和引流通畅。

6.心理护理

稳定患者情绪,给予必要帮助,消除患者紧张和恐惧心理。

(六)健康教育

1.预防宣教

指导患者注意休息,避免过度劳累。

2.饮食指导

多摄入高蛋白、高维生素、营养丰富、易消化的食物,避免辛辣、刺激食物。

3.复诊指导

血肿勿揉搓。若出现剧烈头痛、频繁呕吐等颅内压增高征象,应及时就诊。

二、颅骨骨折

颅骨骨折是暴力作用导致颅骨结构改变。颅骨骨折的严重性并不在于骨折的本身,而在于可能同时存在血管、神经和脑损伤,以及合并的颅内血肿、颅内感染及脑脊液漏等并发症。

(一)分类

颅骨骨折按骨折部位分为颅盖骨折和颅底骨折;按骨折形态分为线形骨折和凹陷性骨折;按骨折部位是否与外界相通分为开放性骨折和闭合性骨折。

(二)临床表现

1.颅盖骨折

线形骨折最常见,常合并有头皮损伤,局部肿胀、疼痛。凹陷性骨折好发于额顶部,范围较大者可触及下陷区。若骨折陷入较深或骨片陷入颅内,常引起颅内压升高或使局部脑组织受压引起相应的症状和局限性癫痫。

2.颅底骨折

颅底骨折多由颅盖骨折延伸而来,少数为强烈间接暴力作用于颅底引起。因颅底硬脑膜与颅骨贴附紧密,故颅底骨折时易撕裂硬脑膜而引起脑脊液外漏或颅内积气,成为开放性骨折。颅底骨折按骨折部位可分为颅前窝骨折、颅中窝骨折和颅后窝骨折。

(三)辅助检查

颅盖骨折依靠头颅正侧位 X 线摄片即可确诊。颅底骨折主要依靠临床表现进行诊断;CT检查有助于了解有无合并脑损伤。

(四)治疗原则

1.颅盖骨折

线形骨折一般不需特殊处理。但骨折线通过脑膜血管沟或静脉窦时,应警惕发生硬脑膜外血肿的可能。凹陷性骨折目前一般认为凹陷深度超过 1cm,骨折片刺入脑内,骨折位于脑重要功能区,引起偏瘫、失语等神经功能障碍或癫痫者,需手术整复或摘除陷入的骨片。

2.颅底骨折

本身不需特殊处理,若合并脑脊液漏时应用抗生素和 TAT 预防颅内感染。脑脊液漏一般在 1～2 周内愈合,若超过 1 个月仍不愈合,可考虑行漏口修补术。

(五)常见护理诊断/问题

1.有感染的危险

与脑脊液外漏等有关。

2.潜在并发症

颅内出血、颅内低压综合征、脑损伤等。

3.焦虑/恐惧

与担心伤情和预后有关。

(六)护理措施

1.病情观察

应密切观察患者有无意识障碍、头痛、呕吐、生命体征改变等颅内压增高症状;观察有无偏瘫、失语、视野缺损等脑组织受压的局灶症状;伴有脑脊液漏者,观察脑脊液的量、色、质及有无颅内感染征象。

2.脑脊液漏的护理

(1)鉴别脑脊液:患者口、鼻、耳道流出淡红色液体,有腥味,把其滴在白色滤纸上,血迹外周有月晕样淡红色的浸润圈,可怀疑为脑脊液漏;也可根据鼻腔分泌物中不含糖而脑脊液中含糖的原理用尿糖试纸或葡萄糖定量检测来鉴别。

(2)估计脑脊液外漏量:在外耳道口或鼻前庭放置干棉球,棉球渗湿及时更换,并记录 24h 浸湿的棉球数,以估计脑脊液外漏量。

(3)休息与体位:患者绝对卧床休息,取半坐位,头偏向患侧,使脑组织借助重力作用移向颅底,将脑膜破口堵塞并逐渐形成粘连而封闭,待脑脊液漏停止后 3～5d 可改为平卧位。

(4)预防逆行性颅内感染:①清洁、消毒鼻前庭或外耳道,每日 2 次,注意棉球勿过湿,防止液体逆流颅内。②嘱患者避免用力咳嗽、打喷嚏、擤鼻涕、挖耳、抠鼻及用力排便;禁忌鼻腔及耳道的堵塞、冲洗和滴药;脑脊液鼻漏者,严禁经鼻腔置胃管、吸痰及鼻导管给氧;禁忌腰椎穿刺。③遵医嘱应用抗生素和 TAT,预防感染。

3.颅内低压综合征的护理

颅内低压综合征因脑脊液外漏过多而导致,患者表现为直立性头痛,多位于额和枕部。头痛与体位关系密切,坐起或站立时,头痛剧烈,平卧时则很快消失或减轻。常合并有恶心和呕吐、头昏或眩晕、厌食及短暂的昏厥等。一旦发生,应嘱其卧床休息,取头低足高位,遵医嘱指导患者多饮水或静脉滴注生理盐水,以大量补充水分。

4.心理护理

向患者介绍病情、治疗和护理方法、生活中的注意事项,使其消除紧张、恐惧心理,配合治疗和护理。

(七)健康教育

1.预防宣教

指导颅底骨折患者保持耳和鼻等部位清洁,预防呼吸道感染,避免引起颅内压骤然升降各种因素;培养健康的生活行为和方式,注意劳逸结合。

2.康复指导

避免受伤颅骨受压;对颅骨缺损局部要有效保护,避免碰撞;患者若出现意识模糊、剧烈头痛、频繁呕吐和发热等,应及时到医院就诊。

三、脑损伤

脑损伤是指脑膜、脑组织、脑血管以及脑神经的损伤。在颅脑损伤中最为重要,患者容易出现神经功能障碍。

(一)病因

暴力直接或间接作用于头部均可导致脑损伤。直接损伤包括加速性损伤、减速性损伤、挤压伤。加速性损伤指相对静止的头部突然受到外力打击后,沿外力方向呈加速运动而造成的损伤。减速性损伤指运动中的头部突然撞在静止物体上引起的损伤。间接损伤包括传递性损伤(如坠落时臀部着地,外力经脊柱传至颅脑)、挥鞭样损伤、创伤性窒息等。挥鞭样损伤指外力作用于躯干,致躯干突然加速运动,运动的躯干再带动相对静止的头颅,在颅颈之间发生强烈的过伸或者过屈,犹如挥动鞭子末端,最终造成延髓与脊髓连接处损伤。

(二)分类

1.根据脑损伤发生的时间和机制分类

(1)原发性脑损伤:指暴力作用于头部时立即发生的脑损伤,如脑震荡和脑挫裂伤。

(2)继发性脑损伤:指头部受伤一段时间后出现的脑受损病变,主要有脑水肿和颅内血肿。

2.根据伤后脑组织是否与外界相通分类

(1)闭合性脑损伤:硬脑膜完整的脑损伤,多为钝器和间接暴力所致。

(2)开放性脑损伤:硬脑膜破裂的脑损伤,多为锐器或火器所致。

(三)发病机制

脑损伤的发生机制比较复杂,了解颅脑损伤的发生方式和发生机制并结合外力的部位和方向,对推测脑损伤的部位和性质有着重要意义。外力可导致颅骨变形,并使头颅产生加速、减速或旋转运动,从而使脑组织受到多种应力的作用而发生不同程度和类型的损伤。加速性损伤主要发生在着力点部位;减速性损伤除位于着力点部位外,还常常发生于着力点的对侧,即形成对冲伤。

(四)临床表现

1.脑震荡

脑震荡是较轻的原发性脑损伤,其临床特点为伤后立即发生短暂的意识障碍和近事遗忘。其发病机制一直受争议,一般认为是脑干网状结构受损。

(1)意识障碍:患者伤后立即出现短暂的意识丧失,持续数秒至数分钟,一般不超过30min,有的仅表现为瞬间意识混乱或恍惚,并无昏迷。同时伴有面色苍白、出冷汗、血压下降、心动徐缓、呼吸浅慢、生理反射迟钝或消失等症状。

(2)逆行性遗忘:意识恢复后不能记忆受伤时及伤前近期的情况,即为逆行性遗忘,常有头痛、头晕、失眠、恶心呕吐、耳鸣、心悸、畏光、记忆力减退、情绪不稳等症状,一般可持续数8或数周甚至更长时间。

(3)神经系统检查无阳性体征:腰椎穿刺检查脑脊液和颅内压均正常,头部 CT 也无异常发现。

2.脑挫裂伤

脑挫裂伤是常见的原发性脑损伤,包括脑挫伤和脑裂伤。前者指脑组织受到的破坏较轻,软脑膜完整;后者指软脑膜、脑组织或血管发生不同程度的破裂,伴有外伤性蛛网膜下隙出血。二者常同时存在,所以合称脑挫裂伤。临床表现可因损伤部位、范围、程度不同而相差甚远,轻者仅有轻微症状,重者会深昏迷甚至迅速死亡。

(1)头痛、恶心和呕吐:是脑挫裂伤最常见的症状。疼痛可局限,也可全头痛,间歇或持续性,伤后 1～2 周内最为明显,以后逐渐减轻。

(2)意识障碍:是脑挫裂伤最突出的症状之一。伤后立即出现,程度重,持续时间长短不一,多超过 30min,严重者长期持续昏迷。

(3)局灶症状与体征:若伤及脑皮质功能区,可立即出现相应神经功能障碍的症状和体征,如语言中枢损伤出现失语,一侧运动区受损则对侧出现锥体束征或偏瘫等;若合并蛛网膜下隙出血可伴有脑膜刺激征阳性;但额叶和颞叶前端损伤后,可无明显局灶症状和体征。

(4)生命体征变化:轻、中度脑挫裂伤生命体征多无明显变化;严重脑挫裂伤,因脑水肿和颅内出血可引起颅内压增高,出现"两慢一高"现象,严重者呼吸、循环功能衰竭。伴有下丘脑损伤者,可出现持续高热。

3.颅内血肿

颅内血肿是最常见、最严重的继发性脑损伤,可引起脑组织受压和颅内压增高,甚至形成脑疝而危及生命。按症状出现的时间分为急性血肿(3d 内出现症状者)、亚急性血肿(伤后 3d 至 3 周出现症状者)、慢性血肿(伤后 3 周以上才出现症状者)。颅内血肿按所在部位分为硬脑膜外血肿、硬脑膜下血肿和脑内血肿 3 种。

(1)硬脑膜外血肿:约占外伤性颅内血肿的 30%,多属急性,多见于颅盖骨折。硬脑膜外血肿典型意识障碍表现为"中间清醒期",即原发性脑损伤略重,伤后立即出现原发性昏迷,之后意识逐渐清醒或好转(在颅内血肿未形成之前),一段时间后,由于颅内血肿形成、颅内压增高,患者再度昏迷。原发性脑损伤较轻者,伤后无原发昏迷,待血肿形成出现意识障碍。原发性脑损伤较重者,伤后昏迷呈进行性加重或持续昏迷。临床上以前两种较常见。患者常有头痛、呕吐、生命体征紊乱等颅内压增高和脑疝表现,还伴有相应神经系统体征。

(2)硬脑膜下血肿:最常见,约占外伤性颅内血肿的 40%,多为急性和亚急性,大多为对冲性脑挫裂伤所致,常表现为伤后持续昏迷或昏迷进行性加重,少有"中间清醒期",可较早出现颅内压增高和脑疝症状。慢性硬脑膜下血肿好发于老年人,多有轻微头部外伤史,病情进展缓慢,病程较长,临床差异很大。

(3)脑内血肿:较少见,常与硬脑膜下血肿同时存在,临床表现与脑挫裂伤相似,以进行性加重的意识障碍为主要表现。

4.开放性脑损伤

头部常有伤口,伤后可出现意识障碍,程度与致伤原因有关。伤及脑干或下丘脑等重要结构时,生命体征可发生明显改变,严重时可出现休克、颅内压增高及脑疝。

(五)辅助检查

1.影像学检查

(1)CT扫描:为首选检查,可显示脑挫裂伤和颅内血肿的部位、范围及程度,脑组织受压及中线移位情况等。如硬脑膜外血肿CT扫描可见颅骨内板与硬脑膜之间的弓形或双凸镜形高密度影。急性或亚急性硬脑膜下血肿CT扫描表现为脑表面新月形高密度、混杂密度、等密度影;慢性硬脑膜下血肿则为新月形或半月形低密度、等密度影。

(2)MRI检查:一般很少用于急性颅脑损伤的诊断,但对较轻的脑挫伤病灶的显示优于CT。

2.脑脊液检查

确定颅内压是否升高、有无蛛网膜下隙出血等情况。

(六)治疗原则

1.脑震荡

一般无须特殊治疗,卧床休息5～7d,必要时给予镇静、镇痛药,多数患者在2周内恢复正常,预后良好。

2.脑挫裂伤

一般以保持呼吸道通畅、防治脑水肿、处理高热及躁动、控制癫痫和全身支持治疗等非手术疗法为主。若非手术治疗无效或颅内压持续增高出现脑疝迹象时,应手术去除颅内压增高的原因,解除脑受压。

3.急性颅内血肿

患者确诊后原则上应立即手术。硬脑膜外血肿若伤后无明显意识障碍,病情稳定,CT显示幕上腔血肿量<30mL,幕下腔血肿量<10mL,中线结构移位<1.0cm,可密切观察病情,采用降颅内压等非手术疗法。一旦病情恶化,应紧急手术。

4.开放性脑损伤

保护伤口,保持呼吸道通畅,优先处理危及生命的伤情,实施清创术,遵医嘱应用TAT和抗生素。

(七)常见护理诊断/问题

1.清理呼吸道无效

与意识障碍及不能有效排痰有关。

2.意识障碍

与脑损伤和颅内压增高有关。

3.体温调节无效

与脑损伤后体温调节中枢功能紊乱和感染有关。

4.有受伤的危险

与患者躁动、癫痫发作有关。

5.营养失调:低于机体需要量

与进食障碍、呕吐和高代谢状态有关。

6.潜在并发症

颅内压增高、脑疝、癫痫发作等。

(八)护理措施

1.非手术治疗的护理/术前护理

(1)急救处理:首先处理心搏呼吸骤停、窒息、大出血等威胁生命的伤情,并为进一步治疗创造有利条件。

1)保持呼吸道通畅:意识障碍者易发生误吸和舌根后坠而引起窒息。应及时清除患者咽部的血块、呕吐物及分泌物;安排患者侧卧位,舌根后坠者放置口咽通气管,必要时行气管插管或气管切开,采用机械辅助呼吸。禁用吗啡止痛,以防止呼吸抑制。

2)妥善处理伤口:开放性颅脑损伤者,皮肤消毒后用无菌敷料包扎;脑组织膨出者,伤口周围垫消毒纱布卷后用无菌敷料架空包扎,避免脑组织受压。尽早应用抗生素和破伤风抗毒素。

3)防治休克:有休克征象者要查明有无合并其他内脏损伤,使患者取平卧位,及时补充血容量,注意保暖。

4)防治脑疝:有脑疝征兆时,应立即静脉快速输入甘露醇、地塞米松、呋塞米等,以暂时降低颅内压。

(2)一般护理:

1)体位:意识清醒者应将床头抬高 15~30°,以利于颅内静脉回流。昏迷患者或吞咽功能障碍者宜取侧卧位或侧俯卧位,以免呕吐物、分泌物误吸。

2)维持营养及体液平衡:急性期应控制钠和水的摄入量,每天静脉输液量为 1500~2000mL,其中含钠电解质 500mL,输液速度要慢而均匀。昏迷患者要禁食,早期可采用胃肠外营养。个别长期昏迷者,可经鼻胃管补充营养。

3)对症护理:高热使机体代谢增高,加重脑组织缺氧,应及时处理,可给予物理降温,必要时行人工冬眠疗法。躁动者应查明原因及时排除,适当加以保护以防外伤及意外,切勿轻率给予镇静药,也不可强加约束。

(3)严密观察病情:目的是观察治疗效果和及早发现脑疝,赢得抢救时机。

1)意识:反映大脑皮质功能和脑干功能状态,是最重要的观察内容,可做为区别原发性和继发性脑损伤的重要依据。

2)瞳孔:注意对比两侧睑裂大小是否相等,有无上睑下垂;两侧瞳孔的形状、大小和对光反射。伤后立即出现一侧瞳孔散大,是原发性动眼神经损伤所致;伤后瞳孔正常,以后一侧瞳孔先缩小继之进行性散大,并且对光反射减弱或消失,对侧肢体瘫痪,伴意识障碍,提示脑受压或脑疝;如双侧瞳孔时大时小,或两侧交替变化,对光反射消失,伴眼球分离或者异位,常是中脑损伤的表现;双侧瞳孔散大,对光反射消失,眼球固定,伴深昏迷或去大脑强直,多为临终前的表现或原发性脑干损伤。观察瞳孔时应注意某些药物会对瞳孔变化造成影响,如阿托品和麻黄碱使瞳孔散大,吗啡和氯丙嗪使瞳孔缩小。

3)生命体征:为了避免患者躁动影响测量结果,应先测呼吸,再测脉搏,最后测血压。伤后生命体征出现库欣反应提示颅内压升高,应警惕颅内血肿或脑疝的发生;伤后即发生高热,提示下丘脑或脑干损伤;伤后数日出现高热常提示有继发感染。

4)神经系统体征:注意观察有无肢体活动障碍、抽搐、失语情况等。若伤后立即出现一侧上、下肢运动障碍且不再继续加重,多为原发性脑损伤引起;伤后一段时间出现肢体偏瘫且进行性加重,同时伴有意识障碍和瞳孔变化,多是小脑幕切迹疝的表现。

(4)减轻脑水肿,降低颅内压:患者取头高斜坡卧位,吸氧,控制液体入量;避免剧烈咳嗽和用力排便,便秘时可使用缓泻剂,禁止灌肠;遵医嘱使用脱水剂,最常用的是20%甘露醇,成人剂量为250mL,在15~30min内快速静脉滴注,每日2~4次;应用肾上腺皮质激素;采用亚低温冬眠疗法。

(5)预防并发症:昏迷患者易发生多种并发症,应加强皮肤护理、五官护理、呼吸道和泌尿系统护理和康复锻炼,防止压疮、关节僵硬、肌肉挛缩、呼吸道和泌尿系感染等并发症发生。

(6)术前准备:做好紧急手术前常规准备,手术前2h内剃净头发,洗净头皮,涂抹75%酒精并用无菌巾包扎。

(7)心理护理:多与患者沟通,了解患者的心理活动和需求,开展积极主动的健康教育,指导患者配合各项治疗和护理措施;取得家属的配合和支持,指导家属给患者充分的照顾和鼓励,使患者以积极的心态对待疾病,树立战胜疾病的信心,促使早日康复。

2.术后护理

(1)观察病情:术后搬动患者前后应观察呼吸、脉搏和血压的变化;严密观察并及时发现手术后颅内出血、感染、癫痫以及应激性溃疡等并发症。

(2)引流管护理:创腔引流袋放在与头部创腔一致的位置,48h后略放低。硬脑膜下引流时引流袋低于创腔。

(九)健康教育

1.安全宣教

加强安全意识、交通规则的宣传教育,防止意外发生。

2.饮食指导

指导患者合理饮食,防止营养不良、胃出血等并发症。

3.康复指导

病情稳定后制订康复计划,指导患者康复锻炼,根据身体状况调整运动量。对肢体功能障碍或生活不能自理的患者需有人陪伴,防止跌伤,并进行废损功能训练以增强生活自理能力以及社会适应能力。重度残疾者,应鼓励患者树立正确的人生观,指导其部分生活自理,树立起重新生活的信心。

4.控制癫痫

外伤性癫痫的患者,应按时服用抗癫痫药物控制症状发作,不能单独外出、登高、游泳等,以防意外,并在医生指导下逐渐减量直至停药。

第五章　心胸外科疾病的护理

第一节　肋骨骨折患者的护理

一、病因与分类

(一)暴力因素

肋骨骨折最常见的因素为外来暴力,其又分为直接暴力和间接暴力。直接暴力是指创伤力直接作用于骨折部位而发生的骨折,间接暴力则是某种原因导致胸部前后受挤压而造成的骨折。

(二)病理因素

部分肋骨骨折见于恶性肿瘤骨转移或重度骨质疏松者,此类患者可因咳嗽等胸腔内压改变而发生肋骨骨折。单处肋骨骨折处有相邻的肋间肌和肋骨的支持,起到类似"夹板"的作用,骨折端移位小,多能自行愈合。多根多处肋骨骨折可造成局部胸廓失去完整肋骨的支撑而软化,产生反常呼吸运动,即软化区的胸壁在患者吸气时内陷,呼气时外凸,此胸廓又称为连枷胸。如果软化区范围较广,呼吸时可造成两侧胸膜腔内压力不平衡,产生纵隔左右扑动,引起体内缺氧和二氧化碳潴留,并影响静脉回流,严重者可导致呼吸、循环功能衰竭。骨折端移位可刺破胸膜、肺组织、肋间血管,可造成气胸、血胸、咯血、皮下气肿等继发性损伤。

二、临床表现

(一)症状

骨折局部疼痛,尤其在深呼吸、咳嗽、转动体位时加重。根据损伤范围的不同出现不同程度的呼吸困难,损伤严重的患者可有休克。由于咳嗽无力、呼吸变浅而出现痰液增多、潴留,引起肺部感染者可有发热。

(二)体征

骨折部位可有压痛、骨擦音,多根多处肋骨骨折患者可有胸壁畸形。有肺组织损伤的患者可有痰中带血或咯血,有气胸、血胸、皮下气肿等继发性损伤的患者可有相应体征。

三、辅助检查

胸部 X 线检查可见肋骨骨折线、断端错位,同时可判断有无气胸、血胸,但不能显示肋软骨折断征象。

四、治疗原则

(一)镇痛

疼痛轻者可用镇痛、镇静药物,重者可采用肋间神经阻滞、自控止痛装置。有效镇痛能够增加连枷胸患者的肺活量、潮气量、功能残气量、肺顺应性和血氧分压,降低气道阻力和浮动胸廓的反常运动。

(二)防治肺部并发症

鼓励患者咳嗽、排痰、深呼吸,预防肺不张和肺部感染,并及时应用有效的抗生素。对反常呼吸明显、呼吸道分泌物增多或血痰较多的患者应采取气管插管或气管切开等紧急措施清理呼吸道,同时给氧、辅助呼吸。

(三)固定胸壁

对闭合性单处肋骨骨折可采用宽胶布、多头胸带、弹性胸带固定胸壁。对闭合性多根多处肋骨骨折,在现场急救或软化范围较小时采用包扎固定;当软化范围较大时,采用牵引固定法,近年也有在胸腔镜下导入钢丝以固定胸壁;对错位明显、病情严重的患者则应开胸内固定。对开放性肋骨骨折,应及时清创,根据骨折范围采取固定方法。

(四)胸膜腔闭式引流

对合并气胸、血胸的患者给予胸膜腔闭式引流。

五、护理评估

(一)非手术治疗/术前评估

1.健康史

评估患者受伤史及有无其他疾病史。

2.身体状况

(1)症状:了解骨折部位疼痛的性质、程度、时间及部位;生命体征变化,有无呼吸困难、增快和呼吸音减弱等。

(2)体征:了解胸部体征,尤其是有无反常呼吸等。

(3)辅助检查:X线胸片的变化;患者营养状况等。

(二)术后评估

了解患者术中所采取的麻醉、手术方式等情况;评估患者返回病房后的神志、生命体征及切口情况;评估患者胸部活动情况,有无皮下气肿等。

(三)心理-社会状况

评估患者不良心理反应及对肋骨骨折预后的认知和期望值,能否配合治疗和护理等。

六、主要护理诊断/问题

(一)急性疼痛

与胸部组织损伤有关。

(二)气体交换障碍

与肋骨骨折导致的疼痛、胸廓运动受限、反常呼吸运动有关。

(三)潜在并发症

肺部和胸腔感染。

七、护理目标

(1)患者疼痛减轻或缓解。

(2)患者气体交换障碍得以缓解。

(3)未发生并发症,或及时发现并配合处理。

八、护理措施

(一)非手术治疗/术前护理

1.减轻疼痛

(1)妥善固定胸部;遵医嘱应用止痛药物。

(2)患者咳嗽、咳痰时,护理人员应指导或协助患者固定胸廓,以减轻疼痛。

2.维持有效的呼吸

严重肋骨骨折,尤其是大面积胸壁软化的患者,应立即协助医生采取有效急救措施。保持呼吸道通畅及时清理呼吸道分泌物,鼓励深呼吸、有效咳嗽,痰液黏稠者可遵医嘱给予雾化吸入。对于开放人工气道或呼吸机辅助呼吸者,应加强气道管理。

3.观察病情变化

观察患者生命体征,尤其注意其呼吸形态,有无反常呼吸等;观察患者有无皮下气肿,记录气肿范围,若发现气肿迅速蔓延则立即报告医生。

4.术前护理

做好血型、交叉配血试验,完善术前准备等。

(二)术后护理

1.病情观察

密切观察患者的呼吸、神志等的变化,观察胸部活动情况。及时观察患者有无呼吸困难,如有异常及时通知医生。

2.防治感染

术后3天监测患者体温变化;鼓励患者深呼吸、有效咳嗽,预防术后肺部感染;及时更换术区敷料,保持敷料清洁、干燥。

(三)健康教育

(1)休息与活动:保证充足睡眠,骨折已临床愈合者可逐渐练习床边站立、室内行走等,注意系好肋骨固定带。

(2)合理饮食:嘱患者多饮水;食用清淡易消化食物,保持大便通畅;多食水果、蔬菜,忌食油腻、辛辣等食物。

(3)定期复查、不适随诊。

九、护理评价

通过治疗与护理,患者是否:①胸部疼痛缓解或得到控制;②气体交换障碍得到改善或消除;③并发症得到预防或被及时发现和处理。

第二节 气胸患者的护理

一、闭合性气胸

闭合性气胸即伤后伤口闭合,胸膜腔不与外界相通。胸膜腔积气量决定了伤侧肺萎陷的程度。

(一)病理生理

闭合性气胸胸膜腔内负压减小,但仍低于大气压。患侧肺部分萎陷使得有效气体交换面积减少,影响肺的通气和换气功能。伤侧内压增加可引起纵隔向健侧移位。随着胸膜腔内积气与肺萎陷程度增加,肺表面裂口缩小,直至吸气时也不开放,气胸则趋于稳定并可缓慢吸收。

(二)临床表现

根据患者胸膜腔内积气的量和速度不同可有不同程度的临床表现。

1.小量气胸

肺萎陷<30%,对呼吸和循环影响小,患者可无明显症状。

2.中量以上气胸

肺萎陷在30%～50%为中量气胸,>50%为大量气胸,患者可有胸痛、胸闷、气促和不同程度的呼吸困难或发绀。气管向健侧移位,患侧胸部饱满,叩诊呈鼓音,听诊呼吸音降低或消失。

(三)治疗原则

小量气胸无须特殊处理,可进行严密观察,一般1～2周内自行吸收。中量以上气胸应进行胸膜腔穿刺抽气或胸膜腔闭式引流排出气体,同时应用抗生素预防感染。

二、开放性气胸

开放性气胸即胸膜腔与外界相通,空气经胸膜腔的创口随呼吸运动自由进出胸膜腔。空气出入量与胸壁伤口大小有密切关系,伤口大于气管口径时,空气出入量多。

(一)病理生理

开放性气胸患侧胸膜腔内压力几乎等于大气压,患侧肺将完全萎陷,丧失呼吸功能。患侧胸膜腔内压大于健侧,纵隔向健侧移位,使健侧肺扩张受限,呼吸功能受损。吸气时纵隔移向健侧,呼气时移回患侧,产生纵隔扑动,影响静脉回心血量,造成循环功能障碍。

(二)临床表现

出现明显的呼吸困难、鼻翼翕动、口唇发绀,严重者休克。患者呼吸时可听到空气进出胸膜腔的"吮吸"声。患侧胸部饱满,叩诊呈鼓音,听诊呼吸音降低或消失,皮下可有捻发音。气管、心脏向健侧移位,颈静脉怒张。

(三)治疗原则

现场急救时应立即变开放性气胸为闭合性气胸,迅速封闭伤口,并加压包扎。转运途中注意给予吸氧,入院后进一步纠正休克,清创缝合伤口,行胸膜腔闭式引流,应用抗生素防治感染,必要时开胸探查。

三、张力性气胸

张力性气胸又称高压性气胸,为气管、支气管或肺损伤处形成单向活瓣,即吸气时,空气进入胸膜腔,而呼气时活瓣关闭。张力性胸可迅速致患者死亡。

(一)病理生理

张力性气胸患侧胸膜腔内空气进行性增多,压力高于大气压,患侧肺严重萎陷,纵隔明显向健侧移位,压迫健侧肺,同时影响腔静脉回流,患者可迅速出现严重的呼吸、循环功能障碍。

高压气体可形成纵隔气肿或面、颈、胸部广泛皮下气肿。

皮下气肿是指胸部皮下组织有气体积存,以手按压存在皮下气肿部位的皮肤,引起气体在皮下组织移动,可出现捻发感或握雪感。胸部皮下气肿多由于肺、气管或胸膜受损后,气体自病变部位逸出积存于皮下所致,亦偶见于局部产气杆菌感染而发生。

(二)临床表现

患者表现为严重或极度呼吸困难、发绀、烦躁、意识障碍、大汗淋漓甚至昏迷、休克,也可迅速出现窒息。患侧胸廓饱满、叩诊呈高度鼓音、呼吸音消失,可有面、颈、胸部广泛的捻发音。气管、心脏明显向健侧移位,颈静脉怒张。

(三)治疗原则

急救时应争分夺秒,应立即排气,降低胸腔内压力。用粗针头穿刺胸膜腔,使高压气体易于排出,而外界空气不能进入胸膜腔。争取时间后可行胸膜腔闭式引流,目的是排出气体,促使肺复张。持续漏气而肺复张困难时应立即剖胸探查并修补裂口。气胸类型除上述三种外,自发性气胸也是临床常见并发类型。可分为原发性自发性气胸和继发性自发性气胸,多见于青年男性或有心肺慢性疾病的老年人。临床表现以胸痛、呼吸困难、刺激性咳嗽为主,应与某些心肺疾病如支气管哮喘、急性心肌梗死、肺大泡等相鉴别。治疗原则为促进患侧肺复张、消除病因及减少复发。

(四)护理评估

1.非手术治疗/术前评估

(1)健康史:评估患者受伤时间、经过、暴力的性质、作用部位、有无既往心肺疾病等。

(2)身体状况:

1)症状:了解患者疼痛部位、性质、程度,有无呼吸困难、反常呼吸、发绀,程度如何;生命体征是否平稳,有无意识障碍、休克、呼吸音改变,是否有咳嗽、咳痰、咯血等。

2)体征:了解胸部有无开放伤口、皮下气肿、气管移位,胸部叩诊是否呈鼓音等。

3)辅助检查:了解 X 线胸片情况。

2.术后评估

了解患者术中所采取的麻醉、手术方式等情况;评估患者返回病房后的神志、生命体征及切口情况;评估患者肺复张情况、有无皮下气肿等。

3.心理-社会状况

评估患者是否存在恐惧、焦虑等不良心理反应,对气胸预后的认知和期望值,能否配合治疗和护理等。

(五)主要护理诊断/问题

1.疼痛

与胸部组织损伤有关。

2.气体交换受损

与胸部损伤导致的疼痛、胸腔内压改变、肺萎陷有关。

3.潜在并发症

胸腔或肺部感染、窒息等。

(六)护理目标

(1)患者疼痛得以控制或缓解。

(2)患者气体交换受损情况得以缓解。

(3)未发生窒息、胸腔或肺部感染，或及时发现并配合处理。

(七)护理措施

1.非手术治疗/术前护理

(1)现场急救：目的是先抢救生命，再修复损伤的组织器官和恢复生理功能。对开放性气胸者，立即封闭胸部伤口，使之成为闭合性气胸。闭合或张力性气胸积气量多者，应立即协助医生实施排气减压措施，必要时用粗针头自患者锁骨中线第2肋间穿刺排气气减压，转运途中针栓外接单向活瓣。

(2)保持呼吸道通畅：对呼吸困难、发绀患者及时给予吸氧，观察缺氧的改善情况。及时清除腔和呼吸道分泌物或异物。血压平稳者取半坐卧位，有利于呼吸、咳嗽、排痰。鼓励并协助患者咳嗽、咳痰，可给予祛痰药物或超声雾化吸入利于痰液排出。

(3)缓解疼痛：诊断明确后，对因胸部伤疼痛影响呼吸者，遵医嘱给予镇痛治疗。

(4)病情观察：注意神志、腹部和肢体活动情况以及时发现复合伤。严密观察患者生命体征，尤其注意患者的呼吸情况。

(5)心理护理：患者表现为强烈的求生欲及对疾病痊愈的担心和焦虑。护士在急救的同时应加强与患者的沟通，及时了解其心理活动规律，因势利导，耐心解释有关病情，及时满足患者的合理要求，以恰当的语言安慰患者，使患者情绪稳定、自觉主动地配合治疗与护理。

(6)术前护理：积极配合医生，完善术前准备，如补充血容量、交叉配血、术区备皮等。

2.术后护理

(1)维持呼吸功能：

1)病情观察：观察患者的呼吸频率、幅度，注意有无呼吸困难、缺氧表现。

2)促进肺复张：应积极鼓励患者做深呼吸运动、咳嗽或吹球等以促进肺复张。指导患者采用腹式呼吸，以免因切口疼痛影响呼吸运动。胸带包扎松紧适宜，避免过紧而影响呼吸运动。

3)吸氧：根据患者病情，遵医嘱调节氧流量，注意用氧安全。密切观察患者缺氧改善情况，避免氧中毒的发生。

(2)胸膜腔闭式引流的护理：胸膜腔闭式引流的主要目的是排出胸膜腔内的气体、渗液、血液；重建胸内负压，保持纵隔的正常位置；促进肺复张。

胸腔闭式引流适应证为：①中、大量气胸、开放性气胸、张力性气胸；②胸腔穿刺术治疗下肺无法复张者；③须使用机械通气或人工通气的气胸或血气胸者；④拔除胸腔闭式引流管后气胸或血胸复发者。

目前，临床多使用一次性塑料胸膜腔引流装置。气胸时常选锁骨中线第2肋间置管引流，血胸则在腋中线和腋后线间的第6或第7肋间隙置管引流，脓胸常选择脓液积聚的最低位置引流。若经引流装置引流后未能使胸膜破口愈合，肺持久不能复张，可在引流管加用负压吸引装置。可用低负压可调节吸引机,如吸引机形成负压过大,可用调压瓶调节,一般负压为-20~-10cmH$_2$O,负压超过设置值,则空气由压力调节管进入调压瓶,可避免过大的负压吸引对肺的损伤。

保持引流系统的密闭:保持引流装置的密闭性才能有效地维持胸膜腔内的负压,将胸膜腔内的液体或气体引流出来,以利于肺膨胀和气体交换。引流管没入瓶中无菌液面下 3~4cm 并直立。各接口处均应牢固、可靠。床旁常规备止血钳,患者活动、更换引流瓶、接处意外脱开或引流瓶损坏时,应双重钳闭近胸壁端引流管。若引流管从胸腔脱出,应立即用手捏闭伤口处皮肤,消毒后覆盖凡士林纱布,并报告医生是否需要重新置管。

保持引流通畅:随患者呼吸,水封瓶中引流管内的水柱液面会上下波动,波动幅度表示胸膜腔内的负压在呼吸周期中的变化范围,平静呼吸时在 4~6cmH$_2$O。注意观察水柱的波动幅度,避免引流管扭曲、打折。经常由近及远挤压引流管。若水柱突然不动则提示有阻塞物。

观察并记录引流液的量、颜色、性质:通过对引流液的观察,有助于了解和判断胸腔内脏器的病理改变和治疗效果。一般开胸术后 24 小时内胸膜腔引流的血性液不超过 500mL,以后引流量递减、色泽变淡。若引流量持续或进行性过多且色泽鲜红,要警惕是否有活动性出血,应密切观察并及时报告医生。

观察并记录引流气体的情况:气胸患者置管后胸膜腔内的气体将逐渐引流出来,积气较多时平静呼吸水封瓶中即有气泡逸出,以后逐渐减少,仅在深呼吸甚至咳嗽时才有气泡逸出。

防止逆行感染:保持水封瓶应置于胸腔水平以下 60cm 左右,患者活动时避免提高引流瓶使引流液逆流。定时倾倒引流瓶中的液体并更换无菌生理盐水为底液,严格无菌操作,防止感染。

拔管:置管 48~72 小时后,引流通畅,水柱波动幅度变小,引流量明显减少且颜色变淡,24小时引流液<50mL、脓液<10mL,无气体逸出,患者无呼吸困难,X 线胸片示肺膨胀良好,即可拔除引流管。拔管时嘱患者深吸气后屏气,协助医生迅速拔管并用凡士林厚纱布覆盖引流口,用胶布固定。拔管后注意观察患者有无胸闷、呼吸困难、皮下气肿、切口处漏气及渗液等。

(3)控制疼痛:根据医嘱应用镇痛、镇静药物。

(4)预防和治疗肺部感染:①密切观察体温的变化。②根据医嘱及时应用抗生素预防和控制感染。③高热患者给予物理或药物降温

八、健康教育

(一)休息与营养

指导患者合理休息,加强营养素摄入以补充机体的消耗。

(二)体位与活动指导

病情平稳者采用半卧位,以利于呼吸和引流。术后指导患者早期离床活动,以增加肺活量,促进肺复张。活动中注意患者的耐受性,应循序渐进。同时避免胸膜腔闭式引流瓶倾斜、脱管等,以免造成开放性气胸。

(三)腹式呼吸及有效咳嗽

患者常因胸部疼痛、包扎等原因使呼吸运动受限、咳嗽无效。指导患者采用腹式呼吸,即通过腹肌的舒缩,吸气时胸部保持不动,腹部隆起,呼气时腹部下降。指导患者在咳嗽时坐起、

身体前倾,深吸气后屏气,再用力咳出,为避免损伤部位或切口疼痛,可予以按压。

九、护理评价

通过治疗与护理,患者是否:①自述疼痛减轻;②呼吸平稳,维持正常的呼吸功能;③并发症得到预防或及时发现和处理。

第三节　血胸患者的护理

一、病理生理

血胸发生后可因失血出现内出血征象,随着积血的增多,胸膜腔内压力增高,患侧肺萎陷,纵隔多向健侧,严重影响呼吸和循环功能。胸膜腔内的积血为不凝血,当短期内有大量出血时,超出了肺、心、膈肌运动的去纤维蛋白作用,则形成凝固性血胸。积血滞留容易并发感染,成为感染性血胸甚至脓胸。胸膜腔内的活动性出血则称为进行性血胸。

二、临床表现

根据出血量和速度的不同,可有不同的临床表现。小量血胸出血量<500mL,患者心率增快,轻度呼吸困难,无明显失血症状及体征。中量血胸出血量在500~1000mL,大量血胸出血量>1000mL 患者可有失血性休克表现和明显的呼吸困难,纵隔向健侧移位,患侧胸部叩诊呈浊音,呼吸音降低当胸膜腔闭式引流量减少,而患者体征和影像学检查证实血胸仍然存在,应考虑凝固性血胸。血胸患者多可并发感染,表现为寒战、高热、出汗、乏力等。出现下列征象者提示进行性血胸:进行性心率加快、血压下降,很快出现休克;血红蛋白、红细胞、血细胞比容及中心静脉压进行性下降;虽快速输血、补液,但病情改善不明显,或稍有改善后随即恶化;胸膜腔穿刺抽出的血液很快凝固或因血液凝固而不易抽出;胸膜腔引流出的血量连续3小时多于200mL/h。

三、治疗原则

小量血胸大多能自行吸收,但要密切观察,注意有无继续出血。积血较多时应及时行胸膜腔穿刺抽出积血或胸膜腔闭式引流,及时补充血容量,防治感染。凝固性血胸应待患者情况稳定后尽早手术清除血块和机化的纤维板。感染性血胸应及时行胸膜腔闭式引流,必要时手术治疗。进行性血胸应在抗休克治疗的同时,紧急行剖胸术。近年胸腔镜已用于凝固性血胸、感染性血胸的处理,疗效较好。

四、主要护理诊断/问题

(一)外周组织灌注无效

与失血引起的血容量不足有关。

(二)气体交换障碍

与肺组织受压有关。

（三）潜在并发症

感染。

五、护理措施

（一）非手术治疗/术前护理

（1）现场急救抢救生命，胸部有较大异物者，不可立即拔除，以免出血不止。

（2）痰中带血，提示轻度肺、支气管损伤，应稳定患者的情绪，鼓励患者将血痰咳出。大量咯血的患者，应行体位引流，备好吸引装置，防止窒息，同时积极做好剖胸探查修补裂口的准备。

（3）维持有效的循环血量：①监护生命体征：密切观察患者的神志、呼吸、心率、心律、血压、中心静脉压、尿量等的变化。监测血常规、血细胞比容、动脉血气分析等。备好各种急救设备和药品。②防治休克、维持体液和电解质平衡：迅速建立静脉补液和输血通道，及时补充血容量。根据病情及实验室检查结果，随时调整静脉输液、输血的种类、剂量、顺序和速度。如需要大量输液治疗时，应安置中心静脉测压装置，以便能有效地监测并调整液体的输入量及输入速度。③发现胸膜腔内有活动性出血，在积极抗休克的同时迅速做好急诊剖胸术前准备。有其他手术指征的患者积极配合医生做好术前常规准备。

（二）术后护理

（1）加强病情观察。

（2）维护呼吸功能：保持呼吸道通畅，对呼吸困难、发绀患者及时给予吸氧，观察缺氧的改善情况。血压平稳者取半坐卧位，有利于呼吸、咳嗽、排痰。鼓励并协助患者咳嗽、咳痰。

（3）预防并发症：遵医嘱合理应用抗生素；密切观察体温变化；进行胸腔闭式引流患者，严格遵循无菌操作原则，保持引流通畅。

六、健康教育

（一）休息与营养

指导患者合理休息，加强营养素摄入，提高机体免疫力。

（二）呼吸与咳嗽

指导患者采用腹式呼吸或有效咳嗽的方法。

（三）定期复诊

出现高热、呼吸困难随时就诊。

第四节　心脏损伤患者的护理

一、临床表现

（一）心肌挫伤

轻者无明显症状，重者有胸闷、心悸、气促甚至心前区疼痛等，致死原因为严重的心律失常或心力衰竭。可依靠心电图、血清心肌酶活性测定、超声心动图等传统的辅助检查帮助确诊，近年采用的磷酸肌酸激酶同工酶和心肌肌钙蛋白 I 或 T 检测、食管超声心动图可提高检出率。

(二)心脏破裂

患者的临床表现取决于心包、心脏损伤程度和心包引流情况。心包、心脏裂口较小,血液滞留于心包腔内导致心脏压塞,出现贝克三联征,即静脉压升高,心音遥远、心搏微弱,脉压及动脉压减小。心脏压塞患者可因急性循环衰竭而死。心包、心脏裂口较大,出血可经体表伤口流出或流入胸膜腔内,患者表现为失血性休克和血胸,因大出血而死。通过心包腔穿刺和二维超声心动图可确诊,但不可因检查而延误抢救。

(三)室间隔破裂

发生心内由左向右分流,心排出量下降,裂口大者很快出现急性心功能衰竭。胸骨左缘下方可闻及响亮收缩期杂音,并有震颤。二维超声心动图、彩色多普勒超声可确诊。

(四)瓣膜、腱索或乳头肌损伤

损伤多为瓣膜撕裂、腱索乳头肌断裂所致的瓣膜关闭不全,出现血液反流而导致心力衰竭。根据特征性的杂音和超声心动图可做出诊断。

二、治疗原则

(一)心肌挫伤

治疗措施以吸氧、卧床休息、严密心电监护、镇痛为主。控制心律失常、心功能衰竭等致死性并发症,这些并发症大多在心肌损伤后早期出现,但也有迟发者。因此,应密切观察患者病情变化。

(二)心脏破裂

应立即施行手术抢救,心脏压塞者应立即行心包腔穿刺减压以争取剖胸抢救时间。大量出血者,可采用自体血回输装置,进行血液回输,降低患者输血不良反应的发生。抢救存活后应注意残余病变的确诊与相应处理。

(三)室间隔破裂

裂口较小可用药物控制症状者,应严密观察 2～3 个月,不能自行闭合时再择期手术。裂口大者根据病情尽早手术以挽救生命。

(四)瓣膜、腱索或乳头肌损伤

首选药物治疗以改善心功能,根据病情择期手术,可选择瓣膜成形术或人工心脏瓣膜置换术。

三、主要护理诊断/问题

(一)外周组织灌注无效

与心脏破裂、心律失常、心力衰竭有关。

(二)急性疼痛

与组织损伤有关。

(三)潜在并发症

胸膜腔和肺部感染。

四、护理措施

(一)非手术治疗/术前护理

1.现场急救

如发现心脏压塞,应立即报告并协助医生行心包腔穿刺。

2.补充血容量

迅速建立静脉通路,维持有效血容量,维持水、电解质及酸碱平衡。抗休克处理后症状不缓解者,立即做好剖胸探查准备。输血及补液时遵循"宁少勿多"的原则,严格控制输液速度。

3.缓解疼痛

明确诊断前提下,根据医嘱应用相应止痛药物。密切观察患者病情,随时了解疼痛部位、性质等。

4.抗感染

密切观察患者有无感染征象,必要时遵医嘱应用抗感染药物。

(二)术后护理

(1)加强病情观察。

(2)维护心功能,预防并发症积极防治心律失常、心力衰竭等并发症的发生。

(3)预防感染,遵医嘱合理应用抗生素,密切观察体温变化。

第五节　常见先天性心脏病患者的护理

先天性心脏病是由于胚胎时期心脏血管发育异常而产生的一类心血管畸形,为小儿外科常见病。我国每年出生的婴儿中先天性心脏病多达 10 余万人,发病率占出生婴儿的 0.7%～1.17%,其发病原因主要与遗传、母孕期病毒感染、母亲疾病、母亲孕期医源性感染、用药、居住环境不良等因素有关。先天性心脏病可分非发绀型和发绀型二大类,主要病理、生理改变前者为血流"左向右"或无分流,常见的有动脉导管未闭(PDA)、房间隔缺损(ASD)、室间隔缺损(VSD)、肺动脉瓣狭窄(PS)等,后者为血流"右向左"或"双向"分流,常见的有法洛四联症(TOF)、法洛三联症等。

一、常见先天性心脏病

(一)动脉导管未闭

动脉导管未闭约占先天性心脏病(先心病)的 15%～20%。动脉导管未闭通常位于降主动脉起始部与肺动脉分叉处、偏左肺动脉根部。导管长度及直径常在 0.5～2.0 厘米。按其形态可分为管型、漏斗型、窗型和动脉瘤型四型。

1.症状

小的动脉导管未闭可无症状,较大动脉导管未闭(直径大于 1.0 厘米)可有活动后心悸、气急、易疲劳、易患感冒等。并发心内膜炎或动脉导管内膜炎时,可有发热、出汗和心力衰竭的表现。当出现 Eisenmenger 综合征(即血流右向左分流)时,可有差异性发绀(下肢较上肢明显、左上肢较右上肢明显)。

2.体征

典型者在胸骨左缘第二肋间有连续性机器隆隆样杂音,伴肺动脉瓣第二音亢进;伴有肺动脉高压时,只有收缩期杂音,有时心尖部可闻柔和的舒张期杂音。脉压增大,周围血管征阳性。

大的动脉导管未闭者可有消瘦、发育不良等表现。

3.辅助检查

(1)胸部 X 线检查:胸片示左、右心室增大。肺充血、肺动脉圆锥突出。胸透可示肺门"舞蹈"征。

(2)心电图检查:2/3 患者有左、右心室肥大。

(3)超声心动图检查:二维超声或彩色多普勒可见主动脉分叉处与降主动脉间有一异常通道或血流,左、右心室扩大。

(4)心导管检查:逆行主动脉造影可同时显示降主动脉和肺动脉的阴影和异常通道。右心导管检查时,心导管可由肺动脉经异常通道进入主动脉,血氧含量分析肺动脉较右心室高出0.5%容积。

4.治疗原则

一般年龄在 1 岁以上者一旦明确诊断,尽早手术,理想的手术年龄为 3~7 岁(学龄前)。手术方式主要有导管介入治疗、结扎、钳闭、切断缝合法、体外循环下结扎或切开缝合法等,其中以结扎法最常用。

(二)房间隔缺损

根据胚胎发育解剖特点,房间隔缺损可分为继发孔型(Ⅱ型)和原发孔型(Ⅰ型)二大类。前者占先心病的 10%~20%,后者占 0.29%~0.6%。根据缺损的部位,继发孔型临床上常分为 4 型:中央型最常见,约占 75%;下隙型占 12%;上腔型和混合型,均较少见(少于 10%)。

1.症状

主要取决于缺损的大小和分流量的多少。少数缺损大者,在婴幼儿期就产生症状,多数到青春期后才逐渐产生症状,但大多在婴幼儿和儿童期有易患感冒或呼吸道感染史。主要有劳力性心悸、胸闷气急,严重者可有心力衰竭症状。

2.体征

典型者在胸骨左缘第二肋间有 2~3 级收缩期杂音,伴肺动脉瓣第二音亢进和固定性分裂。

3.辅助检查

(1)胸部 X 线检查:胸片示右心房和(或)右心室增大。双肺充血、肺动脉段突出,肺门增大、主动脉结正常或缩小。胸透可示肺门"舞蹈"征。

(2)心电图检查:电轴多右偏,可有不完全性右束支传导阻滞和(或)右心室肥大。

(3)超声心动图检查:可见房间隔连续中断,右心房、室扩大。

(4)心导管检查:心导管可由右房进入左房,右心房血氧较上腔静脉或下隙静脉高出 2%容积。

4.治疗原则

诊断明确,即可手术治疗,年龄以 4~12 岁为宜。手术方式有介入疗法,主要适用于中央型,缺损直径不超过 2.0 厘米者。体外循环下直视修补,适用于任何类型,最常用。但房间隔缺损伴严重肺动脉高压,产生右向左分流,临床上出现发绀(即 Eisenmenger 综合征)者则为手术禁忌证。

(三)室间隔缺损

室间隔缺损约占先心病 15%～25%。缺损的大小可为 0.2～3.5 厘米,一般多在 1.0 厘米左右。根据胚胎发育和缺损发生部位,临床上通常将室间隔缺损分为膜部(单纯膜部型、膜周部型和隔瓣后型)、漏斗部(干下型和嵴内型)及肌部缺损三大类型。

1.症状

主要取决于缺损的大小和分流量的多少。小室间隔缺损可无特殊症状,较大室间隔缺损主要有劳力性心悸、胸闷、气急,在婴幼儿和儿童期易患感冒或呼吸道感染,严重者可有心力衰竭、发绀现象。

2.体征

典型者在胸骨左缘第三、四肋间有 3 级以上的粗糙全收缩期杂音,伴心前区收缩期细震颤和肺动脉瓣第二音亢进、分裂。当严重肺动脉高压时,收缩期杂音可有所减弱。出现 Eisenmenger 综合征时,可有发绀、杵状指等。

3.辅助检查

(1)胸部 X 线检查:胸片示左、右心室增大,心影扩大。肺血多、肺动脉圆锥突出。肺动脉高压时,肺门血管高度扩张而周围血管明显变细。胸透可示肺门"舞蹈"征。

(2)心电图检查:左、右心室肥大,以左心室为主。

(3)超声心动图检查:可见室间隔连续中断,左、右心室扩大,彩色多普勒可见穿隔血流。

(4)心导管检查:血氧含量分析右心室较右心房高出 1.0%。压力测定可判定肺动脉高压的严重程度。

4.治疗原则

诊断明确即有手术指征,通常以学龄前手术为宜。小的室间隔缺损可单纯缝合,较大室间隔缺损用补片修补。当临床上有发绀、杵状时,心前区杂音明显变轻或消失;超声心动图检查心室水平以右向左分流为主。

(四)肺动脉瓣狭窄

肺动脉瓣狭窄指肺动脉的瓣环正常,瓣叶发育不良、交界融合,造成瓣口狭窄,也是临床上较常见的先心病。肺动脉瓣狭窄可单独存在,但常为复杂心血管畸形(如法洛四联症)中的一个组成部分。

1.症状

轻度肺动脉瓣狭窄症状可不明显,中度以上可有劳累后心悸、胸闷气急、乏力等,重度者可有昏厥、右心力衰竭表现。

2.体征

典型者在胸骨左缘第二、三肋间有 3 级以上的喷射性收缩期杂音,多数伴心前区收缩期细震颤和 P2 减弱或消失。

3.辅助检查

(1)胸部 X 线检查:胸片示右心室增大,心影呈葫芦状;肺动脉段突出,但肺血少。胸透示肺动脉搏动减弱。

(2)心电图检查:典型者有右心室肥厚、右束支不完全传导阻滞、心前区 T 波倒置等。

（3）超声心动图检查：M 型超声见瓣膜回声曲线 α 波加深，B 超可见瓣膜增厚、瓣口狭窄，连续多普勒测定跨瓣压差增大。右心室增大、肥厚。

（4）右心导管检查：右心室压明显增高，肺动脉压明显下降，跨瓣压差增大。

4.治疗原则

诊断明确，手术治疗。单纯肺动脉瓣狭窄可选用肺动脉瓣球囊扩张术或狭窄切开术；当需同时处理其他合并畸形时，选用肺动脉瓣狭窄切开术。

（五）法洛四联症

法洛四联症为最常见的发绀性先心病，占发绀性先心病的 40%～90%。主要病变包括室间隔缺损、主动脉骑跨、肺动脉口（包括瓣口、主干和右室流出道的单处或多处）狭窄及右心室肥厚。

1.症状

典型和常见的有发绀、劳累后气急和活动后蹲踞。

2.体征

大多发育欠佳，口唇发绀，严重者面部及指端发绀，在胸骨左缘第 2～4 肋间有粗糙收缩期杂音，其杂音位置取决于室间隔缺损和肺动脉口狭窄的位置，伴心前区收缩期细震颤和 P2 减弱或消失。有明显杵状指（趾）。

3.辅助检查

（1）实验室检查：血红蛋白含量和红细胞压积明显增高。

（2）胸部 X 线检查：典型者胸片示心影呈"木靴"型，右心室增大，有时右心房亦增大，肺动脉段内凹、肺血少。胸透示肺动脉搏动减弱。

（3）心电图检查：主要有心电轴右偏、右心室肥大和劳损，可伴 ST 段压低与 T 波倒置。

（4）超声心动图检查：可见右心室增大和肥厚、右室流出道或肺动脉狭窄、主动脉骑跨和室间隔缺损。

（5）心导管检查：右心导管可由右室直接或通过室间隔缺损进入主动脉，右室与肺动脉间存在明显跨瓣压差，右室压力近于左室和主动脉压；血氧分析示右室氧含量高于右房，但动脉血氧低。右心室造影可见右心室与主动脉同时显影，存在室间隔缺损、右室流出道或肺动脉狭窄。

4.治疗原则

诊断明确后，应手术治疗。主要手术方式有根治性手术和姑息性手术，前者即在体外循环下闭合室间隔缺损，解除右室流出道或肺动脉狭窄，矫正合并畸形；后者包括锁骨下动脉与肺动脉吻合术、升主动脉与左/右肺动脉吻合术、升主动脉与肺动脉人工血管分流术等，主要适用于左、右肺动脉或左心室发育较差者。患儿肺动脉闭锁或左、右肺动脉严重发育不良；左心室严重发育不良，舒张末容积指数小于正常的 60%；合并心、肝、肾等重要脏器功能严重不全，内科治疗疗效不佳，不能耐受手术者为手术禁忌证。

（六）法洛三联症

法洛三联症也是较常见的发绀性先心病，主要病变包括肺动脉瓣狭窄、继发孔房间隔缺损和右心室肥厚。轻者类似单纯性肺动脉瓣狭窄，较重者与法洛四联症相似。

1.症状

轻者类似单纯性肺动脉瓣狭窄,症状不明显,较重者可有口唇发绀、劳累后心悸、胸闷气急、多汗、乏力等,严重者有右心力衰竭表现。

2.体征

一般较消瘦,口唇发绀,在胸骨左缘第二肋间有粗糙收缩期杂音及收缩期细震颤,P2减弱或消失;可有杵状指(趾)。

3.辅助检查

(1)实验室检查:血色素含量和红细胞压积明显增高。

(2)胸部X线检查:胸片示右心室和右心房增大、肺动脉段突出、肺血少。胸透示肺动脉搏动减弱。

(3)心电图检查:主要有心电轴右偏、右心室肥大和劳损,可伴ST段压低、P波常高尖、右心房肥大。

(4)超声心动图检查:可见右心室增大和肥厚、右心房增大、肺动脉瓣狭窄、肺动脉主干狭窄后扩张,房间隔连续性中断。

(5)右心导管检查:右心室与肺动脉间压差大于4kPa(30mmHg)。心导管可由右心房通过房间隔缺损进入左心房。

4.治疗原则

诊断明确后,应手术治疗。伴有严重左、右肺动脉发育不良或合并心、肝、肾等重要脏器功能严重不全,内科治疗疗效不佳或不能耐受手术者为手术禁忌证。

二、先天性心脏病的临床护理

(一)术前准备

1.化验检查

(1)常规化验检查:血、尿、便三大常规,肝、肾功能。

(2)凝血机制的检查:出血时间、凝血时间、血小板计数、凝血酶原时间的测定。

(3)水、电解质及血气分析:电解质主要检查血清钾、钠、氯,血气分析主要了解缺氧和酸中毒程度以及判断心内分流情况,对发绀型心脏病及合并肺动脉高压者尤为重要。

2.辅助检查

(1)胸部X线检查。

(2)心电图检查。

(3)心脏超声检查。

(4)体重、身长测定。

(5)心导管检查和心血管造影,对复杂先心病和肺动脉高压者,做右心导管检查和(或)造影。

3.护理

(1)一般护理:按胸心外科手术前一般护理要点,做好心理护理、预防感染、重视休息、加强营养、提高机体抵抗力等。

(2)吸氧:对发绀型心脏病及合并肺动脉高压者给低流量(2~3升/分)吸氧1h,每日3次。

(二)术后监护

1.循环系统

(1)心电监护:24h连续监测心律、心率的变化(心率的正常值:0～6个月:100～160次/分;6个月至1岁:100～140次/分;1～3岁:90～130次/分;3～5岁:90～120次/分)。当心动过速时,应排除血容量不足、缺氧、高热、烦躁、药物作用、电解质紊乱等原因,然后分次静脉注射毛花苷C,使心率控制在正常值左右,防止发生心力衰竭,但低钾时用药需谨慎;心动过缓时,静脉注射阿托品注射液或异丙肾上腺素注射液或使用起搏器。阵发性室性心动过速、多发或多源性室早,静推利多卡因注射液(1次为1mg/千克体重)。

(2)有创血压监测:连续有创动脉压是反映患儿循环功能的主要依据。无创血压计不能连续测压和难以测出动脉搏动微弱的血压,对复杂的手术和重症患儿选用动脉置管连续测压,测压期间间断用小剂量0.02%肝素稀释液冲洗导管,以防血栓形成,测压前调整零点。收缩压代表心脏收缩能力,舒张压代表周围血管的阻力。脉压标志周围组织灌注状态。满意的血压,既能保证重要器官的灌注,又不增加心肌耗氧量,出现压力上升或下降,应分析原因并加以纠正,及时向医师反映。

(3)中心静脉压(CVP):反映右心充盈及血容量,有助于决定补液、输血的量及速度。一般中心静脉压正常值0.59～1.17kPa(6～12cmH$_2$O)。根据手术种类的不同,有不同的要求,并根据中心静脉压决定补充晶体注射液、胶体注射液的量。

(4)尿量:尿量是判断心、肾功能及体内水分的重要标志,每小时测量记录1次,一般要求每小时1mL/千克体重。若尿量少,应立即寻找原因,可能的原因为心功能不全。及时查看患儿是否水肿,肝肋下是否扪及,摄入量是否足够。若测尿比重高,尿量少,则可能为摄入不足。同时,要计算无形消耗,包括皮肤蒸发、气道蒸发、胶体渗出(心包、胸腔积液等)。必要时可给呋塞米1mg/千克体重。

(5)末梢循环的观察:末梢血液循环满意时,末梢动脉(足背动脉)搏动有力,皮肤干燥、温暖,指压皮肤变白,但松指后立即转红润。

(6)肺动脉压(PAP):术中留置测压管者应注意检查压力波形,并定时用肝素稀释液冲洗。

2.呼吸系统

(1)各参数的设定:①呼吸模式:同步间歇指令性通气(SIMV)。②呼吸频率:一般20次/分,1岁以下30次/分。③呼气终末压(PEEP):0.29～0.49kPa(3～5cmH$_2$O),Fontan和Senning手术不用。④吸氧浓度分数(FiO$_2$):一般为0.60。⑤潮气量:10～15mL/千克体重。⑥吸气时间:0.5～1.0s。

(2)辅助呼吸时护理:经常听诊肺呼吸音是否清晰对称,有无湿啰音及肺不张,有痰鸣音时,经常湿化吸痰。吸痰时二人操作,湿化后给予纯氧吸入-吸痰,再湿化,吸入纯氧,吸痰,直至痰鸣音明显减少。吸痰时应注意频率及潮气量,观察胸廓起伏,动脉血氧饱和度(SaO$_2$)及肺动脉压压力变化。定时查动脉血气分析:一般1次/4小时,血气分析较满意的值为pH为7.35～7.55、二氧化碳分压4.65～5.98kPa,动静脉短路者除外;SBE-4～+8。代谢性酸中毒时,可静脉给5%碳酸氢钠注射液1毫当量/千克体重分2次缓慢静脉注射;代谢性碱中毒时,可鼻饲乙酰唑胺;处理后30min复查,呼吸性酸碱失衡可调整呼吸机各参数,调整呼吸机参数后 20～30min 复查。术后及时行 X 线检查,了解患儿各置管位置及两肺扩张情况,有无胸腔积液等。以后每日晨 X 线检查 1 次。

(3)逐步撤除呼吸机的指征:神志清楚、循环功能好、自主呼吸、吸痰时有足够的咳嗽反射能力、无支气管哮鸣音、X 线检查示肺扩张良好。当具备上述指征时,可逐步撤除呼吸机,一般辅助呼吸的频率每 30 分钟减少不超过 4 次,吸氧浓度分数也可逐步下调至 0.40,动脉血氧饱和度维持在 95% 以上,当呼气终末压大于 0.29kPa(3 厘米水柱)时,一般每小时减少不超过 0.196kPa(2cmH$_2$O),压力支持一般在 0.49～1.47kPa(5～15cmH$_2$O)。保持患者自主呼吸的潮气量在 5～7mL/千克体重。

(4)当出现下列情况时应汇报医师是否停止撤呼吸机:缸气分析异常、心率增加不低于 20 次/分、平均动脉压增高不低于 1.33kPa(10mmHg)、明显的心电图异常如心律失常和心肌缺血等、呼吸频率不低于 50 次/分、患者出现其他不宜拔管的征象。

(5)拔出气管插管指征:当呼吸机撤至辅助呼吸低于 5 次/分,吸氧浓度分数为 0.4,呼气终末压为 3,血气分析结果满意,并符合下列要求:自主呼吸的潮气量高于 5mL/千克体重、10 次/分<呼吸频率<40 次/分、血流动力学结果满意、吸气时负压不低于 1.96kPa(20cmH$_2$O)、患儿清醒、合作。

(6)拔管后护理:拔管后给予面罩或鼻导管吸氧,氧流量 9.5～2 升/分。当动脉血氧饱和度不低于 95% 时可逐渐降低氧流量,拔管后仍需经常听诊两肺呼吸音,给患儿翻身拍背,鼓励咳嗽。

3.体温

术后当日测体温 1～2h 1 次,及时发现有无体温异常。婴幼儿体外循环复温慢,可给予电热毯保暖,并加用灯照。发热时,可用冷毛巾湿敷,暴露,并口服泰诺每次 1～5mg/千克体重,1 次/4 小时重复给药。

4.保持水、电解质平衡

(1)补液原则:按 24h 60mL/千克体重计,一般给总量的 2/3,包括晶体注射液、胶体注射液、口服等。

(2)定时查血电解质:钙离子低于 1.3mmol/L 时,补氯化钙 2mg/千克体重,30min 后复查。低钾:补氯化钾 1 毫摩/千克体重,稀释后缓慢静脉滴注(注意观察心电图)。

(3)红细胞压积(HCT):一般在 40% 左右,低则输血,10～15mL/千克体重,缓慢静脉推注。如胸液多、血容量低时可 20～30mL/千克体重。

(4)记出入量:每小时记录 1 次出入量(包括胸液)。

5.各种药物的使用

(1)抗生素的使用:高浓度,低容量,定时足量使用。

(2)适当使用镇静药:患儿年龄小,交流有障碍。对环境、工作人员感到陌生、恐惧时,会出现哭闹、烦躁,增加了耗氧量,不利于术后恢复。在排除明显诱因后仍有缺氧、高热、心动过速时,可适当使用镇静药(吗啡注射液:0.05～0.1mg/千克体重,稀释后缓慢静脉推注;地西泮注射液:0.1mg/千克体重,稀释后缓慢静脉推注)。

三、先天性心脏病的护理

(一)一般护理

保持居室合适的温度和湿度,定时开窗通风口注意保暖,防止感冒。出院后若无特殊病情变化,3个月后可以上学,活动量由少到多,使患儿逐渐适应学习生活。

(二)心理护理

患儿父母应尽快纠正过分保护和溺爱亲子的行为,鼓励患儿多与同龄儿童接触,通过玩耍建立正常的人际关系,增强患儿自信心,消除自卑、孤独心理,促进其智力、个性及适应性不断完善。

(三)用药护理

心功能良好者一般不需用强心利尿药,术前重度肺高压及心功能较差的患儿,则根据医嘱使用强心利尿药或血管扩张药,家长要注意观察用药后的反应,如尿量、心率、脉搏、体温出现异常,应及时复诊,切不可自行随意调整用药,以免发生危险。

(四)营养护理

食用营养价值高、易于消化的食物,宜少量多餐,不可一次进食过饱,以免加重心脏负担。

(五)功能锻炼

活动量应逐渐增加,左侧切口者多练习左上肢的上举及外展运动,正中切口者,多练习扩胸运动。

第六节　常见后天性心脏病患者的护理

后天性心脏病是指出生后所患的心脏病,占心脏病的大多数。在我国已施行的心脏手术病例中,风湿性心脏瓣膜病居首位,冠心病较少。目前,随着人民生活水平的不断提高,冠心病的发病率逐年上升。另外,后天性心脏病还有心包疾病及心脏肿瘤等。

一、风湿性心脏瓣膜病

风湿性心脏瓣膜病是我国最常见的心脏病之一。临床上常见的有风湿性二尖瓣病变[狭窄和(或)关闭不全]、主动脉瓣病变[狭窄和(或)关闭不全]等,亦可为二尖瓣和主动脉瓣联合瓣膜病变。二尖瓣和联合瓣膜病变常常合并三尖瓣病变(以关闭不全常见)。

(一)临床表现

1.症状

主要有活动后心悸、气急、乏力易疲劳、尿少等。以二尖瓣狭窄病变为主者,可有明显咳嗽、咯血,严重者有夜间阵发性呼吸困难等;严重主动脉瓣狭窄或/和关闭不全病变者,易出现昏厥、心绞痛等。大多在儿童和青少年时期有游走性关节酸痛、风湿热病史。

2.体征

(1)典型杂音:二尖瓣狭窄为心尖部舒张期隆隆样杂音,较局限;二尖瓣关闭不全为心尖部收缩期吹风样杂音,向腋下传导;主动脉瓣狭窄为胸骨右缘第二肋间喷射样杂音,向颈部传导;主动脉瓣关闭不全为胸骨左缘第二肋间泼水样杂音,向心尖部传导;合并三尖瓣关闭不全时有胸骨下缘或剑突下收缩期杂音。

(2)心率和心音改变:合并房颤时,有心律绝对不齐、心音强弱不等。

(3)心界扩大:主动脉瓣和二尖瓣关闭不全明显者以左心室扩大为主,二尖瓣狭窄明显者以左心房扩大为主,三尖瓣关闭不全明显者以右心房扩大为主。

(4)下肢水肿:为凹陷性水肿。

(5)周围血管征:即股动脉枪击音、水冲脉,主要见于主动脉瓣关闭不全者。

3.辅助检查

(1)胸部 X 线检查:可见各心腔不同程度的扩大,单纯二尖瓣狭窄者左心室不大或缩小。两肺淤血,以二尖瓣狭窄者为重。

(2)心电图检查:主要为心房、心室扩大或肥厚表现,常见房颤心律。

(3)超声心动图检查:可明确瓣膜病变的性质及其严重程度,了解各心腔的扩大程度以及左心功能等。

(二)治疗原则

诊断明确,应采用手术治疗。对于单纯二尖瓣或主动脉瓣狭窄,瓣膜质量较好者,可选用经皮球囊扩张术;瓣膜病变较轻者,行瓣膜成形术;瓣膜病变较重、不能修复者,则行瓣膜替换术。

1.术前准备

(1)实验室检查:除血、尿、便三大常规,肝、肾功能外,还包括以下内容。①凝血机制的检查:出血时间、凝血时间、血小板计数、凝血酶原时间的测定。②溶血检查:珠蛋白结合力、乳酸脱氢酶、网织红细胞等,为术后是否有血液破坏做随访对照,目前一般已不列为常规检查内容。③水、电解质及血气分析:电解质主要为血清钾、钠、氯,必要时查钙、镁,特别是血清钾、镁,术前应保持正常水平,有利于预防洋地黄中毒和心律失常。血气分析主要了解缺氧和酸中毒程度。

(2)辅助检查:①胸部 X 线检查:一般拍后前位及左前斜位片,以了解各心腔的大小及肺部情况。②心电图检查:主要观察有无心律失常、心肌劳损和肥厚表现。③心脏超声检查:可对心脏大小、心内畸形情况、大血管粗细、瓣膜病变类型和程度以及心功能提供较可靠和有用的数据。④肺功能测定:重点了解肺通气功能。⑤体重、身长测定:是为计算体表面积和体外循环灌注流量以及测定血流动力学参数提供数据。⑥周围静脉压的测定:了解右心室功能及有无三尖瓣反流。⑦心导管检查和心血管造影:对复杂先心病、疑有三尖瓣器质性病变和肺动脉高压者,做右心导管检查和(或)造影;对主动脉或其瓣膜有病变者,做逆行主动脉造影。⑧其他检查:磁共振成像(MRI)检查、心脏电生理检查。

(3)术前护理:①一般护理:同胸心外科手术前一般护理。②特别做好心理护理:风湿性心脏瓣膜病大多病程较长,患者长期受疾病折磨及家庭、社会、经济等因素的困扰,会产生不同的心理反应,如焦虑、恐惧、紧张等。特别是面临重大的手术,存在着希望手术成功,又担心手术失败的双重矛盾心理。因此,术前必须详细了解患者的心理状态与需求,并做好术前指导,重点是使患者树立手术必定会成功的自信心和理解、配合医护人员治疗的必要性和重要性。为术后做好患者气管插管不能说话时的意思表达和交流工作,教会患者理解和使用规范手势语。

2.术后护理

心脏手术创伤大,影响心、肺、肾、肝、脑等主要器官的生理功能,特别是那些病变复杂和心功能减退明显的患者,由于创伤、麻醉和体外循环的影响,具有更大的危险性,术后病情严重、变化迅速、并发症多,必须在重症监护病房严密监护和治疗,从而最大限度地预防和减少并发症,降低死亡率,提高手术效果。

(1)心电监护:心血管术后早期,心率死亡、心律异常甚为常见,因此患者进入重症监护病房即予 24 小时连续心电监测。通常连续监测 48～72 小时,直到病情稳定后改为间歇性监测与记录。理想的心率应保持在 80～100 次/分,心率高于 160 次/分或低于 56 次/分则可能影响心排量,应予纠正。心率增快的常见原因有:术后发热、血容量不足或出血、低血钾、心功能不全、心脏压塞、缺氧、切口疼痛等。心率减慢的常见原因有:结性心律、高钾症、房室传导阻滞、洋地黄和抗心律失常等药物作用。除密切观察心率变化外,还须密切观察心律的变化,常见的心律失常有室早和室速等,要严密监护,及时发现和处理,可通过使用药物或起搏器等维持合适的心率、心律。

(2)循环压力监护:

1)血压监护:血压的波动主要受血容量、心搏出量、外周阻力三个因素的影响。术后 6～8h,血压波动较大,8h 后,排除明显的出血,低血压一般主要与心、肺功能不全有关。术后一般要求血压达到术前 90%,或收缩压高于 12kPa(90mmHg)。术后早期测血压 1 次/5～15 分,以后视病情逐渐延长测量时间至 1 次/2～4 时。选用无创自动测压仪自动定时测定,或采用桡动脉直接监测法连续测定。监测过程中,根据血压值,及时调整血管活性药物的使用浓度。

2)中心静脉压:主要反映右房压力、心脏前负荷、血容量和静脉张力,其正常值为 0.59～1.17kPa(6～12cmH$_2$O)。

3)左房压或肺毛细血管楔压:左房测压主要了解左室充盈压,反映左室顺应性与左心室舒张容量,从而有助于对血容量及左心功能评估。正常左房压为 0.53～1.59kPa(4～12mmHg)。肺毛组血管楔压常采用颈内静脉穿刺技术放置漂浮(Swanganz)导管进行测定,同时可测定右房压、右室压、肺动脉压。正常肺毛细血管楔压为0.66～1.99kPa(5～15mmHg)。在监测过程中,测压管各接头处应严格无菌,测压间隙以肝素稀释液缓慢冲洗,防止阻塞。拔管前后严密观察生命体征变化,特别是左房测压管必须在心包引流管拔除前拔出,拔出后要严密观察有无心脏活动性出血。

(3)呼吸监护:带气囊气管插管是术后患者通气、排痰与连接呼吸机辅助呼吸的唯一呼吸通气道,心脏术后一般经口或鼻插管接呼吸机支持呼吸 4～24h。呼吸机使用过程中主要监测内容:呼吸频率、潮气量、氧浓度、气道压力、吸呼比、动脉血氧饱和度、呼气末二氧化碳分压等,每 30～60min 记录 1 次。在呼吸机使用过程中保持呼吸机与患者呼吸合拍,患者安静,根据病情定时做动脉血气分析,及时纠正酸碱失衡。待患者神志清醒,循环稳定,自主呼吸有力、平稳,血气分析正常,无严重并发症时可停用呼吸机,拔除气管插管后给予鼻导管持续供氧。在患者自主呼吸期间也应密切监测患者的呼吸频率、幅度、呼吸状态,听肺部呼吸显著等。加强呼吸道护理,雾化吸入 1 次/6～8 小时,并协助拍背咳痰,配合口服祛痰药物。主要护理内容如下。

1)气管插管护理:①预防插管位置移动:患者进入重症监护病房后,必须检查气管插管固定是否适当,必要时重新调整固定。患者因疼痛或对插管不适出现躁动时,应给予适量的镇静药。对需较长时间用呼吸机支持呼吸者,可选择经鼻插管或行气管切开,有利于提高患者对插管不适的耐受性。对于术后因神志或精神等因素不能配合者,应妥善固定好上肢,以免自行拔管。做好插管气囊的护理:根据插管气囊容量的大小予以适度充气而以维持患者的辅助呼吸和使气道不漏气。对于长期使用呼吸机的患者,最好使用带低压气囊的气管插管或套管。在呼吸机支持呼吸期间,应经常检查有无气囊漏气,并及时吸除口腔、咽部与气管内分泌物,防止分泌物进入气管内引起呼吸道阻塞、缺氧,甚至引起心搏骤停。②清除呼吸道分泌物:及时吸除呼吸道分泌物,保持呼吸道通畅是术后呼吸道护理的重要内容。吸痰时,应注意严格无菌操作,吸痰的同时嘱患者咳嗽,使深部的分泌物排至气管、支气管内,便于吸净。调整吸引负压,避免负压过大损伤气道黏膜。每次吸痰时间不宜过长,通常低于 15 秒/次,以免加重缺氧。吸痰时,严密观察心电示波图像,防止发生心律失常。

2)拔除气管插管的护理:根据拔管指征,按以下步骤进行:先吸尽痰液,然后做肺部听诊,咨询患者的自我感觉,证实无分泌物存在,即吸除口咽部分泌物,再更换吸痰管,将其插入气管内,放松气囊,边吸引,边缓慢拔出,同时嘱患者咳嗽,咯出残留于小支气管内的分泌物。随后,用鼻导管供氧,流量 2～3 升/分。调整合适体位,进行口腔护理、洗脸。

(4)体温监护:心脏手术后早期大多体温偏低,6～8h 后逐渐恢复至正常,此后体温稍有升高,手术当日夜间可高达 39℃左右,大多在术后 2～3d 内降至正常或低于 38.5℃。若术后体温持续升高不降,提示有内在致热源持续存在。若 48～72h 后体温仍高于 38.5℃,则要警惕有无感染或其他不良反应存在。因此,术后常规监测体温每日 4 次,当腋表温度高于 38.5℃时,即给予物理或药物降温,并改测体温 1 次/4 小时。末梢温度也是反映心功能状况的一个良好指标,当低心排、血容量不足和心脏压塞时常可致末梢皮肤发凉、色苍白。另外,有缺氧、呼吸功能不全时,也可产生上述现象。

(5)水、电解质平衡监护:正确记录出入量对了解患者的水、电解质平衡和指导输液等均很重要。术后辅助呼吸时每小时总结 1 次,以后每日做 12h 小结和 24h 总结。电解质的平衡对维持心脏的正常生理功能至关重要。术后常规抽血查电解质、红细胞比积(HCT)每日 2 次,根据化验结果及时补充钾、钠、氯、钙、镁离子,防止因电解质紊乱引起心律失常和心功能不全甚至心脏停搏。

(6)尿的监护:尿液是综合反映心、肾功能,组织灌注,体液平衡等情况的重要指标,心血管手术后常规留置导尿管,观察记录尿量、比重、pH 及尿色,1 次/小时。1)尿量:体外循环术后尿量的变化大致可分为三个阶段:术后 6～8h 内,为高排尿期,平均尿量每小时达 3～5mL/千克体重;循环稳定后至术后 1～2 日,体液基本稳定,早期呈轻度脱水,尿量逐渐减少至每小时 1mL/千克体重左右,开始饮食后,尿量维持在 1500～2000mL/24h;术后 2～3d 开始,体液回收,尿量增多。尿量的多少与血液稀释、术后应用利尿剂与心功能改善等因素有关。正常尿量为每小时 1mL/千克体重。尿量过多,一般临床意义不大。但需注意电解质紊乱,及早补充钾、钠及镁离子,防止引起心律失常。尿量过少,低于 30mL/h,须查明原因,常见的肾前性原因为血容量不足、血液浓缩、心功能不全、早期心脏压塞、脱水、高热、多汗等;肾性原因多为急性肾功能不全。

2)尿比重:反映尿渗透压的高低,可溶性物质与水的比率。比重的高低主要决定于肾脏的浓缩功能,是测定肾功能的重要方法之一。正常尿比重为 1.015～1.025,尿少、比重高,提示肾功能正常,可能由于液体量摄入不足引起;尿少而比重固定在 1.010～0.003,呈等渗尿状态,则提示肾实质严重损害,丧失浓缩与稀释的功能。心血管手术后尿比重常随尿量的改变而增减。高排尿期或多尿时,比重低。尿量持续性减少或无尿且呈等渗状态,可基本确立有急性肾衰竭。

3)尿 pH:一般采用广泛试纸测定。尿 pH 决定于肾小管分泌氢离子量的多少,受用药与某些疾病的影响,一般能反映体内酸碱平衡的水平。正常尿 pH 呈弱酸性,平均为 6.5 左右。

4)留置尿管的护理:留置导尿管一般在手术麻醉后放置,多采用带气囊尿管,便于固定。送入膀胱后气囊内注入灭菌盐水 8～10mL。导尿管与引流瓶连接后,不可受牵拉产生张力以免压迫膀胱壁造成糜烂出血。如循环功能良好,突然发生无尿,应首先考虑导尿管或连接的管道有无阻塞,必要时更换导尿管。留置导尿管一般与胸管一起拔除,留有胸管的患者,保留尿管不仅可及时观察尿量,还可避免患者自行排尿时因胸管移动所引起的疼痛。留置导尿时,用氯己定溶液清洁尿道口每日 2 次,并保持局部干燥,防止逆行感染。拔尿管前,先自尿管注入 1%红汞溶液 10～20mL,保留 10～20min 后拔出,可预防泌尿道感染,刺激自行排尿。因并发症需要长期留置导尿管的患者,应定时用 0.02%呋喃西林溶液冲洗膀胱,定期做细菌、真菌培养,指导临床用药。

(7)神志观察和心理护理:

1)神志观察:心脏手术患者通常在术后 2～4h 神志恢复清醒。对全麻未清醒者,应每 30 分钟观察、记录 1 次,并注意瞳孔的变化;对于清醒者,要注意四肢活动情况,观察有无偏瘫征象,以便及早发现影响神志变化的原因,及时做出处理。

2)心理护理:同胸心外科手术后一般护理。

(8)胸管护理:心脏手术后,常规放置心包及纵隔引流管。心包引流管在膈肌上对向心包切口,纵隔引流管置于胸骨后。主要作用:①排出前纵隔与心腔内的渗血,预防纵隔感染、心脏压塞或心包积血以及减轻发热反应。②通过引流管观察与记录纵隔引流量与速度,有利于诊断术后活动性出血与决定二次开胸止血的时机。若术中损伤胸膜,则放置胸腔闭式引流管,以引出积血、积液,维持胸膜腔的正常生理功能,促进术后康复。术后早期,应定时挤压胸管,观察胸液量及性状,当胸液量不低于 200mL/h,及时汇报医师,警惕有无活动性出血的可能,若经积极处理仍无转机,则需再次开胸手术止血。若胸管引流量先多后突然减少,除胸管通畅性差外,还应排除引流管打折等因素,结合患者有血压下降、脉压缩小、心率快、尿量少、末梢皮肤发凉或伴中心静脉压高等临床表现,应考虑急性心脏压塞的可能,一旦明确,应及时手术解除。

(9)输液护理:①保留必需的静脉输液通路,相对固定每条通道输入的液体与药物的种类,保证用药安全,减少并发症。②标明加入药物的含量,尤其标明氯化钾及血管活性药的含量,便于核对,预防差错事故的发生。③在输液操作的各个环节,严格无菌操作,避免输液污染。

静脉置管部位,每日做常规消毒,更换无菌贴膜,留置时间一般应少于 2 周。④预防发生输液外渗性损伤,高渗性药物、肾上腺素、去甲肾上腺素、钾、钙等制剂应自深静脉置管处输入。⑤采用微电脑注射泵,控制血管活性药物的输入。输液过程中应经常巡视,并记录输液卡。

(10)皮肤护理:留置胸管时,为便于引流,患者术后常取半卧位;拔除胸管后,根据患者需要,保持卧位舒适,床单清洁;注意皮肤受压部位的护理,避免压疮的发生。

(11)饮食护理:气管插管拔除 4～6h 后可少许饮水,若无呛咳且肠蠕动恢复好,则可进食半流质,以后根据患者食欲,给予高热能、高维生素、低脂肪饮食,少量多餐,满足患者术后恢复的营养需要。卧床期间,预防便秘发生,3d 不排便即应给予润肠药物或开塞露通便。对拔除胸管和尿管者,应鼓励早日下床活动,以利胃肠功能的恢复。

(12)抗凝护理:血栓栓塞为人造心脏瓣膜置换术后的严重并发症。当血液与非正常的心血管内膜或非生理性的人工瓣膜材料表面接触,始动凝血反应,导致纤维蛋白网与血小板凝块的形成。因此,不论置换机械瓣膜或生物瓣膜,术后均需抗凝治疗。机械瓣膜应终生抗凝,生物瓣膜一般抗凝 6 个月。目前临床上常用的口服抗凝药物有香豆素衍生物、醋硝香豆素和华法林等,临床上华法林最常用,而对华法林过敏者可用醋硝香豆素。

口服抗凝药剂量的调整,主要在术后早期开始抗凝后 1～2 周内,一般 3～5d 抽血查凝血酶原时间,维持在正常对照的 1.5～2 倍,低于或超过该范围,可酌情增加或减少维持量的 1/8～1/4,注意分药要均匀准确,在调整后 3d 复查凝血酶原时间。近年来倾向采用国际标准比率(INR)来表示抗凝强度。由于新型人造瓣膜的抗凝性能优于早期人造瓣膜。因此,现在抗凝也趋向低强度,一般维持凝血酶原时间在正常对照的 1.5 倍或国际标准比率(INR)在 1.5即可。

3.健康教育

心脏术后患者良好的自我保健,是保证手术效果,延长术后生存期和提高生活质量的重要环节。为此,应指导患者掌握抗凝等自我保健常识,维持健康水平。

(三)家庭护理

1.一般护理

保持居室合适的温度和湿度,定时开窗通风。注意保暖,防止感冒。避免劳累,防止受伤和传染病。逐渐恢复正常生活,一般术后 6～8 个月恢复半日工作,再逐步过渡到全日工作。Ⅰ级以上心功能者,可做轻至中度体力工作;Ⅱ级心功能者,可做一般家务劳动或轻工作;Ⅲ级以上心功能者,待心功能改善后再参加工作。术后半年复查心音听诊、胸片、心电图、超声心动及血钾、钠、氯等检查项目。已婚育龄妇女应服避孕药 3 年,3 年后欲怀孕或已怀孕者,应和医院联系,制订孕期保健安全措施,以保母婴平安。

2.心理护理

生活规律、心境平稳,建立正常的人际关系,增强患者自信心,消除自卑、孤独心理。

3.用药护理

(1)抗凝剂:遵医嘱每日按时服同种抗凝剂,并记录在随身携带的《保健手册》上。若漏服,次日及时补上。抗凝药的剂量视凝血酶原时间(PT)调整。改变剂量 3d 后,需复查凝血酶原时间,直至接近理想指标。

（2）复查凝血酶原时间：固定医院复查凝血酶原时间，前半年每 1～2 周复查 1 次；连续 2 次稳定，可延长为每月 1 次，半年后改为 2～3 月 1 次；1 年后可 3 个月 1 次。每次化验必须有正常人的血标本做对照。

（3）强心利尿药：遵医嘱使用强心利尿药或血管扩张药，并注意观察用药后的反应，如尿量、心率、脉搏、体温，如出现异常，应及时复诊。

（4）减少或避免对抗凝作用的干扰和可能出现的并发症，如下。

1）药物干扰：增加抗凝作用的有苯巴比妥类、阿司匹林、双嘧迷莫、吲哚美辛、氯霉素和新霉素等；削弱抗凝作用的有维生素 K 及止血药等。如需用上述药物，必须在医师的指导下使用，并注意及时复查凝血酶原时间，调整抗凝药物的用量。

2）疾病影响：肝炎、充血性心力衰竭、发热和甲亢等可使口服抗凝药敏感性增强。腹泻时肠道吸收较差，可减弱口服抗凝药的效果，应及时治疗以上疾患。

3）并发症：可能出现的并发症有黑便、尿血、咯血、头昏、昏厥或突发性胸闷、偏瘫或失语等，应携带抗凝治疗手册，立即诊治。

4）出血情况的处理：外伤小出血，可局部压迫或缝合加压包扎，不轻易停用抗凝药。大出血或急症手术，须立即终止抗凝。术后 24～72h，若无继发性出血，则重新开始抗凝治疗，直至稳定。

5）服地高辛：心功能Ⅱ级以上者，遵医嘱口服地高辛半年至 1 年，注意预防过量中毒，若心跳低于 60 次/分，应自行停药，并立即就医，复查心电图。

6）服氯化钾：服用排钾利尿药（如呋塞米、氢氯噻嗪等）者每日饭后服氯化钾片，并进富含钾的食物，如豆类、玉兰片、菌菇类、海产类（紫菜、干贝、海带等）、莲子及萝卜干等。

7）经期抗凝药的应用：服抗凝药后，妇女月经量一般不致增多，放环妇女可能稍多些。如有异常增多，可减药量 1/8～1/4 片，但不可停药，待月经一过，立即恢复原剂量。

4.饮食护理

食用营养价值高、易于消化的食物，宜少量多餐，不可一次进食过饱，以免加重心脏负担。

5.体能锻炼

活动量应逐渐增加，做到量力而行，以利心脏功能逐渐恢复。

二、冠心病

冠心病是中、老年人的一种常见心脏病，是由冠状动脉固定性（动脉粥样硬化）或动力性（血管痉挛）狭窄或阻塞引起的心肌缺血、缺氧或坏死。临床上常分为无症状型、心绞痛型、心肌梗死型、心肌硬化型等多种类型。

（一）临床表现

1.症状

（1）心绞痛：为胸骨后或前胸部疼痛，呈"窒息"或"压榨"感，持续 2～3min，少见持续超过 5min 以上者。疼痛可放射至颈部或前臂。常因体力劳动、情绪激动或紧张等诱发。

（2）心肌梗死：持续剧烈心前区疼痛，呈"压榨""紧缩"感，伴出汗、烦躁不安，甚至出现休克、心力衰竭、心律失常、昏厥和猝死等。

2.体征

心绞痛可无特殊先兆体征,当发生心肌梗死时,有脸色苍白、血压下降、脉搏细弱等;并发乳头肌功能不全或室间隔缺损时,有心前区收缩期杂音。

3.辅助检查

(1)实验室检查:血清肌酸磷酸激酶(CPK)、异构酶(CPK-MB)、乳酸脱氢酶(I-DH)等明显升高,尤以异构酶升高价值大。

(2)心电图检查:心绞痛时可有 ST 段下降、病理性 Q 波等;心肌梗死时可有 ST 段弓背上抬、病理性 Q 波、T 波倒置。

(3)冠状动脉造影术:明确冠状动脉狭窄的部位、严重程度。

(4)超声心动图检查:排除其他心脏病,了解心功能。

(5)放射性核素检查:可了解心肌坏死范围和心功能等。

(二)治疗原则

单支冠脉狭窄高于 75%,狭窄远端通畅、管径大于 1.5mm;左主干狭窄或两支血管狭窄 50%,狭窄远端通畅、管径高于 1.5mm;心肌梗死后 6h 内;经皮穿刺冠状动脉腔内扩张成形术失败或复发者应行外科手术,手术方式主要有冠状动脉旁路移植术(CABG 包括升主动脉-大隐静脉冠状动脉旁路术、内乳动脉冠状动脉旁路术、桡动脉冠状动脉旁路术、胃网膜右动脉-冠状动脉旁路术)。冠脉弥散性病变,病变远端血管口径太细或不通;严重心肺功能下降者为手术禁忌证。

(三)临床护理

1.术前护理

(1)常规护理:同胸心外科术前一般护理。

(2)心理护理:冠心病患者大多有多次心绞痛和心肌梗死史,并经过住院正规内科治疗而未能根治,害怕心绞痛和心肌梗死再发作,要求手术治疗的愿望很强烈,但对冠心病的手术治疗缺乏了解,存在希望与忧虑的双重矛盾心理。因此,术前必须详细了解患者的心理状态与需求,重点是使患者树立手术必定会成功的自信心,尽力配合医护人员接受治疗。

2.术后护理

(1)常规护理:同胸心外科手术后一般护理。

(2)主要并发症的监护:

1)低心排:冠状动脉旁路移植术术后发生低心排,主要与术前心功能有关。须密切观察其临床表现,针对不同的病情和阶段制订监护措施,主要以强心为主,应用血管活性药,多巴胺或多巴酚丁胺等,尽可能维持动脉收缩压不低于 13.3kPa(100mmHg),用微泵控制各药物的输入速度,主要选用颈内静脉或股静脉穿刺通道,定时检查各输液通道,确保通畅无外渗等现象。加强利尿,可用呋塞米,保持每小时尿量不低于 1mL/千克体重,每日尿量不低于晶体入量,适当补充胶体注射液,以白蛋白为主,维持较高的血浆胶体渗透压。注意经常观察四肢末梢的温度,并定时监测血流动力学指标。

2)心肌缺血和梗死:以术后早期多见,发生率可达 3%～5%。术后除常规 3 导联动态心电监护外,于术后 2h、4h、8h、12h、24h 定时定位描记 12 导联心电图,以了解有无心肌缺血或栓塞的表现及其动态变化。若在监护过程中发现可疑的心电波形变化,随时做全套心电图,重点观察对比有无 ST-T 段和 T 波的改变,有无新的病理性 Q 波出现或原有 Q 波加深等,以便及早发现和及时防治。在呼吸机辅助呼吸期间,常规应用吗啡、地西泮等药物止痛、镇静以减少氧耗;常规应用硝酸甘油静脉滴注,以扩张冠状动脉。

3)心律失常:术后早期以室性早搏多见,加强监护,同时注意补钾、镁,监测血气,纠正水、电解质紊乱及酸碱失衡。对于频发室早,常规应用抗心律失常药,主要应用利多卡因、普罗帕酮,采用静推和静脉滴注相结合的方法。心律失常须及时消除,以防演变为严重心律失常甚至猝死。备齐急救用物,配合抢救,遵医嘱及时、准确地用药。在术后早期须常规准备好床旁除颤器以备急用。

4)高血压:冠状动脉旁路移植术术后高血压发生率可高达 35%,一方面增加心脏负荷,增加心肌耗氧量,不利于心功能恢复;另一方面,易引起吻合口出血。因此,在术后早期要给予重视。当血压不低于 16kPa(120mmHg)时,常规应用硝普钠,用微泵控制输入速度,从小剂量开始,逐渐加大。

(四)家庭护理

1.指导合理饮食

食用营养价值高、维生素丰富、低动物脂肪、低胆固醇、清淡易于消化、富含纤维素的食物,防止发生便秘。宜少量多餐,不可一次进食过饱,坚决戒烟、酒,以免加重心脏负担。

2.指导功能锻炼

活动量应逐渐增加,防止加重心脏负担。注意下肢功能锻炼,防止下肢静脉血栓形成及足下垂。

3.用药护理

冠状动脉旁路移植术(CABG)术后一般要进行一段时间的抗凝治疗,遵医嘱术后每日按时服双嘧达莫或华法林。

4.门诊随访

按医嘱定期门诊随访。

第六章　泌尿外科疾病的护理

第一节　泌尿系统损伤患者的护理

泌尿系统损伤大多是胸、腹、腰部或骨盆严重损伤时的合并伤,以男性尿道损伤较多见,肾和膀胱次之,输尿管损伤较少见。泌尿系损伤的共同表现是疼痛、血尿、尿外渗。

一、肾损伤

肾损伤多见于 20～40 岁男性。肾脏的解剖位置隐蔽,受到腰肌、脊柱、肋骨、腹壁及腹腔脏器的保护,加之其本身有一定的活动度,故不易受伤。但肾实质质地较脆,一旦临近肾脏的背部、腰部、下胸或上腹部受到暴力打击时也会发生肾损伤。

(一)机制

按照肾损伤的机制可分为闭合性损伤(如肾挫伤和肾裂伤)、开放性损伤(如枪弹伤、刺伤)、医源性损伤和自发性肾破裂。

(二)分类

可分为轻度肾损伤和重度肾损伤。

1.轻度肾损伤

包括:①浅表肾实质撕裂伤;②包膜下小血肿;③肾挫伤,可伴有包膜下局部淤血或血肿形成。

2.重度肾损伤

包括:①肾实质深度裂伤,裂伤达肾皮髓质结合部和集尿系统;②肾血管蒂损伤,包括肾动、静脉主干或分支血管撕裂或离断;③肾粉碎伤,肾实质破碎成多块。

(三)临床表现

1.症状

(1)血尿:多为肉眼血尿,血尿的严重程度与肾损伤程度常不一致。如肾蒂血管断裂、肾动脉血栓形成、肾盂破裂及血凝块阻塞输尿管时,血尿轻微,甚至无血尿。

(2)疼痛:肾包膜下血肿、肾周围软组织损伤、出血或尿外渗等可引起患侧腰腹部钝痛。血液、尿液进入腹腔或合并腹腔内器官损伤时,可出现腹膜刺激征、全腹痛等。血块通过输尿管时,可引起同侧肾绞痛。

2.体征

损伤严重时血液和外渗尿积存于肾周围,可形成腰腹部包块并有明显触痛。外伤处常有皮下瘀斑或擦伤。

3.并发症

(1)休克:由创伤和失血引起,多发生于重度肾损伤。

（2）发热：血肿及尿外渗易继发感染，引起发热等全身中毒症状。

（四）辅助检查

1.实验室检查

尿常规可见大量红细胞，血红蛋白与红细胞比容持续降低提示有活动性出血，血白细胞增多提示并发感染。

2.影像学检查

CT作为肾损伤的首选检查，能够清楚显示肾损伤部位、尿外渗及血肿发生部位和范围。MRI对血肿的显示比CT更具特征性。B超是常用的筛选和评价肾损伤的便捷检查，可随访血肿的大小和进展，也可用于鉴别肝、脾包膜下血肿。静脉尿路造影（IVU）可观察两侧肾功能、形态及肾损伤的范围和程度。

（五）治疗原则

1.紧急处理

严重休克时应迅速输血和积极复苏。一旦病情稳定，应尽快行定性检查，以确定肾损伤的程度和范围及有无合并其他脏器损伤。

2.非手术治疗

轻度肾损伤及未合并胸腹脏器损伤的患者应绝对卧床休息2～4周，给予抗生素预防感染，补充血容量，维持水、电解质平衡，并使用镇痛、镇静和止血药物，同时严密观察病情变化。

3.手术治疗

肾粉碎伤、肾破裂、肾蒂损伤及开放性肾损伤，应尽早手术。出现以下情况的非手术患者也需手术治疗：①积极抗休克后生命体征未改善，怀疑有活动性出血；②血尿进行性加重，血红蛋白与红细胞比容继续降低；③腰腹部肿块明显增大；④怀疑有腹腔内脏器损伤。手术原则为尽量保留肾组织，手术方式包括肾修补、肾部分切除或全肾切除术。血、尿外渗引起肾周脓肿时应行肾周引流术。

4.介入治疗

选择性肾动脉栓塞术。

（六）护理评估

1.术前评估

（1）健康史：了解患者的性别、年龄、职业及运动爱好等；致伤因素、时间、部位、姿势、暴力性质及强度，受伤至就诊前的病情变化及就诊前采取的急救措施。

（2）身体状况：

1）症状：评估患者有无血尿，是否有腹痛、腰痛及疼痛的性质、程度和持续时间。

2）体征：评估患者伤处有无皮肤擦伤或瘀斑，腰、腹部有无包块。

3）辅助检查：了解患者血、尿常规变化情况及影像学检查结果。

2.术后评估

了解患者采取的麻醉、手术方式及术中输血、输液情况；评估患者的神志、生命体征及切口情况；观察引流管是否通畅有效，引流液的颜色、性状和量；了解患者尿量及肾功能情况。

3.心理-社会状况

肾损伤常在意外情况下突然发生,患者在心理上难以承受,担心预后,应评估患者及家属对伤情的认知程度、对突发事故及预后的心理承受能力、对治疗及护理措施的知晓程度等。

(七)主要护理诊断/问题

1.焦虑与恐惧

与外伤打击、担心预后有关。

2.自理能力缺陷

与疼痛、卧床有关。

3.体液不足

与大出血有关。

4.潜在并发症

感染、出血或再出血、下肢深静脉血栓等。

(八)护理目标

(1)患者焦虑与恐惧减轻,配合治疗与护理。

(2)患者基本生活需要得到满足。

(3)患者生命体征平稳,尿量>30mL/h。

(4)患者未发生并发症或并发症得到及时发现和处理。

(九)护理措施

1.术前准备和非手术治疗患者的护理

(1)心理护理:及时向患者解释伤势情况、相应临床表现及检查结果,说明治疗及护理措施的必要性及注意事项,鼓励患者表达自身感受,教会患者自我放松,并争取患者家属及朋友的支持与帮助。

(2)卧床休息:绝对卧床休息,非手术治疗患者需绝对卧床2~4周,待病情稳定、尿检正常后方可离床活动。

(3)维持体液平衡:遵医嘱及时输液,保持足够尿量,在病情允许情况下鼓励患者经口摄入。应用止血药物,及时补充血容量,以预防休克发生。

(4)病情观察:①定时测量血压、脉搏、呼吸,直到生命体征稳定;②严密观察尿量、尿色,及时发现进行性血尿;③准确测量并记录腰腹部肿块,若肿块逐渐增大,提示有活动性出血或尿外渗;④观察腹部症状和体征,如出现腹痛加重,腹膜刺激征,提示病情加重;⑤动态监测血红蛋白及红细胞比容,以了解出血情况及其变化;⑥定时观察体温和血白细胞计数,以判断有无继发感染。

(5)饮食护理:非手术治疗期间指导患者进食高蛋白、高热量、高维生素,易消化、富含粗纤维的蔬菜、水果,适当多饮水。保持排便通畅,避免腹压增高导致继发性出血。对肾粉碎伤、肾蒂损伤及有严重合并伤者,应禁饮禁食,静脉补充水、电解质、热量及其他营养物质。

(6)术前准备:有手术指征者,在抗休克治疗的同时,紧急做好各项术前准备。完善术前检查,除常规检查外,应注意患者凝血功能是否正常。术前应禁食、禁饮,并行肠道准备。

2.术后护理

(1)卧位与活动:麻醉作用消失且血压平稳者,取半卧位以利于呼吸和引流。肾修补术、肾部分切除术后患者绝对卧床1～2周;肾切除术后24～48小时鼓励下床活动。卧床期间应给予患者下肢按摩,预防下肢血栓形成。

(2)伤口及引流管护理:保持手术切口清洁干燥。妥善固定导尿管和肾周引流管,保持各引流管的通畅和无菌,及时更换引流袋。鼓励患者多饮水,保持尿量>2000mL/d。

3.病情观察

注意观察生命体征、引流量及色、血尿情况。肾切除患者应注意观察尿量,若术后6小时无尿或24小时尿少,提示健侧肾功能不良,应及时报告医生。

4.健康教育

(1)自我护理:非手术治疗的肾损伤患者需长期卧床,应定时改变体位和翻身,预防压疮。对带引流管回家患者,说明留置引流管的意义和注意事项,教会患者引流管自我护理方法。

(2)康复指导:非手术治疗恢复后2～3个月内不宜从事体力劳动或竞技运动,避免挤压、碰撞腰部,以防继发出血。严重损伤致肾脏切除者,应注意保护对侧肾脏,避免服用损害肾功能的药物,如氨基糖苷类、抗结核药物等。

(3)定期复查:术后1个月复查肾脏形态和功能,观察血压变化情况,如出现腰痛及血尿,应及时就诊。

(十)护理评价

通过治疗与护理,患者是否:①焦虑与恐惧好转,情绪稳定,能积极配合治疗护理;②基本需要得到满足;③生命体征平稳,尿量>30mL/h;④未发生并发症或并发症被及时发现和纠正。

二、膀胱损伤

膀胱损伤是指膀胱壁在受到外力的作用时发生膀胱浆膜层、肌层、黏膜层的破裂,引起膀胱壁完整性破坏、血尿外渗。

(一)病因

1.开放性损伤

由弹片或锐器所伤,常合并腹部其他脏器损伤。

2.闭合性损伤

膀胱充盈时,下腹部遭撞击或骨盆骨折端刺破膀胱壁所致。

3.医源性损伤

经尿道膀胱器械检查或治疗,以及下腹部手术时造成的膀胱损伤。

4.自发性膀胱破裂

可见于病理性膀胱,如膀胱结核、晚期肿瘤、长期接受放射治疗的膀胱等。

(二)病理

1.膀胱挫伤

仅伤及黏膜层或肌层,膀胱壁未破,局部出血或形成血肿,无尿外渗,可出现血尿。

2.膀胱破裂

分腹膜内型、腹膜外型和混合型。

(1)腹膜内型:多发生于膀胱充盈时,膀胱壁连同覆盖它的腹膜一并破裂,尿液流入腹腔,引起急性腹膜炎,多见于膀胱顶部和后壁损伤。

(2)腹膜外型:常发生于骨盆骨折时,膀胱壁破裂,尿液外渗至膀胱周围组织,引起盆腔炎或脓肿。

(3)混合型:同时有腹膜内及腹膜外膀胱破裂,多由火器伤、利器伤所致,常合并其他脏器损伤。

(三)临床表现

1.休克

骨盆骨折导致剧痛、大出血,膀胱破裂致尿外渗或腹膜炎时,可发生休克。

2.血尿和排尿困难

膀胱破裂后,膀胱内及周围的血块和尿液均可导致患者有尿意,但尿液很难排出。

3.疼痛

与尿外渗的范围有关。腹膜外膀胱前壁破裂,尿外渗可引起耻骨上疼痛;后壁破裂可引起直肠周围疼痛。腹膜内膀胱破裂时,尿液流至腹腔可导致化学性腹膜炎,引起下腹剧痛。

4.尿瘘

常见于贯通伤患者,尿液可经由创口流出体表或经由直肠、阴道流至体外。

(四)辅助检查

1.导尿试验

导尿时仅流出少量血尿或无尿流出时,可经导尿管注入 200mL 无菌生理盐水,5 分钟后抽出,若液体进出量有明显差异,提示膀胱破裂。

2.影像学检查

X 线平片可了解骨盆骨折情况;膀胱造影可通过造影剂是否外溢来判断有无膀胱破裂,是首选的检查方法;CT 可发现膀胱周围血肿。

(五)治疗原则

1.紧急处理

积极抗休克治疗,如输液、输血、镇静及止痛。

2.非手术治疗

膀胱挫伤或较小的膀胱破裂,留置导尿持续引流尿液 7～10 天,破口常可自愈,同时应预防感染并止痛。

3.手术治疗

膀胱破裂伴出血和尿外渗者,应尽早手术,修补膀胱壁缺损,行尿流改道,同时充分引流外渗尿液。

(六)主要护理诊断/问题

1.焦虑

与恐惧与损伤和担心预后有关。

2.有体液不足的危险

与膀胱破裂、骨盆骨折引起出血、尿外渗或腹膜炎有关。

3.排尿形态改变

与损伤、留置导尿或膀胱造瘘有关。

4.潜在并发症

出血、感染、尿瘘等。

(六)护理措施

1.术前准备和非手术患者的护理

(1)心理护理:主动关心、安慰患者,解释病情及各项处理措施的目的及效果,消除患者和家属的焦虑和恐惧。

(2)病情观察:密切观察生命体征,判断有无面色苍白、出冷汗、四肢发冷等休克表现;观察血尿、排尿困难、腹痛及腹膜刺激症状,判断有无再出血发生。

(3)留置导尿管的护理:保持留置导尿管通畅、清洁,嘱患者多饮水以达到每日尿量2000～3000mL,记录尿液颜色、量及性状,及时更换引流袋。

(4)术前准备:有手术指征者,在抗休克治疗同时做好各项术前准备。

2.术后护理

(1)体位:术后取半卧位,使外渗尿液和腹腔渗液积聚盆腔,利于引流,同时减轻腹膜张力,利于伤口愈合。鼓励患者早期下床活动。

(2)耻骨上膀胱造瘘患者的护理:

1)保持引流通畅:正确固定引流管,防止受压或过度牵拉,酌情进行膀胱冲洗。

2)定时观察:引流液的量、色、性状及气味。

3)预防感染:造瘘口周围定期换药,保持造瘘口周围皮肤清洁、干燥。每周行尿常规化验及尿培养一次。

4)拔管护理:造瘘管留置10～12天拔管,拔管前先试行夹管,拔管后若造瘘口有少量漏尿,可用纱布适当堵塞并覆盖。长期留置者应定期在无菌条件下更换造瘘管。

3.健康教育

(1)自我护理:解释留置导尿和膀胱造瘘的意义和注意事项,教会长期置管患者自我护理方法。指导膀胱造瘘患者拔管前、后多饮水,达到冲洗尿路防止感染的目的。

(2)康复指导:骨盆骨折需长期卧床的患者应定时改变体位,并在床上进行肌肉锻炼。部分骨盆骨折合并膀胱破裂患者由于血管神经损伤,可能发生阴茎勃起障碍,应指导患者进行心理性勃起训练及采取辅助性治疗。

三、尿道损伤

尿道损伤是泌尿系统最常见的损伤,主要发生于青壮年男性。男性尿道以尿生殖膈为界分为前后两段,前尿道包括球部和阴茎部,后尿道包括前列腺部和膜部。前尿道损伤多发生在球部,后尿道损伤则多见于膜部。尿道损伤根据损伤原因可分为开放性、闭合性和医源性三类。临床上以闭合性损伤最为常见。

(一)分类与病理

1.尿道挫伤

仅有水肿和出血,愈后不会发生尿道狭窄。

2.尿道裂伤

可致尿道周围血肿和尿外渗,愈后可有瘢痕性尿道狭窄。

3.尿道断裂

断端退缩、分离,血肿和尿外渗明显,可发生尿潴留。

4.尿外渗

(1)尿道球部损伤时,尿液渗入会阴浅袋,可致会阴、阴囊、阴茎和下腹壁肿胀、瘀血。若延误治疗,会发生广泛皮肤及皮下组织坏死、感染和脓毒症。

(2)骨盆骨折致尿道膜部断裂时,尿液则外渗至耻骨后间隙和膀胱周围。

(二)临床表现

1.症状与体征

(1)血尿和尿道出血:前尿道损伤后即有鲜血自尿道口溢出或滴出;后尿道损伤可无尿道口流血或仅有少量血液流出,患者如能排尿,常有肉眼血尿。

(2)排尿困难与尿潴留:尿道挫裂伤后可因尿道括约肌疼痛性痉挛,发生排尿困难。尿道断裂可导致急性尿潴留。

(3)疼痛:前尿道损伤时,伤处疼痛,排尿时加重,并向阴茎头和会阴部放射;后尿道损伤时,表现为下腹部疼痛、肌紧张及压痛,并可出现腹胀。伴骨盆骨折时,移动时疼痛加剧。

2.并发症

(1)休克:骨盆骨折引起尿道损伤时,常因大出血而发生损伤性和失血性休克。

(2)尿外渗与血肿:尿道断裂后,尿液可从裂口处渗入周围组织,如不及时处理,可导致广泛皮肤及皮下组织坏死、感染及脓毒血症。

(三)辅助检查

1.诊断性导尿

前尿道损伤时可用于检查尿道的完整性和连续性。导尿管若能顺利插入膀胱,提示尿道损伤不严重,可保留导尿管引流尿液并支撑尿道,如插入困难,提示尿道破裂或断裂,不可重复插管以免加重局部损伤;后尿道损伤伴骨盆骨折时,一般不宜插尿管。

2.影像学检查

X线平片显示骨盆有无骨折;逆行尿道造影可确诊损伤部位和程度。

(四)治疗原则

1.紧急处理

损伤严重伴休克者,应给予输血、输液抗休克治疗。尿潴留不宜行导尿或未能立即手术者,可行耻骨上膀胱穿刺抽出尿液。

2.非手术疗法

应用抗生素预防感染。能自行排尿者不需导尿,嘱患者多饮水,保持排尿通畅,排尿困难

但能够插入导尿管者,留置导尿1～2周

3.手术疗法

(1)前尿道裂伤导尿失败或尿道断裂:尿道部分破裂者,应立即行清创、止血,缝合尿道裂口;尿道完全断裂并在周围形成大血肿者应及时清除血肿,行尿道端端吻合术,并留置导尿2～3周。

(2)骨盆骨折致后尿道损伤:若导尿管不能进入膀胱,可早期行尿道会师复位术,术后留置导尿管3～4周,若恢复顺利,可避免二期尿道吻合术。患者情况较差或尿道会师术不成功者可行耻骨上膀胱造瘘术,3个月后若发生尿道狭窄或闭锁,再行二期手术治疗。

(五)主要护理诊断/问题

1.恐惧与焦虑

与外伤、手术及担心预后有关。

2.有体液不足的危险

与创伤、骨盆骨折引起出血有关。

3.排尿困难

与尿道损伤导致疼痛、局部水肿及尿道狭窄有关。

4.潜在并发症

感染。

(六)护理措施

1.术前准备和非手术治疗患者的护理

(1)心理护理:尿道损伤,特别是合并骨盆骨折、大出血患者,常因疼痛、出血、活动受限等原因导致情绪低落和紧张焦虑。护士应关心和尊重患者,耐心解释病情发展及治疗护理措施,帮助患者解除思想顾虑,树立战胜疾病的信心。

(2)病情观察:观察并记录患者腹部体征,局部出血、排尿及尿外渗情况,必要时会阴局部压迫止血;定时测血压、脉搏,并注意有无休克表现;观察体温及血白细胞变化,及时发现感染征象。

(3)解除排尿困难和尿潴留:先尝试导尿,解除尿潴留,并留置尿管。导尿失败时,嘱患者不要用力排尿,以免加重尿液外渗,同时做好术前准备,协助医生行耻骨上膀胱造瘘引流尿液。

(4)体位与活动:后尿道损伤合并骨盆骨折患者应平卧硬板床。卧床期间预防压疮,并协助患者活动上肢,按摩下肢。

2.术后护理

(1)饮食护理:前尿道损伤术后6小时无麻醉反应,即可正常饮食;后尿道损伤术后,需待肠功能恢复正常方可进食。鼓励多饮水,进高蛋白、高热量饮食。

(2)尿外渗引流的护理:尿外渗行多处切开者,注意观察伤口引流情况,敷料浸湿时及时更换。耻骨后间隙和会阴、阴囊处的伤口引流管术后2～3天拔除。

(3)留置导尿管的护理:尿道修补或吻合术后,导尿管留置2～3周;尿道会师术后,导尿管需维持牵引1～2周,创伤严重者可酌情延长留置时间。留置期间注意掌握牵引的角度和力度,牵引角度以尿管与体轴成45°为宜,尿管固定于大腿内侧,牵引力度以0.5kg为宜。导尿管留置时间一般为 4～6 周,创伤严重者可酌情延长留置时间。

(4)膀胱造瘘护理:参见膀胱损伤。

3.健康教育

(1)预防尿道狭窄:手术修复后,尿道损伤患者尿道狭窄的发生率较高,需定期进行尿道扩张。

(2)康复指导:部分患者可能发生阴茎勃起功能障碍,指导患者进行心理性勃起训练及采取辅助性治疗。

第二节　尿石症患者的护理

一、概述

尿石症是泌尿外科常见疾病,包括肾结石、输尿管结石、膀胱结石、尿道结石。按尿结石所在部位分为上尿路结石和下尿路结石。上尿路结石指肾、输尿管结石;下尿路结石指膀胱、尿道结石。上尿路结石较为多见。

(一)病因

尿路结石的形成机制复杂,受许多因素影响。尿中成石物质浓度过高、抑制晶体形成物质不足和核基质的存在是结石形成的三大主要因素。上尿路结石与下尿路结石的形成机制、病因、结石成分和流行病学有显著差异。上尿路结石大多数为草酸钙结石,下尿路结石则多见磷酸镁铵结石。

1.内部因素

(1)代谢异常:尿路结石大多是由人体代谢产物构成,不同成分的结石可以反映体内相应的代谢异常,任何生理紊乱引起包括钙、草酸、胱氨酸等成石物质在尿中浓度过饱和或结晶抑制因子缺乏时,都有可能启动结石形成或促进结石生长。

(2)局部因素:尿路感染时细菌可将尿素分解为氨和二氧化碳,尿 pH 明显升高,导致尿中结晶迅速形成。尿路梗阻可引起近端尿路扩张和尿液滞留、尿流动力学改变以及妨碍微结石排出等,最终形成临床结石。尿路异物亦可做为核心诱发尿液中各种成石物质的沉淀和附着。

2.外部因素

(1)气候:气温高、湿度大可导致尿液浓缩、成石物质浓度增高,而日照时间长可促进肠道对钙的吸收,尿钙排泄增加,因此热带和亚热带地区结石发生率较高,夏季(7、8、9 月)是发病高峰。

(2)饮食:水分摄入不足、尿液浓缩是结石形成的重要原因之一。其他因素包括动物蛋白和钠摄入过多,镁和维生素 A、维生素 B_6 摄入不足等。

(3)药物:长期服用糖皮质激素、维生素和磺胺类药物等可增加体内某些成石物质的排泄率,药物本身或其代谢产物亦可直接在尿路中发生沉淀。

(4)三聚氰胺:食用三聚氰胺污染奶粉是近年儿童泌尿系结石发病的重要原因,在成分上主要为二水尿酸和尿酸铵混合结石。

（二）病理

尿路结石通常在肾和膀胱形成，绝大多数结石起源于肾乳头，脱落后可移至尿路任何部位并继续长大。

尿路结石可以直接引起泌尿系的损伤、梗阻、感染甚至恶变。结石本身的直接刺激可造成尿路黏膜充血、水肿甚至糜烂或脱落。体积较大或嵌顿在管腔内的结石可在局部引起溃疡、肉芽肿或瘢痕性狭窄，并可导致恶变。结石堵塞尿路可造成完全或不完全梗阻，梗阻以上的尿路扩张和积水，导致肾功能受损甚至完全丧失。尿路结石合并梗阻时，尿液淤滞可能会并发尿路感染，感染又会引发结晶的析出和沉淀，使原有的结石体积迅速增大，导致尿路梗阻进一步加重，由此形成恶性循环。

二、肾及输尿管结石

肾脏是大多数泌尿系统结石的原发部位，输尿管结石多由肾脏移行而来。肾结石位于肾盂和肾盏中。输尿管结石常停留或嵌顿于生理狭窄处，即肾盂输尿管连接处、输尿管跨越髂血管处及输尿管膀胱连接处，以输尿管下 1/3 处最为多见。肾及输尿管结石多发生于单侧，双侧占 10%。

（一）临床表现

主要症状是与活动有关的疼痛和血尿，其程度与结石的大小、部位、活动度及有无损伤、感染、梗阻有关。极少数患者可长期无自觉症状，直到出现泌尿系感染或积水时才发现。

1.疼痛

结石致肾盏颈部梗阻或肾盂结石移动不大时，引起上腹或腰部钝痛；结石活动引起肾盂输尿管连接处或输尿管完全梗阻时，出现肾绞痛，典型表现为突发性疼痛，多在深夜或凌晨发作，疼痛先从腰部或上腹部开始，沿输尿管向下放射到膀胱甚至睾丸，持续数分钟或数小时不等。发作时患者精神恐惧、面色苍白、坐卧不安、冷汗，甚至休克，可伴恶心呕吐；输尿管膀胱壁段或输尿管入口处的结石，可伴膀胱刺激征及阴茎头部放射痛。

2.血尿

活动或绞痛后出现肉眼或镜下血尿，以后者多见。

3.排石

患者有时可自行排出细小结石，俗称尿砂，是诊断尿石症的有力证据。

4.其他症状和体征

结石引起严重肾积水时可触到增大的肾脏；继发急性肾盂肾炎或肾积脓时，可有发热、脓尿、肾区压痛。双侧上尿路结石导致的梗阻和感染可造成肾衰竭，出现一系列肾功能不全的表现。

（二）辅助检查

1.实验室检查

尿常规可见镜下血尿，伴感染时可有脓尿。结石分析可确定结石性质。24 小时尿定量分析可用于评估复发危险较高的结石。

2.影像学检查

尿路平片（KUB）可发现多数结石，但纯尿酸结石常不显影。B超与 KUB 联合使用是确诊肾结石的常规检查方法,能发现 KUB 不能显示的小结石,还能显示有无肾积水等,是肾结石的重要筛查手段。排泄性尿路造影(IVU)可显示结石、尿路的形态和肾脏功能,透光结石可显示充盈缺损。CT 能发现 X 线检查不能显示或较小的输尿管中、下段结石。

(三)治疗原则

根据结石的大小、数目、位置,患者的肾功能、全身情况以及有无明确病因及感染、梗阻等并发症来确定治疗方案。

1.非手术治疗

适用于直径<0.6cm、光滑、无尿路梗阻及感染者。治疗方法包括饮食调节、饮水利尿、解痉止痛、药物排石等。

2.体外冲击波碎石(ESWL)

是治疗肾结石的首选方法。主要适用于结石直径为 0.5～2.0cm,结石以下输尿管通畅、肾功能良好、未发生感染的上尿路结石患者。在 X 线、超声定位系统引导下,将冲击波聚焦于结石使之粉碎,然后随尿流排出。必要时可重复治疗,两次治疗间隔时间不少于 7 日。

3.手术治疗

(1)非开放手术:采用内镜取石或碎石,其优点是损伤小,恢复快。①经皮肾镜取石或碎石术,适用于一些复杂性肾结石,如>2.5cm 的肾结石、鹿角形结石、多发性肾结石和胱氨酸结石;②输尿管镜取石或碎石术,适用于中、下段输尿管结石,因肥胖、结石梗阻、停留时间长而用 ESWL 困难者;③腹腔镜输尿管取石,适用于直径>2.0cm 的输尿管结石,或经 ESWL、输尿管镜手术失败者。

(2)开放性手术:主要术式有输尿管切开取石术、肾盂切开取石术、肾实质切开取石术、肾部分切除和肾切除术。

(四)护理评估

1.术前评估

(1)健康史:了解患者的年龄、职业、生活环境、饮食饮水习惯;既往发病情况,家族史,有无泌尿系梗阻、感染史;有无长期卧床、甲状旁腺功能亢进、痛风等病史及用药情况。

(2)身体状况:

1)症状:评估与活动有关的疼痛及血尿的特点,其程度是否与结石部位、大小、活动及损伤、感染和梗阻等有关。

2)体征:评估有无合并疾病的体征。

3)辅助检查:评估实验室及影像学等检查结果,了解治疗前后结石情况及对尿路的影响。

2.术后评估

评估手术方式、麻醉方式及术中情况,患者结石排出情况;尿路梗阻是否解除;肾功能恢复情况;感染、"石街"等并发症发生情况。

3.心理-社会状况

急性期患者可因剧烈疼痛而烦躁不安;疗效不佳或结石复发时,患者可能产生焦躁心理;病情严重影响肾功能时,患者会感到恐惧和无助。故应评估患者及家属对相关知识的掌握程度及对治疗效果的期望。

(五)主要护理诊断/问题

1.疼痛

与结石刺激引起的炎症、损伤、平滑肌痉挛及排石过程有关。

2.知识缺乏

缺乏有关结石病因、治疗及预防复发的知识。

3.潜在并发症

出血、感染、"石街"形成。

(六)护理目标

(1)患者疼痛减轻,自述舒适感增强。

(2)患者能述说有关结石病因及预防复发的相关知识。

(3)患者未发生并发症,或并发症得到及时发现和处理。

(七)护理措施

1.术前准备和非手术患者的护理

(1)疼痛护理:发作期指导患者卧床休息,采用分散注意力、深呼吸等非药物性方法缓解疼痛,不能缓解时,遵医嘱应用解痉、止痛药物,必要时静脉补液,使用抗生素等。

(2)促进排石:鼓励患者多饮水,病情允许的情况下可适当做跳跃等改变体位的活动,以利于结石排出。

(3)病情观察:观察患者腰部症状、排尿及体温情况,及早发现感染征象;观察结石排出情况,嘱患者每次排尿于玻璃瓶或金属盆内,以便及时发现排出的结石并进行成分分析,从而为结石的防治提供依据。

(4)术前准备:

1)ESWL:术前指导患者练习手术配合及固定体位,以确保碎石定位的准确性,术晨再次复查以了解结石是否移动或排出。手术当日空腹禁食。

2)内镜碎石术:协助做好术前检查,注意患者凝血功能是否正常;指导患者作俯卧位练习以提高对术中体位的耐受性;术前晚行肠道准备。

2.术后护理

(1)体位:行碎石术后,患者若全身反应及疼痛明显,应指导其经常变换体位帮助排石。适当的运动如跳跃、慢跑等亦可帮助碎石颗粒排出。巨大肾结石碎石行 ESWL 术后应采用患侧在下的侧卧位,使碎石随尿液逐渐排出以防止"石街"形成。

(2)病情观察:严密观察和记录尿液颜色、尿量及患侧肾功能情况;非开放性手术可能会发生肾、输尿管和周围脏器损伤等并发症,应注意观察血压、脉搏及造瘘管引流情况,及时发现肾内出血;碎石术后用纱布过滤尿液,收集结石碎渣做成分分析,定时摄腹部平片观察结石排出情况。

(3)引流管护理:术后常见引流管有伤口引流管、导尿管、肾盂造瘘管、双 J 管(输尿管支架管)等。应妥善固定并保持各引流管通畅,同时密切观察引流液性状及有无出血、感染等发生。

3.健康教育

针对结石形成的主要因素,坚持长期预防,以减少或延迟结石的复发。

(1)饮水与活动：①指导患者睡前和半夜大量饮水，保持每日尿量在2000mL以上，从而减少尿中晶体沉积，同时起到冲洗尿路、减少感染发生的作用。②适当运动亦有利于结石排出。

(2)饮食指导：根据结石成分调节饮食。如含钙结石者应减少牛奶、巧克力、坚果等含钙高的食物；尿酸结石不宜服用高嘌呤食物等。

(3)药物预防：合理用药可降低尿中结石有关成分，调整尿液的酸碱度可预防结石复发。

(4)疾病防治：及时治疗尿路梗阻、感染等，以减少结石形成。伴甲状旁腺功能亢进时行腺瘤摘除术。长期卧床者应加强功能锻炼以减少骨脱钙和降低尿钙。

(5)定期复查：若患者留有双J管，应指导患者于术后4～6周回院复查并在膀胱镜下拔除。定期行X线或B超检查，观察有无残余结石或复发。指导患者学会观察尿液性状，出现异常及时就诊。

(八)护理评价

通过治疗与护理，患者是否：①疼痛减轻，自述舒适感增强；②能述说有关结石病因、治疗及预防复发的相关知识；③未发生并发症或并发症得到及时发现和处理。

三、膀胱及尿道结石

膀胱结石占泌尿系结石的5％。原发性膀胱结石很少见，好发于男童，与营养不良特别是缺乏动物蛋白摄入有关。继发性膀胱结石与下尿路梗阻有关，如尿道狭窄、膀胱颈梗阻、前列腺增生等，或因上尿路结石排至膀胱所致。尿道结石占泌尿系结石的2％以下，大部分来自膀胱。

(一)临床表现

膀胱结石常见症状是下腹部疼痛、排尿困难和血尿。排尿困难是由于结石骤然堵塞膀胱颈而引起，特点是排尿过程中尿流突然中断，改变体位如蹲位或卧位时能缓解。结石对膀胱颈的强烈刺激，可引起阴茎根部和会阴部剧烈疼痛，甚至可放射到背部、髋部、足底部。患儿在发病时常牵拉或揉搓阴茎，并试图改变体位以排出尿液及减轻疼痛。尿道结石主要症状是在会阴部剧烈疼痛后出现急性排尿困难，尿线变细、滴沥，甚至急性尿潴留。患者常能指明尿流受阻的部位。

(二)辅助检查

1.实验室检查

尿液分析可见红细胞，如并发感染，可见白细胞，尿培养可有细菌生长。

2.影像学检查

KUB能显示大多数结石。膀胱结石B超显示膀胱内高回声伴声影。

3.膀胱镜检查

可直接观察膀胱结石的大小、数目和形状，同时也可观察有无其他病变。

4.其他检查

后尿道结石可经直肠指诊触及，前尿道结石可在阴茎和会阴部被扪及。用金属探子检查可感觉到与结石的摩擦感。

（三）治疗原则

1.经尿道膀胱镜取石或碎石

适用于直径＜2.0～3.0cm 的单纯膀胱结石。应用机械、超声或气压弹道等碎石，并通过腔镜冲洗出体外。较大的结石需采用液电、超声、激光或气压弹道碎石。

2.冲击波碎石术（SWL）

适用于体积较小并能一次性粉碎的膀胱结石。

3.耻骨上膀胱切开取石术

适用于直径＞4.0cm 或结石质地较硬以及有膀胱镜检查禁忌证的膀胱结石，取石同时应一并解除病因及相应并发症。

4.经尿道口直接取出

用于大部分前尿道结石，可用小镊子取出，必要时切开尿道外口。

5.将结石推入膀胱后取出

后尿道结石或无法经尿道口取出的前尿道结石可用尿道探子将结石推入膀胱，再按膀胱结石处理。

（四）护理措施

1.经尿道膀胱镜碎石术后护理

嘱患者多饮水，增加尿量，并适当变换体位以促进排石；观察血尿、腹痛等情况，及早发现膀胱穿孔、尿道损伤等并发症；观察记录排石情况，遵医嘱应用抗生素预防感染。

2.耻骨上膀胱切开取石术后护理

术后暂时性膀胱造瘘引流尿液，以降低膀胱张力，促进伤口尽早愈合；保持造瘘管引流通畅，一旦发生阻塞，应在无菌操作下用生理盐水冲洗；保护造瘘口皮肤，保持切口敷料清洁干燥；膀胱造瘘管一般留置1～2周，拔管前夹管观察，患者能自行排尿方可拔管。

3.经尿道取出结石后护理

观察患者排尿是否通畅，是否有膀胱刺激症状、血尿、发热及尿线变细等情况出现。

4.健康教育

同肾及输尿管结石。

第三节　泌尿系统结核患者的护理

泌尿系结核均首发于肾脏，输尿管和膀胱结核是肾结核的次发性病变。病原菌主要来自肺结核，也可来自骨关节结核、肠结核等其他器官。好发于青壮年，平均发病年龄为 40 岁，男女之比约为 2∶1，10 岁以下儿童很少发生。

一、病理

结核分枝杆菌经血行进入肾小球毛细血管网，在双肾皮质形成多发性微小病灶，若患者免疫状况良好，可全部愈合，不出现症状，称病理性肾结核。若患者免疫力较低，肾皮质结核病灶不愈合并发展为肾髓质结核,出现一系列临床表现,称临床型肾结核,多为单侧病变。病理改变主要是结核结节、溃疡、干酪样坏死、空洞及纤维化等。

肾髓质结核呈进行性发展,可扩散并累及全肾,使肾组织出现干酪样坏死、纤维化和钙化。病变向下蔓延,可累及输尿管、膀胱和尿道。纤维化的输尿管管腔狭窄,引起患侧肾积水或积脓。输尿管若完全闭合,含菌尿液不能进入膀胱,膀胱病变反而好转,膀胱刺激症状逐渐减轻,尿液检查趋于正常,称为"肾自截",此时患肾功能已完全丧失。膀胱结核常继发于肾结核,膀胱病变可致输尿管口狭窄,引起上尿路积水。膀胱纤维化严重时,可形成挛缩性膀胱,容量不足 50mL。此时常有健侧输尿管口狭窄或闭合不全,引起该侧肾积水。

二、临床表现

肾结核病灶在肾脏,而典型症状在膀胱。

(一)症状

1.膀胱刺激症状

肾结核的典型症状。最早为尿频,逐步出现尿急和尿痛,此为含结核菌的脓尿刺激膀胱黏膜所致。当引起膀胱结核时,膀胱刺激症状加重。晚期膀胱挛缩,每日可排尿数十次甚至百余次,常出现急迫性尿失禁。

2.血尿

血尿常在膀胱刺激症状后出现,多为终末血尿,为存在结核性炎症及溃疡的膀胱排尿终末时收缩出血所致。病变破坏肾、膀胱血管时,可出现全程血尿。

3.脓尿

镜下脓尿多见。肉眼脓尿者尿液呈淘米水样,内含有干酪样碎屑或絮状物,混有血液时呈脓血尿。脓尿普通细菌培养结果一般为阴性,称为"无菌性脓尿"。

4.肾区疼痛

少数结核病变波及肾包膜或继发感染时出现腰部酸痛。

5.全身症状

多不明显。严重肾结核合并其他器官结核时,可出现乏力、消瘦、发热、盗汗等典型结核症状。出现慢性肾功能不全时,可有食欲减退、恶心、呕吐、浮肿和贫血等表现。

(二)体征

直径较大的肾积脓或对侧巨大肾积水时,腰部可触及肿块。若肾动脉或其分支发生破坏性改变,可在肾区闻及血管性杂音。

三、辅助检查

(一)尿液检查

对泌尿系结核的诊断有决定意义。尿液呈酸性,常规检查可见脓细胞、红细胞及蛋白。尿沉渣涂片作抗酸染色,近 2/3 的患者尿液中可找到结核分枝杆菌。尿结核杆菌培养阳性率可高达 90%,但费时较长。

(二)影像学检查

X 线检查最为重要,KUB 可见肾钙化阴影。IVU 可见典型的肾盏虫蚀状破坏,肾盂、肾盏变形甚至消失,肾功能受损,输尿管呈僵直、节段性或全程痉挛,膀胱边缘粗糙、变形、容量缩小、输尿管尿液反流等改变。B超可初步确定病变范围。CT在病变后期诊断价值高于IVU。

(三)膀胱镜检查

可见膀胱黏膜充血水肿、浅黄色粟粒样结节、结核样溃疡、肉芽肿、瘢痕等改变,以膀胱三角区和患侧输尿管口周围较为明显,必要时可取活组织做病理检查。膀胱挛缩或有急性膀胱炎时禁做膀胱镜检查。

四、治疗原则

抗结核化疗是泌尿系结核的基本治疗手段,手术治疗必须在化疗的基础上进行。

(一)抗结核化疗

适用于早期肾结核、病变较轻或病灶局限、无空洞性破坏及结核性脓肿。目前多采用6个月的短程疗法,常用药物有异烟肼、利福平、吡嗪酰胺和乙胺丁醇等。

(二)手术治疗

半数泌尿生殖系结核患者需手术治疗,包括肾切除术、保留肾组织的肾结核手术和成型手术等。

五、护理评估

(一)术前评估

1.健康史

了解患者的年龄、生活习惯、居住环境等;有无结核病史及治疗情况;周围有无其他结核患者。

2.身体状况

(1)症状:评估患者是否有膀胱刺激症状、血尿、脓尿及严重程度,有无低热、盗汗、乏力等结核中毒的全身表现。

(2)体征:评估患者腰部有无触及肿大的包块,触痛及疼痛的部位、程度等;有无肾外结核及抗结核治疗引起的肝肾功能损害;了解患者的营养状况和精神状态。

(3)辅助检查:了解尿结核杆菌检查及影像学等检查结果。

(二)术后评估

了解患者的手术方式,术后引流管是否通畅及固定良好;引流液的量、色及性状;肾功能情况;24小时出入量;有无出血、感染、尿瘘等并发症;术后抗结核治疗的依从性等。

(三)心理-社会状况

肾结核病程较长,且抗结核治疗需坚持长期用药,患者易出现焦虑和烦躁情绪,对手术治疗,特别是病肾切除则可能有恐惧心理。应评估患者的心理、社会、经济状况及文化程度,对疾病及治疗方案的认知和接受程度,是否知晓抗结核药物使用方法、不良反应及自我护理知识等。

六、主要护理诊断/问题

(一)焦虑与恐惧

与患者对泌尿系结核的认识及担心预后有关。

(二)排尿形态改变

与结核性膀胱炎、膀胱挛缩有关。

(三)营养失调:低于机体需要量

与结核病消耗、结核病灶浸润及食欲缺乏有关。

(四)知识缺乏

缺乏术后继续抗结核治疗等相关知识。

(五)潜在并发症

出血、感染、肾功能不良。

七、护理目标

(1)患者自述焦虑与恐惧减轻。

(2)患者能维持正常排尿。

(3)患者营养状况得到改善和维持。

(4)患者能叙述疾病相关知识。

(5)患者无并发症发生或并发症得到及时发现和处理。

八、护理措施

(一)术前准备和非手术患者的护理

1.心理护理

由于结核病病程较长,患者情绪低落,对治疗和生活的信心不足。护士应向患者解释治疗方案及预期效果,从而缓解患者的焦虑和恐惧,保持良好的心理状态和愉快的心情,增强其战胜疾病的信心。

2.一般护理

指导患者摄入高蛋白、高热量、高维生素及高钙、低脂饮食,多饮水以减轻结核性脓尿对膀胱的刺激。协助患者完成清洁护理,每天进行日光浴,保证休息,适当活动,避免劳累。

3.用药护理

指导患者按时、足量、足疗程服药,并观察抗结核药物的疗效,及早发现药物的不良反应,如对肝肾功能的损害、耳鸣、听力下降等。

4.术前准备

协助做好相关检查。肾积水患者应积极处理,待肾功能好转后再行手术治疗。

(二)术后护理

1.体位与活动

肾切除患者血压平稳后可取半卧位,鼓励其早期活动。保留肾组织的患者术后应卧床1～2周,减少活动,避免继发性出血。

2.观察健侧肾功能

是一侧肾切除术后护理的关键点,应观察第一次排尿的时间、尿量、颜色,并连续3天准确记录24小时尿量。若术后6小时仍无排尿或24小时尿量较少,提示可能存在健肾功能障碍。

3.并发症的观察与护理

(1)出血:观察血压、脉搏及术后出血的迹象。当肾病灶切除和肾部分切除的患者出现大量血尿;肾切除伤口内血性引流液24小时不见减少,且每小时超过100mL,总量达300～500mL;血压下降、脉搏增快等症状均提示有内出血的可能,应尽快报告医师。

（2）感染：观察体温及白细胞计数变化，遵医嘱合理应用抗生素，及时更换切口敷料，保持引流管通畅，从而预防感染的发生。

（三）健康教育

1.用药指导

解释抗结核治疗长期持久用药的意义。术后继续抗结核6个月以上，坚持联合、规律、全程用药，服药期间注意观察药物不良反应。勿用或慎用对肾有害的药物，如氨基糖苷类、磺胺类药物等。

2.康复指导

进食高热量、高蛋白、富含维生素的食物，注意休息，避免劳累，适当活动和锻炼，增强机体抵抗力。

3.定期复查

单纯药物治疗者，应定期做尿液检查和泌尿系造影。手术治疗者应每月复查尿常规和尿结核杆菌。5年不复发者可视为治愈。

九、护理评价

通过治疗与护理，患者是否：①焦虑与恐惧减轻；②排尿功能恢复；③营养状况改善；④了解泌尿系结核相关知识，并积极配合术后治疗；⑤无并发症发生，或并发症得到及时发现处理。

第四节　泌尿系统梗阻患者的护理

一、概述

泌尿系统包括尿液形成系统和尿液引流系统两部分。尿液在肾脏生成后，经肾盏、肾盂、输尿管、膀胱和尿道排出体外。尿液排出的任何部位发生障碍都可引起泌尿系统梗阻，也称尿路梗阻。梗阻如不及时解除，必将造成梗阻近段的尿液淤积，最终会造成肾积水和肾功能损害。

（一）病因

1.根据梗阻发生部位

可分为上尿路和下尿路梗阻。

（1）上尿路梗阻：梗阻部位在输尿管膀胱开口以上，多由肾及输尿管先天性异常如肾盂输尿管交界处狭窄所致，后天性病因见于结石、肿瘤、结核等。腹膜后的病变压迫输尿管时也可发生上尿路梗阻。

（2）下尿路梗阻：梗阻部位发生在膀胱尿道，常见原因为前列腺增生、尿道狭窄等。

2.根据发生原因

可分为机械性梗阻和动力性梗阻。

（1）机械性梗阻：泌尿系统管道内或泌尿系统附近器官的病变均可导致尿路机械性梗阻。包括：①先天性梗阻：如肾盂输尿管交界处狭窄、输尿管膨出症、输尿管异位开口、后尿道瓣膜症等;②后天性梗阻:泌尿系统肿瘤、结石、炎症性狭窄、外伤、泌尿系统外肿瘤浸润压迫等,以及一些医源性损伤因素。

(2)动力性梗阻:由尿道器官的肌肉或其支配的神经病变引起,常见的原因为神经源性膀胱功能障碍。

(二)病理生理

基本病理生理改变是梗阻部位以上的尿路扩张和管壁内压增高,影响肾小球过滤、肾小管重吸收和分泌以及尿液引流排泄等,严重时可损害肾实质导致肾衰竭。泌尿系统梗阻后常见的并发症是感染,可加速肾功能损害。梗阻造成尿流停滞与感染亦可促进结石的形成。

二、肾积水

尿液从肾盂排出受阻,蓄积后肾盂内压增高,肾盂肾盏扩张,肾实质萎缩,功能减退,成为肾积水。

(一)病因

肾积水多由上尿路梗阻性疾病所致,常见原因为先天性肾盂输尿管连接部狭窄、输尿管结石等。长期的下尿路梗阻也可导致肾积水,如前列腺增生、神经源性膀胱功能障碍等。

(二)临床表现

1.症状

由于造成梗阻的病因、梗阻发生的部位、程度以及持续的时间各不相同,肾积水的临床表现存在较大差异,症状可不明显或仅有腰部隐痛不适,亦可出现肾绞痛、恶心、呕吐、血尿等。积水有时呈间歇性发作,称间歇性肾积水。双侧肾积水或孤立肾完全梗阻时可出现无尿以至肾衰竭。

2.体征

上尿路梗阻引起的肾积水,常表现为肾体积增大,较早出现腹部包块。下尿路梗阻出现尿潴留时,耻骨上区可触及半球形膨胀的膀胱,尿液引出后消失。

(三)辅助检查

1.B超检查

作为首选方法可辨别肾积水和实质性肿块。

2.X线检查

静脉肾盂造影(IVP)可观察尿路的形态,了解肾积水的程度和双侧肾的排泄功能;逆行肾盂造影(RP)适用于静脉肾盂造影显影不佳或无法使用时,能显示输尿管、肾盂的解剖形态。

3.CT

经三维重建后可清晰显示肾、输尿管、膀胱形态。

4.磁共振泌尿系水成像(MRU)

适用于肾盂、输尿管尿路上皮细胞肿瘤、输尿管狭窄、先天性发育相关的梗阻,目前多应用于对造影剂过敏的患者或妊娠女性等。

(四)治疗原则

肾积水的治疗应根据病因、发病缓急和肾功能损害程度等综合考虑。

1.去除病因

是最根本的治疗措施。对肾盂输尿管连接部狭窄者,应将狭窄段切除并做肾盂输尿管成形术。肾、输尿管结石可行 ESWL 或经皮肾镜、输尿管镜碎(取)石。

2.肾造瘘术

病情危重者先在梗阻以上部位进行引流,待感染控制、肾功能恢复后再施行去除病因的手术。

3.肾切除术

重度肾积水,肾实质显著破坏或合并严重感染,而对侧肾功能正常者可行病肾切除术。

4.置双 J 管

对难以修复的输尿管梗阻可经膀胱镜放置 J 形导管长期内引流肾盂尿液。

(五)主要护理诊断/问题

1.急性疼痛

与尿路梗阻有关。

2.排尿障碍

与尿液潴留于肾盂或手术有关。

3.潜在并发症

肾脓肿、肾衰竭。

(六)护理措施

1.术前护理

(1)心理护理:主动与患者沟通,了解患者心理状态,向患者解释引起肾积水的原因及进行相关处理(安置引流)的意义,取得患者的配合。

(2)缓解疼痛:观察疼痛的部位、程度及诱因等;采取缓解疼痛的措施如改变患者体位、保暖等;必要时遵医嘱给予解痉止痛剂。

(3)排尿障碍的护理:保持各引流管的通畅,做好肾区引流或留置导尿管的护理;严格限制摄入水量,准确记录 24 小时出入量;注意观察患者腹部肿块的变化及排尿情况。

2.术后护理

(1)肾切除术后护理:见肾结核术后护理。

(2)肾造瘘术的护理:

1)防止出血和感染:术后取仰卧位,卧床 2 周,以防继发出血;保持造瘘口周围皮肤清洁,及时更换敷料;鼓励多饮水,以利于尿路冲洗。

2)保持引流管通畅:妥善固定引流管,防止尿外漏导致肾周围和腹膜后感染;观察引流液的性质、颜色、量,发现问题及时处理。

3)拔管护理:造瘘管一般在置管 2 周左右拔除,拔管前应先做夹管试验,证明肾盂至膀胱引流通畅后方可拔管。拔管后取健侧卧位,嘱患者在 3～4 日内,每 2～4 小时排尿一次,以免膀胱过度膨胀而影响肾盂、输尿管引流。长期造瘘的患者应定期在无菌条件下更换造瘘管。

3.肾盂输尿管成形术的护理

注意观察有无吻合口漏,若尿少,吻合口附近引流管有较多淡黄色液体引出,或切口敷料有较多淡黄色液体渗出,应考虑吻合口漏的可能,需及时报告医生。肾周引流管于术后 3～4 日拔除,双 J 管一般于术后 3 周经膀胱镜拔除。

(七)健康教育

1.饮食指导

嘱患者多饮水,进食低盐、低蛋白质、高热量食物。

2.自我护理

指导长期置管者定期到医院换管,尿袋定期更换;教会患者观察尿液的颜色及性质,如发现尿液有混浊、异味以及发热、肾区疼痛、尿量减少、排尿困难等情况出现时应及时就诊。

3.定期复查

及时了解肾积水减轻程度及肾功能恢复情况。

三、良性前列腺增生

良性前列腺增生(BPH)简称前列腺增生,是老年男性常见的疾病。男性在 35 岁以后前列腺可有不同程度的增生,多在 50 岁以后出现临床症状。

(一)病因和病理

老龄和有功能的睾丸是前列腺增生发病的重要因素,但确切病因尚未完全清楚,目前公认的学说有男性激素及其受体的作用、细胞增生与凋亡失衡学说、生长因子神经递质的作用等。

前列腺腺体由移行区、中央区、外周区和尿道周围腺体区组成。前列腺增生开始于围绕尿道精阜的腺体(位于移行区)、结缔组织和平滑肌的增生。逐渐将外周腺体挤压萎缩,形成与增生腺体界限明显的外科包膜。增生的腺体突向尿道,可使尿道伸长、弯曲、受压变窄,引起排尿困难。同时,增生的前列腺组织 α-肾上腺能受体量增加,活性增强,而膀胱颈附近 α-肾上腺能的受体含量丰富,导致膀胱颈间质平滑肌收缩,膀胱出口梗阻。

为克服排尿阻力,逼尿肌收缩力增强,逐渐代偿性肥大,加之长期膀胱内高压,膀胱壁黏膜面出现小梁、小室或假性憩室。逼尿肌代偿性肥大可发生逼尿肌不稳定收缩,出现尿频、尿急,可出现急迫性尿失禁。若尿路梗阻持续存在,逼尿肌最终失代偿而出现残余尿。随着残余尿的增加,膀胱逐渐成为无张力、无收缩力的尿液潴留囊袋,可出现充盈性尿失禁及膀胱输尿管尿液反流,导致肾积水及肾功能损害。梗阻引起尿液潴留的同时也容易继发感染和结石形成。

(二)临床表现

症状取决于梗阻的程度、病变发展的速度以及是否合并感染,与前列腺体积、大小不成比例。

1.症状

(1)尿频、尿急:尿频是最常见的早期症状,夜间更为明显。随着梗阻的加重,残余尿量增多,膀胱有效容量减少,尿频更加明显。由于前列腺充血刺激,患者亦可出现尿急或排尿不尽感。

(2)进行性排尿困难:是最重要的症状。典型的表现是排尿迟缓、断续、尿线细而无力、射程短、终末滴沥、排尿时间延长。

(3)尿潴留、尿失禁:严重梗阻者,残余尿的增多可使膀胱逼尿肌功能受损,逐渐发生尿潴留或充盈性尿失禁。前列腺增生的任何阶段都可因气候变化、劳累、饮酒、便秘、久坐等因素,使前列腺突然充血、水肿导致急性尿潴留。

2.体征

直肠指检可触及增大的前列腺,表面光滑,质韧、有弹性,边缘清楚,中央沟变浅或消失。

3.并发症

(1)前列腺增生合并感染或结石时,可出现尿频、尿急、尿痛等尿路刺激症状。

(2)增生的腺体表面黏膜血管破裂时可出现血尿。

(3)长期梗阻可引起严重肾积水、肾功能损害。

(4)长期排尿困难导致腹压增高,还可引起腹股沟疝、内痔、脱肛等。

(三)辅助检查

1.影像学检查

B超可显示增生的前列腺体积大小、形态和内部结构,同时可测残余尿量。IVU可显示尿路形态及肾脏的排泄功能。

2.尿流率检查

可判定尿流梗阻的程度。如最大尿流率<15mL/s表示排尿不畅;<10mL/s则表明梗阻较严重。

3.血清特异性前列腺抗原(PSA)测定

PSA对前列腺组织有特异性,血清PSA正常范围为0～4ng/mg。PSA对排除前列腺癌,尤其前列腺有结节或质地较硬时十分必要。

4.尿动力学检查

如排尿困难主要是由膀胱逼尿肌功能失常引起,尿动力学检查可确定有无下尿路梗阻并评估逼尿肌功能。

5.尿道膀胱镜

适用于怀疑尿道狭窄及膀胱占位的患者。

(四)治疗原则

根据病情发展的不同阶段,可选择手术治疗、非手术治疗及其他治疗方案。

1.非手术治疗

(1)观察随访:前列腺增生长期无明显症状或症状较轻,不影响正常生活、睡眠者无须治疗,可等待观察,并在第6个月第一次监测,以后每年一次。期间做好健康指导,如症状加重,应选择其他治疗方法。

(2)药物治疗:适用于刺激期及代偿早期的前列腺增生患者,常用α_1受体阻滞剂、激素、植物类药物等。α_1受体阻滞剂可降低膀胱颈及前列腺平滑肌张力,常用药物为特拉唑嗪和哌唑嗪;激素类药物可在前列腺内阻止睾酮转变为双氢睾酮,使前列腺缩小,以5α还原酶抑制剂最常用;植物类药物在缓解下尿路症状方面有较好疗效,目前在国内外有较广泛的临床应用。

2.手术治疗

手术治疗的主要目的是切除引起膀胱出口梗阻的增生前列腺组织。手术方式包括经尿道前列腺电切术(TUR-P)、经尿道激光前列腺切除术以及开放性前列腺摘除术等。

3.其他治疗

部分合并有心、脑、肺等重要器官疾病而不能耐受手术的老年患者,可采取如微波、射频、前列腺支架、气囊扩张等其他较为安全的治疗方法。

(五)护理评估

1.术前评估

(1)健康史:了解患者年龄和生活习惯,有无吸烟、饮酒嗜好和性生活状况;饮食、饮水和排尿情况;既往有无高血压、糖尿病及其他心肺疾病史和家庭史。

(2)身体状况:

1)症状:评估排尿困难的程度、夜尿次数,有无急性尿潴留、血尿、膀胱刺激症状。

2)体征:评估前列腺增生结节的大小和质地,尿路梗阻的程度及逼尿肌功能情况,有无腹股沟疝、痔疮、脱肛等。

2.术后评估

评估手术方式、麻醉方式及术中情况;膀胱引流管是否通畅,膀胱冲洗液的颜色、血尿程度及持续时间,切口愈合情况;是否出现膀胱痉挛;水、电解质平衡情况;有无出血、尿失禁、TUR综合征等并发症发生。

3.心理-社会状况

前列腺增生对患者心理-社会状况的影响可来自症状,如夜间尿频对休息和睡眠的影响,严重时出现血尿,给身心造成的压力;亦可来自于担心手术并发症带来的不良后果,如术后可能会出现尿失禁、性功能障碍等。应评估患者对疾病的认知情况,对术后并发症的认识和接受程度,患者的经济状况和家庭支持现状等。

(六)主要护理诊断/问题

1.排尿障碍

与膀胱出口梗阻有关。

2.睡眠形态紊乱

与尿频、夜尿增加有关。

3.急性疼痛

与逼尿肌功能不稳定、导管刺激及血块阻塞引起膀胱痉挛有关。

4.潜在并发症

TUR综合征、出血、感染、尿失禁。

(七)护理目标

(1)患者恢复正常排尿。

(2)患者睡眠状况得到改善。

(3)患者主诉疼痛减轻或消失。

(4)患者未发生并发症或并发症得到及时发现和处理。

(八)护理措施

1.术前准备和非手术治疗患者的护理

(1)一般护理:根据前列腺增生患者年龄和疾病特点,创造舒适、安全、便捷的环境,协助患者做好生活护理。

(2)观察用药效果:观察记录用药后症状改善的时间、排尿次数、每次尿量等。

(3)保护膀胱功能:

1)控制发病诱因:避免着凉、劳累、便秘及饮酒等不良刺激导致前列腺突然充血、水肿而发生急性尿潴留。

2)饮食指导:指导患者合理饮水,避免短时间内大量饮水或饮用有利尿作用的饮料如咖啡、茶等,使膀胱急剧扩张。

3)排泄指导:指导患者改变憋尿的习惯,有尿意时及时排尿,防止膀胱高度扩张。

4)观察排尿情况:观察并记录患者每日排尿的次数、量及性质,出现急性尿潴留时应及时导尿,必要时行耻骨上膀胱穿刺或造瘘术,以尽快恢复膀胱功能。

(4)术前准备:前列腺增生多为老年患者,常有不同程度的心脑血管疾病或其他并发症。应协助患者做好各项辅助检查,配合医生实施诊疗措施,纠正全身状况,提高手术的安全性。

2.术后护理

(1)病情观察:患者多为高龄人群,麻醉及手术的刺激容易诱发心、肺疾患,应加强术后巡视,注意观察患者的意识、呼吸、血压和脉搏变化。

(2)膀胱冲洗的护理:术后需生理盐水持续冲洗膀胱,目的是防止血凝块形成堵塞尿管。护理:①冲洗的速度要根据出血量的多少调节,血色深需快速冲洗,血色变浅则减慢冲洗速度;②及时处理管腔阻塞的相关因素,如血块、黏液分泌物、连接管的折曲、导管移位等,保证冲洗系统的畅通;③鼓励患者摄取足够水分,使尿液稀释,减少感染和导尿管阻塞的机会;④观察并记录引流液的性质、颜色、量,实际尿量=引出量-冲洗量;⑤冲洗液温度控制在 25～30℃,可有效预防膀胱痉挛发生。

(3)并发症的观察与护理:

1)TUR 综合征:TUR-P 手术过程中由于大量冲洗液被吸收,造成血容量急剧增加,导致稀释性低钠血症(TUR 综合征)。患者在术后几小时内出现烦躁不安、恶心、呕吐、抽搐、昏迷,严重者出现肺水肿、脑水肿、心力衰竭等。因此,TUR-P 术后应加强病情观察,注意监测电解质变化。一旦出现上述症状,应立即报告医生,并迅速减慢输液速度,给予脱水剂、利尿剂等对症措施。

2)出血:前列腺术后可利用导尿管的水囊压迫前列腺窝以止血。导尿管需施以一定的牵引力,告知患者不可自行移开,并保持卧床体位,防止因坐起或肢体活动导致气囊移位;保持排便通畅,避免用力排便导致伤口出血;术后早期禁止灌肠或肛管排气;停止膀胱冲洗后应逐渐离床活动。③感染:患者因手术创伤及年老体弱,机体免疫力低下,加之留置导尿,容易发生尿路和精道感染。应加强尿管和会阴部护理,注意观察体温及白细胞变化,改善全身营养状况,促进伤口愈合。

(4)缓解疼痛:术后疼痛是由于逼尿肌不稳定收缩、血块阻塞、导管刺激等引起膀胱痉挛所致。患者表现为阵发性剧痛、强烈尿意、肛门坠胀等,观察可见膀胱冲洗速度减慢、冲洗液颜色加深。护理:①在术中留置的硬膜外镇痛泵内定时注入小剂量吗啡等麻醉药;②口服镇静剂;③维拉帕米加入生理盐水进行膀胱冲洗;④指导患者放松紧张心情、变换体位或离床做短暂步行。

（5）拔管护理及功能训练：依据病情及手术方式的不同，确定引流管、导尿管留置时间的长短，注意拔管后患者会有暂时性尿路刺激症状，需指导患者有尿意时及时排尿。拔管后常出现两种情况：①患者仍然排尿困难，并有尿潴留，可采用物理疗法，通过听流水声诱导排尿或放松疗法等协助排尿；②患者出现暂时性尿频或滴尿现象甚至尿失禁，应帮助患者放松紧张情绪，术后 2～3 日指导患者呼吸时收缩腹肌、肛提肌及肛门括约肌，亦可配合针灸、理疗等措施，一般在 2 周后可逐渐恢复。

（6）饮食护理：术后 6 小时，无恶心、呕吐、腹胀等不适，可给流质饮食，逐渐过渡到正常饮食。合理膳食，注意营养搭配，适量进富含纤维的食物，鼓励患者多饮水、防止便秘。

3.健康教育

（1）康复指导：

1）防止尿道狭窄：TUR-P 术后患者有可能出现尿道狭窄并导致排尿困难，需及时就医，定期进行尿道扩张治疗。

2）预防出血：术后 1～2 个月内避免剧烈运动，如跑步、骑自行车、性生活等，防止继发出血。

3）持续功能锻炼：术后患者可能有不同程度的溢尿现象，指导患者进行膀胱功能训练和盆底肌肉训练，以增强控尿能力。①膀胱功能训练：建立规律排尿习惯，定时使用便器，初始白天每隔 1～2 小时使用便器一次，夜间每隔 4 小时使用便器一次，以后逐渐延长间隔时间，以促进排尿功能的恢复。②锻炼肌肉力量：取立位、坐位或卧位，试做排尿动作，先慢慢收缩肛门，再收缩尿道，产生盆底肌肉上提的感觉，然后慢慢放松。每次 10 秒钟左右，连续做 10 次。每天训练 5～10 次。

2.心理和性生活指导

前列腺手术后，可能会出现逆行射精、阳痿等现象，鼓励患者表达内心感受，缓解焦虑情绪，进行有针对性的心理干预和指导。告知患者因术后初期身体和心理未完全康复，应给自己及伴侣一段适应的时间，不要操之过急，一般 2 个月后，可恢复正常性生活。

3.定期复查

定期复查尿流率及残余尿量，发现异常及时处理。

（九）护理评价

通过治疗与护理，患者是否：①排尿恢复正常；②睡眠状况改善；③疼痛得到及时控制；④未发生并发症或并发症被及时发现和处理。

四、急性尿潴留

急性尿潴留是一种因突发无法排尿导致尿液滞留于膀胱内而产生的综合征，是泌尿外科最常见的急症之一，发病急，患者痛苦，需紧急处理。

（一）病因和分类

1.机械性梗阻

导致膀胱颈部及尿道梗阻的病变均能引起急性尿潴留，如前列腺增生、尿道损伤、尿道狭窄、膀胱尿道结石、异物和肿瘤等。

2.动力性梗阻

由于排尿动力障碍所致,最常见的原因为中枢或周围神经系统病变,如脊髓或马尾神经损伤、肿瘤、糖尿病引起的神经性膀胱功能障碍;盆腔手术或腰椎麻醉后、应用松弛平滑肌药物如阿托品等;也可见于高热、昏迷、低血钾和不习惯卧床排尿者。

(二)临床表现

1.症状

发病突然,膀胱内充满尿液不能排出,患者腹痛难忍,辗转不安,有时从尿道溢出部分尿液,但不能减轻下腹疼痛。

2.体征

耻骨上区可触及半球形膨胀的膀胱,用手按压有明显尿意,叩诊为固定浊音。

(三)治疗原则

解除病因,恢复排尿。若病因不明或梗阻一时难以解除,应先引出膀胱内尿液,再进一步针对病因治疗。

1.病因治疗

针对尿道狭窄、尿道结石、麻醉药物、低血钾引起的尿潴留,可去除病因,恢复排尿。

2.针灸、穴位注射

对于病因明确,但在处理尿潴留时不能同时去除病因者,可采用针灸治疗或穴位注射新斯的明的方法缓解尿潴留。

3.导尿

是解除急性尿潴留最有效的方法。对于前列腺增生导致的尿路梗阻,应选择前端尖的弯头导尿管。必要时留置导尿。

4.耻骨上膀胱穿刺/造瘘术

不能插入导尿管时,可用粗针头作耻骨上膀胱穿刺吸出尿液,缓解患者痛苦;也可行耻骨上膀胱穿刺造瘘术持续引流尿液。

(四)护理措施

1.解除尿潴留

对术后动力性尿潴留患者,可采取条件反射诱导排尿,如听流水声或温水冲洗会阴,也可采用针刺或艾灸等方法刺激排尿。

2.避免膀胱出血

引流尿液时,应间歇缓慢地放出尿液,一次放尿不可超过 1000mL,避免膀胱内压骤然降低而引起膀胱内出血。

第五节　泌尿系统肿瘤患者的护理

一、肾癌

肾癌又称肾细胞癌（RCC），是起源于肾实质泌尿小管上皮系统的恶性肿瘤，占原发肾脏恶性肿瘤的 85％ 左右，占成人恶性肿瘤的 3％。高发年龄 50～70 岁，男女之比约为 2∶1。

（一）病因与病理

1.病因

肾癌病因尚未清楚，可能与吸烟、肥胖、环境、职业暴露、染色体畸形、抑癌基因缺失等有密切关系。

2.病理

绝大多数肾癌发生于一侧肾脏，常为单个肿瘤，瘤体为类圆形实质性肿物，外有假包膜。组织来源于肾小管上皮细胞，分为三种类型，即透明细胞、颗粒细胞和梭形细胞。

3.转移途径

肾癌穿透假包膜后直接侵犯周围筋膜和邻近器官组织，也可直接向静脉内扩展形成癌栓，并延伸进入肾静脉、下腔静脉甚至右心房。远处转移常见部位是肺、脑、骨、肝等，淋巴转移最先到达肾蒂淋巴结。

（二）临床表现

1.肾癌三联症

血尿、腰痛和腰部肿块被称为肾癌的三联症。血尿为间歇无痛性，若出现则提示肿瘤已侵及肾盂肾盏。疼痛常表现为腰部钝痛或隐痛，为肿瘤生长牵张肾包膜或侵犯腰大肌所致，血块通过输尿管亦可引发肾绞痛。肿块较大时在腹部或腰部容易被触及。多数患者仅出现上述症状的一项或两项，三项都出现的不到 15％。

2.肾外症状

肾癌可出现多种肾外表现，如发热、高血压、高钙血症、红细胞增多、血沉增快、肝功能异常、同侧精索静脉曲张等，应注意与其他疾病相鉴别。

（三）辅助检查

1.实验室检查

全血细胞计数、全套代谢指标检查（包括血清钙、肝功能检查、乳酸脱氢酶及血清肌酐）、凝血功能和尿液分析。

2.影像学检查

B 超无创、简单易行，常在体检中发现无症状的肾肿瘤，还可以鉴别诊断实质性或囊性病变。CT 对肾癌诊断有重要价值，能明确显示肿瘤的大小、部位、与邻近组织器官的关系、局部淋巴结等，有助于确定肿瘤的临床分期。MRI 主要适用于局部进展期肿瘤、静脉可能受累、肾功能不全以及对血管造影剂过敏的患者。

(四)治疗原则

肾癌实行以手术为主的综合治疗,可采取开放性手术或腹腔镜手术进行根治性肾切除术。对于肿瘤<4cm 的小肾癌、双侧肾癌、孤立肾癌,以及对侧肾功能低下者,可采取肾部分切除术或肿瘤剜除术。免疫治疗如干扰素(INF-α)、白介素-2(IL-2)对治疗中晚期肾癌有一定疗效。肾癌对放疗、化疗不敏感。

(五)护理评估

1.术前评估

(1)健康史:了解患者的年龄、性别、体型、饮食习惯和职业环境,有无烟酒嗜好;既往有无高血压、糖尿病及肾脏病史;家族中有无肾癌发病者及其他病史。

(2)身体状况:

1)症状:评估患者血尿及排尿形态的改变;是否有经常性腰痛及肾外症候群的表现如发热、高血压、高钙血症、红细胞增多、血沉快等。

2)体征:评估肿块的位置、大小、是否有触痛;男性患者在病变同侧阴囊内是否可见精索静脉曲张。

3)辅助检查:了解实验室和影像学检查结果。

2.术后评估

了解患者采取的麻醉、手术方式及术中输血、输液情况;评估患者的切口疼痛情况,是否清洁、干燥;腹腔引流管是否通畅,引流液的颜色、性状及量;尿量、颜色及性状;肾功能情况等。

3.心理-社会状况

肾癌缺乏早期临床表现,多在体检或进行其他疾病检查时发现,患者往往难以接受现实,产生恐惧、悲伤、萎靡不振等心理反应,甚至有轻生的想法。护士应注意评估患者心理承受程度,患者及家属对病情、拟采取的手术方式、术后并发症的认知情况,以及家庭经济状况等。

(六)护理诊断

1.焦虑

与恐惧与患癌症和手术有关。

2.营养失调:低于机体需要量

与长期血尿、肿瘤消耗、手术创伤有关。

3.潜在并发症

出血、感染、气胸、深静脉血栓形成。

4.知识缺乏

缺乏肾脏保护及肿瘤早期发现、复发、治疗等方面的知识。

(七)护理目标

(1)患者的心理压力缓解或减轻,身心舒适感增强。

(2)患者的营养失调得到纠正或改善。

(3)患者未发生并发症或并发症得到及时发现和处理。

(4)患者了解疾病相关知识,能积极配合治疗和护理。

(八)护理措施

1.术前护理

(1)心理护理:针对患者突然得知患癌症及即将面临手术产生的恐惧和焦虑,护士应主动与患者沟通,了解其心理变化和心理需求,鼓励患者倾诉自我感受并给予疏导;适当解释病情和治疗方法,使患者了解手术的必要性和较为肯定的疗效;鼓励患者之间增加沟通,以缓解心理压力,树立共同战胜疾病的信心。

(2)改善营养状况:指导患者选择高热量、高蛋白、高维生素、低脂、少渣易消化的食品,提供适宜配餐和就餐环境,以增进食欲。不能进食者可遵医嘱静脉补充热量及其他营养。

(3)病情观察:观察患者生命体征、尿量、尿色和使用止血药物的效果,以及肾功能和电解质的情况等。

2.术后护理

(1)体位与活动:同肾结核。

(2)饮食护理:术后胃肠功能恢复后开始进流食、半流食,逐渐过渡到普食。如进食后腹胀明显,可给予热敷、足三里穴位注射或胃肠动力药物等方法,必要时肛管排气。

(3)并发症的观察和护理:

1)出血:定时监测血压、脉搏及引流量和颜色的变化。若引流管突然有新鲜血液流出,引流量由少变多,伤口敷料渗血,腰腹部饱满,同时伴有血压下降,脉搏增快,常提示有急性出血,应立即报告医生。

2)感染:观察体温和白细胞的变化,保持引流管通畅,保持手术切口敷料清洁干燥,合理应用抗生素,防止感染的发生。

3)气胸:发生在肾上极的肿瘤切除时,容易损伤患侧胸膜导致气胸。注意观察呼吸的频率、节律,有无憋气、呼吸困难等。若出现呼吸异常及时报告医生并行床边 X 线检查,确诊后协助排出气体,必要时行胸腔闭式引流。

4)深静脉血栓形成:术后早期协助患者活动双下肢,病情允许条件下尽早下床活动;观察患者肢体肿胀、疼痛、活动情况及皮温变化,如出现异常应立即报告医生,同时嘱患者平卧和制动患肢。

(九)健康教育

1.保护肾脏

不吸烟、酗酒,不过多进食高蛋白、高钠饮食;注意个人卫生、规律排尿、洁身自好,防止尿路感染;定期检查身体,及早诊治各种肾脏疾病。

2.康复指导

(1)心理:调整自我情绪,保持乐观心态接受治疗。

(2)生活:保证充分休息和睡眠;合理膳食,补充营养;适度身体锻炼,增强体质;加强对健肾的保护,防止意外损伤;保证摄入足够的水分,以利健肾的正常排泄。

3.用药指导

术后多采用生物治疗,讲解用药的必要性及注意事项;严格在医生的指导下用药,出现不良反应及时就诊;避免使用对肾脏有损害的药物等。

4.定期复查

肾癌的复发率较高,应定期来院复查,以便及早发现复发或转移病灶。

(十)护理评价

通过治疗与护理,患者是否:①恐惧、焦虑减轻,情绪保持稳定;②营养状况改善;③并发症得到预防或及时发现和处理;④了解疾病相关知识。

二、膀胱癌

膀胱癌是泌尿系统常见的恶性肿瘤,其发病率居我国泌尿系统恶性肿瘤的首位,但近年来有被前列腺癌超越的趋势。膀胱癌发病年龄大多数为 50～70 岁,男女发病之比为 4：1。

(一)病因与病理

1.病因

比较明确的因素是吸烟和长期接触工业化学产品。慢性感染(细菌、血吸虫及 HPV 感染等)、长期异物刺激、长期大量饮用咖啡、人造甜味剂、应用环磷酰胺、滥用含有非那西丁的止痛药、盆腔放疗等也是可能的致病因素。

2.病理和分型

(1)组织类型:膀胱癌 95% 以上为上皮性肿瘤,其中绝大多数为移行细胞乳头状癌,其余为鳞癌和腺癌,各占 2%～3%。

(2)生长方式:按膀胱癌的生长方式分为原位癌、乳头状癌和浸润性癌。①原位癌局限在黏膜内,无乳头亦无浸润基底膜现象;②移行细胞癌多为乳头状,低分化癌常有浸润;③鳞癌和腺癌为浸润性癌。

3.膀胱癌的分级和分期

膀胱癌的分级与膀胱癌的复发和侵袭行为密切相关,目前采用 WHO 分布的分级法,此法将尿路上皮肿瘤分为低度恶性潜能尿路上皮乳头状肿瘤、低级别和高级别乳头状尿路上皮癌。膀胱癌的分期指肿瘤浸润深度及转移情况,是判断膀胱肿瘤预后的最有价值的参数。目前普遍采用 TNM 分期法,其中 T 为膀胱壁浸润的深度,N 为盆腔或腹腔淋巴结浸润程度,M 为其他器官转移情况。

4.扩散、转移途径

(1)肿瘤扩散主要是向膀胱壁内浸润,直至累及膀胱外组织和邻近器官。

(2)淋巴转移是最主要的转移途径,主要转移到盆腔淋巴结

(3)血行转移多在晚期,主要转移至肺、骨和肝等处。

(二)临床表现

1.症状

(1)血尿:是膀胱癌最常见和最早出现的症状,常表现为间歇全程无痛肉眼或镜下血尿。血尿严重时伴血块,或排出洗肉水样尿液及腐肉组织。血尿可自行减轻或停止,容易给患者造成"好转"或"治愈"的错觉而贻误治疗。血尿出现时间及出血量与肿瘤恶性程度、分期、大小、数目、形态并不一致,非上皮性肿瘤血尿程度一般较轻。

(2)膀胱刺激症状:常为肿瘤晚期表现,因肿瘤坏死、溃疡和合并感染所致,少数弥散性原

位癌也可出现膀胱刺激症状。

(3)排尿困难或尿潴留:肿瘤较大或堵塞膀胱出口导致。

2.体征

多数患者无明显体征,局部进展性肿瘤可在盆腔触及包块。发生肝或淋巴结转移时,可扪及肿大的肝脏或锁骨上淋巴结。

3.其他表现

晚期膀胱肿瘤可引起输尿管梗阻、腰痛、尿毒症、腹痛、严重贫血、消瘦等;骨转移患者有骨痛;盆腔广泛浸润时可出现腰骶部疼痛及下肢浮肿。

(三)辅助检查

1.实验室检查

尿常规和尿脱落细胞检查可做为血尿患者的初步筛选。膀胱肿瘤抗原(BTA)和核基质蛋白(NMP-22)可用于膀胱肿瘤的早期诊断。流式细胞计(FCM)可测定肿瘤细胞内的 DNA 含量,有助于膀胱癌的诊断或了解其生物学特性。

2.影像学检查

B 超可经腹壁和经尿道进行,不仅可以发现膀胱癌,还有助于肿瘤分期,了解有无局部淋巴结转移及周围脏器侵犯。CT、MRI 除能够观察到肿瘤的大小、位置外,对于浸润性癌,可以判断肿瘤侵及膀胱壁的深度,并可发现盆腔转移肿大的淋巴结,有助于肿瘤的分期。IVU 可观察肾盂、输尿管有无肿瘤或其他病变以及膀胱肿瘤对上尿路的影响,同时可了解肾脏的排泄功能。

3.膀胱镜检查

是诊断膀胱癌最直接、最重要的方法。膀胱镜检查可以直接观察到肿瘤的数目、大小、形态、部位及周围膀胱黏膜的异常情况,同时可以对肿瘤和可疑病变进行活检以明确病理诊断。

(四)治疗原则

膀胱癌以手术治疗为主,化疗、放疗和免疫治疗为辅。

1.手术治疗

(1)非肌层浸润性膀胱癌:经尿道膀胱肿瘤切除术(TUR-Bt)是主要的治疗手段,切除范围包括肿瘤基底部周边 2cm 的膀胱黏膜。

(2)肌层浸润性膀胱癌:一般须行膀胱部分切除术或根治性膀胱切除术。膀胱部分切除的范围应包括距离肿瘤 2cm 以内的全层膀胱壁;根治性膀胱切除术切除范围包括膀胱、前列腺和精囊。

(3)尿流改道术:膀胱切除术后须行尿流改道和膀胱替代。

2.化学治疗和免疫治疗

(1)膀胱灌注化疗/免疫治疗:根据膀胱肿瘤容易复发的特点,对保留膀胱的患者,术后应经尿道向膀胱内灌注化疗药物或免疫抑制剂,常用丝裂霉素(MMC)、阿霉素(ADM)或卡介苗(BCG)制剂。

(2)全身化疗:多用于已有转移的晚期患者,可选用甲氨蝶呤、长春碱、阿霉素、顺铂及 5-氟尿嘧啶等药物,多联合应用。

3.放射治疗

适用于不愿接受或不能耐受根治性膀胱切除术,以及根治性手术已不能切除肿瘤的浸润性膀胱肿瘤患者。放射治疗可配合化疗以期提高疗效。

（五）护理评估

1.术前评估

（1）健康史:了解患者的一般状况,年龄、性别、婚姻。饮食习惯和嗜好,是否长期吸烟及吸烟量等;患者的职业,是否有长期接触 β-萘胺等化学致癌物的环境;有无膀胱感染、血吸虫感染,是否使用化疗药或止痛药等;既往是否有血尿史,腰、腹部手术史、盆腔放疗史及其他病史;家族中有无类似疾病及其他遗传病史。

（2）身体状况:

1)症状:评估血尿的性状和出现时间,有无排尿困难、腰痛及膀胱刺激症状;肾功能及全身状况。

2)体征:了解有无下腹部肿块、下肢浮肿、贫血、消瘦等。

3)辅助检查:了解 B 超、CT 等辅助检查结果,特别是膀胱镜所确定的肿瘤的位置、大小、数量,结合临床症状和体征,判定肿瘤局部情况及是否有其他器官的侵及和转移,评估膀胱肿瘤的临床分期及能否耐受手术治疗。

2.术后评估

（1）术中情况:了解患者采取的手术方式、过程及尿液改道情况,是否进行膀胱灌注化疗,术中输液输血情况等。

（2）术后情况:评估患者的生命体征、手术切口和腹部造口的情况;各引流管是否标记清楚、固定良好、通畅有效,引流物的量、颜色和性状;有无出血、感染、尿瘘等并发症的发生。

3.心理-社会状况

患者可表现为对癌症的否认,多次复发反复手术的患者会对治疗失去信心;而需要进行膀胱全切、尿流改道手术的患者,则难以接受术后排尿形态的改变,产生恐惧、悲伤、焦虑等心理反应。应评估患者心理承受能力;评估患者及家属对病情、拟采取的手术方式、术后可能出现的并发症的认知程度;评估家庭经济状况,家庭成员的支持程度等。

（六）主要护理诊断/问题

1.恐惧

与焦虑与患者对病情及治疗缺乏信心有关。

2.营养失调:低于身体需要量

与长期血尿、肿瘤消耗及手术创伤有关。

3.自我形象紊乱

与膀胱全切尿流改道、造瘘口或引流装置存在,不能主动排尿有关。

4.知识缺乏

缺乏自行导尿、造口护理及术后康复知识。

5.潜在并发症

出血、感染、尿瘘、肠瘘等。

(七)护理目标

(1)患者的恐惧与焦虑减轻或消失。

(2)患者营养失调得以纠正,机体抵抗力增强。

(3)患者对自我形象有健康、现实的认识。

(4)患者掌握自行导尿、造口护理知识及术后康复知识。

(5)患者未发生并发症或并发症得到及时发现和处理。

(八)护理措施

1.术前护理

(1)减轻恐惧与焦虑:采取有针对性的心理疏导方法主动关心和劝慰患者,介绍手术的必要性及过程,造口的管理方法及康复病例,告知患者可以逐步恢复正常生活,以消除其恐惧、焦虑甚至绝望的心理,增强信心,接受手术治疗。对于多次复发并行两次以上手术的患者应讲明膀胱肿瘤虽然易复发,但仍可有较好的疗效,并用科学严谨的语言帮助患者消除悲观失望情绪,积极配合治疗。

(2)营养支持:给予高蛋白、高热量、高维生素且易消化食品,必要时补充白蛋白,纠正营养失调状态。

(3)术前准备:

1)皮肤准备:备皮范围上至双侧乳头,下至双侧大腿上外 1/3 处(包括会阴部),两侧至腋中线,并清洁脐部。

2)造口术前定位:根据造口手术的类别及患者腹部的形状,与患者共同选择适合的造口位置,尽量使患者在采取不同体位时,都能看到造口且便于护理,注意避开手术切口、陈旧瘢痕、皮肤皱褶等。此外,行尿流改道、肠代膀胱术患者应做好肠道准备。

2.术后护理

(1)经尿道膀胱肿瘤电切术:见良性前列腺增生。

(2)回肠膀胱术:

1)出血的观察:膀胱全切术创伤大,术后易出血。应密切观察病情,若患者出现血压下降、脉搏加快,引流管持续有新鲜血液流出,2 小时内引出鲜红色血液>100mL 或 24 小时>500mL,伤口敷料持续有新鲜血液渗出等,提示有活动性出血,应及时报告医生。

2)引流管护理:术后需留置双 J 管、肠代膀胱引流管等,护理时应注意:①分别连接各引流管,做好标记;②注意观察各管道引流液的颜色、性质,尿液的颜色由血性逐渐转变为淡黄色,并混有肠黏液,为正常现象,回肠内引流管需经常用生理盐水冲洗,防止黏液阻塞管腔;③分别准确记录引流量,以便了解双侧肾功能及肠代膀胱的功能;④耻骨后引流管一般在术后 3~5日引流彻底后拔除,双 J 管及肠代膀胱引流管一般在术后 10~12 日拔除。

3)胃肠减压护理:持续胃肠减压并保持通畅,每 2 小时用生理盐水冲洗胃管 1 次,密切观察引流液的性质、颜色、量,注意有无腹胀发生。做好口腔护理,预防口腔感染。胃管的留置时间依据胃肠功能恢复和肠吻合口愈合情况而定。

4)代膀胱冲洗:代膀胱内有较多黏液,为防止引流管堵塞,术后第 3 日开始行代膀胱低压缓慢冲洗,每次冲洗液量 30~50mL,反复多次,直至冲洗液澄清为止。

(3)原位新膀胱术:原位新膀胱是利用消化道的某一部分制成储尿囊,并与尿道吻合,从而重建下尿路功能,术后经功能训练可恢复正常排尿形态。近年来,原位新膀胱术逐渐成为根治性膀胱全切术后尿流改道的主要手术方式。新膀胱的收缩主要依靠腹腔内压和新膀胱本身的收缩。术后1~2周或遵医嘱定时放尿,每半小时开放导尿管放尿,以后逐渐延长,开放尿管时,患者做排尿动作,用手掌按压下腹部,同时有规律收缩盆底肌肉,每天3~4次,每次10~20分钟,以重建排尿功能,当膀胱容量达150mL左右时即可拔管。其余护理措施见回肠膀胱术。

(4)可控回肠膀胱术:可控回肠膀胱术后,代膀胱的回肠具有一定的储尿功能,但需要定时插入导尿管引出尿液。护士应指导患者逐步完成自主操作。①定时导尿:开始每隔半小时、1小时,逐渐延长至4小时。②导尿前准备:将镊子、导尿管煮沸消毒10~20分钟备用,清洗双手。③导尿操作:用生理盐水或消毒液状石蜡润滑导尿管前端,用镊子或戴无菌手套将导尿管自造口处插入,将尿液引出。④防止导尿管阻塞:肠液分泌较多时,容易阻塞导尿管,可用生理盐水进行冲洗。

(5)造口患者的护理要点:

1)指导患者正确使用造口用品:①选择合适的造口用品:选择对皮肤刺激小、有防逆流装置的泌尿造口袋。术后早期选用透明度好的造口袋以便于观察,恢复期选用不透明的造口袋,以减少患者不愉快感。②清洁造口周围皮肤:清洁皮肤前,先取弯腰姿态1分钟,使近末端尿液排空,观察造口与皮肤,用棉棒蘸温水轻轻擦拭,若皮肤上有结晶物,可用醋酸溶液清除。③造口袋更换时间:造口袋至少应维持24小时不发生尿液渗漏现象。尽量保证造口袋底盘黏合紧密,从而延长换袋时间,但最长不要超过7天,时间过长会出现造口袋异味及结晶形成。

2)造口周围皮肤的护理:碱性尿液形成结晶可刺激造口周围皮肤。处置前测量尿pH,碱性尿液结晶物可用稀醋酸溶液浸泡和酸化尿液治疗。其余护理措施见大肠癌患者的护理。

(6)膀胱灌注化疗的护理:保留膀胱的患者术后应定期行膀胱灌注化疗,嘱患者灌注前4小时禁饮水并排空膀胱。药物应自导尿管注入膀胱并保留1~2小时,协助患者每15~30分钟变换1次体位,分别取俯、仰、左、右侧卧位,使药物与膀胱各壁充分接触。灌注后嘱患者多饮水,日饮水量2500~3000mL,起到生理性膀胱冲洗的作用,减少化疗药物对尿道黏膜的刺激。

(九)健康教育

1.康复指导

保证充分休息和睡眠;合理膳食,加强营养,保证每日摄取足够水分;禁止吸烟,避免接触联苯胺类致癌物质;适度身体锻炼,增强体质。

2.用药指导

指导保留膀胱手术的患者,术后坚持定期膀胱灌注化疗。初始每周1次,共6~8次,以后每月1次,共1~2年。

3.自我护理指导

指导实行尿路改道术后腹壁造口及可控膀胱术后患者学会自我护理,包括正确使用造口用品、更换造口袋及自行导尿等,以提高患者的生活质量。

4.定期复查

保留膀胱手术后,每3个月进行1次膀胱镜检查,2年无复发者,改为半年1次。根治膀胱手术后应终生随访。

(十)护理评价

通过治疗与护理,患者是否:①情绪恢复稳定;②营养状况改善,机体抵抗力增强;③接受自我形象改变;④掌握自行导尿、造口护理及康复知识;⑤并发症得到预防或及时发现和处理。

三、前列腺癌

前列腺癌多发生于50岁以上的男性,发病率随年龄增加而增高。前列腺癌的发病率有明显的地理和种族差异,美国黑人发病率最高。我国前列腺癌发病率远低于欧美国家,但近年来呈上升趋势。

(一)病因

前列腺癌最为常见,占98%,75%起源于外周带。前列腺癌有血行、淋巴扩散或直接浸润3种转移方式,其中血行转移至脊柱、骨盆最为常见。

1.分级

目前应用最广的是 Gleason 分级,按照前列腺癌细胞的分化程度由高到低分为1~5级。在此基础上建立 Gleason 评分系统,一般为2~10分,分数越高则分化越差。2~4分属于分化良好癌;5~7分属于中等分化癌;8~10分为分化不良癌。

2.分期

最常采用 TNM 分期系统,即 T_0 期为没有原发瘤的证据;T_1 期为不能被扪及和影像发现的临床隐匿肿瘤;T_2 期肿瘤限于前列腺内;T_3 期肿瘤穿透前列腺被膜;T_4 期肿瘤固定或侵犯精囊以外的组织。N、M 代表有无淋巴结转移或远处转移。

(二)临床表现

前列腺癌早期无明显症状,往往在体检行前列腺直肠指诊时偶然发现有结节。肿瘤侵犯尿道、膀胱时可出现尿路梗阻或膀胱刺激症状,晚期可出现腰骶部和腿部疼痛,直肠受累者可表现排便困难或肠梗阻,转移性病变时常有下肢水肿、淋巴结肿大、贫血、骨痛、病理性骨折、截瘫等。

(三)辅助检查

1.直肠指检

可触及前列腺结节,质地坚硬,应注意前列腺大小、外形、硬度、有无结节、腺体活动度及精囊情况。

2.实验室检查

前列腺癌常伴有血清 PSA 增高,极度升高者多数有转移病灶。

3.影像学检查

经直肠或腹壁超声检查前列腺可以发现低回声区病变,多位于前列腺外周区,少数为高回声、等回声或混合回声病灶。CT 可以发现前列腺内占位性病变,主要用于检查前列腺肿瘤是否侵及包膜外及精囊、淋巴结有无转移,有助于分期。MRI 可获得清晰的软组织影,分期优于超声。静脉造影可发现晚期前列腺癌侵及膀胱引起肾、输尿管积水的情况。KUB 可显示骨转移。

4.放射性核素骨扫描

可较早发现前列腺癌的骨转移。

5.前列腺活检

直肠 B 超引导下穿刺活检是诊断前列腺癌最可靠的检查,必要时可重复穿刺。

(四)治疗原则

1.随访观察

前列腺癌一般发展缓慢,对于偶然发现的小病灶且细胞分化好的 T_1 期癌,可以随访观察而不作处理。

2.根治性前列腺切除术

是治愈局限性前列腺癌最有效的方法之一,适用于局限在前列腺内的 T_2 期癌,主要术式有传统的开放性经会阴、耻骨后前列腺根治性切除术和近年开展的腹腔镜前列腺根治术及机器人辅助腹腔镜前列腺根治术等。

3.内分泌治疗

包括手术去势及抗雄性激素治疗,适用于 T_3、T_4 期的前列腺癌。手术去势包括双侧睾丸切除术和包膜下睾丸切除术;抗雄性激素治疗的药物主要有雄激素受体阻滞剂和黄体生成素释放激素类似物(LHRH-a)。

4.放射治疗

有内放射和外放射两种,内放射主要适用于 T_2 期以内的前列腺癌,外放射适用于内分泌治疗无效者,能够明显提高晚期前列腺癌的生存率。

(五)主要护理诊断/问题

1.焦虑和恐惧

与患者对癌症的恐惧,害怕手术以及术后可能出现排尿和性功能障碍有关。

2.营养失调:低于机体需要量

与恶性肿瘤及手术创伤有关。

3.潜在并发症

尿失禁、出血、感染。

4.知识缺乏

缺乏有关疾病的康复知识。

(六)护理措施

1.手术治疗患者的护理

(1)术前护理:

1)心理护理:针对老年患者的心理特点,解释病情及手术的必要性,详细告知治疗方案;解释术后排尿功能可以通过盆底肌训练逐渐恢复,从而帮助患者稳定情绪,积极配合手术。

2)营养支持:根据情况给予高蛋白、高维生素、适当热量、低脂、易消化的少渣食物,多饮绿茶,必要时给予肠内外营养支持。

3)病情观察:观察并记录患者排尿情况;消瘦、尿失禁患者注意观察皮肤状况。

4)肠道准备:术前 3 日进少渣半流质饮食,术前 1~2 日起进无渣流质饮食;口服肠道不吸收抗生素;术前晚及术晨进行肠道清洁。

（2）术后护理：

1）休息与活动:全麻清醒后手术当日可取低半卧位或侧卧位;术后 1～2 日可取半卧位,增加床上活动;术后第 3 日起可床边活动。年老或体弱患者应减慢活动进度。

2）饮食护理:术后禁食,肛门排气后开始饮水 50mL/h,3～4 小时无恶心、呕吐等不适症状可进流质饮食,逐渐过渡到普食。

（3）并发症的观察与护理：

1）尿失禁:为术后常见并发症,大部分患者在一年内可改善,部分患者一年后仍会存在不同程度的尿失禁。指导患者保持会阴的清洁干爽,坚持盆底肌肉的康复锻炼及电刺激、生物反馈治疗等措施。

2）出血:根治手术后有继发出血的可能,若创腔引流管持续有新鲜血液流出,2 小时内引出鲜红色血液 100mL 以上或 24 小时超过 500mL;患者血压下降、脉搏增快;伤口局部疼痛、肿胀,提示手术创面出血,应立即报告医生。

3）感染:密切监测体温变化及实验室检查结果;保持切口清洁,敷料渗湿时及时更换;保持引流管通畅;遵医嘱使用抗生素;出现异常征象及时报告医生。

2.内分泌治疗患者的护理

（1）心理护理:患者经内分泌治疗后可能出现性欲下降、勃起功能障碍等情况,应充分理解和尊重患者,帮助患者调整心态并争取家属的支持。

（2）不良反应的观察与护理:内分泌治疗后可能有肝功能损害、高脂血症、骨质疏松等并发症,应定时检查肝功能、血常规等,注意保护患者安全,防止跌倒。

3.健康教育

（1）饮食指导:注意控制食物摄入总量,避免高脂饮食,尤其是动物脂肪及红色肉类,增加豆类、谷物、蔬菜、水果等富含纤维素食物的摄入;多饮绿茶,增加日光照射;适当补充钙、维生素 D、维生素 E、维生素 A 和类胡萝卜素。

（2）运动指导:指导患者根据体力适当锻炼,增强体质;多做提肛运动以增强盆底肌肉张力,促进尿道括约肌功能的恢复。

（3）定期随诊:复查定期行直肠指诊、PSA 检查及前列腺 B 超等以判断预后及复发情况。

第六节　肾上腺疾病患者的护理

肾上腺位于两侧肾上极附近,组织学结构分为皮质和髓质两部分,肾上腺各部位分泌功能异常皆可引起不同的疾病。皮质功能亢进可表现为醛固酮症、皮质醇症及性征异常,髓质功能亢进可引起儿茶酚胺症。

一、皮质醇症

皮质醇症又称库欣综合征(CS),为机体组织长期暴露于异常增高糖皮质激素引起的一系列临床症状和体征。

(一)病因与病理

1.ACTH 依赖性皮质醇症

(1)库欣病:由于垂体瘤或下丘脑-垂体功能紊乱导致腺垂体分泌过量的 ACTH,引起双侧肾上腺皮质增生,分泌过量的皮质醇。目前认为与垂体微腺瘤、垂体 ACTH 细胞增生和鞍内神经节细胞有关。此病约占皮质醇症的 70%。

(2)异位 ACTH 综合征:指垂体以外的肿瘤组织如小细胞肺癌、胰岛细胞瘤、胸腺瘤、支气管类癌、甲状腺髓样瘤、嗜铬细胞瘤等分泌过多的 ACTH 或 ACTH 类似物质刺激肾上腺皮质增生所致。此病约占皮质醇症的 10%～20%。

2.ACTH 非依赖性皮质醇症

(1)肾上腺皮质肿瘤:肾上腺皮质腺瘤和皮质癌分别占皮质醇症的 20% 和 5% 左右。肿瘤自主分泌皮质醇,下丘脑促皮质醇释放激素和 ACTH 分泌处于反馈抑制状态,由此导致肿瘤以外的同侧及对侧肾上腺皮质萎缩。

(2)肾上腺结节或腺瘤样增生:少数皮质醇症患者双侧肾上腺呈结节或腺瘤样增生,但 ACTH 不高,这些结节具有自主分泌皮质醇的能力,病因尚不明了。

(二)临床表现

本病高发年龄 20～40 岁,女性多于男性,其典型表现为长期高皮质醇血症引起的体内三大代谢和生长发育障碍、电解质和性腺功能紊乱等。常见症状有:①向心性肥胖,其特点是满月脸、水牛背、悬垂腹、锁骨上窝脂肪垫、四肢萎缩,系皮质醇过量引起脂肪分布异常所致。②皮肤菲薄,腹部、股部及臀部可见紫纹,系皮质醇增多,蛋白质分解加强,肌肉萎缩,皮肤弹性纤维减少所致。③性腺功能紊乱,表现为皮肤粗糙,多毛,痤疮。女性可出现月经减少,性功能低下,甚至出现男性化征。在男性则有性欲减退,阳痿及睾丸萎缩等。④高血压和低血钾。⑤糖尿病或糖耐量减低。⑥精神症状,表现为急躁、抑郁、淡漠、沉默寡言及典型精神病等。⑦其他:如全身乏力、腰背疼痛、生长停滞、多血质、免疫反应延迟等。

(三)辅助检查

1.实验室检查

血浆游离皮质醇增高,且昼夜节律消失。24 小时尿游离皮质醇(UFC)常明显升高。血浆 ACTH>3.3pmol/L 提示为 ACTH 依赖性疾病。

2.影像学检查

B 超可发现肾上腺区肿瘤;CT 和 MRI 可发现垂体肿瘤,也可发现肾上腺区肿瘤;VU 适用于体积较大的肾上腺腺癌和怀疑癌肿者;[131]I-19-碘胆固醇肾上腺核素显像对肾上腺肿瘤诊断率较高,但不作为常规检查。

3.特殊检查

小剂量地塞米松试验用于鉴别 CS 和单纯性肥胖症,大剂量地塞米松抑制试验可鉴别库欣病和肾上腺皮质肿瘤、异位 ACTH 综合征。

(四)治疗原则

1.非手术治疗

药物治疗是非手术治疗的主要方式,用于术前准备或其他治疗不佳时,常用的药物有氨鲁米特、美替拉酮、米托坦及酮康唑等;围术期应用激素可防止出现急性肾上腺危象。对于垂体病源者可以选择放射治疗,包括将放射源植入的内照射和采用^{60}钴或电子感应加速器的外照射。

2.手术治疗

(1)库欣病:通过显微手术的方式经鼻腔蝶窦切除垂体瘤是近年来治疗库欣病的首选方法,此种方法创伤小、并发症少,可最大限度保留垂体分泌功能。

(2)肾上腺肿瘤:肾上腺皮质腺瘤应实施腺瘤摘除术。肾上腺皮质癌以手术治疗为主,有远处转移者,亦尽可能的切除原发肿瘤和转移灶,以提高药物治疗或放射治疗的效果。

(3)异位 ACTH 综合征:手术完整切除异位 ACTH 瘤是首选治疗方法,如异位 ACTH 瘤定位不清或肿瘤无法切除,可选择双侧肾上腺全切或一侧全切一侧大部切除,以减轻症状。

(五)护理评估

1.术前评估

(1)健康史:了解患者的年龄、性别、饮食、睡眠;有无高血压、糖尿病、骨质疏松等;有无手术创伤及过敏史。

(2)身体状况:

1)症状:评估患者是否有高血压、低血钾及糖尿病相关症状,有无失眠、注意力不集中、记忆力减退等精神神经异常。

2)体征:评估患者有无向心性肥胖、皮肤菲薄等表现,女性患者有无胡须、多毛现象,儿童有无生长发育停滞等。

3)辅助检查:了解患者血压、血钾、血浆皮质醇及血糖情况,影像学检查结果有无异常。

2.术后评估

了解患者采取的麻醉、手术方式、病灶切除情况及术中输血、输液情况;监测血浆皮质醇水平;评估伤口愈合情况,有无继发气胸、感染、邻近脏器损伤和肾上腺功能不全等情况。

3.心理-社会状况

由于皮质醇症会引起多系统的病变,出现皮肤、体形、外表等变化,患者易产生焦虑、烦躁和自卑等不良情绪反应。应评估患者和家属对疾病及预后的认知和态度、对治疗和护理的配合程度及家庭经济承受能力等。

(六)主要护理诊断/问题

1.自我形象紊乱

与糖皮质激素分泌过多引起的体型变化及性征异常有关。

2.有受伤的危险

与肥胖、骨质疏松、高血压急性发作有关。

3.有皮肤完整性受损的危险

与痤疮、皮肤薄、易发生皮下出血有关。

4.潜在并发症

出血、感染、肾上腺危象。

(七)护理目标

(1)患者接受自我形象改变。

(2)患者未发生意外损伤。

(3)患者未发生皮肤破损。

(4)患者未发生并发症或并发症得到及时发现和处理。

(八)护理措施

1.术前准备和非手术患者的护理

(1)心理护理:讲解疾病相关知识,告知患者体态和形象紊乱的原因,帮助患者调整审美观,鼓励家属主动与患者沟通并给予支持。

(2)防止受伤:骨质疏松、高血压等易导致意外伤害发生。应保证周围环境清洁干燥且没有障碍物;密切观察患者血压变化;避免剧烈活动,如厕或外出检查时应及时陪伴,防止发生碰撞或跌倒。

(3)皮肤护理:保持床单及衣裤的清洁、干燥、平整;注意个人卫生,沐浴时动作轻柔;术前备皮时小心剃净切口周围的体毛,避免损伤皮肤。

2.术后并发症的观察与护理

(1)肾上腺危象:因手术切除分泌激素的肿瘤或增生腺体导致糖皮质激素水平骤降所致。应每天遵医嘱补充肾上腺皮质激素,并根据病情逐渐减量;观察患者是否有心率加快、血压下降、呼吸急促、腹痛腹泻、高热甚至昏迷、休克等情况。一旦发生肾上腺危象,遵医嘱立即静脉补充肾上腺皮质激素,并纠正水、电解质平衡紊乱及低血糖等情况。

(2)感染:患者免疫力低下,易发生感染。应注意观察体温变化及切口情况;遵医嘱使用抗生素。若患者体温升高、伤口处疼痛并伴有血白细胞计数和中性粒细胞比例升高时,多提示有感染,应立即报告医生。

3.健康教育

(1)生活指导:患者宜进低热量、低糖、高蛋白、高钾、低钠饮食,避免刺激性食物,防止水、电解质失衡;避免情绪激动;根据体力适当活动,避免碰撞或跌倒;保持皮肤清洁,预防感染。

(2)用药指导:坚持规范使用皮质激素,根据病情需要逐渐减量,不得擅自调整剂量或停药,双侧肾上腺全切除的患者需要终生服药。

(3)定期复查:术后定期复查 B 超、肝功能、血皮质醇水平,观察其变化。

(九)护理评价

通过治疗与护理,患者是否:①能正确认识形象改变;②未发生意外伤害;③未发生皮肤破损;④并发症得到预防或被及时发现和处理。

二、原发性醛固酮增多症

原发性醛固酮增多症(PHA),简称原醛症,是因肾上腺皮质分泌过多的醛固酮,导致以高血压、低血钾、低血浆肾素活性、碱中毒为主要表现的临床综合征,亦称 Conn 综合征。PHA 高发病年龄为 30～50 岁,女性稍多于男性。

(一)病因与病理

病因不明,可能与遗传有关。大部分由特发性醛固酮增多症引起,其次为肾上腺皮质腺瘤,肾上腺增生及肾上腺皮质腺癌较少见,家族性醛固酮增多症及异位分泌醛固酮的肿瘤罕见。

病理生理特点是由醛固酮增多导致轻度血钠升高、血容量增加、低血钾和轻度碱中毒。

(二)临床表现

1.高血压

几乎所有原醛症患者均有高血压,以舒张压增高为主,一般降血压药物效果不佳。

2.低血钾

原醛症发展到一定阶段的表现,约 70% 患者呈持续性,30% 为间歇性。患者表现为肌无力,周期性瘫痪。由于长期缺钾,可引起心肌损害,出现心室肥大,心电图呈低血钾表现。

3.肾浓缩功能下降

表现为多饮、多尿、夜尿增多、尿比重低等。

(二)辅助检查

1.实验室检查

(1)低血钾、高血钠、碱中毒。

(2)24 小时排出尿钾超过 25～30mmol/L。

(3)血、尿醛固酮升高。

(4)血浆肾素降低、肾素活性低于正常。

2.影像学检查

肾上腺 B 超可发现大于 1cm 的皮质腺瘤。CT 对腺瘤的检出率高于 B 超。MRI 空间分辨率低于 CT,可用于 CT 造影剂过敏者。

3.特殊检查

螺内酯试验、钠钾平衡试验、体位试验。

(三)治疗原则

1.药物治疗

适应证为特发性肾上腺皮质增生、糖皮质激素可控制的原醛症、不能根治切除的肾上腺皮质癌、有手术禁忌的原醛症。常用药物有螺内酯(安体舒通)、氨苯蝶啶及阿米洛利等。

2.手术治疗

适用于肾上腺皮质腺瘤或癌、肾上腺皮质增生或异位分泌醛固酮的肿瘤等。腺瘤以外的腺体有结节性改变时宜将该侧肾上腺切除,单侧原发性肾上腺皮质增生可做同侧肾上腺切除或肾上腺次全切除,肾上腺皮质癌及异位产生醛固酮的肿瘤应尽量切除原发病灶。目前临床大多采用腹腔镜下肾上腺肿瘤切除术。

(四)主要护理诊断/问题

1.体液过多

与肾上腺分泌过量醛固酮引起水钠潴留有关。

2.体液不足

与手术后激素突然减少引起血管扩张,水、电解质紊乱有关。

3.有受伤的危险

与醛固酮潴钠排钾,低钾性肌麻痹引起软瘫及服用降压药物引起直立性低血压有关。

(五)护理措施

1.术前准备和非手术患者的护理

(1)饮食护理:给予高蛋白、低钠、高钾饮食,限制钠摄入量不超过 1.5g/d,必要时口服补充钾。

(2)用药护理:静脉补钾时应注意钾的浓度及滴速,避免外渗,随时监测患者血钾变化情况;使用醛固酮拮抗剂期间注意观察患者血钠、血钾、血钙、血镁情况,以判断治疗效果,并适当补充钙剂;观察有无胃肠道不适;记录 24h 昼夜尿量,以便了解病情变化和治疗效果。

(3)预防跌倒:给予简单安全的环境,避免过多杂物;限制患者活动范围,切忌剧烈运动,防止患者因肌无力、周期性瘫痪及直立性低血压等引起跌倒等意外。

2.术后护理

(1)维持水、电解质平衡:手术切除原发病灶后,体内盐皮质激素突然减少,钠大量排出的同时也排出大量水,会出现体液相对不足的情况,同时大量钾离子随尿液排出,因此患者容易发生低血压及低钠、低钾。应密切观察血压、尿量及血生化检查结果,遵医嘱根据病情有计划地安排输液,纠正水、电解质及酸碱平衡紊乱。

(2)并发症的观察与处理:由于术后切除肾上腺组织,患者可能出现恶心、呕吐、全身无力等肾上腺功能不全症状,应遵医嘱应用肾上腺皮质激素,并根据病情逐渐减量。

3.健康教育

(1)生活指导:鼓励患者生活自理,注意个人卫生和安全,适当锻炼,合理饮食。

(2)用药指导:因高血压继发血管病变,部分患者术后血压未降至正常水平,应遵医嘱服用降压药物治疗。

(3)定期复查:术后定期复查 B 超、血醛固酮、血钾等,以观察病情变化情况。

三、儿茶酚胺增多症

儿茶酚胺增多症是指由肾上腺嗜铬细胞瘤(PHEO)、副神经节瘤(PGL)和肾上腺髓质增生症等疾病分泌过多儿茶酚胺(CA),从而引起高血压、高代谢、高血糖等临床症状,多见于青壮年。

(一)病理

1.嗜铬细胞瘤/副神经节瘤(PHEO/PGL)

主要来源于肾上腺髓质及交感神经系统的嗜铬组织,肾上腺嗜铬细胞瘤约占 90%。肿瘤圆形或椭圆形,有完整包膜,多为良性肿瘤,恶性发生率不足 10%。PHEO/PGL 主要分泌儿茶酚胺(CA),极少可分泌多巴胺。

2.肾上腺髓质增生

表现为肾上腺体积增大、增厚,有时可见结节样改变。

(二)临床表现

1.高血压

表现为阵发性高血压、持续性高血压或持续性高血压阵发性发作 3 种类型。发作时血压急骤升高可达 200mmHg 以上,伴有典型的头痛、心悸、多汗"三联征",严重者可出现脑出血或肺水肿等高血压危象,发作可由体位突然改变、取重物、咳嗽、情绪波动等因素诱发。

2.心血管并发症

患者可出现儿茶酚胺性心肌病伴心律失常或心肌退行性变、坏死,以及高血压性心肌肥厚、心脏扩大等。

3.代谢紊乱

大量儿茶酚胺分泌可引起多种代谢紊乱。由于基础代谢增高,肝糖原分解加速和胰岛素分泌受抑制,可出现高血糖、糖尿病和糖耐量下降;由于脂肪代谢加速,血中游离脂肪酸和胆固醇浓度增高,少数患者还可出现低血钾表现。

(三)辅助检查

1.实验室检查

血儿茶酚胺测定是诊断嗜铬细胞瘤最敏感的方法,高血压期明显增高。24 小时尿内儿茶酚胺及其代谢产物尿香草扁桃酸(VMA)测定适用于低危人群的筛选。

2.影像学检查

B 超和 CT 能清楚显示肾上腺部位的肿瘤,是首选的检查方法。放射性核素^{131}I-间位碘苄胍(^{131}I-MIBG)扫描可确定肿瘤大小和周围关系。

(四)治疗原则

手术切除嗜铬细胞瘤是唯一有效的治疗手段,多采取腹腔镜下肿瘤切除术。对不能耐受手术,或未能切除的恶性嗜铬细胞瘤以及手术后肿瘤复发等患者,可采取放射性核素治疗、放疗和化疗,亦可使用 α-受体阻滞剂、β-受体阻滞剂改善症状。

(五)主要护理诊断/问题

1.活动无耐力

与严重高血压有关。

2.体液不足

与手术后激素突然减少引起血管扩张、水电解质平衡紊乱有关。

(六)护理措施

1.心理护理

大量肾上腺素和去甲肾上腺素的分泌使得患者一直处于高度紧张状态,轻微情绪刺激就可导致血压升高。应为患者创造安静、整洁、舒适环境,尽量消除对患者精神上的刺激,如过度兴奋、悲伤和激怒;做好疾病知识健康教育,帮助患者消除恐惧心理,树立战胜疾病信心。

2.术前护理

术中触动瘤体和瘤体切除后,患者血压可有大幅度波动,因此术前应常规口服 α 肾上腺素能受体阻滞剂酚苄明以舒张血管,降低血压,同时注意补充血容量。每日 4 次测血压和脉搏,术前应控制血压至正常范围 1 周以上以便进行手术。

3.术后护理

肿瘤切除后,由于血中儿茶酚胺相对不足,导致外周血管扩张,易出现低血压、心动过速等休克症状,故术后48～72小时之内应严密观察血压、脉搏和心率的变化,准确记录24小时尿量和出入量,注意肾上腺功能不全或肾上腺危象发生。

4.避免不良刺激

当肿瘤受到按摩或挤压等刺激时,储存于瘤体内的儿茶酚胺会大量释放,导致血压骤升。因此在为患者进行检查和治疗时应注意避免按压肿瘤区;提醒患者避免剧烈运动、提重物、大声咳嗽及用力大小便等;变换体位时动作应缓慢,以防血压骤升;重症患者应绝对卧床休息,必要时给予镇静剂,防止诱发高血压危象。

第七章 公共卫生护理

第一节 病毒性肝炎患者的护理

病毒性肝炎是由多种肝炎病毒引起的,以肝脏损害为主要表现的一组全身性传染病。目前,按病原学分类已确定的有甲型肝炎、乙型肝炎、丙型肝炎、丁型肝炎和戊型肝炎。各型肝炎主要的临床表现为乏力、食欲减退、恶心、呕吐、厌油、肝大及肝功能损害,部分病例出现黄疸,无症状感染也常见。甲型和戊型肝炎主要表现为急性肝炎,经粪-口途径传播;乙型、丙型、丁型还可表现为慢性肝炎,并可发展为肝硬化甚至肝细胞癌,主要经血液、体液等途径传播。

一、发病机制与病理变化

迄今为止,各型病毒性肝炎的发病机制尚未完全明了。目前认为,各型肝炎病毒经各种途径侵入人体,经过短暂的病毒血症,即侵入肝脏和其他脏器进行复制,以肝细胞内复制程度最高,病变也最显著。肝炎病毒的直接作用和通过激活机体的免疫反应可导致肝细胞损伤,其中以后者为主。根据机体免疫反应的不同,感染病毒后的临床表现和转归各异。

各型肝炎基本病理改变:以肝损害为主,肝外器官可有一定损害。其病理改变表现为弥散性肝细胞变性、坏死,同时伴有不同程度的炎性浸润、间质增生和肝细胞再生。

二、病原学

目前已证实甲、乙、丙、丁、戊5型肝炎病毒为各型病毒性肝炎的病原体。

(一)甲型肝炎病毒

甲型肝炎病毒(HAV)属于微小RNA病毒科中的嗜肝RNA病毒属。HAV感染后早期产生IgM抗体,是近期感染的标志,一般持续8~12周。IgG型抗体是过去感染的标志,可长期存在。HAV对外界抵抗力较强,耐酸、碱,室温下可生存1周,在贝壳类动物、污水、泥土中可生存数月,80℃5分钟或100℃1分钟才能使之灭活;对有机溶剂较为耐受;对甲醛、氯及紫外线等敏感。

(二)乙型肝炎病毒

乙型肝炎病毒(HBV)是嗜肝DNA病毒科,HBV感染者的血清中存在3种形式的病毒颗粒:大球形颗粒(Dane颗粒)、小球形颗粒和管形颗粒。Dane颗粒由包膜和核心组成,包膜内含乙型肝炎表面抗原(HBsAg)、糖蛋白与细胞脂质;核心内含环状双股DNA、DNA聚合酶、核心抗原(HBcAg),是病毒复制的主体。HBV的抵抗力很强,对热、低温、干燥、紫外线及一般浓度的消毒剂均能耐受,经煮沸10分钟、65℃10小时或高压蒸汽可被灭活,对0.2%苯扎溴铵、0.5%过氧乙酸和戊二醛敏感。

HBV的抗原抗体系统如下:

1.HBsAg 和抗-HBs

急性患者 HBsAg 大多持续 1～6 周,最长可达 20 周,慢性患者和无症状携带者则可持续多年,甚至终身,是机体感染 HBV 的标志。除患者的血液外,HBsAg 还可存在于唾液、尿液和精液等各种体液和分泌物中。抗-HBs 出现于 HBsAg 阴转后数周到数月,可持续多年,为保护性的抗体。

2.HBcAg 和抗-HBc

核心抗原存在于受感染的肝细胞核中,血液中游离的 HBcAg 极少,故临床上一般不检测 HBcAg,而检测其抗体。IgM 型核心抗体只出现于急性乙肝和慢性乙肝急性发作时,持续时间不长,标志 HBV 的现症感染。IgG 型核心抗体则可长期存在,标志 HBV 的既往感染。

3.HBeAg 和抗-HBe

HBeAg 阳性,说明 HBV 活跃性复制和传染性强。抗-HBe 出现于 HBeAg 阴转后,如果 HBeAg 阴转、抗-HBe 出现,同时 HBV DNA 也阴转,则说明 HBV 复制减少或停止;但如果 HBV DNA 仍持续阳性,则说明 HBV 发生了变异,病毒仍在复制,仍有传染性。

4.HBV DNA 聚合酶和 HBV DNA

二者都位于 HBV 的核心部分,与 HBeAg 几乎同时出现在血液中,也是 HBV 复制的标志。

(三)丙型肝炎病毒

丙型肝炎病毒(HCV)属于黄病毒科丙型肝炎病毒属,该病毒对有机溶剂敏感,如 10% 三氯甲烷(氯仿)可杀灭 HCV,紫外线、煮沸等亦可使 HCV 灭活。血清加热至 60℃10 小时或 1/1000 甲醛 6 小时处理后,可使 HCV 丧失活性。HCV 的抗原抗体系统:血清中 HCVAg 含量很低,检出率不高。抗-HCV 不是保护性抗体,是 HCV 感染的标志。

(四)丁型肝炎病毒

丁型肝炎病毒(HDV)是一种缺陷病毒,必须在 HBV 或其他嗜肝 DNA 病毒的辅助下才能复制、表达抗原,引起肝损害。HDV 可与 HBV 同时感染人体,但大多数是在 HBV 感染的基础上引起重叠感染。HDV 的抗原抗体系统中,HDVAg 最早出现,然后分别是抗-HDV IgM 和抗-HDV IgG。抗-HDV 不是保护性抗体。HDVRNA 是诊断 HDV 感染的最直接依据。

(五)戊型肝炎病毒

戊型肝炎病毒(HEV)为无包膜球形 RNA 病毒,在碱性环境下稳定,对热、氯仿均敏感。HEV 的抗原抗体系统:血液中检测不到 HEVAg,可检出抗-HEV。抗-HEV IgM 在发病初期产生,阳性是近期感染的标志,抗-HEV IgG 多数于发病后 6～12 个月阴转,但亦有持续数年者。

三、流行病学

(一)传染源

(1)甲型、戊型肝炎传染源为急性患者和亚临床感染者。甲型肝炎患者一般在起病前 2 周至血清丙氨酸氨基转移酶(ALT)高峰期后 1 周传染性最强,少数患者可延长至发病后 30 天。

(2)乙型、丙型、丁型肝炎传染源是急性和慢性(包括肝炎、肝硬化)患者及病原携带者。

(二)传播途径

(1)甲型、戊型肝炎以粪-口传播为主,水源污染和水生贝类(如毛蚶)受污染可致暴发流行,日常生活接触常为散发性发病。

(2)乙型、丙型、丁型肝炎常因含病毒的血液和体液经破损的皮肤黏膜进入易感者体内导致感染,主要有以下传播途径:①血液、体液传播。含有病毒的微量血液进入人体即可造成感染,如输血和血制品、注射、手术、针刺、共用剃刀和牙刷、血液透析、器官移植等均可引起传播。现已证实,唾液、汗液、精液、阴道分泌物、乳汁等均含有病毒,密切的生活接触和性接触亦能导致传播。②母婴传播。母婴传播是我国婴幼儿 HBV 感染的重要途径,包括宫内感染、围生期传播、分娩后传播。宫内感染可能因妊娠胎盘轻微剥离所导致,围生期和分娩过程中是主要传播方式,婴儿因破损的皮肤或黏膜接触血液、羊水或阴道分泌物而感染。分娩后传播主要是由于母婴之间的密切接触造成的。

(三)人群易感性

人类对各型肝炎普遍易感。甲型肝炎以幼儿和学龄前儿童发病较多,但遇暴发流行时各年龄组均可发病。HBV 感染者多发生于婴幼儿及青少年,其高危人群包括 HBsAg 阳性母亲的新生儿、HBsAg 阳性者的家属、反复输血及血制品者、血液透析者、多个性伴侣者、静脉药成瘾者、接触血液的医务工作者等;新生儿通常因不具有来自母体的先天性抗-HBs 而普遍易感。我国有近半数的 30 岁以上人群检查出抗-HBs。感染后或疫苗接种后出现抗-HBs 者有免疫力。丙型肝炎多见于成年人。戊型肝炎以青壮年发病为最多。

(四)流行病学特征

肝炎在我国属高发病。甲型肝炎成人抗-HAV IgG 的检出率达 80%;我国约有 1.2 亿 HBsAg 携带者,约 3000 万 HCV 感染者。随着乙肝疫苗的广泛接种,乙肝发病率逐步下降。甲型肝炎的发病率有明显的季节性,秋冬季为高峰,主要流行于发展中国家。戊型肝炎也有明显的季节性,其流行多发生于雨季或洪水后,呈地方性流行,以亚洲和非洲多见。乙型、丙型、丁型肝炎以散发为主,HBV 感染有家庭聚集现象,无明显季节性。

四、临床表现

不同类型肝炎的潜伏期不同,甲型肝炎为 2～6 周,平均 4 周;乙型肝炎为 1～6 个月,平均 3 个月;丙型肝炎为 2 周～6 个月,平均 40 天;丁型肝炎为 4～20 周;戊型肝炎为 2～9 周,平均 6 周。

(一)急性肝炎

根据有无黄疸分为急性黄疸型和急性无黄疸型肝炎,各型病毒均可引起。

1.急性黄疸型肝炎

典型临床经过分为 3 期,总病程为 2～4 个月。

(1)黄疸前期:甲型、戊型肝炎起病急,80% 的患者有畏寒、发热,体温在 38～39℃。乙型、丙型、丁型肝炎起病多相对较缓,仅少数有发热。本期常见症状为全身乏力、食欲减退、厌油、恶心、呕吐、上腹饱胀不适、肝区疼痛、尿色加深等,肝功能改变主要为 ALT 升高。少数病例以发热、头痛、上呼吸道感染为主要表现。本期平均持续 5～7 天。

(2)黄疸期:患者自觉症状好转,发热消退,但小便颜色加深,可见皮肤、巩膜出现不同程度的黄染,1~3周内黄疸达高峰。有些患者可有一过性大便颜色变浅、皮肤瘙痒、心动过缓等梗阻性黄疸表现。肝大,有压痛及叩击痛,部分病例有轻度脾大。肝功能检查 ALT 和胆红素增高,尿胆红素阳性。本期持续 2~6 周。

(3)恢复期:黄疸逐渐消退,症状逐渐消失,肝、脾回缩,肝功能逐渐恢复正常。此期持续 2 周至 4 个月,平均 1 个月。

2.急性无黄疸型肝炎

除无黄疸外,其他临床表现与黄疸型相似。症状一般较轻,恢复较快,病程大多在 3 个月内,有少数病例因无明显症状而易被忽视。

急性丙型肝炎的临床表现一般较轻,多无明显症状或症状较轻,2/3 以上为无黄疸型,多数无发热,血清 ALT 轻至中度升高。即使是急性黄疸型病例,血清总胆红素一般也不超过 $52\mu mol/L$。

急性丁型肝炎可与 HBV 感染同时发生或继发于 HBV 感染中(重叠感染),其临床表现部分取决于 HBV 感染状态,同时,感染者的临床表现与急性乙型肝炎相似,大多数表现为黄疸型,预后良好,极少数可发展为重型。重叠感染者病情常较重,ALT 升高可达数月之久,部分可进展为急性重型肝炎,此种类型大多会转变为慢性。

戊型肝炎与甲型肝炎相似,但黄疸前期较长,平均 10 天,症状较重,自觉症状至黄疸出现后 4~5 天方可缓解,病程较长。晚期妊娠妇女患戊型肝炎时容易发生肝衰竭,可能与血清免疫球蛋白水平低下有关。HBV 慢性感染者重叠戊型肝炎病情常较重,死亡率增高。

(二)慢性肝炎

慢性肝炎仅见于乙、丙、丁 3 型肝炎。急性肝炎症状迁延不愈或反复发作,病程超过 6 个月,或见于原有乙型、丙型、丁型肝炎或 HBsAg 携带者因同一病原体再次出现肝炎症状、体征和肝功能异常者;发病日期不明,或虽无肝炎病史,但根据症状、体征、化验及 B 超检查符合慢性肝炎表现者。

1.轻度

病程较轻,反复出现乏力、厌油、食欲减退、头晕、尿黄等症状,肝脏轻度肿大并有轻微触痛,可有轻度脾大,部分患者无症状、体征。肝功能指标仅 1~2 项轻度异常。

2.中度

症状、体征、实验室检查居于轻度和重度之间。

3.重度

有乏力、食欲缺乏、腹胀、尿黄等明显肝炎症状,伴肝病面容、肝掌、蜘蛛痣、脾大,明显肝功能异常如 ALT 或天冬氨酸氨基转移酶(AST)反复或持续升高、清蛋白明显降低、丙种球蛋白明显升高、凝血酶原活动度极度降低等。

(三)重型肝炎

重型肝炎(肝衰竭)是病毒性肝炎最严重的一种类型,各型肝炎病毒均可引起,预后差,病死率高,占全部肝炎的 0.2%~0.5%。重型肝炎的病因和诱因复杂,包括重叠感染(如乙型肝炎重叠戊型肝炎)、机体免疫力降低、妊娠、劳累、精神刺激、饮酒、应用损害肝的药物、合并感染或其他疾病如甲状腺功能亢进症、糖尿病等。

1.急性重型肝炎

急性重型肝炎亦称暴发型肝炎,发病多有诱因,以急性黄疸型肝炎起病,但病情发展迅猛,2周即出现极度乏力,消化道症状明显,迅速出现Ⅱ度以上肝性脑病。有明显出血现象,凝血酶原时间显著延长及凝血酶原活动度<40%。黄疸急剧加深,酶-胆分离。肝浊音界进行性缩小,出现中毒性鼓肠、肝臭和急性肾衰竭(肝肾综合征)。本病死亡率极高,病程不超过3周。

2.亚急性重型肝炎

亚急性重型肝炎亦称亚急性肝坏死,以急性黄疸型肝炎起病,15天至24周出现上述症状者属于此型。首先出现Ⅱ度以上肝性脑病者称脑病型;首先出现腹腔积液者,称之为腹腔积液型。其晚期可有难治性并发症,如脑水肿、消化道大出血、严重感染、电解质紊乱及酸碱平衡失调等。一旦出现肝肾综合征,预后极差。本型病程较长,常超过3周至数月,容易转化为慢性肝炎或肝硬化。

3.慢性重型肝炎

慢性重型肝炎表现同亚急性重型肝炎,但有以下发病基础:慢性肝炎或肝硬化病史;慢性HBV携带史;虽无肝病史及HBV携带史,但有慢性肝病体征(如肝掌、蜘蛛痣等)、影像学改变(肝脾增厚)及生化检测改变者(如A/G比值下降或倒置,丙种球蛋白升高);肝穿刺活检支持慢性肝炎,以便进一步确诊。

(四)淤胆型肝炎

淤胆型肝炎亦称毛细胆管型肝炎,主要表现为肝内淤胆。急性淤胆型肝炎起病类似于急性黄疸型肝炎,但症状较轻。黄疸较深,持续3周以上甚至数月或更长。有皮肤瘙痒、粪便颜色变浅、肝大、肝功能检查血清胆红素明显升高,以结合胆红素为主。在慢性肝炎或肝硬化基础上发生上述表现者为慢性淤胆型肝炎,其发生率较急性者多,预后较差。

(五)肝炎后肝硬化

根据肝脏炎症情况,肝硬化分为活动性和静止性两种类型。

1.活动性肝硬化

有慢性肝炎活动的表现,乏力及消化道症状明显,黄疸,肝缩小,质地变硬,ALT升高,清蛋白下降。伴有腹壁、食管静脉曲张,脾脏进行性增大,门静脉、脾静脉增宽等门脉高压症表现。

2.静止性肝硬化

无肝脏炎症活动的表现,症状轻,可有上述体征。

五、并发症

肝内并发症多发生于HBV或HCV感染,主要有肝硬化、肝细胞癌、脂肪肝。肝外并发症包括胆管炎、胰腺炎、糖尿病、甲状腺功能亢进症、再生障碍性贫血、溶血性贫血、心肌炎、肾小球肾炎等。不同病原所致重型肝炎均可发生严重并发症。

(一)肝性脑病

肝性脑病指肝功能不全所引起的神经精神综合征,可发生于重型肝炎和肝硬化。常见诱因有上消化道出血、高蛋白饮食、感染、大量排钾利尿、腹腔积液、镇静药的使用等。

(二)上消化道出血

其病因主要有:凝血因子、血小板减少;胃黏膜广泛糜烂和溃疡;门脉高压。上消化道出血可诱发肝性脑病、腹腔积液、感染、肝肾综合征。

(三)肝肾综合征

这往往是严重肝病的终末期表现,主要表现为少尿或无尿、氮质血症、电解质平衡失调。出血、放腹腔积液、大量利尿、严重感染多为其诱因。

(四)感染重型肝炎

易发生难以控制的感染,以胆管、腹膜、肺感染多见,以革兰阴性杆菌为主,细菌主要来源于肠道;应用广谱抗生素后常合并真菌感染。

六、辅助检查

(一)血常规

白细胞正常或稍低,淋巴细胞相对增多,可见异常淋巴细胞。肝硬化和脾功能亢进者可有血小板、红细胞和白细胞减少。

(二)尿液检查

黄疸患者尿液可呈深黄色,尿胆红素和尿胆原增加。

(三)肝功能检查

1.血清酶检测

以血清 ALT 为最常用的反映肝细胞功能的指标。重型肝炎可出现 ALT 快速下降,而胆红素不断升高,称为酶-胆分离,提示肝细胞大量坏死。AST 也升高,与肝炎的严重程度成正相关。血清胆碱酯酶(CHE)活性明显减低常提示肝损害严重。γ-谷氨酰转肽酶(γ-GT)及乳酸脱氢酶(LDH)均有参考价值。

2.血清蛋白

血清总蛋白减少,清蛋白降低,白球比值(A/G)下降或倒置,反映肝功能显著下降,常有助于慢性活动性肝炎、肝硬化及重型肝炎的诊断。

3.胆红素

血清总胆红素升高,多见于急性肝炎和淤胆型肝炎,其含量与肝损害程度呈正相关。

4.凝血酶原活动度(PTA)

PTA 与肝损害成反比(<40%)是诊断重型肝炎的重要依据,亦是判断其预后的敏感指标。

5.血氨

血氨升高提示肝性脑病。

(四)病原学检查

病原学检查如下:

1.甲型病毒性肝炎

从起病开始至 12 周内,血清抗-HAV IgM 检测阳性具有诊断意义。

2.乙型病毒性肝炎

HBsAg 和抗-HBs:HBsAg 阳性表示 HBV 感染。抗-HBs 阳性表示对 HBV 有免疫力,见于乙型肝炎恢复期、过去感染及乙肝疫苗接种后。

HBcAg 和抗-HBc：血清中 HBcAg 主要存在于 HBV 完整颗粒的核心，游离的极少，常规方法不能检出。抗-HBc 阳性表示 HBV 处于复制状态，有传染性。

HBeAg 和抗-HBe：HBeAg 阳性是 HBV 复制活跃和传染性强的标志，如 HBeAg 持续存在预示趋于慢性。HBeAg 消失而抗-HBe 产生称为血清转换，抗-HBe 阳性可显示病情好转，但不能作为无传染性标志。近年来研究表明，抗-HBe 阳性血清中也有一定比例的 HBV DNA 阳性。

乙型肝炎病毒脱氧核糖核酸和 HBV DNA 聚合酶：两者都位于 HBV 的核心部位，与 HBsAg 几乎同时出现于血液中是 HBV 感染最直接、最特异和最灵敏的指标。

乙肝三系检查中，如果 HBsAg、HBeAg、抗-HBc 同时阳性，临床上统称为"大三阳"，可能为急慢性乙型肝炎，提示 HBV 复制，传染性强。如果 HBsAg、抗-HBe、抗-HBc 同时阳性，临床上统称为"小三阳"，可能为急性 HBV 感染趋向恢复或慢性 HBsAg 携带者，传染性相对弱。

3.丙型病毒性肝炎

血清中抗-HCV 为非保护性抗体，其阳性为 HCV 感染的标志。抗-HCV IgM 见于丙型肝炎的急性期，高效价的抗-HCV IgG 常提示炎症感染。HCVRNA 在血液中含量很少，可用免疫扩增法（PCR）检出。HCVRNA 阳性是病毒感染和复制的标志。

4.丁型病毒性肝炎

HDVAg、抗-HDV IgM 和 HDVRNA 检测阳性均有诊断价值。

5.戊型病毒性肝炎

血清中抗-HEV 阳性是感染 HEV 的标志。

七、诊断要点

(一)流行病学资料

病前在甲肝、戊肝流行区，且有进食未煮熟的海产品，如毛蚶、蛤蜊及饮用污染水病史，有助于甲型、戊型肝炎诊断。有输血、不洁注射史，与 HBV 感染者接触史，家庭成员有 HBV 感染者特别是母亲 HBsAg 阳性的婴儿等有助于乙型、丙型、丁型肝炎的诊断。

(二)临床资料

临床出现畏寒、发热、乏力、头痛、食欲缺乏、恶心、呕吐等症状，肝、脾大或伴有黄疸，有肝功能损害，应考虑本病的可能，及时做肝功能检测、肝炎病毒标志物检测、B超等检查，一般易诊断。

(三)实验室检查

确诊有赖于病毒标志物及病原学的检查。

八、治疗要点

(一)治疗原则

病毒性肝炎目前尚无特效治疗方法。各型肝炎的治疗原则均以充分休息、合理营养为主，辅以适当药物，避免饮酒、过度劳累和服用损害肝脏的药物。

（二）主要措施

1.急性肝炎

急性肝炎一般不采用抗病毒治疗，但急性丙型肝炎例外，因急性丙肝容易转为慢性，早期应用抗病毒药物可防止转变成慢性。可采用普通干扰素或长效干扰素，疗程 24 周，同时加用利巴韦林治疗。

2.慢性肝炎

一般采用综合治疗，除了合理休息和营养外，还应根据患者的具体情况采用保护肝细胞、调节机体免疫功能、抗病毒及抗纤维化等治疗，亦可采用中医中药辨证论治。

（1）保肝和支持疗法：

1）非特异性护肝药：维生素类，还原型谷胱甘肽，葡醛内酯（肝泰乐）等。

2）降酶药：五味子类药，山豆根类，垂盆草等。

3）促进能量代谢药物：肌酐，ATP，辅酶 A 等。

4）退黄药物：丹参，右旋糖酐 40，山莨菪碱等。

5）输注清蛋白或血浆。

（2）抗病毒治疗：

1）干扰素：干扰素用于慢性乙型肝炎和丙型肝炎的抗病毒治疗。干扰素治疗慢性乙型肝炎的适应证：有 HBV 复制（HBeAg 阳性及 HBV DNA 阳性）同时 ALT 升高者。有下列情况之一者不宜用干扰素治疗：血清胆红素＞正常值上限 2 倍；失代偿性肝硬化；有自身免疫性疾病；有重要器官病变。推荐方案（成人）：普通干扰素每次 5MU，每周 3 次，皮下或肌内注射，疗程 4～6 个月，根据病情可延长至 1 年。长效干扰素每周 1 次，疗程 1 年。

2）核苷类药物：目前该类药物仅用于乙型肝炎的治疗，对 HBV DNA 复制有较强的抑制作用。主要药物有拉米夫定、阿德福韦、恩替卡韦和替比夫定等。

（3）免疫调控药物如胸腺肽或胸腺素、转移因子、特异性免疫核糖核酸等。某些中草药提取物如猪苓多糖、香菇多糖亦有免疫调节作用。

（4）抗肝纤维化治疗主要有丹参、冬虫夏草等。

3.重型肝炎

原则是以支持和对症疗法为基础的综合治疗，促进肝细胞再生，预防和治疗各种并发症。对难以保守恢复的病例，有条件时可采用人工肝支持系统，争取行肝移植。

4.淤胆型肝炎

早期治疗同急性黄疸型肝炎，黄疸持续不退时，可适量加用激素治疗，2 周后逐步减量。

5.肝炎肝硬化

治疗基本同慢性肝炎和重型肝炎的治疗，有脾功能亢进或门脉高压症者可选用手术或介入治疗。

九、护理评估

（一）健康史

1.病史

询问患者有无食欲缺乏、体重减轻、恶心、呕吐，皮肤黄疸持续的时间、是否进行性加重、有无皮肤瘙痒、瘙痒部位及程度,有无出血的表现,患者神志及精神状态的变化等。

2.流行病学资料

询问当地有无肝炎流行,有无与肝炎患者接触史,个人饮食及饮水卫生情况,有无注射、输血及使用血制品的病史,是否进行过肝炎疫苗接种史等。

(二)身体评估

生命体征、身高、体重、神志状态、营养状况,皮肤和黏膜有无黄疸、搔抓痕迹或破损,肝脏和脾脏大小、肝脏有无压痛及叩痛等。

(三)辅助检查

肝功能、肝炎病毒标志物检测等。

(四)心理评估

患者对肝炎一般知识的了解情况、对预后的认识、对所出现的各种症状的心理反应及表现;患者对患肝炎后住院隔离的认识,有无被歧视感、孤独感,是否有意回避他人;患病后对工作、学习、家庭造成的影响,家庭经济情况;社会支持系统对肝炎的认识及对患者的关心程度;患者的应对能力等。

十、护理诊断

(一)活动无耐力

与肝细胞受损、能量代谢障碍有关。

(二)营养失调:低于机体需要量

与患者摄入不足和呕吐有关。

(三)有皮肤完整性受损的危险

与肝细胞受损影响胆盐排泄、胆盐沉积于皮肤致皮肤瘙痒有关。

(四)知识缺乏

缺乏肝炎的传播途径、治疗、护理和预防等相关知识。

(五)潜在并发症

肝性脑病、出血、肝肾综合征等。

十一、护理措施

(一)一般护理

1.隔离

向患者及家属解释清楚各型肝炎的传播途径以及隔离的意义、方式和时间。甲型和戊型肝炎自发病之日起按照肠道传播方式隔离3周,乙型、丙型、丁型肝炎按照血液和密切接触隔离至病毒消失。减少陪护和探视,避免交叉感染。对接触者要进行医学观察:密切接触急性甲型、乙型、丙型的,要医学观察45天;密切接触戊型肝炎要医学观察60天。搞好环境卫生和个人卫生,加强粪便管理,做好饮食饮水卫生、食具消毒等工作,防止"病从口入"。

2.休息

全身症状明显时应强调卧床休息,特别是急性肝炎早期和重型肝炎应绝对卧床休息,因安静卧床可增加肝脏血流量,降低代谢率,有利于炎症病变的恢复。随着症状的减轻可逐步增加活动量,每日轻微活动1～2小时,以患者不感觉疲乏为度。肝功能正常1～3个月后可恢复日常活动及工作,但应避免过劳和重体力劳动。

3.饮食

合理饮食也是治疗病毒性肝炎的一项重要措施。急性肝炎患者应给予清淡、易消化、可口的食物,如米粥、菜汤、清肉汤、豆浆、蒸鸡蛋、鲜果汁等。热量以能维持身体需要为度,多食新鲜蔬菜、水果。患者慢性肝炎特别是有肝硬化倾向时,可给予患者高蛋白饮食,蛋白质以每日0.8～1g/kg 为宜,但有肝性脑病先兆者应限制蛋白质摄入。有腹腔积液者应该给予低盐饮食,腹腔积液严重者限制摄入液量在 1000mL/d 左右。重型肝炎患者应给予低脂、低盐、高糖、高维生素、易消化流质或半流质饮食,限制蛋白质摄入量,每日蛋白质应少于 0.5g/kg。为改善患者食欲,应经常更换食物品种,注意食物色、香、味俱全,少量多餐。进食不足者应输入10％～15％葡萄糖,加适量胰岛素,总液量以 1500mL/d 为宜,不宜过多。肝炎患者应禁酒,因酒精会严重损害肝脏,使肝炎加重或使病程迁延。

(二)对症护理

1.肝肾综合征

肝肾综合征是肝功能严重受损的表现。对出现少尿或无尿的患者应严格记录出入量,根据"量出而入"原则控制入液量,以免导致稀释性低钠血症而诱发肝性脑病。控制蛋白质的摄入和禁止含钾饮食。禁用肾毒性的药物,如氨基糖苷类药物。注意利尿药的利尿效果,对大量利尿、大量及多次放腹腔积液、严重感染的患者应加强观察,以免诱发肝衰竭。

2.肝性脑病

肝性脑病(肝性昏迷)是严重肝病引起的、以代谢紊乱为基础的中枢神经系统功能失调的综合征,早期可出现计算力下降、定向障碍、性格改变、行为失常、扑翼样震颤,后期出现昏睡、昏迷。

密切观察患者的精神症状,如有无违拗、哭泣、喊叫、当众便溺等,如有以上表现,护士不要轻易训斥患者。定期检查患者的定向力、计算力,及时发现肝性脑病早期表现。对昏迷患者的护理措施包括:①设专护,安床档,躁动者用约束带,取舒适体位并定时变换,防止压疮产生;②吸氧,必要时头置冰帽、降低颅内温度,减少脑细胞耗氧,保护细胞功能;③保持大便通畅,减少肠道细菌产氨;④备好抢救物品和药品,建立静脉通路,及时合理用药。注意严格控制液体输入速度,防止稀释性低钾血症及低钠血症、心力衰竭、肺水肿以及脑水肿的发生;⑤做好口腔护理,保持呼吸道通畅;⑥禁食蛋白质,供给足量的维生素,以高糖补充热量,待病情改善,逐步增加优质蛋白质供给。昏迷不能进食者给予鼻饲流质。

3.出血

观察有无牙龈出血、鼻出血、皮肤瘀斑、呕血、便血及注射部位出血等,并密切观察生命体征,注意出血程度。告知患者不要用手指挖鼻或用牙签剔牙,不用硬毛牙刷刷牙,刷牙后有出血者可用棉棒擦洗或用水漱口。注射后局部至少压迫 10～15 分钟,以避免出血。若发生出血时,根据不同出血部位给予相应的护理。

4.皮肤护理

保持皮肤清洁,减少胆盐对皮肤的刺激,嘱患者用温水轻擦皮肤,忌用碱性肥皂擦洗;保持床单清洁,床铺平整;经常更换内衣、内裤,减少刺激,增加舒适感;昏迷和腹腔积液患者应经常更换体位,对骨突受压部位及水肿部位进行按摩,局部垫软枕,防止压疮发生。

(三)用药护理

急性肝炎的患者应遵医嘱应用药物,切忌滥用药物,禁用损害肝脏的药物。慢性肝炎抗病毒治疗者,应注意所用药物的给药方法、剂量,并密切观察各种药物的不良反应。向患者解释干扰素治疗的目的、注意事项和不良反应:①注射干扰素 2~4 小时可出现发热、头痛、全身乏力等"流感样综合征",随着治疗次数增加,反应会逐渐减轻,注意多饮水、卧床休息;②干扰素有骨髓抑制作用,嘱患者定期复查血常规;③干扰素使用过程中还可能出现恶心、呕吐、食欲缺乏、ALT 升高、脱发、甲状腺功能减退等,一般无须停药;④大剂量皮下注射会出现局部疼痛红斑,一般 2~3 天可自行消失。用药时可适当增加溶剂量,并缓慢推注,可减轻局部不良反应。患者使用拉米夫定时一定要遵医嘱停药,防止 1 小时停药反跳,并注意观察骨髓抑制等不良反应。用药时及停药后均应加强随访观察,每 3~6 个月复查 HBV DNA、HBeAg、ALT、AST等。孕妇禁用干扰素,用药期间及治疗结束后应避孕至少 6 个月。

(四)心理护理

新入院患者对肝炎往往缺乏正确的认识,入院时都有不同程度的精神紧张。初次得病者对肝炎会感到害怕;复发患者则因担心不能治愈而悲观失望甚至焦躁。因此,医护人员必须热情迎接患者入院,主动、诚恳地向患者介绍医院的情况以及各种规章制度,向他们说明遵守制度是配合治疗的必要保证,消除患者的顾虑。对初发患者要以安抚为主,对复发患者则着重于鼓励,增强其战胜疾病的信心。对患者提出的问题要耐心解答,病情解释要恰当,注意保护性医疗制度。病情严重复杂的患者,在治疗过程中症状加重,也容易出现悲观情绪,甚至产生轻生心理和行为。医护人员应通过各种渠道给他们以大量、积极的信息刺激,激发他们对人生的热爱,使他们渴望生活、配合治疗,以收到满意的效果。

十二、健康指导

(1)讲解病毒性肝炎的病因及疾病传播知识。

(2)介绍隔离的目的及隔离方法。指导患者在家中实行分餐制,注意对食具、用具、衣被、排泄物的消毒。

(3)向患者讲解充足的休息、营养、预防并发症是治疗本病的主要方法,应当服从医务人员的指导。

(4)向患者讲解有关抗病毒药物的用药方法及注意事项,告知患者最好 3~6 个月随访一次,检测肝功能及病毒标志物。

(5)HBsAg 携带者,除不得献血外,可照常工作和学习,但应注意个人卫生,防止分泌物污染周围环境而传染他人。

(6)介绍各型病毒性肝炎的预后及慢性化因素,一般甲型、戊型肝炎不会发展为慢性肝炎,而其余各型肝炎部分患者可反复发作,发展为慢性肝炎、肝硬化甚至肝癌。反复发作的主要诱因为过度劳累、暴饮暴食、酗酒、不合理用药、感染、不良情绪等,应帮助患者分析复发原因,并尽量避免。

第二节 肾综合征出血热患者的护理

肾综合征出血热(又称流行性出血热,HFRS)是由汉坦病毒引起的自然疫源性传染病,鼠为主要传染源,在我国以黑线姬鼠、褐家鼠、大林姬鼠为主,临床上以发热、休克、充血、出血和急性肾衰竭为主要表现。

一、发病机制与病理变化

汉坦病毒呈泛嗜性,可引起多器官损害。病毒进入机体后,随血流到达全身,侵入内皮细胞及骨髓、肝、脾、肺、肾、淋巴结等组织,经复制后再释放入血引起病毒血症。病毒侵入机体后,一方面能直接破坏感染细胞的功能和结构,另一方面可诱发人体的免疫应答和各种细胞因子的释放,导致机体组织损伤。病毒主要作用于血管内皮细胞,引起血管渗透性及脆性增加,血浆外渗,进而导致组织水肿、出血等。病毒侵入机体会引起机体产生免疫应答,同时释放各种细胞因子等,所产生的免疫应答有清除病原、保护机体的作用,但若反应过强又会导致组织损伤。其中Ⅲ型变态反应被认为是发生血管、肾脏及其他病理损害的主要原因。

早期原发性休克主要是由于全身小血管损伤,血管渗透性增加,血浆外渗,使血容量减少,继发血液浓缩、血液黏滞度增高和 DIC 所致;后期继发性休克则因大出血、继发感染、多尿、水电解质补充不足导致有效血容量不足而引起。

出血的发生主要是由于血管壁的损伤、血小板减少和功能障碍及 DIC 所致的凝血机制异常引起。

急性肾衰竭发生与肾血流不足、肾实质损害、肾素-血管紧张素系统激活、DIC 时肾小球中微血栓形成等原因有关。

二、病原学

肾综合征出血热病毒属布尼亚病毒科的汉坦病毒属,为负性单链 RNA 病毒。目前至少有 20 个以上的血清型,其中Ⅰ型(野鼠型)、Ⅱ型(家鼠型)、Ⅲ型(流行性肾病型)、Ⅳ型(田鼠型)已被 WHO 认定。我国流行的主要是Ⅰ型和Ⅱ型,Ⅰ型感染后病情比Ⅱ型重。病毒对热、酸、紫外线、酒精及碘酒等一般消毒剂均敏感。

三、流行病学

(一)传染源

目前大约有 60 多种脊椎动物可携带此病毒,主要是啮齿类动物。在我国,主要的宿主动物和传染源是黑线姬鼠、褐家鼠,林区主要是大林姬鼠。患者早期的血和尿中虽然携带病毒,但一般不会传染,因此感染的患者不是主要的传染源。

(二)传播途径

可通过多种途径传播,如:通过携带病毒的鼠类排泄物如尿、粪、唾液等污染尘埃后形成的气溶胶,通过呼吸道而感染人体;进食被鼠类排泄物所污染的食物而感染;伤口接触带病毒的鼠类血液和排泄物而感染;孕妇感染经胎盘感染胎儿。

(三)人群易感性

人群普遍易感,以显性感染为主,隐性感染为 5%～8%,感染后获得终身免疫,而且各型之间有交叉免疫。本病的预防应采取防鼠、灭鼠及疫苗接种为主的综合预防措施。

(三)流行特征

我国是高发区,发病有明显季节性和周期性,其中黑线姬鼠传播者以 11 月份到次年的 1 月份为高峰,5～7 月份为小高峰,家鼠传播者以 3～5 月份为高峰,林区姬鼠以夏季为流行高峰。本病以男性青壮年发病较多。

四、临床表现

肾综合征出血热潜伏期为 4～46 天,一般为 7～14 天。典型病例有 5 期经过,轻型患者可有越期现象,重型患者前 3 期可相互重叠。

(一)发热期

发热、全身中毒症状、小血管损害及肾损伤是本期的主要表现。

1.发热

起病急骤,发热常在 39～40℃,以稽留热和弛张热多见,热程多为 3～7 天;体温越高,热程越长,则病情越重。

2.全身中毒症状

表现为全身疲惫,肌肉酸痛,以头痛、腰痛、眼眶痛尤为明显,称为"三痛"。头痛为脑血管扩张所致;腰痛与肾周围组织充血、水肿以及腹膜后水肿有关;眼眶痛是由眼球周围组织水肿引起。多数患者可出现胃肠道症状,如食欲缺乏、恶心、呕吐或腹痛、腹泻,部分病例易误诊为急腹症。重型患者出现嗜睡、烦躁、谵妄或抽搐等神经精神症状。

3.毛细血管损害

主要表现为充血、出血和渗出水肿征。皮肤充血主要见于颜面、颈、前胸皮肤充血潮红("三红征"),呈酒醉貌;黏膜充血见于眼结膜、软腭和咽部(黏膜"三红")。皮肤出血多见于腋下和胸背部,常呈条索点状或搔抓样瘀点;黏膜出血常见于软腭和眼结膜。渗出水肿征表现在球结膜和眼睑水肿,渗出水肿征越重,病情也越重。

4.肾损害

主要表现为蛋白尿和尿镜检发现管型。肾损害的早期标志是蛋白尿。

(二)低血压休克期

常发生于病程的第 4～6 天,一般持续 1～3 天,其持续时间长短与病情轻重、治疗措施是否及时和正确有关。多在发热期末或热退同时出现血压下降,少数热退后发生休克,这是与细菌性感染的不同之处。初期血压开始下降,四肢温暖,继之出现脸色苍白、四肢厥冷、脉搏细弱或不能触及、尿量减少甚至神经精神症状;重者出现 DIC、脑水肿、急性呼吸窘迫综合征(ARDS)和急性肾衰竭。

(三)少尿期

少尿期是本病的极期,常发生于病程的第 5～8 天,持续 2～5 天。主要表现是少尿(24 小时尿量少于 500mL)或无尿(24 小时尿量少于 50mL)、尿毒症、酸中毒和水电解质紊乱,严重者可出现高血容量综合征及出血。

1.水电解质及酸碱失衡

酸中毒表现为呼吸增快,重者出现深大呼吸;水钠潴留引起组织水肿,表现为颜面、四肢水肿,重者出现腹腔积液;高血钾时患者嗜睡、肌张力下降、腱反射减弱或消失、心律失常等;部分患者可有低钠血症、低钙血症、低氯血症,低钠血症可引起低渗性脑水肿,低钙血症可有手足抽搐等。

2.尿毒症

表现为畏食、恶心、呕吐、顽固性呃逆、腹泻腹胀等消化道症状;有头晕、头痛、嗜睡、烦躁、谵妄和昏迷等神经系统症状;肾损害主要有尿中出现大量蛋白质甚至出现膜状物。

3.出血倾向

皮肤瘀斑增加、鼻出血、便血、呕血、咯血、尿血和阴道出血,少数患者尚可出现颅内出血或其他内脏出血。

4.高血容量综合征

体表静脉充盈、脉搏洪大、脸部胀满、收缩压增大、脉压增大、心率增快、血液稀释、血红蛋白下降等。

(四)多尿期

多尿期一般出现于病程第9～14天,持续时间短者1天,长者可达数月。因新生的肾小管吸收功能尚未完善,尿素氮等滞留物质引起高渗性利尿作用,使尿量明显增加,尿量由每日500mL逐渐增加至3000mL以上。此期若水电解质补充不足或继发感染,可发生继发性休克,亦可发生低血钠、低血钾症状。

(五)恢复期

在病程的第3～4周,即多尿期后,尿量逐步减少至每日2000mL以下,精神状态和食欲基本恢复,肾功能一般需1～3个月才能完全恢复,重者可达数月或数年之久。

五、并发症

(一)腔道出血

多见于休克期、少尿期及多尿早期,如呕血、便血、咯血、腹腔出血、鼻出血、阴道出血及颅内出血等。

(二)中枢神经系统并发症

由病毒侵犯中枢神经系统而引起脑炎和脑膜炎。

(三)肺水肿

为最常见的并发症,多见于低血压休克期、少尿期及多尿早期,主要表现为急性呼吸窘迫综合征,病死率高达67%。

(四)继发性感染

少尿期或多尿早期最易发生,常见于消化道、呼吸道、泌尿道感染及其他败血症。

六、辅助检查

(一)血常规

白细胞计数在病程第3～4天开始升高,可达(15～30)×10^9/L,早期以中性粒细胞为主,可有核左移和中毒颗粒。第3～4天后淋巴细胞增多,并可出现异型淋巴细胞,有助于早期诊断,且数目越多,提示病情越重。因血液浓缩,发热后期和低血压期血红蛋白和红细胞可明显升高。

(二)尿常规

可见蛋白尿、管型尿和红细胞等。尿蛋白在病程第2天出现,一般＋～＋＋＋＋,随着病情的加重而增加,少尿期达高峰。部分患者尿中出现膜状物,为大量蛋白和脱落上皮细胞的凝聚物。

(三)生化检查

低血压休克期血尿素氮、血肌酐开始升高;发热期可有呼吸性碱中毒,休克期和少尿期可有代谢性酸中毒;少尿期血钾升高,多尿期血钾降低。

(四)血清学检查

早期患者的外周血细胞及尿沉渣细胞中均可检出出血热病毒抗原;IgM抗体于病后1～2天即可检出,1:20为阳性;IgG抗体出现较晚,1:40为阳性,相隔1周双份血清抗体滴度升高超过4倍以上者有诊断价值。

七、诊断要点

(一)流行病学资料

流行季节发病,发病前2个月内到过疫区,有与鼠类接触史。

(二)临床资料

三大主征是发热及中毒症状,充血、出血、外渗征,肾功能损害;五期经过是发热期、低血压休克期、少尿期、多尿期和恢复期。

(三)实验室检查

白细胞增多、出现异常淋巴细胞、大量蛋白尿及特异性血清学指标等可确诊。

八、治疗要点

首先应抓好"三早一就"(早发现、早休息、早治疗和就近治疗)。针对各期的病理生理改变,在各期到来之前采取预防性治疗。采取以液体疗法为基础的综合性治疗措施,争取患者早期恢复。重型病例把好"三关"(休克、少尿、出血),提高并发症抢救水平,降低病死率。

(一)发热期的治疗

治疗原则为补液、抗渗出、抗出血、抗病毒。

1.一般治疗

尽早卧床休息,给予高热量、多维生素、易消化饮食。对呕吐不能进食者,应静脉补充平衡盐液和葡萄糖液。

2.维持水电解质、酸碱及血浆渗透压平衡

发热早期,成人补液量一般为每日2000mL左右,对有呕吐、腹泻者应酌情增加。鼓励口服补液,不足部分静脉补充。发热中、后期,采取以平衡盐液为主的综合性液体疗法,注意热量摄取(可用高渗葡萄糖液),并给予大剂量维生素C等抗氧化剂、质子泵抑制剂、维生素K_1、酚磺乙胺等止血药物补液、抗渗出、抗出血治疗。部分患者发热后期中毒症状严重,有恶心、呕吐,应按照病情调整补液量和保持水、电解质、酸碱平衡。对外渗现象明显者,应静脉应用人血清蛋白加强抗外渗治疗。

3.抗病毒药物治疗

一般 5 天内应用效果好。利巴韦林成人一般每天 1.0g,分 1 或 2 次静脉滴注,疗程 5~7 天。干扰素 100 万~300 万 U/d,肌内注射,连续 3~5 天。

4.糖皮质激素的应用

对高热中毒症状严重者,可选用氢化可的松(每次 100~200mg)或地塞米松(每次 50mg),稀释后缓慢静脉滴注。

(二)低血压期治疗

以积极补充血容量为主,并针对微循环功能障碍、酸中毒、心功能不全等进行相应的治疗。

1.补充血容量

液体复苏(扩容治疗)是抗休克的最基本手段。应早期、快速、适量补充平衡盐液及胶体液。

(1)液体成分:首先应选择晶体液,渗出严重者,可使用清蛋白复苏,晶体液量与胶体液量比例为 1∶1~6∶1。不主张使用羟乙基淀粉(及其他分子量大于 200da 的支链淀粉)进行液体复苏。

(2)早期扩容:收缩压低于 13kPa,或较其本人基础血压低 2.7kPa,应立即补液扩容。

(3)快速扩容:早期低血压倾向时静脉滴注,100 滴/分左右。休克时静脉快速滴注,150~200 滴/分,甚至更快,多条静脉通路补液。快速补液应注意液体温度(适当加温)、输液反应及心肺情况。对老年及心肺功能不良者,补液速度适当减慢。

(4)适量扩容:发生休克时首先进行快速补液试验(早期冲击补液),用 500~1000mL 晶体液(常用主要为平衡盐)和 20% 或 25% 清蛋白 50~200mL 在 30 分钟内静脉滴注冲击治疗,使血压回升,初始 30 分钟复苏液体量最低 30mL/kg(部分可为等效清蛋白),一些患者可能需要更快速度和更大量地输注液体。对不存在组织低灌注证据的患者,不应盲目补液。临床根据下述 5 项指标判断补液量是否充分:①收缩压达 12~13kPa;②脉压大于 3.4kPa;③心率 100 次/分左右;④微循环障碍缓解;⑤红细胞、血红蛋白及血细胞比容接近正常。

2.血管活性药的应用

一般不宜早期应用,如血容量基本补足,血红蛋白量恢复正常而血压仍不稳定时,可选用血管活性药以达到平均动脉压 8.65kPa 的目标。以去甲肾上腺素为首选,常用剂量为 0.1~0.2μg/(kg·min)。在需要更多药物才能维持足够血压时,加用肾上腺素或替代去甲肾上腺素,可在应用去甲肾上腺素时加用血管升压素 0.03U/min。仅建议在高度选择的病例中以多巴胺作为去甲肾上腺素的替代缩血管药物,不推荐将低剂量多巴胺用作肾功能保护目的。其他强效血管收缩药物(如血管收缩素或间羟胺)则被禁止持续静脉应用。

3.调整酸碱平衡

对于低灌注诱导的乳酸性酸中毒但 pH＞7.15 的患者,不建议为改善血流动力学或减少缩血管药物用量而应用碳酸氢钠。有酸中毒时,可选用 5% 碳酸氢钠溶液。

4.正性肌力药治疗

对于心脏充盈压升高和心排出量低下,或尽管获得了足够的血容量和足够的血压水平、组织低灌注征象依然存在时,使用多巴酚丁胺,或与缩血管药物同时使用。

剂量：$2\sim20\mu g/(kg\cdot min)$，静脉应用$>20\mu g/(kg\cdot min)$多巴酚丁胺不能额外获益。

还可应用磷酸二酯酶Ⅲ抑制剂，包括米力农、依诺苷酮等，具有强心和舒张血管的综合效应，米力农负荷量$25\sim75\mu g/kg$，$5\sim10$分钟缓慢静脉注射，以后每分钟$0.25\sim1.0\mu g/kg$维持。应间断短时间小剂量应用。

5.糖皮质激素的应用

若通过充分的液体复苏和缩血管药物治疗能够使血流动力学恢复稳定，则不建议静脉应用氢化可的松治疗。对于血流动力学不稳定的患者，可单独静脉使用氢化可的松$200mg/d$。应用氢化可的松时应采用连续输注而不是间断重复注射。

6.防治出血

血小板计数$<5\times10^9/L$，不论有无明显出血，均应输注血小板悬液。当计数为$(5\sim30)\times10^9/L$，并有明显出血倾向时，应考虑输血小板悬液。对具有出血危险因素的患者，应用H_2受体拮抗剂或质子泵抑制剂进行应激性溃疡的预防。与使用受体拮抗剂相比，更建议使用质子泵抑制剂。其他不同部位出血应分清情况，针对出血原因进行治疗处理。如消化道出血，可用凝血酶稀释后口服，亦可用云南白药，或试用去甲肾上腺素，稀释后口服，可静脉应用生长抑素。如有DIC早期证据者，可选用肝素。如有继发性纤溶亢进者，可用6-氨基己酸。如有血游离肝素增高者，可用鱼精蛋白。血中尿素氮显著增高者，要配合透析疗法，以降低血中尿素氮含量。输鲜血是治疗出血的主要措施；血红蛋白$\leqslant70g/L$，或血细胞比容$\leqslant30\%$，可根据患者的出血情况考虑输血。

7.中药应用

在综合治疗的基础上，可用生脉散、四逆汤、参附汤静脉注射液等静脉滴注。

(三)少尿期治疗

治疗原则为稳定体内环境，促进肾功能恢复，防治并发症。

1.稳定体内环境

(1)水电解质平衡：在功能性少尿阶段，每日可补充电解质溶液$500\sim1000mL$，使尿量保持在$50mL/h$以上。进入器质性少尿阶段，应限制液体量，即入量＝出量＋$500mL$液体，以高渗葡萄糖液为主。但应防止高血容量的出现而加重病情，除非确切有低钾，一般应限制钾盐输入。

(2)营养：热量摄入应保证$20\sim30kcal/(kg\cdot d)$，不应为避免或延缓透析而限制蛋白质的摄入，不透析患者蛋白质摄入量为$0.8\sim1.0g/(kg\cdot d)$，肾脏替代治疗的患者蛋白质摄入量为$1.0\sim1.5g/(kg\cdot d)$，肾脏替代治疗或高凝状态的患者最大可达到$1.7g/(kg\cdot d)$。

(3)维持酸碱平衡：对于重症酸血症，CO_2结合力低于$13.47mmol/L$者，应酌情纠酸。

(4)维持血浆渗透压($280\sim320mmol/L$)及血压的稳定。

2.促进肾功能恢复

预防休克发生、纠正休克过程中的补液和血管活性药物治疗后肾灌注压和血流状态改善能够预防和减轻肾脏损害。

(1)利尿剂：除非存在高血容量的情况，不使用利尿剂预防、治疗急性肾损害，利尿剂不能促进肾功能恢复或缩短肾脏替代治疗疗程或治疗频率。

（2）血管扩张药：可用酚妥拉明、普萘洛尔、卡托普利等。

（3）提高血浆胶体渗透压：若血浆胶体渗透压降低者，可用人血清蛋白或血浆等。

3.导泻放血疗法

随着肾脏替代治疗的广泛开展已很少应用。常用甘露醇、硫酸镁、中药大黄、芒硝等。

4.肾脏替代治疗

出现可能威胁生命的水电解质、酸碱失衡的急性肾损伤时开始进行肾脏替代治疗，不应仅根据血尿素氮、肌酐水平做肾脏替代治疗的决策，而应全面考虑临床情况以及实验室检查结果的变化趋势做决策。

（1）临床肾脏替代治疗指征：少尿超过5天或无尿2天以上，经治疗无效。

尿量增加缓慢，尿毒症表现日趋严重，血尿素氮 BUN≥21.4mmol/L 或每日升高＞10.7mmol/L；SCR≥442μmol/L 或每日升高＞176.8mmol/L。

合并高血容量综合征伴心力衰竭肺水肿经保守治疗无效者。

合并高血钾（6.5mmol/L），心电图出现高血钾图形，用一般方法不能缓解者。

进入少尿期后，病情进展迅速，出现意识障碍合并脑水肿、肠道大出血、高分解代谢状态等，可不拘于少尿天数及血液生化指标，尽早透析。

（2）透析方法：可采用间断血液透析或持续的肾脏替代治疗，在急性肾衰竭患者中，这两种治疗方法效果相当。对于血流动力学不稳定或合并脑水肿的情况，更适合采用连续肾脏替代治疗。

（四）多尿期治疗

多尿早期仍按少尿期治疗原则处理，多尿数日后按本期的治疗原则调节水电解质平衡，加强支持疗法。

1.补充适量液体

补液原则上无须限制，但又不宜输入过多。一般多尿开始后，补液量可为尿量的2/3（欠量补液），以免延长多尿期。要维持出入量及电解质平衡。补液以口服为主，食欲不佳者，可静脉补液。

2.支持疗法

患者应食用营养丰富，易消化，含钾量较高的饮食。对严重贫血及低蛋白血症者，可酌情输入新鲜血液、血浆或人血清蛋白。

3.中药的应用

可选用金匮肾气汤或麦味地黄汤。

（五）恢复期的治疗

继续注意休息，逐渐增加活动量。加强营养，给予高糖、高蛋白、多维生素饮食。出院后可根据病情恢复情况休息1～3个月，重型病例可适当延长。中药应用：可选用十全大补汤、六味地黄丸等。

九、护理评估

（一）健康史

1.病史

有无发热、热型及持续时间；有无全身酸痛及"三痛"表现；有无食欲缺乏、恶心、呕吐或腹痛、腹泻等胃肠道症状;患者有无嗜睡、烦躁、谵妄或抽搐等神经精神症状;患者24小时出入量,特别是尿量。

2.流行病学资料

询问患者是否在流行季节(发病前2个月内)到过疫区,有无与鼠类接触史;亲属和同事有无类似发病情况;是否接种过疫苗。

(二)身体评估

1.生命体征

血压、脉搏、呼吸、体温、意识是否正常、高热、意识状态的改变、血压下降。

2.充血出血体征

有无皮肤"三红征"及黏膜"三红"的表现;有无皮肤出血,尤其是腋下和胸背部有无条索点状或搔抓样瘀点;有无黏膜出血,尤其是软腭和眼结膜;球结膜有无水肿。

3.尿量变化

注意少尿期的少尿及无尿;多尿期的尿量增多,伴高血容量综合征、肺水肿等征象。

(三)辅助检查

注意血常规中白细胞计数及幼稚细胞数、血小板和淋巴细胞数量及形态;注意尿常规和生化检查结果,特异性血清学检查如IgM、IgG检查结果。

(四)心理评估

患者因起病突然、病情重或缺乏疾病的有关知识,而出现紧张、焦虑、恐惧等心理反应。

十、护理诊断

(一)体温过高

与病毒血症有关。

(二)组织灌注量改变

与血管壁损伤造成血浆大量外渗有关。

(三)体液过多

与肾损害有关。

(四)皮肤完整性受损

与皮肤黏膜的充血、出血和渗出性损伤有关。

(五)潜在并发症

出血、肺水肿、继发感染、脑炎及脑膜炎等。

十一、护理措施

(一)一般护理

1.休息早期

应绝对卧床休息,不宜搬动,以免加重组织脏器的出血;恢复期可逐渐增加活动量。

2.饮食

给予清淡可口、易消化、高热量、高维生素的流质或半流质饮食;发热期应注意适当补充液体量;少尿期应限制液体量、钠盐及蛋白质的摄入,患者口渴时可采用漱口或湿棉签擦拭口腔的方式来缓解;液体量必须严格遵守"量出为入,宁少勿多"的原则。多尿期应注意液体量及钾盐等补充,指导患者多进食含钾丰富的食物,如香蕉、橘子等,以防电解质紊乱等。消化道出血患者应禁食。

(二)对症护理

1.高热

以物理降温为主,如应用冰袋、冰囊等,但注意不能采用酒精或温水擦浴,以免加重皮肤损害。禁用强烈退热药,以免大量出汗促使患者提前进入休克期。

2.循环衰竭

(1)迅速建立静脉通路,按医嘱准确、迅速输入液体扩充血容量,使用碱性液及血管活性药,迅速纠正休克。

(2)吸氧。

(3)患者可因出血而致循环衰竭,应做好交叉配血、备血,为输血做好准备。

(4)做好各种抢救的准备工作,密切观察治疗效果。

3.急性肾衰竭

(1)按"量出为入,宁少勿多"的原则,严格控制液体入量,每日补液量为前一日排出量(尿量和呕吐量)加 500～700mL。

(2)利尿、导泻治疗时密切观察患者用药后的反应并做好记。

(3)适当增加糖的供给,限制蛋白质的摄入。

(4)出现高血容量综合征者,应立即减慢输液速度或停止输液,使患者取半坐位或坐位,双下肢下垂。

(5)对血液透析或腹膜透析的患者应耐心解释治疗的目的、基本操作程序等,使患者及家属积极配合治疗;密切观察透析的效果,切口有无渗出、出血或红肿等,并注意切口辅料清洁、干燥。

4.皮肤黏膜的护理

(1)减少对皮肤的不良刺激:保持床铺清洁、干燥、平整,衣服应宽松、柔软,出汗较多时应及时更换。剪短指甲,避免搔抓引起皮损。

(2)帮助患者保持舒适体位,用软垫适当衬垫,并及时变换体位。避免推、拉、拽等动作,以免造成皮肤的破损。测血压时袖带绑扎不可过紧和时间过长,以免加重皮下出血。

(3)眼结膜充血、水肿的患者应注意保持眼部清洁,防止继发感染,可用 4% 硼酸或生理盐水清洁分泌物和眼痂,滴氯霉素眼药水或涂抗生素眼膏。

(4)做好口腔护理,咽部红肿的患者每日用温水或朵贝液漱口,进食前后清洁口腔,保持口腔卫生。

(5)保持会阴部清洁,留置导尿者应做好无菌操作,定时膀胱冲洗。

(6)若皮肤已发生破溃,用无菌生理盐水清洗局部,辅以红外线等照射,涂抗生素软膏,覆盖无菌敷料。

(7)遵医嘱可给予路丁、维生素 C 等静脉滴注以减轻液体外渗。给予 20% 甘露醇静脉滴注,以提高血浆渗透压。出血明显者可给予酚磺乙胺(止血敏)、维生素 K 等静脉滴注。

(三)心理护理

应耐心、热情地向患者和家属解释疾病的相关知识,关心体贴患者,鼓励患者树立战胜疾病的信心,积极配合治疗和护理。同时,要求家属不要将焦虑、紧张等不良情绪带给患者,引导家属和亲友给患者心理支持和帮助。

十二、健康指导

(1)指导患者出院后仍须休息 1~3 个月,生活要规律,保证足够的睡眠。

(2)告知患者参与力所能及的活动(如散步、太极拳等),避免劳累,加强营养,定期复查肾功能。

(3)向患者和家属讲述疾病的发生、预防及康复等知识,认识到防鼠、灭鼠是预防本病的关键,防止鼠类排泄物污染食物和水源。

(4)流行季节野外作业或疫区工作时应按要求戴口罩,穿"五紧服",系好领口、袖口、裤管口等,并避免被鼠类咬伤,不用手直接接触鼠类及其排泄物,重点人群可行疫苗接种。

第三节　狂犬病患者的护理

狂犬病又名恐水症,是由狂犬病毒引起的一种以侵犯中枢神经系统为主的急性人兽共患传染病,人狂犬病多因被病兽咬伤而感染。临床表现为特有的恐水、怕风、恐惧不安、咽肌痉挛、进行性瘫痪等。目前尚无特效治疗方法,病死率几乎达 100%。

一、发病机制与病理变化

(一)发病机制

狂犬病毒侵入人体后,对神经组织有强大的亲和力,致病过程可分为 3 个阶段。①组织内病毒小量繁殖期:病毒先在伤口附近的肌细胞内小量繁殖后再侵入近处的末梢神经;②侵入中枢神经期:病毒沿神经轴突向中枢神经向心性扩散,在脊髓背根神经节大量繁殖后,经脊髓很快到达脑部;③向各器官扩散期:病毒从中枢神经向周围神经呈离心性扩散,侵入各组织器官,尤以唾液腺的病毒数量最多。由于迷走神经、舌咽神经及舌下神经核受损,致吞咽肌及呼吸肌痉挛,从而出现恐水、呼吸和吞咽困难等症状。交感神经受累可使唾液腺和汗腺分泌增加。

(二)病理变化

本病病理变化主要为急性弥散性脑脊髓膜炎,尤以与咬伤部位相当的背根节及脊髓段、大脑的海马及延髓、脑桥、小脑等处为重。在患者的神经细胞胞质中可见嗜酸性包涵体(又称内基小体)为狂犬病毒的集落,是本病的特征性病变,具有诊断意义。

二、病原学

狂犬病毒属弹状病毒科,是一种嗜神经病毒,病毒形似子弹,核心是单股负链 RNA 病毒,外面是核衣壳、含脂蛋白及糖蛋白的包膜。在患者或病兽体内分离到的病毒称为野毒株或街毒株,特点为致病性强。将街毒株连续在家兔脑内多次传代获得的毒株称为固定毒株,其毒力减弱,失去致病力,但仍保持其免疫原性,可制备疫苗。

病毒对外界的抵抗力不强,易被紫外线、碘酒、酒精、高锰酸钾、甲醛等灭活。加热100℃,2分钟也可灭活,但可耐受低温。

三、流行病学

(一)传染源

带狂犬病毒的动物是本病的传染源,在中国其主要传染源是病犬,其次是病猫、病猪、病牛、病马等家畜。近年来,有多起报道人被"健康"的犬、猫抓咬后而患病的例子。一般认为狂犬病患者不是传染源,因其唾液中所含病毒量较少。

(二)传播途径

病毒主要通过咬伤传播,因病犬、病猫等动物的唾液中含病毒较多,也可经各种伤口和抓伤、舔伤的黏膜和皮肤入侵,此外,偶可通过宰杀病犬、剥皮、切割感染而发病,尚有因吸入蝙蝠群聚洞穴中的含病毒气溶胶而发病者。

(三)易感人群

人对狂犬病毒普遍易感,狩猎者、兽医及饲养动物者更易感染。农村青少年与病兽接触机会多,故发病者也多。人被病犬咬伤后未预防接种者的平均发病率为15％～30％,若及时进行伤口处理和全程接种疫苗,其发病率可降至0.2％～0.3％,被病兽咬伤后是否发病与下列因素有关。

(1)咬伤部位:头、面颈、手指等处的发病机会较多。

(2)咬伤的严重性:创口深而大者发病率高,头面部深伤者的发病率可达80％左右。

(3)局部处理情况:咬伤后迅速彻底清洗者的发病机会较少。

(4)及时、全程、足量注射狂犬疫苗和免疫球蛋白者发病率低。

(5)被咬者免疫功能低下或免疫缺陷者发病机会多。

四、临床表现

狂犬病潜伏期长短不一,为5天至10年或更长,一般为1～3个月,病程一般不超过6天。典型临床经过分3期。

(一)前驱期

常先有低热、头痛、倦怠、恶心、全身不适等类感冒症状,继而出现烦躁失眠、恐惧不安,并对声、风、光等刺激有喉头紧缩感。最有意义的早期症状为愈合伤口处及其相应的神经支配区有痒、痛、麻及蚁走等异样感觉。本期待续2～4天。

(二)兴奋期

本期主要表现为高度兴奋、表情极度恐怖、恐水、怕风。发作性咽肌痉挛和呼吸困难,并可有体温升高(38～40℃)。恐水为本病的特征,典型者虽渴但不敢饮水,闻水声、见水或仅提及饮水均可诱发咽肌痉挛,甚至如风、光、声等也可引起咽肌痉挛。严重发作时可有全身肌肉阵发性抽搐或呼吸肌痉挛致呼吸困难、发绀。常出现大汗、流涎、心率快、血压升高等交感神经功能亢进的表现。多数神志清楚,少数可出现精神失常。本期持续1～3天。

(三)麻痹期

患者肌肉痉挛停止,全身弛缓性瘫痪,逐渐进入昏迷状态,最后因呼吸、循环衰竭而死亡。本期持续6～18小时。

五、辅助检查

(一)血常规及脑脊液检查

白细胞计数轻至中度增多,中性粒细胞占80%以上。脑脊液细胞数及蛋白可稍增多,糖及氯化物正常。

(二)病原学检查

取患者的唾液、脑脊液、泪液或脑组织接种鼠脑分离病毒,或取动物死亡脑组织做切片染色,镜检找内基小体,阳性时可确诊。或用聚合酶链反应(PCR)检测狂犬病毒核酸。

(三)抗体检测

检测血清中和抗体,对未注射过疫苗、抗狂犬病血清或免疫球蛋白者有诊断价值。近年来,多采用酶联免疫吸附试验检测血清或脑脊液中特异性抗体,方法简单,特异性较高,但该抗体仅在疾病晚期出现。

六、治疗要点

本病目前无特效疗法,发病后以对症、综合治疗为主。

(一)一般治疗

隔离患者于暗室中,防止唾液污染。尽量保持患者安静,减少声、光、风等刺激。

(二)对症治疗

加强监护,保持镇静,解除痉挛;给氧,必要时行气管切开;纠正酸中毒,维持水电解质平衡;纠正心律失常,稳定血压;出现脑水肿时给予脱水剂等。

七、预防

因本病缺乏特效治疗,故以预防为重。

(一)管理传染源

加强对犬的管理,捕杀野犬,管理和免疫家犬,对进口动物实施检疫;病死动物应给予焚毁或深埋。

(二)伤口处理

及时有效地处理伤口可明显降低狂犬病的发病率。

1.伤口冲洗

立即用20%肥皂水或0.1%苯扎溴铵(新洁尔灭)或用清水清洗伤口至少半小时,伤口深时要用注射器灌注并反复冲洗,力求除去狗涎。注意苯扎溴铵不可与肥皂水混用。

2.消毒

冲洗后用50%~70%酒精反复涂擦或3%~5%碘酒涂擦。

3.开放引流

无大出血情况下,伤口不予止血、不缝合、不包扎,以便排血引流。

4.被动免疫制剂的使用

若咬伤部位为头面、颈部或严重咬伤者还须用抗狂犬病免疫血清或抗狂犬病免疫球蛋白,在伤口底部及周围行局部浸润注射(免疫血清试验阳性应进行脱敏试验)。

5.预防其他感染

酌情使用抗生素和破伤风抗毒血清。

(三)疫苗接种

伤口处理后,要对被咬伤者进行狂犬疫苗的接种,这是预防狂犬病的关键措施。

1.主动免疫

目前我国多采用地鼠肾疫苗,可用于暴露前预防,也可用于暴露后预防。暴露前接种主要用于高危人群,如兽医、从事狂犬病毒研究的实验人员和动物管理人员。须接种 3 次,每次 2mL 肌内注射,于 0、7、21 天进行,2～3 年加强注射一次。凡被犬或其他可疑动物咬伤、抓伤者,或医务人员的皮肤皮损处被狂犬病患者唾液污染时,均须做暴露后预防,共接种 5 针,在 30 天内注完,分别在 0、3、7、14、30 天各肌内注射 1 针(2mL)。严重咬伤者可加用,全程 10 针,即当日至第 6 天每日 1 针,之后分别于 10、14、30、90 天再各注射 1 针。

2.被动免疫

遇有创伤严重或创伤发生在头面、手、颈等处,咬人动物又确有狂犬病可能时,应立即注射抗狂犬病毒免疫球蛋白或抗狂犬病毒免疫血清,以抗狂犬病毒免疫球蛋白为佳。被咬伤后尽可能在 48 小时内注射,一次肌内注射;也可使用总量的一半做伤口周围浸润注射,另一半做肌内注射。使用前做皮肤敏感试验。

八、护理评估

评估患者有无被病犬或其他动物咬伤或抓伤史,评估咬伤部位是否处理过以及是否进行疫苗接种;评估患者是否对风、光、声等刺激敏感,已愈合的伤口及周围有无痒、痛、麻及蚁走感觉,有无肌肉痉挛尤其是咽肌痉挛、抽搐、瘫痪等表现。评估患者免疫学检查、病原学检测结果;评估患者及家属有无焦虑、紧张等心理情感反应。

九、主要护理诊断

(一)皮肤完整性受损

与病犬、病猫等动物咬伤或抓伤有关。

(二)有受伤的危险

与患者兴奋、狂躁、出现幻觉等精神异常有关。

(三)低效性呼吸形态

与病毒损害中枢神经系统导致呼吸肌痉挛有关。

(四)恐惧

与疾病引起死亡的威胁有关。

(五)潜在并发症

如惊厥发作、呼吸衰竭、循环衰竭。

十、护理措施

(一)一般护理

1.隔离

单室严格隔离,防止唾液污染环境。

2.休息

应绝对卧床休息,保持安静,减少风、光、声等刺激。有兴奋不安、痉挛发作时可用镇静剂。

3.饮食

应给予鼻饲高热量流质饮食,注意维持水电解质平衡及纠正酸中毒。

(二)病情观察

密切观察病情变化:①生命体征、意识状态的变化;②恐水、恐风的表现及变化;③发作时有无幻觉和精神异常;④注意呼吸频率及节律的变化。

(三)对症护理

咽肌痉挛、惊厥与抽搐时,保持呼吸道通畅,及时清除口腔分泌物,必要时做好气管切开的准备工作,加强监护,吸氧,必要时行人工呼吸器辅助呼吸。

(四)心理护理

大多数患者(除后期昏迷者外)神志清楚,因症状明显、病情发展而恐惧不安,恐水使患者更加痛苦和恐惧。护士应关心体贴患者,态度温和,满足患者的身心需要,尽量减少患者独处。提供必要的帮助,使患者有安全感。

十一、健康指导

(一)预防指导

宣传狂犬病对人的严重危害和预防措施,加强对犬的管理。接触狂犬病的工作人员、兽医、山洞探险者、动物管理人员等高危人群要进行暴露前疫苗接种,接种期间应戒酒、多休息;被狂犬咬伤后立即、彻底进行伤口处理及注射狂犬病疫苗对降低狂犬病发病率有重要作用。

(二)疾病知识指导

讲述狂犬病的临床表现以及恐水、怕风、兴奋、咽肌痉挛原因,告知患者家属做好接触隔离,防止唾液污染,嘱家属避免刺激患者,配合治疗及护理。

狂犬病又名恐水症,是由狂犬病毒所致的自然疫源性人畜共患急性传染病。该病流行性广,病死率极高,几乎为100%,对人民生命健康造成严重的威胁。人狂犬病通常由病兽以咬伤的方式传给人体而受到感染,临床表现为特有的恐水、恐声、怕风、恐惧不安、咽肌痉挛、进行性瘫痪等。本病缺乏特效治疗,伤口处理和疫苗接种,对预防狂犬病有着极其重要的作用。护理措施主要是控制肌肉痉挛,保持呼吸道通畅,防止窒息,维持水电解质平衡。

第四节　水痘

水痘是由水痘-带状疱疹病毒(VZV)引起的急性传染病,原发感染为水痘,多见于儿童。当潜伏于感觉神经节的水痘带状疱疹病毒再激活后则表现为带状疱疹。水痘以轻度的全身症状和分批出现的斑疹、丘疹、疱疹及结痂头主要临床特征。

水痘-带状疱疹病毒属疱疹病毒科,为双链的脱氧核糖核酸(DNA)病毒,仅一个血清型,可在人胚成纤维细胞、甲状腺细胞中繁殖,产生局灶性细胞病变。受病毒感染的细胞可形成多核巨细胞,核内出现嗜酸性包涵体。该病毒在外界生活能力弱,不耐酸和热,且在痂皮中不能存活,对紫外线和消毒剂均敏感。

水痘病毒经口、鼻侵入人体,在呼吸道黏膜细胞中繁殖,4~6天后进入血液,产生第1次病毒血症,在单核-吞噬细胞系统内增生后再次入血,形成第2次病毒血症而发病。病变主要损害皮肤,偶可累及内脏。由于病毒侵入血液是间歇性的,故皮疹分批出现的时间与间歇性病毒血症的发生相一致。皮肤病变主要在表皮棘细胞层,细胞呈气球样变、肿胀,组织液渗入形成水痘疱疹,内含有大量病毒。水痘疱疹以单房为主,水疱液开始时透明,当上皮细胞脱落加之炎性细胞浸润,使疱内液体变浊并减少,结痂后下层上皮细胞再生,结痂脱落后一般不留瘢痕。

一、护理评估

(一)健康史

1.流行病学资料

(1)传染源:水痘患者是唯一的传染源,发病前1~2天至皮疹完全结痂为止均有传染性,人是已知的自然界唯一的宿主。

(2)传播途径:主要通过呼吸道飞沫和直接接触传播。因病毒在外界抵抗力弱,间接传播机会小。

(3)易感人群:人群普遍易感,常见10岁以下儿童发病。易感儿童接触水痘患者后90%发病,病后可获持久免疫。

(4)流行特征:本病全年均可发生,呈散发性,以冬春季高发。

2.患病及治疗经过

询问患者的起病经过,如发病前是否有接触史、起病时间、主要症状及其特点、病情的进展情况。询问患者的食欲与摄入量、有无发热及皮疹发展特点等,起病后经过何种处理、服药情况及其效果如何等。

(二)身体状况

潜伏期10~24天,一般为14天左右。典型表现如下。

1.前驱期

婴幼儿常无症状或症状轻微,皮疹和全身表现常同时出现。年长儿童和成人可有畏寒、低热、头痛、乏力、咳嗽、咽痛及食欲减退等症状,持续1~2天后才出现皮疹。

2.出疹期

皮疹先见于躯干和头部,后延及面部和四肢,其特点呈向心性分布。最初皮疹为粉红色小斑疹,数小时后变为丘疹并发展成疱疹。从斑疹→丘疹→疱疹→结痂,短者仅6~8小时,皮疹发展迅速是本病特征之一。水疱3~5mm大小,周围有红晕,壁薄易破,疱液透明,后变混浊,常伴瘙痒。1~2天后疱疹从中心开始干缩,迅速结痂,红晕消失,1周左右痂皮脱落愈合,一般不留瘢痕。继发感染时,将发展成脓疱,结痂、脱痂时间延长。皮疹分批出现,故病程中在同一部位可见斑丘疹、水疱和结痂不同形态的皮疹同时存在。部分患者可在口腔咽、眼结膜、生殖器等处发生疱疹,易破溃形成溃疡。后期出现的斑丘疹,若未发展成水疱即隐退。水痘为自限性疾病,10天左右可自愈。儿童症状和皮疹均较轻,成人症状较重,易并发水痘肺炎。妊娠期感染水痘,可致胎儿畸形、早产或死胎。产前数日内患水痘可致新生儿水痘,病情常较危重。免疫功能低下者,易出现播散性水痘,皮疹融合形成大疱。

此外,可有疱疹内出血的出血型水痘,病情极严重。此型全身症状重,皮肤、黏膜有淤点、淤斑和内脏出血,是因血小板减少或弥散性血管内凝血所致。还有因继发细菌感染所致的坏疽型水痘,皮肤大片坏死,可因败血症死亡。

(三)实验室及其他检查

1.一般检查

(1)血常规检查:白细胞计数正常或稍增高,淋巴细胞相对增多。

(2)疱疹刮片检查:刮取新鲜疱疹基底组织涂片做染色,可找到多核巨细胞和核内嗜酸性包涵体,可供快速诊断。

2.血清学检查

常用补体结合试验、中和试验、间接荧光抗体试验等检测特异性抗体。

3.病原学检查

(1)病毒分离:在起病3~4天内取疱疹液接种于人胚成纤维细胞,病毒分离阳性率较高。

(2)分子生物学检查:PCR 方法检测患者呼吸道上皮细胞和外周血白细胞中的病毒DNA,是敏感、快速的早期诊断方法。

(四)心理-社会状况

了解患者对该疾病的认知程度以及疾病给其带来的心理焦虑;了解患者对高热、皮疹等症状的心理反应、应对措施及效果;水痘一般预后良好,但成年患者可担心皮疹之后遗有瘢痕。

二、护理诊断及医护合作性问题

(一)皮肤完整性受损

与水痘病毒引起的皮疹及继发感染有关。

(二)体温过高

与病毒血症有关。

(三)舒适的改变

与瘙痒有关。

(四)潜在并发症

皮肤继发感染、水痘肺炎、出血性水痘、病毒性脑炎等。

三、护理目标

(1)患者皮肤恢复正常。

(2)体温恢复正常。

(3)皮肤瘙痒改善,无皮疹被搔抓破溃。

(4)无并发症发生。

四、护理措施

(一)隔离

采取呼吸道隔离,隔离至出疹后7天,或全部疱疹干燥、结痂为止。

(二)生活护理

1.休息与环境

室内温湿度适宜,经常通风换气。疾病早期需绝对卧床休息,避免过多活动而加重血浆外渗及脏器出血,病情好转可逐步恢复活动与工作。

2.饮食护理

多饮水,饮食宜清淡,给予易消化及营养丰富的流质或半流质饮食,如绿豆汤、粥、面片等,避免食用辛辣、油腻食物。

(三)病情观察

观察生命体征,注意体温的变化;观察皮疹的性质、范围、分布及有无继发感染;注意观察并及早发现有无咳嗽、胸痛、呼吸困难等并发症的表现。

(四)用药护理

遵医嘱早期应用抗病毒药,首选阿昔洛韦,剂量每次 5～10mg/kg,每 8 小时 1 次,口服或静脉滴注,疗程 48 小时 7 天或至天无新的皮疹出现。注意胃肠道反应,监测肾功能。避免使用肾上腺皮质激素,防止出现严重皮疹,使病情加重。因其他疾病已用激素者,尽快减量或停用。避免使用阿司匹林,防止引起脑炎、Reye 综合征。

(五)对症护理

1.皮肤的护理

由于水痘疱疹会导致患者出现明显的皮肤瘙痒症状,抓挠后可能会继发细菌感染,容易加重病情,因此要注意皮肤护理。可遵医嘱使用氯雷他定或者阿昔洛韦乳膏,可起到止痒、抗病毒的作用,同时及时剪短指甲,避免挠破皮肤。

2.发热的护理

水痘发烧应采取适合的降温措施进行降温处理,并注意观察病情变化,及时监测体温。同时,要注意补水,加营养,注意休息才能使病情得到更快好转。与此同时,水痘具有很强的传染性,治疗期间应居家隔离,以免造成传染。

3.水痘肺炎的护理

(1)保持呼吸道通畅:指导患者进行有效的咳嗽,以促进排痰,鼓励并协助患者翻身、拍背。痰液黏稠者可给予雾化吸入,必要时吸痰。床旁备气管插管、气管切开等急救物品,必要时可行机械通气。

(2)氧疗:患者出现气促、发绀时遵医嘱给予鼻导管或面罩吸氧,监测血氧饱和度及动脉血气分析结果,观察氧疗效果。

(3)用药护理:遵医嘱给予抗生素、抗病毒治疗等对症支持处理,密切观察药物疗效及不良反应。

4.心理护理

由于皮疹可引起患儿烦躁不安、焦虑、睡眠障碍等心理反应,要注意加强心理安慰,分散注意力,白天可安排一些有利于身心健康的娱乐活动,保持心情愉快和足够的睡眠。

五、护理评价

(1)患者体温是否恢复正常,不适感是否减轻。

(2)皮肤瘙痒是否改善,是否出现皮疹被搔抓破溃。

(3)皮肤疱疹是否结痂,是否自然脱落。

(4)是否发生并发症或并发症减轻。

六、健康教育

(一)预防疾病指导

对水痘患者应予呼吸道隔离至疱疹全部结痂为止,易感儿童接触后应隔离观察 3 周;避免与急性期患者接触,消毒患者呼吸道分泌物和污染用品。流行期间水痘易感儿童尽量避免出入公共场所;对使用大剂量激素、免疫功能受损、严重疾病患者以及孕妇,如有接触史,可肌内注射水痘-带状疱疹免疫球蛋白预防发病。对易感儿童可接种水痘疫苗。

(二)对患者的指导

向患者及家属讲解疾病的相关知识,患者在家休养期间指导注意消毒、隔离,注意皮肤护理,防止搔破皮疹引起继发感染或留下瘢痕。

第五节　麻疹患者的护理

麻疹是由麻疹病毒引起的急性呼吸道传染病,临床上以发热、上呼吸道炎(咳嗽、流涕)、结膜炎、口腔麻疹黏膜斑(又称柯氏斑)及全身皮肤特殊斑丘疹为主要特征。本病传染性极强,易并发肺炎。

麻疹病毒属于副黏液病毒科,呈圆颗粒状,抗原性稳定。麻疹病毒体外抵抗力弱,对热、紫外线及一般消毒剂敏感,56℃时 30 分钟即可灭活,但在低温下能长期存活。

一、护理评估

(一)健康史

1.流行病学资料

(1)传染源:患者是唯一的传染源,在发病前 2 天至出疹前后 5 天均具有传染性。前驱期传染性最强,出疹后逐渐减弱。

(2)传播途径:主要通过呼吸道飞沫传播,密切接触者亦可经沾染病毒的手而传播。

(3)易感人群:人群普遍易感,接触患者后 90% 以上发病,病后可获得持久免疫力。

(4)流行病学特征:发病季节以冬春季为多,好发于 6 个月至 5 岁的小儿。

2.患病及治疗经过

了解患者的发病过程,如发病前是否有接触史、起病时间、主要症状及其特点、病情的进展情况;询问患者的食欲与摄入量、有无发热及皮疹发展特点等,起病后经过何种处理、服药情况及其效果如何等。

(二)身体状况

1.典型麻疹临床过程可以分为四期

(1)潜伏期:6~21 天,平均为 10 天左右,曾接受过被动或主动免疫者可以延长至 3~4 周。在潜伏期末可出现轻度发热、精神差、全身不适等中毒症状。

(2)前驱期(也称出疹前期):从发热到出疹一般 3~4 天,以中度以上发热为首发症状。出现卡他症状,如咳嗽、喷嚏流涕、咽部充血、眼结合膜充血、畏光、流泪等。在病程的 2~3 天,约

90％以上患者在双侧第二磨牙对面的颊黏膜上出现 0.5～1mm 针尖样大小的灰白色小点,周围有红晕,称麻疹黏膜斑,1～2 天内黏膜斑迅速增多融合,于出疹后逐渐消失。

(3)出疹期:发病 3～4 天出现典型皮疹,从耳后、发际渐及前额、面、颈部,自上而下至胸、腹、背及四肢,最后达到手掌与足底,2～3 天遍及全身。皮疹初为淡红色斑丘疹,直径 2～5mm,压之退色,疹间皮肤正常。出疹高峰期皮疹增多密集而融合成片,颜色转为暗红色,此时全身毒血症状加重,体温可高达 40℃,伴有嗜睡或烦躁、呕吐、腹泻等。出疹期为 3～5 天。

(4)恢复期:皮疹达高峰后 1～2 天内迅速好转,体温下降,全身症状明显减轻。随之按出疹顺序皮疹依次消退,并有米糠样脱屑及褐色色素沉着,经 1～2 周后消失。

2.非典型麻疹

(1)轻型麻疹:症状轻,麻疹黏膜斑不典型,无并发症,多见于 6 个月前婴儿、近期接受过被动免疫或曾接种过麻疹疫苗者。

(2)重型麻疹:中毒症状严重,常有严重并发症,病死率高,分中毒性、休克性、出血性和疱疹性麻疹四种类型,多见于体弱、免疫力低下或有严重继发感染者。

3.并发症

主要有肺炎、喉炎、心肌炎、脑炎,其中肺炎是最常见的并发症。

(三)实验室及其他检查

1.血常规

白细胞计数减少,淋巴细胞相对增多。

2.血清学检查

皮疹出现 1～2 天内检出特异性 IgM 抗体,可做为早期诊断。

3.病原学检查

从早期患者呼吸道分泌物中检测或分离出麻疹病毒,可做出特异性诊断。

(四)心理-社会状况

了解患者对该疾病的认知程度,麻疹患者起病急,常有高热,家属往往焦急、紧张。了解患者对隔离的反应,家庭及亲友对患者支持度等。

二、护理诊断及医护合作性问题

(一)体温过高

与病毒血症、继发感染有关。

(二)有皮肤完整性受损的危险

与皮疹瘙痒有关。

(三)传播感染的危险

与排出病原体有关。

(四)潜在并发症

肺炎、喉炎等。

三、护理目标

(1)体温恢复正常。

(3)患者皮肤恢复完整。

(3)无并发症。

四、护理措施

(一)隔离

执行呼吸道隔离,隔离至出疹后 5 天,有并发症者延长至出疹后 10 天,易患接触者隔离21 天。病室每天通风换气进行空气消毒,患儿衣被及玩具曝晒 2 小时,减少不必要的探视以预防继发感染。

(二)生活护理

1.休息与环境

出疹期或有并发症者应卧床休息。

2.饮食护理

发热期间给予清淡、易消化、营养丰富的流质或半流质饮食,少量多餐。补充水分,必要时静脉补液。恢复期应给予高蛋白、高维生素的饮食。

(三)病情观察

观察生命体征及神志变化,出疹期应注意观察出疹顺序、皮疹颜色及分布情况,如出疹过程不顺利,提示可能出现并发症,如出现体温过高或下降后又升高、呼吸困难、发绀、躁动不安等,提示可能出现并发症。

(四)用药护理

遵医嘱及时用药,常用的药物有解热剂如安乃近滴鼻,咳嗽时可用祛痰镇咳药,体弱的患儿可早期注射丙种球蛋白。并发喉炎时使用抗生素,重症者可用肾上腺皮质激素。药物治疗后应密切观察其疗效及不良反应。

(五)对症护理

1.发热的护理

在处理麻疹发热时需兼顾透疹,在前驱期尤其是出疹期,如体温不超过 39℃不予处理。降温时因体温骤降可引起末梢循环障碍而使皮疹突然隐退,禁用冷敷及酒精擦浴。如体温过高,为防止惊厥可给予物理降温和小剂量退热剂,使体温略降为宜。

2.保持皮肤黏膜的完整性

及时评估出疹情况,如出疹不畅,可用中药或鲜芫荽煎服或外用,帮助透疹。如出疹瘙痒,遵医嘱给予外用药涂擦,切忌抓伤皮肤引起感染。鼓励饮白开水,常用淡盐水或 2%硼酸溶液漱口,保持口腔清洁、舒适。眼部炎性分泌物多而形成眼痂者,应用生理盐水清洗双眼,再滴入抗生素滴眼液或眼膏,一天数次,并可服用维生素 A 预防干眼。防止眼泪及呕吐物流入耳道,引起中耳炎。及时清除鼻腔分泌物,以保持鼻腔通畅。

(六)心理护理

麻疹患者因发热、皮疹可导致烦躁不安、焦虑,病情严重者,可出现并发症,甚至危及生命,引起患者及家属紧张、担忧、恐惧等心理反应。要注意评估患者及家属的心理反应及应对方式、家庭对患者的照顾能力等,做好解释工作,鼓励树立信心,消除不良反应,积极配合治疗和护理。

五、护理评价

(1)患者体温是否恢复正常,不适感是否减轻。

（2）是否出现皮疹被搔抓破溃。

（3）是否发生并发症或并发症减轻。

六、健康教育

（一）预防疾病指导

对患者行呼吸道隔离至出疹后5天，伴呼吸道并发症者应延长至出疹后10天。接触过患儿的易感儿童应隔离观察3周，若接触后接受过被动免疫制剂者则延至4周；流行期间避免去公共场所或人员聚集的地方，出入应戴口罩。患者房间每天用紫外线消毒或通风半小时。

机体免疫接种：①主动免疫，主要对象为婴幼儿，8个月以上未患过麻疹者均应接种麻疹减毒活疫苗，7岁时进行复种。在流行期间可应急接种，以防止传染病扩散。②被动免疫，接触麻疹后5天内立即采用被动免疫，如注射免疫血清蛋白预防发病。

（二）对患者的指导

由于麻疹传染性强，为控制疾病的流行，应向患者及家属介绍麻疹的相关知识，使其有充分的心理准备，并积极配合隔离、消毒、治疗和护理。

第六节 流行性腮腺炎患者的护理

流行性腮腺炎是由腮腺炎病毒引起的急性呼吸道传染病，临床上以腮腺非化脓性炎症、腮腺区肿痛为特征，腮腺炎病毒除侵犯腮腺外，可累及全身多个腺体和器官，引起脑膜炎、脑膜脑炎、睾丸炎、卵巢炎和胰腺炎等。

腮腺炎病毒属于副黏病毒科的单股RNA病毒，该病毒抗原结构稳定，只有一个血清型，存在于患者唾液、血液、尿液及脑脊液中。腮腺炎病毒抵抗力弱，对物理和化学因素敏感。煤酚皂溶液、甲醛等均能在2～5分钟内将其灭活，紫外线照射也可将其杀灭，加热至56℃20分钟即可灭活，但在4℃时能存活数天。

一、护理评估

（一）健康史

1.流行病学资料

（1）传染源：患者及隐性感染者是本病的主要传染源。患者腮腺肿大前7天到肿大后9天，或更长的时间内均可从唾液中分离出病毒，此时传染性最强。

（2）传播途径：主要通过空气飞沫传播。

（3）易感人群：人群普遍易感，1～15岁儿童是主要的易感者。

（4）流行特征：呈全球性分布，一年四季均可发病，以冬春季为主。患者主要是学龄儿童，无免疫力的成人亦可发病，感染后可获终生免疫。

2.患病及治疗经过

了解患者的发病过程，如发病前是否有接触史、起病时间、主要症状及其特点、病情的进展情况。询问患者发热及腮腺肿痛发展特点等，起病后经过何种处理、服药情况及其效果如何等。

(二)身体状况

潜伏期为14~25天,平均18天。大部分患者无前驱期症状,少部分病例有发热、头痛、乏力、食欲缺乏等。典型病例常以腮腺肿大为首发症状,通常先一侧腮腺肿大,2~4天后累及对侧,双侧腮腺肿大者约占75%。局部疼痛,张口咀嚼或吃酸性食物促使唾液分泌时疼痛加剧。腮腺肿大以耳垂为中心,向前、后、下发展,边缘不清,表面灼热但多不发红。触之有疼痛及感觉过敏,腮腺肿大2~3天达高峰,持续4~5天后逐渐消退。腮腺导管开口在早期有红肿、腮腺肿胀时,常波及邻近的颌下腺和舌下腺,并出现吞咽困难。

腮腺炎病毒有嗜腺体和嗜神经性,常侵入中枢神经系统和其他腺体或器官而出现相应症状。

1.脑膜脑炎

一般发生在腮腺炎发病后4~5天,脑膜脑炎患者常表现为发热、头痛、呕吐、抽搐、昏迷、脑膜刺激征,严重者可导致死亡。

2.睾丸炎

常见于腮腺炎肿大开始消退时,出现发热、睾丸明显肿胀和疼痛,多为单侧,是男孩最常见的并发症。急性症状持续3~5天,10天左右逐渐消退。

3.急性胰腺炎

常于腮腺肿大数天后发生,可有恶心、呕吐以及中上腹疼痛和压痛。

4.其他

可在腮腺炎发生前后出现心肌炎、乳腺炎和甲状腺炎等。

(三)实验室及其他检查

1.一般检查

(1)血常规检查:有睾丸炎者白细胞可以增高。

(2)血清和尿液中淀粉酶测定:90%的患者血、尿淀粉酶增高,其增高的程度与腮腺炎肿胀程度成正比。

(3)脑脊液检查:有腮腺炎而无脑膜炎症状和体征的患者,约半数脑脊液中白细胞计数轻度升高,且能从脑脊液中分离出腮腺炎病毒。

2.病原学检查

能从患者唾液、脑脊液或尿液中分离出腮腺炎病毒。

3.免疫学检查

血清特异性IgM的抗体阳性,提示近期感染。

(四)心理-社会状况

了解患者对该疾病的认知程度以及疾病给其带来的心理焦虑;了解患者对发热、腮腺肿痛等症状对学习、生活的影响;了解家庭及亲友对患者的态度及对消毒隔离的认识程度等。

二、护理诊断及医护合作性问题

(一)疼痛

与腮腺非化脓性炎症有关。

(二)体温升高

与病毒感染致病毒血症有关。

(三)营养失调:低于机体需要量

与腮腺肿大不能张口进食有关。

(四)潜在并发症

脑膜炎、睾丸炎、胰腺炎。

三、护理目标

(1)体温恢复正常。

(2)患者的疼痛减轻、局部肿胀减轻。

(3)营养状况改善。

(4)无并发症。

四、护理措施

(一)隔离

呼吸道隔离至腮腺肿胀完全消退为止。

(二)生活护理

1.休息与环境

症状明显或有并发症者应注意卧床休息。

2.饮食护理

给予富有营养、易消化的半流质或软食,鼓励患者多饮水,避免进食酸辣、干硬的食物,以免因咀嚼和唾液分泌使疼痛加剧。

(三)病情观察

密切监测生命体征,观察患者意识状态,观察腮腺肿大疼痛程度、颜色,腮腺导管有无红肿及脓性分泌物;判断有无脑膜炎、睾丸炎、急性胰腺炎的表现。

(四)用药护理

遵医嘱用药,发病早期可使用抗病毒药物利巴韦林,成人用量每天 1g,儿童每天 15mg/kg,疗程 5～7 天。

(五)对症护理

1.发热的护理

一般来说流行性腮腺炎出现的发热主要是以高热为主特征,温度在 39℃ 以上,如果情况不是很严重,可以采取物理降温,比如冷敷或者是酒精擦拭身体,如果效果不太明显,最好在医生的指导下服用退烧药。

2.疼痛的护理

向患者解释疼痛的原因,保持口腔清洁,经常用温盐水漱口,腮腺局部选用紫金锭、青黛散或如意金黄散外敷减轻腮腺肿胀,疼痛较重时可给予镇痛剂。

3.并发症的护理

睾丸炎时,遵医嘱可用丁字带托起阴囊,局部间歇冷敷以减轻疼痛,疼痛剧烈时可用 2% 普鲁卡因做精索封闭。脑膜脑炎颅内高压者,遵医嘱静脉注射 20% 甘露醇,重症可短期应用肾上腺皮质激素治疗。

(六)心理护理

流行性腮腺炎患者可因疼痛而影响进食,导致烦躁不安。如出现并发症而担心预后不良以及脑膜炎担心出现后遗症、睾丸炎担心今后引起不孕不育等而出现焦虑。要注意评估患者及家属的心理反应和应对方式,认真细致地做好解释工作,进行疾病知识的宣教,消除不良心理反应。

五、护理评价

(1)患者体温是否恢复正常,不适感是否减轻。

(2)患者的疼痛是否减轻,局部肿胀是否减轻。

(3)营养状况是否改善。

(4)有无出现并发症。

六、健康教育

(一)预防疾病指导

隔离患者至腮腺肿胀完全消退为止,有接触史的易感者应观察3周。流行期间避免去公共场所或人员聚集的地方,出入应戴口罩。居室空气应流通,对患者口鼻分泌物及污染用品都应进行消毒处理。对易感者可预防性应用腮腺炎减毒活疫苗,90%接种者可产生抗体。

(二)对患者的指导

无并发症的患者一般在家中进行隔离治疗以防传播,进行饮食、用药指导,做好口腔、皮肤护理指导。

第七节　流行性感冒患者的护理

流行性感冒简称流感,是由流感病毒引起的急性呼吸道传染病。临床主要表现为急起高热、全身酸痛、乏力等中毒症状,而呼吸道症状相对较轻,老人和慢性病患者则可引起严重的并发症。

流感病毒属正黏液病毒科的 RNA 病毒,病毒结构自外向内可分为包膜、基质蛋白及核心三部分。核心部分含核蛋白(NP),基质蛋白构成病毒外壳骨架,包膜中有两种重要糖蛋白,即血凝素(H)和神经氨酸酶(N)。人流感病毒根据其 NP 抗原性可分为甲、乙、丙三型。甲型流感病毒按 H 与 N 抗原特异性的不同,分为若干个亚型($H_1 \sim H_{16}$,$N_1 \sim N_9$)。抗原变异是流感病毒独特和显著的特征,在感染人类的三种流感病毒中,甲型流感病毒变异性极强,常引起流感大流行,乙型次之,丙型流感病毒的抗原性非常稳定。

流感病毒不耐热,56℃数分钟即失去致病力,对酸、乙醚、酒精、甲醛及紫外线均敏感。

一、护理评估

(一)健康史

1.流行病学资料

(1)传染源:流感患者和隐性感染者是主要传染源,自潜伏期即有传染性,发病3日内传染性最强。

(2)传播途径:主要通过人与人之间飞沫传播,也可通过接触病毒污染的茶具、食具、毛巾等间接传播,传播速度与广度与人口密度有关。

(3)易感人群:人群普遍易感,感染后获得同型病毒免疫力,各型及亚型间无交叉免疫性,病毒变异后人群无免疫力。

(4)流行特征:流行季节以冬春季节为主。大流行主要由甲型流感病毒引起,一般每10~15年可有一次世界性大流行,每2~3年一次小流行。乙型流感以局部流行为主,丙型流感则为散发。

2.患病及治疗经过

了解患者的发病过程,如发病前是否有接触史、起病时间、主要症状及其特点、病情的进展情况。询问患者的食欲与摄入量、发热及肌肉酸痛特点等,起病后经过何种处理、服药情况及其效果如何等。

(二)身体状况

潜伏期通常1~3天,最短数小时。

1.典型流感

起病急,寒战、高热、乏力、头痛、肌肉酸痛等全身症状较重,而呼吸道症状较轻。查体可见结膜及咽部充血,肺部可闻及干啰音。病程4~7天。

2.轻型流感

急性起病,轻中度发热,全身及呼吸道症状轻。病程2~3天。

3.肺炎型流感

主要发生于婴幼儿及年老体弱者,可见高热、烦躁不安、剧烈咳嗽、血性痰液、呼吸困难及发绀,可伴心力衰竭。双肺听诊满布湿啰音、哮鸣音,但无肺实变体征。多于5~10天内发生呼吸循环衰竭,预后较差。

4.其他类型

胃肠型伴消化道症状,脑膜脑炎型伴神经系统症状。

5.并发症

主要有急性鼻窦炎、急性化脓性扁桃体炎、继发性细菌性气管炎和继发性细菌性肺炎等。肺外并发症可见瑞氏(Reye)综合征、中毒性休克、中毒性心肌炎等。

(三)实验室及其他检查

1.血常规

白细胞计数正常或略有减少,分类比例正常或中性粒细胞减少,淋巴细胞相对增多。

2.病原学检查

患者上呼吸道分泌物接种于鸡胚或组织培养进行病毒分离。

3.血清学检查

进行血凝抑制试验或补体结合试验,抗体滴度4倍以上增长为阳性。

二、护理诊断及医护合作性问题

(一)体温升高

与病毒感染有关。

(二)疼痛

与病毒感染所致全身中毒症状有关。

(三)气体交换受损

与病毒性肺炎或合并细菌性肺炎有关。

(四)有传播感染的危险

与患者向外排出病原体有关。

(五)潜在并发症:支气管炎及肺炎

与继发性细菌性感染有关。

三、护理目标

(1)体温恢复正常。

(2)躯体不适感减轻或消除,身心舒适,活动正常。

(3)呼吸系统症状消失,气道通畅,呼吸平稳,呼吸恢复正常。

(4)未发生疾病传播。

(5)无并发症。

四、护理措施

(一)隔离

采取呼吸道隔离,隔离期限自发病至热退 48 小时。对密切接触者,口服金刚烷胺并医学观察 3 天。

(二)生活护理

1.休息与环境

症状明显或有并发症者应注意卧床休息。

2.饮食护理

发热期宜多饮水,给予易消化、富含维生素的流质或半流质饮食。伴呕吐或严重腹泻者,可适当增加静脉营养的供给。

(三)病情观察

严密观察患者的生命体征,注意有无高热不退、咳嗽、咳痰、呼吸急促、发绀、血氧饱和度下降;观察咳嗽的诱因、时间、节律、性质、音色。

(四)用药护理

遵医嘱应用抗病毒药物及抗生素。

1.抗病毒药物

金刚烷胺只对甲型流感病毒有效,成人用量 200mg/d,小儿 4～5mg/(kg·d),分两次口服,3～5 天为一个疗程。金刚烷胺有一定的中枢神经系统不良反应,如头晕、嗜睡、失眠和共济失调等,老年及有血管硬化者慎用,孕妇及有癫痫史者禁用。奥司他韦(达菲)每次 1 粒,2次/天,5 天一个疗程。

2.抗生素的应用

若无充分证据提示细菌感染无须使用抗生素,出现下列情况可考虑应用抗生素:①继发细菌感染;②有风湿病史者;③抵抗力差的幼儿、老人,尤其是慢性心、肺疾病患者。

(五)对症护理

(1)高热者可行物理降温,必要时用解热镇痛药物。

(2)患者出现咳嗽、咳痰、胸闷、气急、发绀等肺炎症状时,应取半坐卧位,吸氧,必要时吸痰,严重时可予以呼吸机辅助呼吸。

(六)心理护理

流感患者可因高热、全身疼痛、引起烦躁、焦虑等不良心理反应,大多较轻,给予适当疏导可消除。年老体弱者易发生肺炎型流感,病情严重,甚至危及生命,可引起紧张、担忧、恐惧等心理反应。要注意评估患者及家属的心理反应及应对方式,积极给予心理治疗,解除不良心理反应。

五、护理评价

(1)体温是否恢复正常。

(2)躯体不适感有无减轻或消除,活动正常。

(3)呼吸和缺氧症状是否好转。

(4)有无发生疾病传播。

(5)是否发生并发症或并发症减轻。

六、健康教育

(一)预防疾病指导

流感流行时,尽量减少公众集会和集体娱乐活动;室内每天开窗通风或进行空气消毒,患者用过的食具应煮沸消毒,衣物可用含氯消毒液浸泡消毒或在阳光下曝晒 2 小时;预防流感的基本措施是接种疫苗,裂解疫苗是目前使用较为普遍的流感疫苗。

重点接种人群包括 65 岁以上老人,严重心肺疾病患者、慢性肾病、糖尿病、免疫缺陷病患者或接受激素及免疫抑制剂治疗者以及医疗卫生机构工作者也需要接种。不宜接种的人群有:对疫苗中的成分或鸡蛋过敏者、吉兰-巴雷综合征患者、妊娠 3 个月以内的孕妇、严重过敏体质者等。

(二)对患者的指导

平日要注意锻炼身体,增强机体的抵抗力;流感流行季节根据天气变化增减衣物;房间经常通风换气,保持清洁。

第八节　手足口病患者的护理

手足口病(HFMD)是由肠道病毒引起的传染病,多发生于婴幼儿。临床特征是发热、口腔黏膜溃疡和皮肤疱疹。

肠道病毒为小 RNA 病毒科、肠道病毒属的一组单股亚链 RNA 病毒。多种肠道病毒者可引起 HFMD,最常见为柯萨奇病毒 A 组 16 型(CoxA16)和肠道病毒 71 型(EV71)。

肠道病毒对紫外线及干燥敏感;各种氯化剂(高锰酸钾、漂白粉等)、甲醛、碘酒能灭活病毒;加热至 50℃ 可被迅速灭活。在 4℃ 环境下可存活一年,在-20℃ 环境下可长期保存。

一、护理评估

(一)健康史

1.流行病学资料

(1)传染源:人是肠道病毒唯一宿主,患者和隐性感染者为传染源。

(2)传播途径:主要经粪-口和(或)呼吸道传播,亦可经接触患者皮肤、黏膜疱疹液而感染。

(3)易感人群:人群普遍易感,感染后可获得持久免疫力,不同病原型别感染后抗体缺乏交叉保护力,以 3 岁和 3 岁以下年龄组发病率为最高。

(4)流行特征:无明显的地区性。传染性强,传播途径复杂,在短时间内可造成较大流行。流行期间,幼儿园和托儿所易发生集体感染,家庭亦可发生集聚现象。

2.患病及治疗经过

了解患者的发病过程,如发病前是否有接触史、起病情况、发热及手足口等部位皮疹特点,是否伴有咳嗽、流涕、食欲缺乏等症状,病情进展情况。询问患者的食欲与摄入量,发病后经过何种处理、服药情况及其效果如何等。

(二)身体状况

潜伏期 3~7 天。

1.一般表现

初期表现为低热、食欲下降、咽喉痛、呕吐、腹泻等。口腔黏膜出现小疱疹,常分布于舌、软腭、硬腭、口腔内侧。同时,手、足和臀部出现斑丘疹、疱疹,疱疹周围有炎性红晕,疱内液体较少,质地稍硬,2~3 天自行吸收,不留痂。

2.重症患者表现

(1)神经系统表现:一般表现为阵挛、呕吐、共济失调、眼球震颤及感情淡漠等。

(2)呼吸系统表现:呼吸浅促、困难,口唇发绀,咳嗽,咳白色粉红色泡沫样痰液,肺部可闻及湿啰音或痰鸣音。

(3)循环系统表现:面色苍白,脉搏浅速或减弱甚至消失,四肢发凉,指(趾)发绀,血压下降。

3.并发症

病毒侵犯心、脑、肺等重要器官,可引起心肌炎、脑膜炎、无菌性脑炎和肺水肿等并发症。

(三)实验室及其他检查

1.一般检查

血常规检查中淋巴细胞和单核细胞增多,白细胞正常或有所增高。

2.病原学检查

自咽拭子或咽喉部洗液、粪便或肛拭子、脑脊液或疱疹液可分离出肠道病毒。

3.血清学检查

特异性 IgM 抗体阳性,或急性期与恢复期血清 IgG 抗体有 4 倍以上的升高。

二、护理诊断及医护合作性问题

(一)一般检查

血常规检查中淋巴细胞和单核细胞增多,白细胞正常或有所增高。

(二)病原学检查

自咽拭子或咽喉部洗液、粪便或肛拭子、脑脊液或疱疹液可分离出肠道病毒。

(三)血清学检查

特异性 IgM 抗体阳性,或急性期与恢复期血清 IgG 抗体有 4 倍以上的升高。

二、护理诊断及医护合作性问题

(一)皮肤完整性受损

与肠道病毒引起的皮疹及继发感染有关。

(二)体温过高

与病毒血症有关。

(三)舒适的改变

与口腔黏膜溃疡引起疼痛有关。

(四)营养失调:低于机体需要量

与发热、口腔黏膜疱疹疼痛、明显摄入不足有关。

(五)潜在并发症

心肌炎、脑炎、肺水肿等。

三、护理目标

(1)皮肤恢复完整。

(2)体温恢复正常。

(3)疼痛缓解。

(4)营养状况改善。

(5)无并发症或并发症能得到及时处理。

四、护理措施

(一)隔离

执行消化道、呼吸道及接触隔离,从发病开始隔离 7~10 天。保持病室空气新鲜,温度适宜,定期通风换气。

(二)生活护理

1.休息与环境

卧床休息,减少患者体力消耗。

2.饮食护理

给予高热量、高维生素、清淡、易消化、无刺激性的流质或半流质,避免饮用牛奶、豆浆等不易消化且加重肠胀气的食物,严重吐泻时应暂停进食。

(三)病情观察

观察体温变化和皮疹出现的部位、大小、颜色等;注意观察心、脑、肺等重要脏器功能,及早发现心肌炎、脑膜炎、肺水肿等并发症。

(四)用药护理

遵医嘱用药。

1.阿昔洛韦

具有明显的缩短发热及皮损愈合时间,减轻口腔疱疹疼痛的作用,且在治疗期间未见不良反应。剂量为 20mg/kg,每天 1 次静脉滴注,或者每天 5~10mg/kg,每天 3 次口服,疗程 5 天。

2.利巴韦林

剂量为 10mg/kg,每天 1~3 次静脉滴注,疗程 3 天。不良反应为出汗、食欲下降及低血糖等。

3.双八面体蒙脱石

与消化道黏膜液蛋白相结合,提高黏膜屏障对攻击因子的防御功能,促进上皮组织恢复和再生。温开水搅成糊状,分别于早、中、晚饭后及睡前涂于口腔溃疡局部,可明显缩短口腔溃疡的愈合时间,未见明显不良反应。

(五)对症护理

1.口腔护理

对发热、因口腔疼痛拒食、流涎等患者应保持口腔清洁,饭后用生理盐水漱口,用双八面体蒙脱石糊状或维生素 B_2 粉剂直接涂于口腔溃疡处,以减轻疼痛,促进溃疡愈合,预防继发感染。

2.皮肤护理

应该注意给孩子穿比较宽松的衣服,尽量柔软一点,并及时更换衣服,尽量让床铺保持干燥,特别是在出汗了之后,更要注意及时更换等。宝宝的皮肤会有发痒的这种情况,此时要注意将宝宝的指甲修剪短一点,或是将双手包裹起来,防治抓破了。对于臀部有皮疹的这种情况,要记着及时将患儿的大小便清理干净,让臀部干爽而清洁。对于疱疹破裂者,局部可涂擦 1% 龙胆紫或抗菌素软膏。

3.发热的护理

手足口病一般为低热或中等度热,不需要特殊处理,可让患儿多饮水。如体温超过 38.5℃,可遵医嘱服用退热剂,并每 4h 监测体温 1 次。在患者大量出汗、食欲不佳及呕吐时,应密切观察有无脱水。注意观察患者末梢循环情况,高热而四肢末梢厥冷、发绀等提示病情加重。注意皮肤清洁卫生,穿棉质内衣、保持干燥。

4.并发症的护理

(1)脑炎的护理:观察生命体征、意识、瞳孔变化,注意颅内高压表现。遵医嘱应用脱水剂、激素等。

(2)肺水肿的护理:严密观察呼吸频率、节律,注意有无呼吸困难及粉红色泡沫痰。端坐位,双腿下垂。遵医嘱应用镇静剂、利尿剂、强心剂、扩血管药等;保持呼吸道通畅,高流量氧气吸入,并在湿化瓶内加入 20%~30% 酒精。

(3)心肌炎的护理:密切观察生命体征,尤其是心率、节律,注意观察有无心悸、面色苍白、四肢湿冷、意识障碍、尿量减少、血压下降等休克表现,遵医嘱抗休克治疗和维持心脏功能。

(六)心理护理

医护人员应以高度的责任心、同情心给予关心与照顾,并鼓励患者积极配合治疗,树立战胜疾病的信心。告知患儿家长只要细心观察,早期发现,及时就诊,积极配合医师治疗是可以痊愈。

五、护理评价

(1)皮肤疱疹是否结痂,是否自然脱落。

(2)体温是否恢复正常。

(3)疼痛有无缓解。

(4)营养状况是否改善。

(5)有无并发症或并发症是否得到及时处理。

六、健康教育

(一)预防疾病指导

对患者进行消化道、呼吸道、接触隔离,直至体温正常三天、皮疹基本消失方能解除隔离。养成良好的个人卫生习惯,餐前便后洗手,不食生冷不洁饮食,外出需戴口罩。本病尚无特异性预防方法,流行期间,家长应尽量少让孩子到拥挤的公共场所,减少感染的机会。在伴有严重并发症的手足口病流行地区,密切接触患者的体弱婴幼儿可肌内注射丙球蛋白。

(二)对患者的指导

及时隔离和治疗,加强对呼吸道分泌物、大便的消毒;向患者说明该病的发生、发展及预防;指导患者遵医嘱按时用药;加强锻炼,保持规律的生活,加强营养,提高机体免疫力。

第九节　流行性脑脊髓膜炎患者的护理

流行性脑脊髓膜炎(简称流脑)是由脑膜炎奈瑟菌引起的急性化脓性脑膜炎,临床主要表现为突起高热,剧烈头痛,频繁呕吐,皮肤黏膜淤点、淤斑及脑膜刺激征阳性,脑脊液呈化脓性改变,严重者可有败血症休克及脑实质损害。

一、发病机制与病理改变

病原菌借菌毛黏附于鼻咽部的无纤毛上皮细胞表面而侵入鼻咽部,是否发病取决于细菌数量、毒力强弱和机体防御功能。如机体免疫力强,入侵的细菌迅速被消灭;若机体免疫力较弱,细菌可在鼻咽部繁殖,大多数成为无症状带菌者,部分表现为上呼吸道炎症而获得免疫力。少数情况下,若机体免疫力明显低下或细菌数量多、毒力较强时,病原菌自鼻咽部黏膜侵入毛细血管和小动脉而进入血液循环,形成暂时菌血症,可无症状或仅表现为皮肤出血点;仅极少数患者发展为败血症,通过血脑屏障侵犯脑脊髓膜,形成化脓性脑膜炎。败血症期间,细菌侵袭皮肤血管内皮细胞,迅速繁殖并释放内毒素,作用于小血管和毛细血管,引起局部出血、坏死、细胞浸润及栓塞,临床可见皮肤黏膜淤点、淤斑。

暴发型流脑的休克型的发病机制主要是脑膜炎球菌内毒素所致的微循环障碍。暴发型流脑的脑膜脑炎型则主要是由脑部微循环障碍所致。

二、病原学

脑膜炎奈瑟菌(又称脑膜炎球菌)属奈瑟菌属,为革兰染色阴性,呈卵圆形或肾形,凹面相对成双排列。根据特异性荚膜多糖抗原的不同,可将脑膜炎球菌分为 13 个血清群及 20 多个血清型,其中 A、B、C 三群最常见,我国流行菌群以 A 群为主,B、C 群仅占少数。本菌仅存在于人体,可在患者的鼻咽部、血液、脑脊液、皮肤淤斑中发现,也可从带菌者鼻咽部分离出来。该菌抵抗力很弱,对寒冷、干燥、热及一般消毒剂敏感,温度低于 30℃ 或高于 50℃ 均死亡。脑膜炎奈瑟菌在体外极易自溶,故采集标本应注意保温并立即送检。细菌裂解后可释放内毒素,是致病的重要因素。

三、流行病学

(一)传染源

患者和带菌者是本病的传染源,流行期间人群带菌率可达 50% 以上,故带菌者作为传染源的意义更重要。

(二)传播途径

病原菌主要经咳嗽、打喷嚏借飞沫传播,也可经同睡、怀抱、喂乳、亲吻等密切接触传播。

(三)易感人群

人群易感性人群普遍易感,6 个月至 2 岁小儿发病率最高。

(四)流行病学

流行病学特征多见于冬春季节,一般从 11～12 月份开始上升,次年的 2～4 月份达高峰,5 月份逐渐下降。

四、临床表现

潜伏期 1～7 天,一般为 2～3 天。

(一)临床分型

1.普通型

最常见,占全部病例的 90% 以上,分为 4 期。

(1)前驱期(上呼吸道感染期):多数患者无明显症状,少数患者出现上呼吸道感染症状,可有低热、咽痛、咳嗽或鼻炎、全身不适等,持续 1～2 天。

(2)败血症期:起病急,突发寒战、高热、头痛、呕吐、全身乏力、肌肉及关节疼痛等毒血症症状,体温可达 39～40℃。约 70% 的患者于发病后数小时出现皮肤或黏膜淤点或淤斑,直径为 1～2mm 至 1～2cm,鲜红色,后变成紫红色,严重者淤斑迅速扩大并融合,中央因血栓形成而呈紫黑色坏死或大疱。约 10% 患者可见口周单纯疱疹或脾大。多于 1～2 天内发展至脑膜炎期。

(3)脑膜炎期:败血症期患者的高热和毒血症症状仍持续存在,同时出现中枢神经系统症状如剧烈头痛、喷射性呕吐、烦躁不安、畏光、颈后部及全身疼痛等,同事也可出现颈项强直等脑膜刺激征。神志改变以淡漠、嗜睡多见,严重者昏迷和惊厥。若合理治疗和护理,患者多于 2～5 天内进入恢复期。

(4)恢复期:经治疗后体温逐渐降至正常,淤点和淤斑逐渐吸收,神经系统检查也逐渐恢复正常。一般在 1～3 周内痊愈。

2.暴发型

多见于儿童,起病急骤,病情凶险,若不及时抢救,多于 24 小时内死亡。根据临床表现可分为 3 型。

(1)休克型:除普通型的表现外,短期内出现全身皮肤及黏膜广泛淤点、淤斑,并迅速融合成片并伴中央坏死。循环衰竭为本型的特征,表现为面色苍白、四肢厥冷、皮肤发花口唇及指(趾)发绀、脉搏细速、血压下降或测不出。大多数患者脑膜刺激征阙如,脑脊液清,细胞数正常或轻度增加,血培养多阳性。本型易并发 DIC。

(2)脑膜脑炎型:以脑实质损害为主要特征。患者除普通型的表现外,迅速进入昏迷,频繁惊厥,血压升高,锥体束征阳性,严重患者可发展为脑疝。最常见的是枕骨大孔疝,是小脑扁桃体嵌入枕骨大孔内压迫延髓所致,表现为昏迷加深,瞳孔缩小或散大,肢体肌张力增强,上肢呈内旋,下肢呈强直性伸直。患者很快出现呼吸衰竭,表现为呼吸节律不齐或暂停,呈抽泣样呼吸、点头样呼吸及潮式呼吸。部分患者出现天幕裂孔疝,为颞叶海马回或钩回嵌入天幕裂孔压迫脑干和动眼神经所致,表现为昏迷、对侧肢体瘫痪、同侧瞳孔散大、对光反射减弱或消失,最后出现呼吸衰竭。

(3)混合型:兼有上述二型临床表现,是本病最严重的类型,病死率极高。

3.轻型

多发生于流行后期,病变轻微,多见于年长儿和青少年。

(二)婴幼儿与老年人流脑特点

1.婴幼儿流脑特点

婴幼儿因颅骨缝和囟门尚未完全闭合,中枢神经系统发育不成熟,临床表现往往不典型,除高热、呕吐、拒食、烦躁、啼哭外,还可表现为惊厥、尖叫腹泻、囟门紧张隆起,而脑膜刺激征往往不明显。

2.老年流脑特点

以上呼吸道感染症状多见,热程长,意识障碍明显,皮肤黏膜淤点、淤斑发生率高。暴发型多见,预后差,病死率高。

五、并发症

常见并发症有休克、脑水肿、脑疝、呼吸衰竭等。

六、辅助检查

(一)血常规

白细胞总数明显增高,一般为 $(15\sim30)\times10^9/L$,中性粒细胞在 80% 以上,并发 DIC 者血小板明显减少。

(二)脑脊液检查

脑脊液检查是明确诊断的重要方法。脑脊液压力增高,外观混浊或脓样。白细胞数明显升高,可达 $1000\times10^6/L$ 以上,以多核细胞增高为主。氯化物及糖含量明显降低,蛋白明显增高。

(三)细菌学检查

细菌学检查阳性可确诊。

1.涂片检菌

皮肤瘀点涂片染色后镜检简便易行,细菌阳性率达 $70\%\sim80\%$,有早期诊断价值。脑脊液沉淀涂片检查,阳性率为 60%~70%。

2.细菌培养

可取血液或脑脊液做细菌培养,但阳性率不高。无论任何细菌培养均应在抗菌药物使用前采集标本。

(三)血清免疫学检测

检测患者早期血及脑脊液中特异性抗原,有助于早期诊断。常用的方法有对流免疫电泳法、乳胶凝集试验、反向间接凝血试验、ELISA 等。

七、诊断要点

(一)流行病学资料

冬春季节,近期居住地有流脑病例。

(二)临床资料

突发寒战、高热、头痛、呕吐、全身乏力、肌肉及关节疼痛等毒血症症状,出现明显的中枢神经系统症状,剧烈头痛、喷射性呕吐、烦躁不安、畏光、颈后部及全身疼痛等。

(三)实验室检查

血常规检查、脑脊液检查、细菌学检查等。

八、治疗要点

(一)普通型流脑

患者治疗以抗菌和对症处理为主。

1.抗菌治疗

青霉素以其高效、低毒、价廉而常为首选抗菌药物,但因不易透过血脑屏障,需大剂量使用才能达到有效治疗浓度,成人剂量为每日 800 万 U~1200 万 U,儿童每日 20 万 U~40 万 U/kg,分 2~3 次加入 5%葡萄糖液内静脉滴注,疗程 5~7 天。还可酌情选用磺胺类、氯霉素、头孢菌素等抗菌药物。

2.对症处理

高热者给予物理降温和应用解热药;颅内压增高者应用 20%甘露醇快速静脉滴注以脱水降低颅内压。

(二)暴发型休克型流脑的治疗

除尽早使用有效抗菌药物外,抢救患者生命、降低病死率的关键措施是迅速纠正休克(包括补充血容量,纠正酸中毒,应用山莨菪碱以改善微循环,短期应用糖皮质激素以减轻毒血症症状,保护重要脏器功能的措施等)和抗 DIC 治疗。

(三)暴发型脑膜脑炎型流脑的治疗

减轻脑水肿,防治脑疝及呼吸衰竭是本型流脑的治疗重点。病原治疗同普通型。

九、护理诊断

(一)体温过高

与脑膜炎球菌感染有关。

(二)疼痛

头痛与脑膜炎症、脑水肿、颅内压增高有关。

（三）组织灌流量改变

与脑膜炎球菌内毒素引起微循环障碍有关。

（四）意识障碍

与脑膜炎症、脑水肿、颅内压增高有关。

（五）皮肤完整性受损

皮疹与皮肤血管受损有关。

（六）潜在并发症

休克、脑水肿、脑疝、呼吸衰竭。

十、护理措施

（一）一般护理

1.隔离

呼吸道隔离至体温正常、症状消失后 3 天，一般不少于发病后 7 天。

2.休息

急性期卧床休息，病室应保持空气新鲜、舒适、安静。

3.饮食

能进食的患者应给以高热量、高蛋白、高维生素、易消化的流食或半流食。鼓励患者少量多次饮水，保证入量 2000～3000mL/d。频繁呕吐及意识障碍不能进食的患者，应遵医嘱静脉补充水分和营养。

4.监测生命体征

流脑病情有急剧恶化的可能，在住院 24 小时内可从普通型转为暴发型，故应密切观察病情变化。注意观察意识障碍是否加重；皮疹是否继续增加、融合、破溃；观察面色的变化和瞳孔大小、形状变化；观察惊厥先兆是否出现，一旦发生惊厥要及时观察其表现特点；同时要准确记录 24 小时出入量。

（二）对症护理

1.高热

体温超过 39℃者给予额头冷敷或头枕冷水袋。高热惊厥患者应用物理降温及遵医嘱应用镇静药，如地西泮每次 10mg 肌内注射或 10％水合氯醛保留灌肠，必要时可用亚冬眠疗法。

2.头痛

注意观察疼痛症状，分析疼痛的原因，头痛较重者可按医嘱给予止痛药或进行脱水治疗。

3.呕吐

呕吐时患者应取侧卧位；呕吐后及时清洗口腔，并更换脏污的衣服、被褥；呕吐频繁者可给以镇静药或脱水药，并应观察有无水电解质平衡紊乱表现。

4.皮疹

流脑患者可出现大片淤斑，甚至坏死，因此应注意皮肤护理：①病室应保持整洁，定时通风，定时空气消毒；②内衣应宽松、柔软，并应勤换洗。床褥应保持干燥、清洁、松软、平整，必要时被服高压消毒后使用；③有大片淤斑的患者的皮肤应注意保护，定时进行皮肤清洁与消毒；要勤翻身，翻身时应避免拖、拉、拽等动作；及时更换被大小便污染的衣服及被褥，防止浸渍；可使用保护性措施,如海绵垫、气垫等,尽量不使皮疹发生破溃;④若皮疹发生破溃,应注意及时处理。小面积者可涂以甲紫或抗生素软膏,大面积者用消毒纱布包扎,防止继发感染,如有感染者要定时换药。

(三)用药的护理

1.应用抗菌药的护理

应用青霉素时应注意给药剂量、间隔时间、疗程及青霉素过敏反应;应用磺胺类药物应注意其对肾脏的损害,尿中可出现磺胺结晶,严重者可出现血尿,因此需观察尿量、性状及每日查尿常规,并鼓励患者多饮水,以保证足够入量,口服或静脉给碱性药物;应用氯霉素者应注意观察皮疹、胃肠道反应及定期查血常规。

2.脱水药的护理

应用脱水药治疗时应注意按规定时间内输入药量,准确记录 24 小时出入量,注意观察有无水电解质平衡紊乱表现及注意患者心功能状态。

3.抗凝药物的护理

应用肝素进行抗凝治疗时应注意用法、剂量、间隔时间,并注意观察过敏反应及有无自发性出血,如皮肤及黏膜出血、注射部位渗血、血尿及便血等,如发现异常要立即报告医生。

(四)心理护理

普通型流脑患者一方面饱受疾病的折磨;另一方面还担心疾病的传播,应注意关心患者的心理变化。暴发型流脑病情危重、死亡率高,患者及家属会产生紧张、焦虑及恐惧心理。护理人员应一方面加强病情监护,以认真、负责的工作作风和娴熟的操作技术取得患者及家属的信赖,使其产生安全感;另一方面还应耐心做好解释工作,使患者增强治疗信心,积极配合医护人员的工作。

十一、健康指导

(1)告知患者及时就诊,向患者及家属讲解流脑的临床过程及预后,按呼吸道隔离,隔离至症状消失后 3 天,隔离期一般不少于 7 天,以防疫情扩散。

(2)因流脑可引起脑神经损害、机体运动障碍、失语、癫痫等后遗症,指导患者和家属坚持切实可行的功能锻炼、按摩等,提高患者自我管理能力,以提高患者的生活质量。

(3)在流行前期有计划地开展群众性卫生运动,搞好环境和个人卫生,注意室内通风换气,勤晒衣被和儿童玩具,可以达到预防传播的目的。尽量避免携带儿童到人多拥挤的公共场所。体质虚弱者做好自我保护,如外出时戴口罩等。

(4)向民众宣传预防接种的必要性:流行季节前对流行区 6 个月至 15 岁的易感人群应用脑膜炎球菌多糖体菌苗 A+C 进行预防接种(剂量为 0.5mL,皮下注射 1 次)。流脑流行期间密切接触者可用药物预防,如复方磺胺甲噁唑,成人每天 2g,儿童 50～100mg/(kg·d),连用 3 天,并医学观察 7 天。

第十节 细菌性食物中毒患者的护理

细菌性食物中毒是指进食被细菌或其毒素污染的食物后引起的急性感染中毒性疾病。根据临床表现不同,分为胃肠型食物中毒和神经型食物中毒。胃肠型食物中毒多发生于夏季,潜伏期短,常集体发病,临床上以恶心、呕吐、腹痛、腹泻等胃肠炎表现为主要特征;神经型食物中毒是因进食含有肉毒梭状芽孢杆菌(简称肉毒杆菌)外毒素的食物而引发的急性中毒性疾病(又称肉毒中毒),临床上以眼肌和咽肌麻痹等神经症状为主要表现,若抢救不及时,病死率较高。

一、胃肠型食物中毒

(一)发病机制与病理变化

细菌及其毒素随污染的食物进入人体后,发病与否、病情轻重与食物受细菌或其毒素污染的程度、进食量、人体的抵抗力等因素有关。主要致病因素:①肠毒素:作用于肠壁上皮细胞,激活腺苷酸环化酶,催化细胞质中的三磷酸腺苷成为环磷酸腺苷(CAMP),从而引起细胞内的一系列酶反应,抑制上皮细胞对水和钠的吸收,促进肠液与氯离子的分泌,引起腹泻。②内毒素:引起发热及消化道蠕动加快,产生呕吐及腹泻。③侵袭性损害:沙门菌、空肠弯曲菌、侵袭性大肠埃希菌等进入肠道后,可直接侵袭肠上皮细胞引起病变。④过敏反应:变形杆菌能使蛋白质中的组氨酸脱羧而形成组胺,引起过敏反应。

病理变化可有胃和小肠黏膜充血、水肿,重者可有糜烂、出血及溃疡。肝、肾、肺等脏器可有中毒性病变。

(二)病原学

引起胃肠型食物中毒的细菌种类很多,常见的有以下几种。

1.沙门菌属

为革兰阴性杆菌,可释放内毒素,以鼠伤寒沙门菌、肠炎沙门菌、猪霍乱沙门菌为常见,能在水、牛奶、蛋制品、肉类、番茄、甜瓜等食品上存活很长时间,适宜温度为22~30℃;不耐热,60℃15~20分钟可杀死,5%苯酚或0.2%升汞5分钟亦可杀死。

2.副溶血弧菌(嗜盐杆菌)

为革兰阴性球杆菌或稍弯曲弧菌,广泛存在于海鱼、海虾、海蟹、海蜇等海产品及含盐较高的咸菜、腌肉等腌制食品中。本菌存活能力强,在淡水中存活不超过2天,在海水中能存活47天以上,但对酸及热敏感,加热56℃5分钟可灭活,在食醋中1~3分钟即死亡。

3.大肠埃希菌

为革兰阳性杆菌,一般情况下不致病,有70多个血清型,其中部分血清型可致食物中毒。主要为产毒性大肠埃希菌、致病性大肠埃希菌、侵袭性大肠埃希菌及肠出血性大肠埃希菌。该菌在室温下可存活数月,在冰和土壤中存活数周,加热60℃15~20分钟可被灭活。

4.金黄色葡萄球菌(简称金葡菌)

为革兰阳性菌,仅限于能产生肠毒素的菌株可引起食物中毒。本菌污染食物后,在37℃6~12小时繁殖而产生肠毒素。此毒素对热和酸抵抗力强,经加热煮沸30分钟仍能使人致病,常因带菌炊事人员的鼻咽部黏膜或手指污染食物而致病。

5.变形杆菌

为革兰阴性杆菌,为条件致病菌。对外界适应力强,广泛存在于水、土壤、腐败的有机物及人和家畜、家禽的肠道中。此菌在食物中能产生肠毒素,主要污染熟食品、卤菜(卤制肉、蛋、内脏)等。近年来,变形杆菌食物中毒有相对增多趋势。

6.产气荚膜杆菌(魏氏杆菌)

为厌氧革兰阳性粗大芽孢杆菌,能分泌强烈的外毒素,毒素可分为 6 型,引起食物中毒的主要是 A 型,少数为 C 型。本菌在自然界分布较广,污水、垃圾、土壤、人和动物的粪便、昆虫以及食品等均可检出。致病食物由于存放较久或加热不足,细菌大量繁殖,产生毒素引起中毒。

7.空肠弯曲菌

为革兰阴性菌,微需氧,对一般消毒剂敏感。

8.其他

细菌蜡样芽孢杆菌、亲水气单胞菌、小肠结肠炎耶尔森菌等均可引起胃肠型食物中毒。

(三)流行病学

1.传染源

被致病菌感染的动物和人。

2.传播途径

通过进食被细菌或其毒素污染的食物而传播,食品本身带菌,或在加工、贮存过程中被污染,苍蝇和蟑螂等可做为传播媒介。

3.人群易感性

人群普遍易感。感染后所产生的免疫力弱,故可重复感染,多次发病。

4.流行特征

夏秋季多发,与夏季气温高、细菌易于大量繁殖密切相关,可散发,亦可集中发病。集中发病的特点:有共同进食的可疑食物,未食者不发病,病情轻重常与进食量有关;停止进食被污染的食物后疫情便可控制。

(四)临床表现

本病潜伏期短,常于进食后数小时发病,短者可 1 小时,长者达 1～3 天,超过 72 小时的病例可基本排除食物中毒。各种细菌所致食物中毒的临床表现大致相似,主要为腹泻、呕吐、腹痛等胃肠炎症状。

一般起病急,初为腹部不适,继之腹痛,以上腹、脐周较明显,呈持续性或阵发性绞痛,伴恶心、呕吐、腹泻等表现,先吐、后泻为本病的特点。呕吐物多为所进食物,金葡菌或蜡样芽孢杆菌食物中毒呕吐较明显,呕吐物可为胆汁性,有时含血液或黏液。腹泻轻重不一,每天数次至数十次,多为黄色稀便、水样便或黏液样便。侵袭性细菌引起的食物中毒,可有发热、腹部阵发性绞痛和黏液脓血便。肠出血性大肠埃希菌和副溶血弧菌食物中毒的部分病例大便呈血水样。变形杆菌还可发生颜面潮红、头痛、荨麻疹等过敏症状。吐、泻严重者可导致脱水、酸中毒,甚至休克,若得不到及时补液纠正,则可导致酸中毒和休克。体格检查为上腹部轻压痛,肠鸣音亢进。病程多在 1～3 天内。

(五)辅助检查

1.细菌培养

取患者的吐、泻物及可疑食物做细菌培养,分离出相同病原菌可确诊。

2.血清学检查

可取患者急性期和恢复期血清与病原菌做凝集试验,效价成 4 倍以上增高可确诊。

(六)诊断要点

1.流行病学资料

根据共餐者集体发病,结合流行季节及饮食情况,有进食变质食物、海产品、腌制食品、未煮熟肉类或蛋品等病史。

2.临床表现

潜伏期短,为急性胃肠炎的临床特征,病程短。

3.实验室检查

可疑食物或患者排泄物做细菌学检查,阳性者可确立诊断。

(七)治疗要点

本病的病原菌或其毒素多于短期内迅速排出体外,故以对症治疗为主。

1.一般治疗

卧床休息,予以流食或半流食,宜清淡,多饮淡盐水。感染型食物中毒者床旁隔离。

2.对症治疗

吐泻及腹痛剧烈者暂禁食,给予山莨菪碱、阿托品、溴丙胺太林等解痉药。高热者用物理降温或药物降温,精神紧张不安时应给镇静药。积极纠正电解质紊乱及酸中毒;脱水严重甚至休克者,积极补充液体及抗休克处理。

3.抗菌治疗

一般不用抗菌药物,症状较重考虑为感染性食物中毒者应及时选用抗菌药物,如氟喹诺酮类(环丙沙星、左氧氟沙星等)、氨基糖苷类或 β-内酰胺类等药物治疗,或根据细菌培养及药物敏感试验选用有效抗生素。疗程一般为 3~5 天。

(八)护理诊断

1.疼痛

腹痛与胃肠道炎症及痉挛有关。

2.体液不足(有体液不足的危险)

与呕吐、腹泻引起大量体液丢失,摄食不足有关。

3.焦虑

与频繁腹泻、呕吐和不能进食有关。

4.潜在并发症

为酸中毒,休克。

(九)护理措施

1.一般护理

(1)隔离:感染性食物中毒患者应行消化道隔离。

(2)休息：急性期应卧床休息，严重者应严格卧床，可减少体力消耗。

(3)饮食：鼓励患者多饮淡盐水，以补充丢失的水分，促进毒素的排泄；吐泻、腹痛剧烈者应暂时禁食，可静脉补充水电解质和热量。呕吐停止后可给予易消化的流质或半流质饮食，恢复期后逐渐过渡到正常饮食。

(4)监测生命体征：注意观察呕吐、腹泻的次数、量及性状；定时测量生命体征、记录24小时出入液量；观察患者神志、面色、皮肤弹性的变化，结合生化检查结果，一旦发现有脱水、酸中毒、休克等现象应立即通知医生并积极协助医生处理。

2.对症护理

(1)呕吐、腹泻：呕吐有助于清除胃肠道残留的毒素，一般不予止吐处理，但应注意及时清理呕吐物，保持口腔及床单的清洁卫生。呕吐频繁者可遵医嘱给氯丙嗪肌内注射，以减少呕吐次数，并有利于患者休息。

(2)腹痛：可腹部热敷，一般早期不用止泻药，严重者遵医嘱给予解痉药以缓解痉挛或减轻腹痛。严重腹泻、呕吐伴高热的患者，遵医嘱应用敏感抗菌药物的同时注意观察疗效和不良反应。

3.用药护理

应用喹诺酮类或其他抗生素药物时，注意药物的剂量、时间和使用方法，及时观察疗效及不良反应。可嘱患者把喹诺酮类药物与食物同服，以减轻恶心、呕吐、食欲减退等胃肠道反应。

4.心理护理

对患者给予关心、体贴和帮助，耐心指导患者合理饮食，细心进行生活照顾，消除不良心理反应，以便患者早日康复。

二、神经型食物中毒(肉毒中毒)

(一)发病机制与病理改变

外毒素经口进入消化道后，不被胃酸和消化酶破坏，经肠黏膜吸收入血，主要作用于中枢神经系统的脑神经核、肌肉神经连接处及自主神经末梢，抑制神经传导递质乙酰胆碱的释放，导致肌肉收缩运动发生障碍而致瘫痪。

脑神经核及脊髓前角产生退行性变，使其所支配的相应肌群发生瘫痪。脑及脑膜显著充血、水肿，并有广泛的点状出血和小血栓形成。镜下可见神经节细胞变性、脑神经根水肿。

(二)病原学

肉毒杆菌为革兰阳性杆菌，厌氧，有芽孢，对热和化学消毒剂抵抗力强，在沸水中可存活5～22小时，干热180℃15分钟、煮沸后5小时、高压蒸汽灭菌120℃20分钟方可灭活。本菌主要存在于土壤及家畜中。火腿、罐装或瓶装食物被肉毒杆菌污染后，在缺氧条件下大量繁殖，并产生外毒素。其外毒素为嗜神经毒素，根据抗原性不同分为8个型，对人致病主要为A、B、E3型，外毒素经80℃30分钟或煮沸10分钟可被破坏。

(三)流行病学

1.传染源

携带肉毒杆菌的家畜、家禽及鱼类为传染源，患者无传染性。肉毒杆菌由动物肠道排出，芽孢污染食品，在缺氧环境下肉毒杆菌大量繁殖，产生大量外毒素。

2.传播途径

进食被肉毒杆菌外毒素污染的食物而传播。

3.易感人群

人群普遍易感,患者无传染性,亦无病后免疫力。

(四)临床表现

潜伏期 2 小时至 10 天,多为 12～36 小时。潜伏期越短,病情越重。

起病急,以神经症状为主。初有头痛、头晕、全身乏力,继而出现视物模糊、复视、眼睑下垂、瞳孔散大及对光反射减弱或消失等,内、外眼肌瘫痪,面无表情。严重者出现咽肌麻痹,表现为咀嚼、吞咽、发音困难,甚至呼吸困难等。可有颈部、肩部肌肉软弱,抬头困难,肢体完全瘫痪少见。

自主神经末梢先兴奋后抑制,所以泪腺及唾液分泌先增加后减少,血压先正常而后升高,脉搏先慢后快。部分患者有便秘、腹胀、尿潴留。病程中患者体温一般正常,神志清楚,感觉不受影响。胃肠道症状可有恶心、便秘、腹胀等。病程长短不一,通常于 6～10 天逐渐恢复,个别可达 1 个月以上,呼吸、吞咽及言语困难可先行缓解,视觉恢复较慢,有时长达数月之久,重症患者可因呼吸中枢麻痹所致的呼吸衰竭而死亡。

(五)辅助检查

1.细菌培养

取可疑食物或患者粪便做厌氧菌培养发现肉毒杆菌,即可确诊。

2.动物实验

取可疑食物渗出液做动物实验,动物可出现外毒素所导致的四肢瘫痪表现且迅速死亡,即可确诊。

(六)诊断要点

1.流行病学资料

有进食变质罐头或瓶装食品、腊肠、发酵食品等可疑被污染的食品史,同食者集体发病。

2.临床资料

起病急,有典型的神经系统表现,如眼肌麻痹,吞咽、发音、呼吸困难等。

3.实验室检查

取可疑食物或患者粪便做厌氧菌培养,可发现肉毒杆菌。也可用食物渗出液做动物实验,动物可出现外毒素所致的瘫痪表现。

(七)治疗要点

1.抗毒素治疗

多价精制肉毒抗毒素有特效,须及早应用,以起病后 24 天内或瘫痪发生前用药最为有效。剂量每次 5 万～10 万 U,静脉或肌内注射(先做血清敏感试验,过敏者先行脱敏处理),必要时 6 小时后重复注射 1 次。病程已过 2 天者,抗毒素效果较差,但应继续注射,以中和血中残存毒素。

2.早期及对症治疗

早期发现可予 5％碳酸氢钠或高锰酸钾(1∶4000)洗胃及灌肠,以破坏胃肠内尚未吸收的毒素。不能进食者给予鼻饲或静脉营养支持。及时清除咽喉分泌物,呼吸困难者予吸氧或呼吸机辅助呼吸,必要时及早气管切开。应根据病情给予强心药及防治继发性细菌感染等措施。

3.对因治疗

大剂量青霉素可减少肠道肉毒杆菌菌量,防止外毒素继续产生和吸收。

(八)护理评估

1.健康史

患者有摄入可疑食品(尤其是瓶装变质罐头或腊肠、火腿,发酵的豆、面制品等)和同食者集体发病史。

2.身体评估

注意评估有无典型的神经系统症状,如眼肌瘫痪、吞咽、发音、呼吸困难等。

3.辅助检查

评估患者细菌培养及动物实验的结果,明确诊断。

4.心理-社会评估

因神经系统症状出现快,重症患者甚至有呼吸困难等危重表现,容易使患者极度紧张、恐惧。

(九)护理诊断

1.有受伤的危险

与眼肌麻痹引起的视物不清有关。

2.有营养失调、低于机体需要量的危险

与咽肌麻痹所致的进食困难有关。

3.有窒息的危险

与咽肌麻痹易致口腔分泌物阻塞气管有关。

4.潜在并发症

为呼吸衰竭,与毒素损伤神经系统致延髓麻痹有关。

(十)护理措施

1.一般护理

(1)休息:急性期应严格卧床休息。

(2)饮食:护理患者胃肠道症状较轻,可进普通饮食,以满足机体对液体及营养的需要,有进食困难者可鼻饲或静脉输液。

(3)监测生命体征:严密观察生命体征的变化,注意有无呼吸困难或继发感染的表现;注意有无咽肌麻痹的表现,如吞咽困难、咀嚼困难、发音困难等;密切观察患者眼肌麻痹的表现及进展情况,特别是视觉功能的改变;注意有无胃肠道症状,如恶心、便秘或腹胀等。

2.对症护理

(1)洗胃和导泻:进食可疑食物后 4 小时内可用 5% 碳酸氢钠或 1:4000 高锰酸钾溶液洗胃,口服 50% 硫酸镁导泻并做清洁灌肠,以清除肠道内尚未吸收的毒素。

(2)眼肌麻痹患者可因眼肌麻痹而影响视觉功能,应注意环境安全,并协助患者进行日常活动,以防受伤。

（3）咽肌麻痹：①有咽肌麻痹者易致口腔分泌物积聚于咽喉部而引起吸入性肺炎，应及时吸出。②呼吸困难者予以吸氧。③做好气管切开等抢救准备。

3.用药护理

宜早期、尽快应用多价抗毒血清，注射前应做过敏试验。阴性者可静脉注射，但速度不宜过快，阳性者采取脱敏疗法。为防止过敏性休克的发生，注射前应备好抢救物品，注射后应密切观察有无呼吸急促、脉率增加等过敏反应的表现，一旦出现，应立即给予肾上腺素、吸氧等抢救处理。

4.心理护理

应关心体贴患者，主动满足患者的生活需要，及时处理不适症状，耐心做好安慰、解释等工作。

(十一)健康指导

（1）进行食物中毒的宣传教育重点是加强饮食卫生，严把"病从口入"关。严格管理与检查食品，尤应注意罐头食品、火腿、腌腊食品的制作和保存，禁止食用发酵或腐败的食物。

（2）进行有关细菌性食物中毒的知识教育，感染性食物中毒患者的呕吐物和排泄物可携带病菌，有传染性，应注意消毒隔离。神经型食物中毒的预后与摄入毒素的量及治疗早晚有关，病死率较高，早期应用多价抗毒血清可有效降低神经型食物中毒的病死率。与神经型食物中毒同食可疑食物尚未发病者，可肌内注射抗毒血清，以防发病。

第十一节 细菌性痢疾患者的护理

细菌性痢疾（简称菌痢）是由痢疾杆菌引起的常见肠道传染病，临床上以发热、腹痛、腹泻、里急后重及黏液脓血便为特征。其基本病理损害为结肠黏膜充血、水肿、出血等渗出性炎症改变。因各型痢疾杆菌的毒力不同，临床表现轻重各异。

一、发病机制与病理改变

痢疾杆菌进入消化道，大部分被胃酸杀死，少量未被杀死的细菌侵入乙状结肠与直肠黏膜上皮细胞和固有层并繁殖，引起肠黏膜的炎症反应和固有层小血管循环障碍，从而引起上皮细胞的变性、坏死，坏死的上皮细胞脱落形成浅表溃疡，分泌黏液和脓性分泌物。

痢疾杆菌释放内毒素、外毒素，其外毒素与引起肠道症状及神经系统症状有关。细菌产生的内毒素，加之特异体质对内毒素呈现强烈的过敏反应，可能是中毒性痢疾的发病机制，此时血中儿茶酚胺等各种血管活性物质增加，至全身小血管痉挛而引起急性微循环障碍，出现感染性休克、弥散性血管内凝血（DIC）、脑水肿甚至脑疝，出现昏迷、抽搐和呼吸衰竭，是中毒性痢疾死亡的主要原因。

二、病原学

痢疾杆菌属肠杆菌科志贺菌属，为革兰染色阴性杆菌，无鞭毛及荚膜，有菌毛。依据抗原结构不同，分为 A、B、C、D4 群，即 A 志贺痢疾杆菌、B 福氏痢疾杆菌、C 鲍氏痢疾杆菌及 D 宋内痢疾杆菌,痢疾杆菌对外界环境有一定抵抗力,其中以 D 群最强,B 群次之,A 群最弱。日光照射 30 分钟、加热至 60℃10 分钟或 100℃1 分钟即可杀灭。对酸及一般消毒剂均很敏感。

致病作用主要是侵袭力和内毒素,只有能够黏附并能侵入结肠黏膜上皮细胞,在细胞内增生的痢疾杆菌才引起发病。

三、流行病学

(一)传染源

急慢性患者及带菌者。

(二)传播途径

主要经口传播,若食物或水源被污染,可引起暴发流行。另外也可经接触传播,接触患者或带菌者的生活用具而受到感染。

(三)人群易感性

人群普遍易感,病后可获得一定程度的免疫力,但持续时间较短,无交叉免疫。

(四)流行病学特征

夏秋季发病率较高;发展中国家发病率较高。

四、临床表现

细菌性痢疾潜伏期为 1～2 天,病前多有不洁饮食史。临床上依据其病程及病情分为急性与慢性两型。

(一)急性菌痢

根据毒血症症状及肠道症状分为 3 型。

1.普通型(典型)

起病急,高热伴畏寒、寒战,体温可达 39℃,伴头痛、乏力、食欲缺乏等全身不适;早期有恶心、呕吐,继而出现阵发性腹痛、腹泻和里急后重。排便次数增多,每日十数次至数十次,量少,失水不多见,粪便性状开始为稀便,可迅速转变为黏液脓血便。体检有左下腹压痛及肠鸣音亢进。发热一般于 2～3 天后自行消退。腹泻常持续 1～2 周缓解或自愈,少数转为慢性。

2.轻型(非典型)

一般不发热或有低热,腹痛轻,腹泻次数少,每日 3～5 次,黏液多,一般无肉眼可见脓血便,无里急后重。病程一般为 4～5 天,亦可转为慢性。

3.中毒型

多见于 2～7 岁儿童。起病急骤,突然发热,体温高达 40℃以上,病势凶险,有严重的全身毒血症症状,精神萎靡、昏迷及惊厥,迅速发生循环和呼吸衰竭。肠道症状较轻,可无腹泻和脓血便。如作生理盐水灌肠或直肠拭子取标本镜检,可发现大量脓细胞和红细胞。根据其主要临床表现,可分为 3 型。

(1)休克型(周围循环衰竭型):较多见,以感染性休克为主要表现。患者面色苍白、四肢厥冷、指甲发白、心率快、脉细速、血压正常或稍低、尿量减少。晚期血压下降甚至不能测出,皮肤花纹明显,伴不同程度意识障碍,可出现心、肾功能不全的症状。

(2)脑型(呼吸衰竭型):最为严重,表现为脑膜脑炎、颅内压增高甚至脑疝,并出现中枢性呼吸衰竭,如剧烈头痛、频繁呕吐,呈典型的喷射状呕吐;频繁或持续性惊厥、昏迷;瞳孔大小不等,可忽大忽小,对光反射迟钝或消失,眼球下沉成落日征。呼吸节律不齐,深浅不匀,双吸气或叹息样呼吸,严重者可出现呼吸停止。

（3）混合型:预后最为凶险,此型兼有上述两型表现,如未能及时抢救则迅速发展为呼吸衰竭和循环衰竭。

（二）慢性菌痢

病程反复发作或迁延不愈达 2 个月以上,即慢性菌痢。导致菌痢慢性化的原因有 3 点:①急性期治疗不及时或治疗不当,经正规治疗但因菌株耐药而转为慢性;②机体抵抗力低下,营养不良,伴有胃肠道慢性疾病、慢性胆囊炎等胃肠道疾病等;③与感染的细菌菌型有关,如福氏痢疾杆菌易导致慢性感染。

1.急性发作型

半年内有痢疾史,常因进食生冷食物或受凉、过度劳累等因素诱发急性发作,可出现腹痛、腹泻、脓血便,发热常不明显。

2.慢性迁延型

慢性迁延型最为多见。急性菌痢发作后,迁延不愈,常有腹痛、长期腹泻,或腹泻与便秘交替、稀黏液便或脓血便。体检可见左下腹痛,可扪及增粗的乙状结肠。粪便常间歇排菌。长期腹泻导致营养不良、贫血、乏力等。

3.慢性隐匿型

慢性隐匿型较少见。1 年内有痢疾史,而无临床症状。粪便培养可检出志贺痢疾杆菌,乙状结肠镜检查可有异常发现。

五、辅助检查

（一）常规检查

1.血常规

急性期外周血白细胞计数可轻至中度增高,多在$(10\sim20)\times10^9/L$,以中性粒细胞升高为主;慢性菌痢可有贫血。

2.粪常规

外观多为黏液脓血便,量少,无粪质。镜检可见大量成堆的脓细胞、白细胞、分散的红细胞,如有吞噬细胞更有助于诊断。

（二）病原学检查

1.细菌培养

确诊依据为粪便培养出痢疾杆菌。早期、连续多次、抗菌治疗前、采新鲜粪便的脓血部分、采用适当培养基等可提高培养阳性率。

2.特异性核酸检测

采用核酸杂交或 PCR 可直接检测出粪便中的痢疾杆菌核酸,具有灵敏度高、特异性强、简便、快速、对标本要求低等特点,但必须在具备检测条件的单位应用,故尚未广泛应用。

（三）血清学检查

与细菌培养比较具有早期快速诊断的优点。由于粪便中抗原成分复杂,易出现假阳性反应,故目前临床上尚未广泛应用。

六、诊断要点

(一)流行病学资料

有不洁饮食史或与患者接触史。多发于夏秋季。

(二)临床资料

急性期患者有典型临床表现,慢性患者则有急性菌痢史。

(三)实验室检查

粪便镜检有大量白细胞、脓细胞及红细胞。

七、治疗要点

(一)急性菌痢

一般治疗应注意饮食,补充水分,维持水电解质、酸碱平衡,给予必要的对症治疗。目前,喹诺酮类是目前成人抗痢疾的首选药,具有抗菌谱广、杀菌力强、对耐药菌株亦有较好的疗效,口服后可完全吸收等优点。常用诺氟沙星(氟哌酸),亦可选用环丙沙星、氧氟沙星等。因影响骨骺发育,故孕妇、儿童及哺乳期妇女慎用。匹美西林和头孢曲松可应用于任何年龄组,对多重耐药菌株有效。阿奇霉素也可用于成人患者治疗。

(三)慢性菌痢

寻找诱因,对症处置。病原治疗应积极做病原菌分离及细菌药敏试验,以合理选择有效的抗菌药物,可联合应用两种不同类型的抗菌药物,疗程延长到 10～14 天,重复 1～3 个疗程。

(四)中毒性菌痢

本病病势凶险,应及时采用综合急救措施。

(1)病原治疗选用环丙沙星或氧氟沙星等有效的抗菌药物静脉滴注,亦可选用第三代头孢菌素如头孢噻肟钠等。

(2)积极降温、镇静等对症治疗。

(3)循环衰竭的治疗:①扩充血容量是纠正休克的重要措施。常用的扩容液体有右旋糖酐40、平衡盐液、生理盐水等。先给右旋糖酐 40,成人 500mL(儿童 10～15mL/kg),继以其他溶液。输液原则:先快后慢、先多后少、见尿补钾,力争在数小时内改善微循环,逆转休克。②纠正酸中毒:一般用 5％碳酸氢钠 200～300mL(儿童 5mL/kg),以后结合二氧化碳结合力酌情补充。③应用血管活性药物:在扩充血容量的基础上,应用山莨菪碱或阿托品解除微血管痉挛。如血压仍不回升,则可加用升压药,以增加心肌收缩力,降低周围血管阻力及改善重要脏器的血液灌注。④注意保护重要脏器功能,有心力衰竭者可用强心药。⑤短期应用肾上腺糖皮质激素,一般不超过 3 天。

(4)呼吸衰竭的治疗:①脑水肿患者可用 20％的甘露醇快速静脉推注进行脱水治疗,每 6～8小时一次,以防止脑疝及呼吸衰竭。也可用地塞米松肾上腺皮质激素静脉点滴,激素的使用可减轻脑水肿,降低颅内压。②呼吸衰竭患者应给予吸氧,保持呼吸道通畅,同时应用呼吸兴奋药,必要时行气管切开和使用人工呼吸器。

八、护理诊断

(一)体温过高

与细菌感染、毒素吸收有关。

(二)腹泻

与肠道炎症、广泛浅表性溃疡形成导致肠蠕动增强、肠痉挛有关。

(三)组织灌注改变

与中毒性菌痢导致微循环障碍有关。

(四)腹痛

与炎症导致肠蠕动增强、肠痉挛有关。

(五)潜在并发症

周围循环衰竭、中枢性呼吸衰竭。

九、护理措施

(一)一般护理

1.隔离

实施消化道隔离,对粪便、呕吐物及污染物进行严格消毒。

2.休息

急性期患者卧床休息,中毒型菌痢患者应绝对卧床休息,专人监护,安置患者平卧位或抗休克体位,小儿去枕平卧,头偏向一侧。

3.饮食

严重腹泻伴呕吐者可暂禁食,静脉补充所需营养,使肠道得到充分休息,能进食者,以进食高热量、高蛋白、高维生素、少渣、少纤维素、易消化清淡流质或半流质饮食为原则,避免生冷、多渣、油腻或刺激性食物;少量多餐,可饮糖盐水,病情好转后逐渐过渡至正常饮食。

4.监测生命体征

密切观察大便的次数、量、性状及伴随症状;注意患者的饮食情况,脱水征象,记录 24 小时出入量;重点监测患者的生命体征、神志状态、尿量变化、瞳孔反射等变化,发现循环衰竭和呼吸衰竭征象时,立即报告医生,配合抢救。

(二)对症护理

1.高热

评估发热程度,测体温、脉搏、呼吸,每 4 小时一次,并记录之。鼓励患者多饮水,每天饮水至少 1500mL。出汗后及时更换衣服,注意保暖。体温>38.5℃时,给予物理降温,如冷敷、温水擦浴等。根据每日出入量情况及血液生化检查结果补充水及电解质,避免发生脱水及电解质紊乱。轻者可口服补液盐溶液,严重者静脉补液。

2.消化道症状

腹痛剧烈者可局部热敷,或按医嘱使用阿托品等解痉药物;保持肛门及周围皮肤清洁干燥,每次排便后清洗肛周,并涂以润滑剂减少刺激,每日用温水或 1:5000 高锰酸钾溶液坐浴,防止感染。伴明显里急后重者,嘱患者排便时不要过度用力,以免脱肛。发生脱肛时,可戴橡胶手套助其回纳。

3.周围循环衰竭

应积极抗休克治疗,迅速建立静脉通路,以便及时用药,必要时开放两条通路。24 小时出入量有利于判断病情和调整补液速度。

(1)体位:休克患者应采取头部与下肢均抬高30°的体位,抬高下肢有利于增加回心血量,增加相应的循环血量,还可以增加肺活量,使呼吸运动更接近于生理状态。

(2)吸氧:一般采用鼻导管吸氧,保持呼吸道通畅,氧流量为2～4L/min,必要时4～6L/min。

(3)扩充血容量:①按医嘱输入扩容液体及碱性液体,积极补充血容量,纠正酸中毒,使用血管活性药物以改善微循环,在输液过程中要注意保暖,尽量减少暴露部位,必要时可用热水袋局部热敷,但要注意烫伤。②输液原则为先快后慢、先多后少、见尿补钾,力争在数小时内改善微循环,逆转休克。在快速扩容阶段,应观察脉率、呼吸次数,注意有无呼吸困难、咳泡沫痰及肺底湿啰音,防止肺水肿及左心衰竭的发生。③抗休克治疗有效的指征为患者面色转红、发绀消失、肢端转暖、血压渐上升,提示组织灌注良好;收缩压维持在10.64kPa以上、脉压＞4kPa,脉搏＜100次/分且充盈有力;尿量＞30mL/h,表示肾血液灌注良好。

(4)呼吸衰竭:见流行性乙型脑炎的护理。

(三)药物护理

遵医嘱使用有效抗菌药物,如诺氟沙星、复方磺胺甲噁唑等。注意观察胃肠道反应、肾毒性、过敏、粒细胞减少等不良反应。早期禁用止泻药,便于毒素排出。休克型患者早期若静脉注射山莨菪碱时,注意控制该药剂量,防止出现口干、视物模糊等不良反应。如用多巴胺静脉注射时,注意防止剂量过大或滴注过快而出现呼吸困难、心律失常及肾功能减退等不良反应。使用阿托品扩容过程中,应注意区分阿托品化和阿托品中毒。

(四)心理护理

由于患者及其家属对本病认识不足,且急性菌痢起病急、肠道症状和全身毒血症症状明显、中毒型痢疾来势凶险等,因此会引起患者及其家属的紧张和恐惧感;慢性菌痢迁延不愈,患者可有贫血、营养不良而影响学习与工作,易使患者情绪低落,产生焦虑心理,患者迫切需要来自各方面的关爱与照顾。对患者及其家属进行菌痢相关知识的教育,消除患者的畏惧心理,降低其恐惧感,消除焦虑心理。

十、健康指导

(1)应向患者及家属说明及时隔离、治疗菌痢患者及加强粪便管理的重要性。嘱咐患者遵医嘱按时、按量、按疗程坚持服药,争取急性期彻底治愈,以防转变为慢性菌痢。注意避免诱发慢性菌痢急性发作的因素。

(2)做好饮水、食品、粪便的卫生管理及防蝇灭蝇工作,改善环境卫生条件。养成良好的个人卫生习惯,餐前便后洗手,不饮生水,不摄入不洁食物,把住"病从口入"关。加强体育锻炼,保持生活规律,复发时及时治疗。

(3)严格执行食品安全法及有关制度,不购买腐败变质的食物材料,要求凡从事炊事、加工或生产食品以及饮食服务的人员,在工作时必须勤洗手。从事服务性行业(尤其饮食业)者定期健康检查,发现慢性带菌者应暂时调换工种,接受治疗。

(4)在痢疾流行期间,易感者可口服多价痢疾减毒活菌苗,提高机体免疫力。

第八章 医学科研绪论

第一节 科学技术与科学研究

科学技术是通过研究和利用客观事物存在及其相关规律,达到准确、有效、便捷、低消耗、高产出等特定目的的方法和手段。科学技术有科学精神、科学思想、科学方法、科学知识四个方面的基本内容。科学与技术是辩证统一体,技术提出课题,科学完成课题。科学是发现,是技术的理论指导;技术是发明,是科学的实际运用。

一、科学与技术的相关概念

(一)科学的概念

1.科学的定义

《简明牛津字典》中科学的定义是系统的、有条理的知识。辞海的定义是关于自然、社会和思维的知识体系。可见,科学是知识发展到一定程度的产物,科学的主要成果是理论。

2.科学的特征

(1)严肃性、严谨性、客观性。

(2)可重复验证,可证伪,自身没有矛盾。就自然科学研究而言,它所提出的所有结论或定律都是有限的,而不是完全普适的,都存在被证伪的可能。

3.科学的功能

(1)批判功能:破除迷信和教条。

(2)社会功能:帮助解决社会问题。

(3)政治功能:促进社会民主、自由。

(4)文化功能:塑造世界观和智力氛围。

(5)认知功能:认识自然界和人本身。

(6)方法功能:提供解决问题的方法和思维方式。

(7)审美功能:给人以美感和美的愉悦。

(8)教育功能:训练人的心智和提升人的思想境界。

4.科学的类型

根据研究对象的不同,科学分为下述三类:

(1)自然科学:指研究自然界的物质形态、结构、性质和运动规律的科学,研究对象是自然界中无生命的与有生命的所有物体及其客观现象、变化与规律。

(2)社会科学:指关于社会事物的本质及其规律的科学,研究对象是由人组成的社会现象与社会运动。

(3)人文科学:指以人的社会存在为研究对象,以揭示人的本质和人类社会发展规律为目的的科学。

5.科学创造

指贯穿于科学发现和发明过程中的创新活动,如设计新的观察和实验,建立新的科学模型,提出新的概念假说和研制新的产品等。科学创造是一个复杂的思维过程,它最能充分地体现出人的主观能动作用。原创性的科学研究或知识创新是提出新观点(包括新概念、新思想、新理论、新方法、新发现和新假设)的科学研究活动,并涵盖开辟新的研究领域、以新的视角来重新认识已知事物等。

科学创造包括下述三个缺一不可的基本特性:

(1)创新性:亦称首创性,指具有生成、建立、产生或制造出世界上前所未有之物的意思。如科学活动中发现新事物、新现象、新特性,探索到新规律,提出新概念、新原理或新定律,建立新模型、新假说或新理论;技术活动中开发新产品、新工艺,提出新的设计思想、设计方案,做出新的改进或改革等。创新性是科学创造或创造成果的最根本特性,离开这一特性,其他两个特性则无从谈起。确定是否具备这一特性有两条基本原则:首先要判定它是否为"真",即要看它是否正确反映客观规律或为社会提供了符合规律的物质产品;其次要判定它是否为"新",即是否为"首创"。

(2)独创性:指科学的精神产品和物质产品都必定表现出创造者独有的个性品格,这与首创性或创新性是一致的。其机理在于任何创造,即使以某种集体创造的形式表现出来,实际上都是一些个人发挥独特创造力的结果,因而必然反映出个人的独特风格。

(3)现实性:指包含内在根据的、合乎必然性的存在,是客观事物和现象种种联系的综合,体现着事物联系和发展纵横两方面的整体性质。

6.科学活动及科学活动过程

传统观点认为科学始于观察,但由于科学活动是人们有目的和计划性的认识活动,因而如果被观察到的某一事实并未引出科学问题,那么,这种事实即使是前人所未观察到的新事实,也不会被纳入到科学研究的范围。因此,科学始于问题而非观察吗,故科学活动的一般过程为:提出科学问题→获取科学事实→提出科学假说→检验假说→形成科学理论。此外,科研活动常常被分为科学发现和科学证明两个相关部分。前者是由问题到理论的上行过程,后者是由理论到事实的下行过程。

2011年,英国科学与技术设施研究理事会(STFC)提出数字科研环境下科研活动的生命周期模型,其研究过程描述为熟悉相关研究领域的发展情况,产生新的研究思路,设计解决方案,进行实验或模拟,收集数据,分析数据,发布成果。

7.现代科学发展的特征现代科学

具有如下的认识论特征:

(1)研究的完整性:现代科学的认识正在向自然界微观的各层次和宏观的各层次两个方面延伸,对自然界的层次的认识更加清晰,而且对自然界的认识深入到过程的动力学机制及与此相联系的结构功能。从层次、过程、结构和功能诸多方面揭示自然界的规律,人类获得了对自然界越来越完整的认识,而任何成熟的科学理论知识本身就转化为进一步研究的方法论。层次理论、过程的动力学理论、结构功能理论正在转化为当代的普遍的科学认识方法。

（2）研究对象的多学科性：采用多种学科的方法研究某一物质客体或某一课题是当代科学研究的一大特点，特别是在高科技领域，研究的对象和课题大都具有多学科的特点。组织多学科的联合攻关是高科技研究取得突破性进展的主要形式。综合运用各种科学方法研究某一特定对象，是当代科学发展的方向。

（3）学科的多对象性：反映了各门学科之间横向联系越来越紧密。现代科学研究向横向和纵向两个方面延伸，各门科学不断扩展自己的研究领域，特别是在高科技领域，各门科学的研究需要紧密配合。如计算机科学技术的研究，离不开材料科学的配合；人工智能的研究，必然要向认知科学、心理学、脑科学等领域延伸。当代科学研究具有高度的综合性质，必须是学科配套，同步前进，整体突破。当代科学的发展呈现综合性课题领先而不是学科领先的新趋势，综合性课题的解决带动了学科的发展。

（4）科学研究的信息化信息处理系统的进步和换代是当代科学革命过程的核心。现代科学研究从立项到实施的整个过程中，信息处理技术系统是当代科学研究的重要手段。

（二）技术的相关概念与特征

1.技术的概念与特征

技术一词的希腊文词根是"tech"，指技能、技巧，是将科学理论转换成社会生产力的方法或过程，技术的成果主要是应用。技术的特征为：①客观的物质因素和主观的精神因素相互作用的产物；②直接的生产力；③人们控制、利用和保护自然的动态过程；④总技术并不是100％可靠，技术总有不良反应。故可将技术创新活动过程概括为：提出创意或创新→寻求科学原理或技术路线→反复试验或试制→投放市场获取反馈→技术的修正、发展与创新。

2.科技创新

科技创新是原创性科学研究和技术创新的总称，指创造和应用新知识和新技术、新工艺，采用新的生产方式和经营管理模式，开发新产品，提高产品质量，提供新服务的过程。科技创新可以被分成三种类型：知识创新、技术创新和现代科技引领科技创新的管理创新。

3.科学发现与技术发明

从科学方法论的角度看，科学发现主要以探索未知或揭示自然规律为目标；技术发明则将科学发现的成果运用于生产实践，并且直接转化为生产力。但是，在现代科学技术愈益一体化的情况下，所谓发现或发明已经很难严格区分，在高科技领域中尤其如此。

4.科学与技术的比较

科学：①目的和任务：认识世界，目的是探索和揭示未知事物规律，侧重回答客观事物"是什么""为什么""将是什么"。②社会功能：具有认识、文化、教育和哲学等多方面的理论价值和学术价值。③过程和特点：创造知识的探索性活动，其目标相对不确定，自由度较大，具有局限性。④成果展示：新现象、新事物、新规律、新法则等。

技术：①目标和任务：利用客观规律，更有效地控制和改造客观世界，提供方法和物质手段；回答"做什么""怎么做""做出来有什么用"。②社会功能：直接追求经济、社会或军事的实际效益。③过程和特点：综合利用知识，具有相对确定的目标、方向和步骤，计划性强，具有不良反应。④成果展示：新工具、新设备、新工艺、新方法的发明创造等。

二、科学研究的相关概念

科学是对待世界的一种态度,其宗旨在于发现各种现象背后的根源,追寻世界的必然性,其目标是求知和超越。研究是一门艺术,也是一种科学。研究的艺术性与科学性很大程度上取决于研究方法。研究方法的进步是一门学科进展的直接证据。

(一)科研的概念

科学研究简称科研,是通过提出科学问题、建立科学假说、运用科学方法,从事有目的、有计划、系统地认识客观世界,探索客观真理的科学活动过程。其内涵是挖掘(整理、继承)与提高(创新、发展)知识,基本任务是认识未知,目的是探索与创新。

1.科研对象

广义的科研对象指客观世界(指自然界、社会和人类思维);狭义的科研对象主要指某一具体学科的科学问题。

2.科研要素

德国逻辑学家阿尔伯特·迈纳在《方法论导论》中把科学研究(F)描述为七个自变量关系:$F(C, B, M, I, H, S, G)$。其中,C 为研究者,B 为研究范围与对象,M 为研究方法,I 为研究机构,H 为物质辅助手段,S 为科学研究的已有成果,C 为社会背景,这七个自变量是科学研究的基本要素。

3.科研的特点

分为下述两个方面:

(1)工作特点做什么? 怎么做? 如何做?

(2)学术特点:①创新性,科学研究的生命在于创新,创新是科学发展的前提;②继承性,指传承、连续、终身学习的不断认识过程。

4.科研程序

分为"问题→假设→检验→结论"四个基本阶段。但是,有人认可"选择科学问题→获得科学事实→提出科学假说→建立科学理论"四个基本阶段。有学者提出"问题→筛选→立→积累(观察、实验、调查、分析等)→抽象→假说→验证→修正→再验证→下一个问题→……周而复始,循环往复地进行"。

5.科研原则

即科研的行为准则及价值观念。

6.研究与开发(R&D)

亦称研究与开发活动,指增加已有的科学知识,并予以实际应用的系统性、创造性的活动,是人们不断探索、发现和应用新知识的连续过程。研究指探求事物的本质、性质、规律等;开发指运用科学知识对基本思想、基本原理做进一步的发展,以产生一种新的物质形态。

7.科学共同体

是由一系列共同要素凝聚在一起形成的研究者群体,而范式是凝聚这个群体的一系列共同要素。

(1)科学共同体的功能:科学共同体有多种功能,其中较重要的事项包括科学交流、出版刊物、维护竞争和协作、把个人知识和地方知识变成公共知识、承认和奖励、塑造科学规范和方法、守门把关、培育科学新人、争取和分配资源、与社会的适应和互动、科学普及或科学传播等。

（2）科学共同体中的马太效应：指强者愈强、弱者愈弱的现象，具有积极（如"棘轮效应"、促进信息交流、促进人才集中和培养等）和消极（如合作研究成果发表的不公正、科学发现优先权承认的不公正、无名氏成果认可的不公正等）的双重效应。马太效应的启示是：①无论有怎样的优势积累效应，都应该对马太效应有足够的重视，扬长避短，促进科学研究的进行；②弱者要想用较小的投入进入强者之林，关键是要有一个好的思路加上不懈的努力；③在目标领域有强大对手的情况下，就要另辟蹊径，找准对手的弱项和自己的优势，确定自己的核心竞争力。若无实力在某个领域迅速领先，则寻找新的发展领域；④模仿是一个捷径，但是要想超越，就应在模仿和学习的基础上进行创新，这种"拿来主义"的实质是拿来前者的思想和理念。

8.框架、模型与模式

是科研及研究性论文常用的三个概念，参见下文。

（1）框架：指解决某一个问题的认知结构或处理流程，是用以帮助人们解释并了解医学问题的大体方案。

（2）模式：是一种认识论意义上的确定思维方式，指某种事物的标准形式或使人可以照着做的标准样式，是对在某种环境中反复出现的问题以及解决该问题的方案的描述，它比框架更抽象。简单地说，就是从不断重复出现的事件中发现和抽象出的规律，是解决问题形成经验的高度归纳和总结。只要是一再重复出现的事物，就可能存在某种模式。

（3）模型：是解决某一类问题的方法论，是一种描述问题的工具，用以帮助人们记录和分析问题。把解决某类问题的方法总结归纳到理论高度，那就是模型。例如，科学模型、图像模型、数学模型、模拟模型和仿真模型等。

第二节　医学科研概述

医学科学研究是有目的、有计划、系统的采用科学方法揭示人体生命的本质及规律，了解影响人群健康的环境因素，探索疾病的发生机理与防治疾病的措施，提高生命质量的创造性活动，其目的是推动医学事业的发展与提高人类的健康水平。

一、医学科研的特征与类型

（一）医学科研的特征

1.创新和发展

创新指创造和发现新的事物，包括科学与技术的发现和发明；发展即新事物代替旧事物。如果仅仅是重复已被公认的前人或别人的研究，没有新的见解或新的发现，那只能算是新技术或新方法的引进。

2.复杂和困难

医学研究的对象主要是人体，人体的生命现象和疾病现象不能简单地用一般物理、化学运动规律来解释，也不能简单笼统地用一般生物学规律来认识。此外，医学实验需要采取模拟的方法(如建立实验动物模型),这不但增加了医学研究的复杂性,而且对方法学也提出了更高的要求。

3.变异与规律

即个体间的差异性和总体中的概率性。医学研究的任务就是透过偶然现象,揭示同质事物的特征和规律。

4.不确定性

由于生物现象的变异性和各种因素的复杂性,无法准确地预测各种决策的结局,故这些结局伴有不确定性(即医学科研结果的概率性)。其主要来源是:生物学因素、环境因素、方法学因素、研究工具不完备、偶然因素及未知因素、个人或患者的信息不完整、对治疗方案的依从性差和医学知识不完善等。

(二)医学科研的类型

医学科研可以采用多种方式分类。

(三)医学科研的层次

1.认识层次

医学研究都是从问题开始的,其目的都是解答特定的问题。"问题"一般有三个认识层次:

(1)发现问题:发现那些不了解却感兴趣的问题。

(2)梳理问题:把问题逻辑化并从中梳理出具有可供科学研究的一些问题。

(3)提炼问题:提炼出具有研究价值并可能解决的"科学问题"。

2.研究层次

(1)整体水平。

(2)器官组织水平。

(3)细胞分子水平。

(四)医学科研的一般过程

(1)确定研究课题解决研究什么问题,并且对问题可能的答案做出猜想与假设。

(2)设计研究方案解决怎样研究的问题,如提出验证猜想或假设的活动方案。

(3)实施研究方案按研究方案进行具体操作,收集实验数据和材料。

(4)总结研究成果对探究结果的可靠性进行评价,对探究活动进行反思,发现自己和他人的长处和不足,并提出改进措施和研究结论。

二、中医科研应思考的问题

充分利用现代科学技术推进中医药自主创新、推动中医学可持续发展,以满足时代发展和民众日益增长的医疗保健需求,是历史赋予中医药科研工作者的责任。

(一)对研究方法的认识

一门学科是否具有比较系统的研究方法与完整的学术研究规范并得到恰当的运用,是学科成熟与否的重要标志之一。中医学作为一门独立学科,必然有其自身的研究方法。因此,强调研究方法的规范性和对各种研究方法的反思,应该成为中医关注的话题。首先,中医学理论越是受重视,越是向更高的研究层次迈进,就越易暴露出中医学理论研究的方法问题。目前,如何看待自然科学方法应用于中医研究是一个有争论的问题,表现为三种不同的主张:①认为中医学应逐渐转变为实证科学,应努力运用自然科学方法;②认为中医学与自然科学的研究对象有根本的区别,所以自然科学的研究方法原则上不适用于中医学;③认为自然科学的研究方法对于中医学研究是有参考价值的,应该具体探究和尝试怎样在中医研究中适度地引进某些自然科学方法或某些方法的原则和精神,走"临床实验-知识挖掘-中医理论与理论技术构建"的道路,开创适合中医科学研究的方法并对中医学理论特质进行深刻分析、预测与评价。一味对西方的研究方法采用拿来主义,不利于建立有中医特色的中医学理论与方法体系。其次,目前普遍存在一种认识——只有那些以数理统计和数学模型为基础的研究及运用现代研究技术的实验/试验才是"真正意义"上的实证研究,导致实证研究中的描述性研究、分析研究以及问卷调查、案例研究等被忽略。例如,在各类中医临床医学教材介绍某一病证时,常常忽视该病证的"三间分布"——时间(天时)、空间(地利)、人间(人和)的描述。但是,从方法学的角度看,没有调查,何以发现问题、何以提出科学问题、何以建立与验证假说、何以形成新的理论与方法。再如,试图在理论上以现代科技手段证明中医理论中的一些诸如阴阳、气血、经络等概念的独立存在;在病因病机研究中试图用一因一果的简单的线性关系来替代疾病发生发展的复杂过程,或试图寻找导致某一疾病的"金标准",使得"重道轻器"的传统中医滑入"重器轻道"的自我否定误区。再者,从中医研究方法和成果的回顾中可见,中医研究的方法很多,但研究论文大多只是对几种常见研究方法进行简单介绍,缺乏对各种研究方法进行系统详细的研究。

(二)研究方法的运用

近年来,尽管中医研究方法由单一走向多元,但整体而言,研究者的方法学意识不强,在相当程度上影响了中医研究的深度和研究结论的可靠性。因此,需要提升多学科交叉意识,以新的研究视角、新的研究方法、新的解决问题的方法和手段,从更高或更深的层次认识生命、认识中医学。例如,一些学者指出,临床研究是临床实践的重要依据之一,但在方法设计与报告质量方面存在的问题大大降低了中医药临床研究的可靠性和真实性,导致其研究成果的利用率和转化率低下。随着循证医学在国内的引入、推广和普及,越来越多的科研人员开始意识到,只有高质量的研究才能为临床实践提供可靠的、科学的依据。例如,统计方法对医学研究的贡献已经越来越明显,极大地推动了医学研究的深度发展。在数据日益成为一种重要信息的信息社会里,统计学不仅是专业知识的讲授与运用,更重要的是学会如何正确地进行统计思维,形成用数据说话的科学态度。因为从定性研究到定量分析的发展,是中医学更精密、更科学的表现,也是现代中医学的基本特征。

(三)传统文化素养的扬弃

中医学是一门涉及多学科、多领域的学科,其理论"上极天文,下穷地纪,中悉人事",涵盖了天文历法、地理气象、哲学、农业、社会学等学科知识,是依赖传统文化而产生、发展壮大,是科学、人文、艺术相结合的奇葩。因此,研究中医学,应充分认识、理解产生中医的传统文化,不断提升中国传统文化素养,积蓄厚实的中医文化底蕴,以探索中医"重道轻器""重功能轻形态"的理论渊源。其次,认真学习前辈的学术思想和临证经验。中医学传统的经验总结大体有两种形式:①个体临床经验积累;②群体临床经验总结。与个体经验相比,后者是医生群体对疾病及其防治认识的普遍经验意向,更加客观,具有认知意义上的共同性和普遍性,是中医理论(如"四大经典")的基础。在当代,运用和创新中医传统经验总结形式,借鉴新的理念与方法

（如循证医学理念与临床流行病学方法）进行中医临床经验总结与分析是中医发展与提高的重要途径。因此，对中医证候疗效评价方法、评价体系和操作规范等的研究，不应局限于生物学发病指标的改变，更应重视其自身功能调节所致的生命质量的改善及对于社会环境和自然环境的适应能力的提高。

（四）多学科交叉的意识

中医学虽然是传统医学，但近年来随着中医药现代化的蓬勃开展，用现代语言的表述和现代科学的阐述，利用现代科学技术手段，让中医学具有时代特征与现代科学品格，形成中医理论和临床诊疗体系的开放系统，实现多学科兼容，在确定自我主体的前提下，进行宏观和微观、传统与现代的渗透与互补，以科学技术为依托，吸收利用现代科学技术成果发展中医，已成为中医界的共识。例如，现代医学提出预测性、预防性、个体化和参与性的 4P 医学模式，中医体质学则提出"体质可分""体病相关""体质可调"3 个科学问题。

（五）正视尚待解决的问题

尽管很多中医疗法已在多个国家和地区得到应用，但尚未得到西方医学界的完全认可，并被归类为"缺乏有效科学证据的医学技术或方法"。从循证医学的基本原理及提供临床科学证据的角度看，中医药的应用实践中的确存在一些尚待解决的问题，例如：中药的有效性、安全性缺乏足够的实验数据；中医药的临床试验缺少大样本随机对照资料，特别是缺少既符合中医药防治疾病特点又得到学术界认可的评价指标体系与评价方法。再者，虽然中医药辨证论治原则有利于临床个体化治疗，却因其难以标准化而限制了普遍应用。因此，中医药临床研究应该遵循临床研究质量管理规范（CCP）的两个基本原则—科学性、伦理合理性。不科学的临床研究必然是不符合伦理的，不符合伦理的研究也必然失去其科学性。

第九章　医学科研的临床问题研究方法

临床医生在工作过程中经常遇见的临床问题主要来自疾病的病因、诊断、治疗和预后四个方面,仅凭借医生的个人经验进行病因推断、疾病诊断、治疗处理及预后估计难以认识总体规律。因此,以研究临床科研设计、衡量与评价为主要内容的临床流行病学方法越来越受到临床研究工作者的重视。

第一节　病因研究与评价

病因学研究对于疾病的特异性诊断、针对性治疗和预后估计以及对疾病的预防都有重要的意义,始终是医学各领域研究的热点。

一、病因的基本概念与分类

(一)概念

病因指在该疾病发生中起重要作用的事件、条件或特征,或这些因素的综合作用。病因有广义和狭义之分:广义病因指一切与疾病发生有关的直接和间接原因;狭义病因指疾病发生的必不可少的直接原因。

(二)病因模型

即流行病学表达因果关系概念的关系图。具有代表性的病因模型如下:

1.三角模型

该模型把致病因子(病因)作为独立要素,并强调致病因子、宿主和环境应同时存在,否则不发病;并且强调三者之间保持动态平衡,病因、宿主、环境三要素中的任何一个要素发生变化均可破坏平衡而发病。

2.轮状模型

该模型的中心为宿主,宿主的核心为遗传背景,宿主处于生物、理化和社会环境的包围之中。其特点是强调环境与宿主的相互关系,且轮状构成各部分的内涵具有伸缩性,不同成分的大小可根据拟考虑的不同疾病而异。以宿主的遗传背景为主要病因的疾病,其遗传核可相对大;与生物学环境和宿主的免疫状况有关的疾病(如麻疹),则相应的部分可大些。

3.疾病因素模型

该模型将因素分为外围的远因和致病机制的近因,危险因素主要指外围的远因。

4.病因网模型

现代疾病病因观认为,疾病的发生与否并非单一因素作用的结果,均与许多因素有关,各种因素互相交错,且各有其前因后果。如结核杆菌是结核病的致病病原体,但并非暴露于结核杆菌者一定患结核病,是否患病除结核杆菌感染外尚与许多因素有关,如机体的免疫状况、遗传背景、居住条件、生活水平等,其中一些因素的作用对疾病的发生可能是直接的近因,一些因素的作用可能是间接的远因。这些病因按时间先后连接起来就构成一条病因链,多个病因链交错连接形成了病因网络模型,它提供因果关系的完整路径。这种因果网络模型的优点是表达清晰具体,系统性强,能为阐述因果关系的分析提供良好的基础。

(三)病因的分类

根据病因作用的性质,可分为必要病因、补充病因和充分病因。根据病因作用的方式,可分为直接病因和间接病因。

1.必要病因与充分病因

现代逻辑学认为,凡效应的产生都有必要条件和充分条件之分。疾病的发生即是一种效应,因此可将与疾病发生有关的诸因素区。

必要病因,指缺乏该因素时疾病就不会发生的必要因素。充分病因,指与疾病发生有关的诸因素的综合作用,其中必然包含必要病因。如结核杆菌为结核病的必要病因,但并非所有暴露于结核杆菌的人均患结核病,其他因素如免疫状况、营养不良、过度疲劳、精神紧张、遗传背景等都可影响该病的发生。

2.直接病因与间接病因

即病因 χ_1 导致 χ_2,最终引起疾病 y。流行病学称 χ_1 为间接病因,它与疾病 y 之间有一个或多个中间病因 χ_2;χ_2 为直接病因,它与疾病 y 之间没有中间病因。间接病因实际上反映了引发疾病的阶段性或中间过程,例如,静脉注射吸毒→共同使用注射器→注射器污染 HIV→HIV 感染→艾滋病发作。HIV 感染称为直接病因,它以前的因素都是间接病因;若 HIV 感染与艾滋病发作之间还可以插入 $CD_4{}^+$ T 细胞被破坏这个中间因素,那么 HIV 感染又成为间接病因。因此,直接与间接的区别只是相对的。较直接的病因离疾病结果较近,又称近因,多指较微观的致病机制因素;较间接的病因离疾病结果较远,又称远因,多指较宏观的危险因素或危险因子。危险因素指那些与疾病的发生有正的关联,但其本身尚不是充分病因的因素。

二、病因研究的基本程序

(一)建立病因假设

主要通过描述性研究(如现况研究、病例分析等)得到某一因素与疾病之间的相关现象,根据相关现象,结合相应的医学知识进行推理,建立病因假设。常遵循以下方法:

1.求同法

即从一致现象中获取病因假设。如果在不同情况下患某病者中均观察到与某种因素的联系时,则该因素有可能是该病的病因。

2.求异法

即从差异现象中寻找病因的假设。若两组人群某疾病的发病率不同,而某一因素在这两组人群中的分布也不同,这一因素可能是该疾病的病因。

3.共变法

即从共变现象中寻找病因假设。如果某因素的量变与某疾病的发病率或死亡率有关,该因素即有可能与该种疾病的发生有关。

4.类推法

即自类比中提出病因假设。若所研究的某种疾病与病因已经清楚的另一种疾病的分布特征相似,那么可以推测两种疾病的病因可能相同。

5.排除法

即通过对假设的排除而产生假设的方法。经分析研究,某种疾病的病因假设有时可能会产生几个,此时可根据客观资料及相关的知识对这几种假设予以逐一排除,最难排除者则有可能是该病的病因。

(二)检验病因假设

检验假设的理想方法是实验,但实验性方法由于实施比较困难或涉及医德问题,往往难以进行。因此,在实际工作中,常采用分析性研究方法进行检验,若情况允许,再应用实验性研究方法。根据各种研究设计方案验证假设能力的强弱顺序,分述如下:

1.基础实验研究

能阐明病因作用的机制,对病因假设有验证作用,是病因学研究的重要方法。

2.随机对照试验(RCT)

由于涉及医学伦理问题,RCT 较少用于病因的探讨。

3.队列研究

用时长,费用高,不易很快得到研究结果,但一项设计良好的队列研究往往可以提供因果关系强有力的佐证。

4.病例对照研究

操作简单,成本低,但容易产生偏倚,验证假设的能力较弱。

(三)因果推断

1.因果推断的基本步骤

(1)确定事件间是否存在统计学联系:两事件间若存在因果关系,则两者间必定存在统计学的联系,即在统计学上两者有显著关联。

(2)判断事件间统计学联系的性质:在统计学上表现为相关的两事件不一定为因果关系所致。因为统计学上的相关,除因果联系外,也可能是由各种偏倚或机遇所致的假相关,即虚假联系;也可能是由第三因素的作用所导致的一种间接相关,即间接联系。因此,若观察到两事件之间存在统计学联系时,应要判明该联系的性质。

(3)检验是否符合因果联系的判断标准:确定两事件间存在真正的统计学联系后,以因果联系的判断标准,根据符合情况对其逻辑关系予以检验。

(4)进行科学的概括与抽象,做出判断根据以上过程,结合其他资料或现有知识进行概括、推理,得出两事件间是否为因果联系的判断。

2.因果推断的标准

因果推断是一个很复杂的论证、推理过程,不能仅根据下述一项或某几项条件或标准的符合做出推断。还需认真结合已有的知识或其他资料(如临床、病理等)进行科学的概括和逻辑推理,然后进行判断。

(1)关联的时间性:"因"先于"果"是因果判断的基本条件。实验性研究和队列研究有关因素与疾病的时间顺序容易判断,病例对照研究则难判定。

(2)联系的强度:用研究因素与研究疾病之间的关联强度指标如比值比(OR)、相对危险性

(RR)等进行衡量。强度越大,因果联系的可能性越大。

(3)剂量反应关系:随着某暴露因素剂量的变化,研究疾病的频率或联系的强度亦发生相应的变化,那么,可以说两者间存在剂量反应关系。若研究因素与研究疾病间存在剂量反应关系,则因果联系的可能性增大。

(4)联系的一致性:不同人群、不同时间和不同研究方法均可观察到两事件间的关联,这种现象称为联系的一致性,亦称联系的恒定性。在这种情况下,两者间因果联系的可能性增大。

(5)生物学合理性:在评价因果联系时,应对其是否与现有的关于该病发病机制的知识相符合予以重视。若无证据表明两事件之间联系的合理性,则两者间因果联系的可能性降低。

(6)联系的特异性:指某疾病只与某因素的暴露有关,或某因素只引起某种疾病。某因素与某疾病之间的特异性越强,因果联系越大。

(7)实验证据:即观察到的两事件之间的关联,能得到实验性研究数据的支持。在这种情况下,两者间因果联系的可能性增大。

三、病因研究的评价标准

(一)病因研究的评价标准

可概括为:①是否选用了论证强度高的研究方案;②分析时是否注意偏倚的控制;③病因因果效应的时间顺序是否合理;④病因的因果关联是否存在剂量反应关系;⑤所论证的因果关系是否符合流行病学规律;⑥所论证的因果关系是否有充分的生物学依据;⑦在不同的研究中,是否得到相同的研究结果。

(二)病因学研究文献评价

主要包括研究的真实性、研究的价值、临床实用性。①研究设计的类型是什么;②研究对象是否明确,组间基线是否可比;③研究的样本量是否合适;④是否充分说明了研究过程中可能产生的偏倚及其控制方法;⑤研究的观察时间是否足够长;⑥是否有因果效应的先后顺序暴露和结果的联系强度多大,即 RR、OR 或病因分值(EF)多大;⑦暴露和结果间有无剂量-效应关系;⑧对有害作用的危险性估计的精确度如何(95％可信区间);⑨研究结果是否能应用于自己的患者;⑩有害因素的危险性的大小如何; 此暴露因素是否可控制

第二节　诊断试验研究与评价

诊断试验指临床工作中用于确定或排除某种疾病的一切检验方法。应用流行病学原理和方法研究评价诊断试验技术,对临床医师合理地选择各种诊断试验,科学地解释诊断试验的各种结果,提高诊断水平有着重要的意义。

一、诊断试验的基本步骤

(一)设立金标准

金标准指当前医学界公认的诊断某种疾病的最可靠方法,临床中常用的金标准包括临床医学专家共同制订的诊断标准、外科手术发现、病理学诊断、长期临床随访、影像学诊断等。

(二)选择研究对象

诊断试验的研究对象分为两组:①金标准确认的病例组,包括典型和不典型的病例,早、中、晚期的病例,轻、中、重型以及有和无并发症的病例等;②金标准证实无该病的患者或人群为对照组。对照组选择用金标准判断无该病的其他疾病患者,特别是容易和该病混淆的其他病例,这样的对照才有临床实用价值,而只选择正常人作为对照是不妥当的,因为诊断试验的临床诊断价值不仅取决于是否能区分正常人与典型病例,更重要的是能否区分容易混淆的疾病或疾病的严重程度。

(三)样本大小的估计

可按照估计总体率样本含量的方法估。

(四)确定合适的参考值(范围)

不同的参考值标准,能明显地影响诊断试验评价指标的判断。参考值的确定方法如下:

1.正态分布法

测定值的频数分布服从正态分布或近似正态分布,而且样本的均数和标准差趋于稳定、样本含量足够大时,可采用该法。

2.百分位数法

测定值的频数分布为非正态分布时,可用百分位数法来确定正常与异常的界限,用这种方法可不考虑数据分布问题,比较简单方便。缺点是误差比较大。

3.受试者工作特征曲线(ROC 曲线)

用 ROC 曲线的最佳临界点作为区别正常与异常的界限,是制订参考值较为可靠的方法。

(五)整理资料,计算各项指标

新的诊断试验对疾病的诊断结果应当与金标准诊断的结果进行同步对比,才能正确评价其诊断价值。在同步比较时应注意使用盲法,即要求判断诊断试验结果者不能预先知道金标准划分研究对象的结果,目的是避免疑诊偏倚。同步比较后,将用金标准划分的病例组和对照组,以及由诊断试验测试的所有研究对象获得的阳性、阴性结果填入 2×2 表中,以便计算各项评价指标。

二、诊断试验的评价指标

(一)诊断试验的真实性评价

真实性又称为准确性,是诊断试验的测定值与真实值相符合的程度。一项诊断试验得出的正确结果越多,该试验的真实性也越高。

1.常用评价指标

(1)灵敏度(Sen):即采用金标准诊断为"有病"的例数中,诊断试验检测为阳性例数的比例。它反映了诊断试验检出患者的能力。表示一项诊断试验能将实际患病的病例正确地判断为患某病的能力。Sen 只与病例组有关,与非病例组无关。

(2)特异度(Spe):即采用金标准诊断为"无病"的例数中,诊断试验检测为阴性例数的比例。它反映了诊断试验鉴别非患者的能力。表示一项诊断试验能将实际未患某病的病例正确地判断为未患某病的能力。Spe 只与非病例组有关,与病例组无关。

(3)假阴性率(FNR):指一项诊断试验将实际有病的人错误诊断为非患者的比率,亦称漏诊率。Sen 与假阴性率互补,即:漏诊率＝1－灵敏度。灵敏度越高,漏诊率越低。

(4)假阳性率(FPR):指一项诊断试验将实际无病的人错误诊断为患者的比率,亦称误诊率。Spe 与假阳性率互补,即:误诊率＝1－特异度。特异度越高,误诊率越低。

(5)正确诊断指数:亦称约登指数(YI)。YI 结合了 Sen、Spe 信息,是一项综合指标,反映了诊断试验发现患者与非患者的总的能力。

2.Sen 与 Spe 的应用

医师希望一项诊断试验的 Sen 和 Spe 均高,但难以如愿。因为 Sen 和 Spe 一般成反比关系,提高 Sen 必然以降低 Spe 为代价,反之亦然。所以,应结合临床实际来选择高 Sen 或高 Spe 的诊断试验。

(1)高 Sen 试验适用情况:①疾病严重但又是可治疗的,疾病的早期诊断将有益于患者,而疾病漏诊可能造成严重后果;②有几个诊断假设,为了排除某病的诊断;③筛检无症状患者,而该病的发病率又较低。

(2)高 Spe 试验适用情况:①假阳性结果会导致患者精神和肉体的严重危害时;②要肯定诊断时,高 Spe 试验的阳性结果临床价值更大。

(二)诊断试验的可靠性评价

可靠性指一项诊断试验在完全相同的条件下,重复操作时获得相同结果的稳定程度,亦称可重复性或精确度。研究资料的类型不同,选用的评价指标也不同。计量资料常用标准差及变异系数来评价,其值越小,表示可重复性越好,精确度越高。计数资料一般用观察符合率和 kappa 值来评价。

1.观察符合率

观察符合率＝(重复试验获得相同结果的次数/试验总次数)×100%

部分观察符合率可以单独由机会造成。用 Kappa 值评价可排除机遇对符合率的影响。

2.Kappa 值

表示不同观察者对某一结果的判定或同一观察者在不同情况下结果判定的一致性强度。Kappa 值是判断重复诊断时,校正机遇一致率后的观察一致率指标,常用来评价诊断试验的可靠性。Kappa 值越高,表示一致性越好。

(三)诊断试验的实用性评价

实用性即收益。收益,指经诊断试验后能使多少原来未发现的患者得到诊断和治疗。诊断试验的实用性评价可通过预测值来评价。

1.预测值

表示试验结果的实际临床意义。临床医师一旦采用了某项诊断试验,就应仔细考虑试验结果的意义。若试验为阳性结果时,患某病的可能性为多少? 若为阴性结果,未患某病的可能性怎样? 预测值的计算方法如下:

(1)阳性预测值(＋PV):即诊断试验阳性结果中真正患病的比例。它直观地反映了诊断试验阳性结果的临床应用价值,数值越大,患病的可能性越大。

(2)阴性预测值(-PV):即诊断试验阴性结果中真正未患病的比例。它直观地反映了诊断试验阴性结果对排除某病的临床应用价值,数值越大,不患该病的可能性越大。

2.影响预测值诊断价值的因素

一方面,受诊断试验本身的特性(即 Sen 和 Spe)的影响。在其他情况不变的情况下,Sen 越高,阴性预测值的诊断价值越大(即试验诊断为阴性时,不患该病的可能性越大);Spe 越高,阳性预测值的诊断价值越大。另一方面,预测值的诊断价值还受患病率的影响。在不同患病率的人群中,阳(阴)性结果的预测值不同。当患病率很低时,即使一个 Spe 很高的试验也会检出相当多的假阳性。可以根据诊断对象所处人群的某病患病率,按下式预测诊断对象患该病的概率。

阳性预测值＝(患病率×灵敏度)/[(患病率×灵敏度)＋(1－患病率)/(1－特异度)]

隐形预测值＝[(1－患病率)×特异度]/[(1－患病率)×特异度＋(1＋灵敏度)×患病率]

三、诊断试验的评价原则

(一)诊断试验的评价原则

(1)诊断试验是否与标准诊断方法(金标准)进行盲法比较。

(2)该试验研究所用的病例和对照人群是否具有代表性。

(3)该试验参考值范围(临界值)的确定是否合理。

(4)是否描述了该试验的重复性。

(5)该试验的实用性如何。

(二)诊断试验研究文献评价

主要包括研究的真实性、研究结果的临床价值、临床实用性。①诊断试验是否与金标准进行了独立的盲法比较;②所选择的患者样本中是否包括了临床实践中应该使用该诊断试验的各种患者;③诊断试验的参考值是否合理、可靠;④对诊断试验的实施方法的描述是否详细诊断试验的验前概率(患病率)是多大;⑤诊断试验的灵敏度、特异度和似然比是多少;⑥诊断试验的重复性如何;⑦研究结果是否适用于自己的患者;⑧诊断试验结果是否能改变治疗措施。

四、提高诊断试验效率的方法

(一)选择患病率高的受检人群

可通过筛检发现高危人群,设立专科、专家门诊。

(二)采用联合试验

即平行试验及系列试验。

1.平行试验

用并联诊断指标进行诊断时,几个指标中有一个指标阳性即诊断为阳性。此联合提高了 Sen,但 Spe 有一定程度的降低。其优点是减少漏诊率。当漏掉一个患者后果严重时,或再进行检查需费较多的人力物力时,要尽量减少漏诊率,则可采取平行试验。此种联合试验,如有 A、B 两种试验,则：

联合 Sen(平)＝ASen＋[(1－ASen)×BSen]

联合 Spe(平)＝ASpe×BSpe

2.系列试验

用串联指标进行试验时,应几个指标均为阳性才能诊断为阳性。此种联合试验提高 Spe,可以减少误诊率,但却增加了漏诊率。当误诊会造成严重后果时,应该用系列(串联)试验。此

种联合试验,如有 A、B 两种试验,则:

联合 Sen(系)＝ASen×BSen

联合 Spe(系)＝ASpe＋[(1－ASpe)×BSpe]

五、筛检

(一)定义

筛检是利用快速、简便的筛检试验自表面健康人群中发现未被识别的患者、可疑患者或某些疾病的高危个体的过程,用于筛检的诊断试验又称为筛检试验。就试验本身而言,筛检试验与诊断试验是相同的,只是被应用在不同对象或场所时的称谓不同而已,其研究与评价方法相同。但由于应用的对象或场所不同,对试验的性质和要求也有所不同。

(二)用途

主要用于:①早期发现某病的可疑患者和高危人群;②评价新技术。

(三)类型

筛检的形式可因研究目的而异。

1.根据筛检对象的范围分类

(1)整群筛检:指当疾病的患病率较高时,需要从该范围内的整个人群中将患该病可能性较大的人筛检出来的一种方法;。

(2)选择筛检:指在某范围内重点选择高危人群进行筛检,最大限度地发现那些无临床症状的病例,以取得最大的筛检效益。

2.根据筛检方法的数量分类

(1)单项筛检:指采用某一种方法筛检某一疾病。

(2)多项筛检:指采用几种方法筛检同一疾病。

(四)应用原则

①筛检的疾病已有有效的治疗方法;②筛检的疾病已成为严重的公共卫生问题;③筛检出的可疑患者有能力接受进一步的诊断和治疗;④被筛检的疾病有合适的筛检试验;⑤筛检的领先时间应足够长;⑥筛检应该符合成本-效益分析。

第三节　治疗性研究与评价

治疗性研究的主要目的是科学评价治疗性干预措施的干预效应。治疗性干预措施既可以是一种固定剂量的药物治疗或外科手术治疗,也可以是完整的一组治疗方案或某一种特定形式的治疗单元。干预效应可以是近期或远期疗效,也可以是治疗的毒副作用。

一、治疗性研究的常用设计方案

(一)随机对照研究(RCT)

RCT 是治疗性研究最佳的经典的研究设计方案,由于试验过程中,遵循了随机对照的原则,两组除处理措施不同外,其余条件基本一致,可减少混杂因子对结果的影响,论证强度高。

(二)非随机同期对照试验(NRCCT)

此方案与 RCT 基本相同,区别是研究对象分组时未遵循随机分组原则。此方案易实施,容易被医生和患者接受,但由于未遵循随机分组的原则,两组缺少严格的可比性,容易产生偏倚。

(三)其他临床试验方案

如历史对照研究(HCT)、自身前后对照研究、交叉对照研究(COD)及序贯试验等设计方案,由于它们或是没有遵循随机分组原则,或是没有同期对照,有一定的局限性。

二、治疗性研究的基本步骤

以 RCT 为例,叙述其设计实施的基本步骤。

(一)选择研究对象

同样的治疗措施,可因选择对象的病情轻重不一,或是性别、年龄不同,或是基础状态及个体反应上的差异,会产生不同的效果,也可因为研究对象有不同的依从性等而影响最终结果。因此,在治疗性研究中,要求对研究对象的来源、诊断及病情等都应十分明确,这是确保研究结果重复性的重要环节。

1.确定病例的来源

所选择的病例最好是来源于多家不同的地区、不同级别医院的门诊或住院患者,这样的病例才有代表性,所得的结果外推性好。

2.疾病的诊断标准

所选择的病例应是符合统一诊断标准和得到明确诊断的患者。在选择诊断标准时,一般首先考虑国际通用的诊断标准,以便研究结果在国家间的对比和交流。其次,选择国家规定的统一诊断标准或专业学术组织订立的标准。

3.纳入和排除标准

(1)纳入标准,即对研究对象疾病的类型、病期、病程等都有明确的规定,同时还应注意拟纳入患者的人口特征,如年龄、性别、文化背景、行为嗜好等,要有相对统一的考虑。

(2)排除标准,指对虽然符合诊断标准和纳入标准,但不适宜进入研究的条件进行规定,如孕妇、儿童、精神病患者或药物禁忌证者,不宜选作研究对象。

(二)确定样本量

具体数量可根据研究目的、设计类型、资料类型等确定。

(三)确定对照组的方法

除了未接受所考核的治疗措施外,其病情特点和预后因素,以及同时接受的其他治疗措施,均应与治疗组病例相同。

(四)随机分组

原则是使试验对象分配到各组的机会均等。

(五)疗效指标的选择与规定

首先要考虑指标的临床重要性,其次是具有明确的标准,能够客观地、准确易行地进行判断。根据治疗目的不同,实验室检查结果、症状、体征、病残、死亡、缓解、复发等都可以作为治疗性研究结果评定的指标。

(六)制订具体的治疗实施方案

在具体正式实施前,对药物的给药时间、给药方式、剂量、批号等均应有统一的规定,使研究能在标准的程序下进行,结果能重复验证。

(七)盲法观察、收集资料

使用盲法来观察、收集资料,可以减少主观偏倚的产生。

(八)资料分析

统计分析方法的选择主要取决于研究目的、资料性质及研究设计方案的类型等,统计方法的使用应在设计时有明确的规定,详见第十五章。

三、治疗性研究的资料分析

(一)均衡性分析

在进行疗效分析前,对两组可能影响治疗效果的其他因素进行对比分析,确定两组的可比性。

(二)疗效分析

根据研究目的与对照组的类型不同,分为下述三种假设检验类型:

1.优效性检验

当对照组采用的是安慰剂对照、空白对照时,试验的目的主要是确定试验组的疗效是否比对照组好;或者采用标准对照时,研究者想了解试验药物疗效是否优于对照药物,应采用优效性检验。

2.非劣效性检验

若临床试验时,对照组采用肯定有效的传统药物进行治疗(标准对照或阳性对照),目的是考察新的治疗方法的疗效是否不比标准治疗方案差,以确定是否可用新的治疗方案替代传统治疗方法,则用非劣效性检验。

3.等效性检验

如果临床试验时,对照组采用的是标准对照,试验的目的是考察新的治疗方法的疗效是否与标准方法相等,则用等效性检验。

(三)疗效临床意义的分析

1.相对危险度降低(RRR)

采取治疗措施后减少的不利事件(如并发症、病死率)发生率占对照组不利事件发生率的百分比。此值表示试验组在采取治疗措施后,发生不利临床事件的 RR 降低的程度。

2.绝对危险度降低(ARR)

对照组与试验组不利临床事件发生率的差值。此值越大,临床疗效越好。

3.需要治疗人数(NNT)

绝对危险度降低率的倒数。它的实际意义是:用某种治疗措施治疗某病,需要治疗多少患者才能防止一次不利结局的出现。

四、治疗性研究的评价

(一)治疗性研究的评价原则

此治疗性研究的真实性和可靠性评价,一般可参考以下原则:①结论是否是从 RCT 中获得;②是否如实报道了全部临床结果,包括疗效和治疗的毒副反应两方面;③是否详细介绍了受试对象的情况;④是否同时考虑临床意义和统计学意义;⑤是否介绍防治措施的实用性;⑥论文结论中是否包括了全部研究对象。

(二)临床疗效性研究文献评价

主要包括研究的真实性、研究结果的大小、临床实用性。①研究对象是否被随机分配进入治疗组和对照组;②报告结论时是否包括了所有进入试验的患者,随访是否完整;③治疗的实施是否采用了盲法;④各治疗组在治疗开始时是否可比;⑤治疗的效果有多大;⑥治疗效果的精确性如何;⑦是否报告了临床上所有的重要结果;⑧研究结果是否能应用于自己的患者;⑨治疗可能得到的益处、害处及费用如何。

第四节　疾病预后研究与评估

预后研究,即关于疾病各种结局发生概率及其影响因素的研究,包括预后的评定及预后因素研究。疾病预后研究不但可对疾病结局做出科学预测和判断,还可帮助临床医生做出正确的治疗决策,提高治疗水平。

一、疾病预后研究的基本概念

(一)预后

指疾病发生后的结局,疾病在治疗后的转归包括存活和死亡两个结局。存活者还可分为治愈、缓解、迁延、慢性化、恶化、复发、残疾及发生并发症等结局。通常以疾病经治疗后出现某种结局的可能性大小(如治愈率、复发率、生存率等)表示。

(二)预后因素

即影响疾病预后的一切因素。由于这些因素的影响,疾病出现某种结局的概率可能发生改变。预后因素的研究是预后研究的重要内容。由于疾病的多因性,影响疾病预后的因素也是复杂多样的,主要包括以下几个方面:

1.疾病本身的特点

包括疾病的性质、病情、病程、临床类型与病变程度等,常是影响疾病预后的主要因素。一般情况下,患恶性疾病者预后差。病情严重者预后差。疾病的不同病程、病变部位及临床分型等都与预后有关。

2.患者自身状况

主要包括年龄、性别、营养状况、遗传、心理状态、免疫功能及内分泌功能等。同一种疾病,由于患者身体素质不同,预后的差别可以很大。

3.医疗条件

包括各种治疗和护理技术及条件。医院不同,对患者的医疗和护理条件不同,预后也有差别。医疗条件的优劣,直接影响疾病的预后。

4.社会、家庭因素

如医疗制度、社会保险制度、家庭成员之间的关系、家庭经济情况、家庭文化教养、患者文化教养及心理因素等。

(三)疾病的自然史

指在没有医学干预的情况下,疾病自然发生、发展直至出现最终结局的过程。它是宿主、环境和病因之间相互作用的过程。根据疾病发生、发展过程不同阶段对预后的影响,可分为生物学发病期、临床前期、临床期和结局。疾病的不同自然史阶段对预后有较大的影响,早期诊断和及时治疗可阻止疾病向不利的方向发展,常可获得较好的预后。

二、疾病预后研究的设计方案

尽管描述性研究、病例对照研究、队列研究等许多研究因果关系的设计方案均可被选择用于预后研究,但以队列研究和病例对照研究最为常用。

(一)队列研究

包括前瞻性和回顾性两种类型。前瞻性队列研究的随访时间比较长,有时很难做到对每一个研究对象都能全程随访,若队列中失访人数增多就会影响预后研究结果的真实性。如果有多年定期健康体检资料或临床治疗资料,可进行回顾性队列研究,可在较短时间内完成研究而得到可靠结果。预后研究采用队列研究时,在设计时应明确规定开始随访观察的起始点,即在病程的哪一点起开始观察,称为零点时间。如出现某症状的那一天、确诊日、手术日或治疗开始日均可,但两个队列中的每一个研究对象都要用同一起始点,如果研究对象不采用同一起始点,研究结果会出现偏倚。最好采用起始队列,即收集队列的集合时间接近疾病初发时间,这样的队列为起始队列,选用起始队列进入预后观察是最理想的。

(二)病例-对照研究

即根据疾病的不同结局(死亡与痊愈,有无并发症)而将全部研究病例分为病例组和对照组(如死亡者为病例组,痊愈者为对照组),进行回顾性分析,追溯产生该种结局的有关影响因素。病例-对照研究,节省时间、人力、物力、财力,不需要长期随访,适用于一些少见的慢性疾病。但是,病例-对照研究在资料收集时存在回忆性偏倚,只能提供事件的 OR,而不是 RR,检验预后因素对疾病预后是否有影响的效力较弱。

三、疾病预后研究的实施步骤

以队列研究为例,简要说明预后研究的基本步骤。

(一)确定研究因素

可以从科学研究文献中查出该疾病的预后因素或从临床病例分析中发现可能的预后因素。在此基础上,选择这些因素作为研究的预后因素。

(二)确定研究结局

包括好转、缓解、痊愈、复发、恶化、伤残、并发症和死亡等。根据研究目的不同,所关心的疾病结局也不同。例如,有的关心疾病的治愈情况,有的关心疾病的缓解情况等。但不论何种疾病结局,对它的判断指标都要有明确的定义。

(三)确定研究起点

根据研究目的明确研究起点,即在疾病病程中从什么时点开始对疾病进行追踪,最好选用起始队列。

(四)确定研究对象及分组

同一种疾病选择来自不同级别医院的病例,其预后研究结果可能不同;来源于病情严重程度构成不同的患者人群作为研究对象,其研究结果也会有差异。因此,选择研究对象时要注意其对目标人群的代表性。队列研究的分组是根据暴露因素的有无进行的,很难遵循随机的原则,两组的均衡性较难得到好的保证。

(五)确定样本大小

可根据队列研究样本含量估计式法计算。

(六)随访

保证随访成功是保证预后研究成功的关键因素之一。随访期限的规定可根据疾病的病程、自然史等情况在研究前具体规定。过短则观察不到所有的研究结局,过长又会使失访率增加,并可能增加混杂因素的影响。因此,随访工作应组织严密,统一随访内容,培训随访调查员,尽量随访到所有的研究对象,降低失访率。如失访率超过 10％,将影响结果的可靠性;如超过 20％,则结果不可靠。失访率最好控制在 5％以内。

四、疾病预后研究的判断指标及结果评定

(一)疾病预后的判断指标

1.病死率

是诊断与医疗水平的重要标志,可以说明疾病预后的严重程度,主要用于病程短且易引起死亡的疾病。

病死率(％)＝因某病死亡的人数/该病患者总数×100％

2.治愈率

是预后程度与医疗水平的标志,用于病程短、病死率低的疾病。

治愈率(％)＝某病治愈人数/同期接受治疗的该病患者总数×100％

3.生存率

是病例随访研究常用的指标,用于反映恶性肿瘤或其他死亡率较高的疾病在一定时间内的存活率。

生存率(％)＝患某病活过一定时间的人数/观察期内该病患者总数×100％

4.缓解率与复发率

主要用于病程长、病情复杂、易复发的慢性疾病。

缓解率(％)＝某病治疗后缓解人数/同期内接受治疗的该病患者总数×100％

复发率(％)＝某病缓解后复发人数/某病经治疗后缓解的总人数×100％

(二)预后分析

主要应用生存分析方法对疾病预后的不同结局进行描述或比较分析,此处的生存是泛指疾病经治疗后出现某种结局的指标,如治愈、缓解、存活等。

1.生存过程的描述

通过研究生存时间的分布特点,计算生存率的标准误,可估计不同时点的生存率;还可通过绘制生存曲线,描述患者经治疗后的生存过程。常用的方法有乘积极限法和寿命表法。

2.生存过程的比较

在获得生存率及其标准误的估计值后,可进行两组或多组生存过程的比较,以研究不同治疗干预措施对疾病预后的影响,为临床决策提供依据。常用的方法有时序检验、Gehan 比分检验等。

(三)预后影响因素分析

疾病的预后受多种因素的影响,对预后因素的研究与疾病的危险因素相似,应先从单个因素的研究再到多个因素的研究。疾病预后研究的多因素研究方法主要包括多元回归、逐步回归、Logistic 回归及 Cox 风险模型等,其中以 Cox 风险模型最为常用。

(四)预后研究的评价原则

预后研究所得的研究证据是否真实,是否适用于类似的其他患者,其实用性如何,需对此研究进行客观评价。具体评价的指标可参照以下几点原则:①预后研究中对病例的随访观察是否都有统一的起始点;②随访的病例是否具有代表性;③进入研究的观察对象是否全部随访到;④评价预后的指标是否客观;⑤是否报道了全部的结局;⑥对非研究因素是否进行了统计学校正。

(五)疾病预防研究文献评价

主要包括研究的真实性、临床价值、临床实用性。①是否有一个具有代表性的、定义明确的患者样本群,且在病程的相同起点开始随访;②随访时间是否足够长,随访是否完整;③结果的判断是否采用了客观指标;④是否校正了重要的预后影响因素;⑤在一段特定时间内,所研究结果发生的可能性有多大;⑥对所研究结果发生的可能性的估计是否精确;⑦研究对象是否与自己的患者相似;⑧研究结果是否能改变治疗决策;⑨研究结果是否可以直接用于临床,是否对患者有益。

第五节　循证医学理念与实践

1989 年,伊恩·查默斯等的一项研究震惊整个医学界:临床试验或 SR 证明,在产科使用的 226 种措施中,一半的措施无随机对照试验证据,在有随机对照试验证据的措施中,40％有效,60％无效甚至有害。该项研究警示:①临床经验和不严格的评估方法不能肯定地回答某项医学技术是否有效这一医学至关重要的问题,即经验是不可靠的,医学干预方法(不管新旧)都应接受严格的科学评估;②医学界应该系统地总结来自随机对照试验的科学证据,停止或淘汰使用无效的干预措施,预防新的无效措施引入医学实践;③所有新的医学技术投入医学实践以前都必须经过严格的科学评估,即所有医学干预都应基于严格的研究证据之上,防止无效的干预措施进入医疗卫生服务实践。因此,产生了 21 世纪医学界的流行语——证据在哪里?

一、循证医学的相关概念

循证医学(EBM)的概念是由加拿大临床流行病学家 Sackett 于 1979 年提出的。1992 年,循证医学工作组在美国医学会杂志(JAMA)第 17 期首先提出"循证医学是一种临床实践新范例"的新观点。

(一)循证医学的定义及理念

EBM 指医生慎重、准确而明智地应用目前所能获得的最佳证据,为自己所面临的具体患者做出处理决策。因此,EBM 的中心理念强调医生在处理临床问题时应该将当前最佳的研究证据与自己的临床经验结合起来,根据患者的需求,在诊断、预后和治疗等方面做出最佳决策。既往评价医学研究证据主要采用一些简单的统计学方法,将专家的意见放在与科研结论同等重要的位置。EBM 认为,虽然专家经验也是医学实践的一种总结,但它具有一定的专断性与主观性。EBM 期望患者的医疗基于证据而不仅仅是专家的看法,使医学在大量可运用的证据基础上由个人专断走向民主,形成"有权威性的医学"。

(二)循证医学与传统医学的区别

EBM 的内容包括 3 个基本要素:①有说服力的临床试验证据;②临床医生的工作能力;③患者的自身价值和愿望。传统西医认为医学(尤其是临床医学)是一门实践学科,临床经验是最重要的,因而逐渐形成了以个人临床经验和推论为基础的认识方式,以病理生理学等实验或临床指标为评估标准的临床实践,及以小范围或小规模临床研究为制订临床指导原则的传统西医模式。它评价药物或非药物治疗手段所用的指标是临床替代终点或替代终点,例如用血压、血流动力学、血液生化指标(血糖、血脂等)、心律失常(室性早搏、非持续性室性心动过速、心房颤动)等推论其对疾病的治疗作用。进行这种有关药物的临床研究,仅需一个或少数几个中心,入选数十名至几百名病例,在数周至数月内即可完成。但近年来,国际上许多大规模多中心前瞻性双盲安慰剂对照的临床试验的结果表明,不少治疗手段对临床替代终点的影响并不平行反映该手段对患者预后终点(如心血管主要事件、总死亡率、生活质量和成本-效益比等药物经济学指标)的影响,并且一些对临床替代指标有明显"治疗效果"的药物,反而增加患者的死亡率,使患者的预后恶化。于是,进入 20 世纪 80 年代以来,一个注重评价患者预后的全新概念——"循证医学"被引入,它不但评价药物或非药物手段对替代终点的作用,而且还评价它对预后终点的影响。总之,EBM 来源于传统医学,又高于传统医学。

(三)循证医学证据分类

证据是事实,证据只有两种属性,一为客观性,一为关联性。EBM 认为,过去的医学实践也是基于证据的,但该证据非 EBM"现有最好的证据",在应用证据时,要考虑患者的特殊性,并根据自己的临床经验,综合考虑各种因素,做出最合适的选择;当高质量的研究证据不存在时,前人或个人的实践经验是最好的证据。

(四)GRADE 证据质量评价系统

临床需要研究证据的真实性、重要性及适用性(与具体患者的相关程度),而证据的真实性最为关键。针对当前证据级别及推荐强度存在的不足,由 WHO 在内的 19 个国家和国际组织于 2000 年成立"推荐分级的评价、制订与评估(GRADE)"工作组,并于 2004 年正式推出了 GRADE 证据质量分级和推荐强度系统(简称 GRADE 系统)。

1.证据质量及其定义

GRADE 证据质量分级方法中,无严重缺陷的随机对照试验成为高质量证据,无突出优势或有严重缺陷的观察性研究属于低质量证据。GRADE 系统将证据质量分为四级:高、中、低和极低。

高质量:进一步研究也不可能改变该疗效评估结果的可信度。

中等质量:进一步研究很可能影响该疗效评估结果的可信度,且可能改变该评估结果。

低质量:进一步研究极有可能影响该疗效评估结果的可信度,且该评估结果很可能改变。

极低质量:任何疗效评估结果都很不确定。

2.可能降低证据质量的因素

研究的局限性;结果不一致;间接证据;精确度不够;发表偏倚。

3.可能增加证据质量的因素

①效应值很大;②可能的混杂因素会降低疗效;③剂量-效应关系。如果随机对照试验中存在可能降低证据质量的因素,则降低为中等质量;如果观察性研究中有增加证据质量的因素,则上升为中等质量;但观察性研究中如有增加证据质量的因素,则降低至极低质量。

(五)循证决策

任何医学决策都是综合证据、资源/效益和意愿/价值取向三个方面因素的结果。例如,据证据的确定性和益害比分类,目前大部分医学措施属于第二、第三或第五类,明智的做法是审慎地继续使用现行的此类措施,并且积极地开展这类措施的科学研究,待新的证据出现时再作评估。第一类措施的决策最复杂,因为是否应该采用一项充分证明有效的措施,已经不再取决于研究证据本身,而是取决于资源的多少和人们的价值取向。由于资源的短缺,而且需要做的事情很多(即存在大量的机会成本),大部分患者可能会简单地拒绝一项昂贵有效的治疗。由于价值取向的不同,当一个人同时存在多种疾病时,有人可能会把有限的钱花在抗血压治疗上,有人可能会花在腰背痛治疗上,这取决于他们对疾病转归和治疗效果的了解。然而,我国价值观中,孝道往往在决策中占主导地位,故有人可能在晚期癌症上花尽自己的积蓄,甚至不惜借钱贷款以维持徒劳的治疗。因此,临床医生做的事情应该是提供有效的干预措施,找到利用最小的成本取得最大效益的最佳方案,使有限的医疗卫生资源发挥最大的社会效益和经济效益。

(六)循证医学的局限性

(1)EBM 在收集、总结、传播和正确利用研究证据上存在较大的难度。收集到客观证据的可靠性不是绝对的,如观察时间、对照设置、效益低估等是研究本身可能存在的缺陷,同时由于研究人群的不同,年龄、国家、种属等的差异,客观证据也存在偏倚。

(2)由于 EBM 研究所需信息量大,查全率和正确纳入率都受到限制。此外,由于各种客观原因的存在,临床中还有大量的研究和试验没有纳入汇总分析,所以客观证据的查全率和正确纳入率也受到限制。

(3)客观证据不能代替医生的专长,需依靠个人专长判断客观证据是否适合某一患者。

(4)并非每个试验都可采用 RCT,况且 RCT 对于有关病原学、诊断方法和预后的信息较少。

(5)建立循证医学体系需要花费一定的资源。

(6)在医疗卫生决策受经济、价值取向、伦理等因素影响的情况下,科学证据必须做出让步。

二、循证医学实践的步骤

(一)循证临床实践的步骤

循证临床实践(EBCP)的实质是针对某一具体问题进行个体化决策,其过程包括五步骤,如下所示:

确定临床实践中的问题:准确找出临床存在而需解决的疑难问题、重要问题、发展问题、提高问题。

循证检索证据:关键词;期刊检索系统;电子检索系统;从证据中寻找相关资料,分析评价。

评价证据:应用 EBM 质量评价标准,评价证据的真实性、可靠性、适用性和临床价值。

应用最佳证据指导临床决策:①肯定最佳证据:临床应用;②无效或有害:停止/废弃→临床应用;③难定的证据:提供进一步研究。

后效评价:评估 1～4 项的效果和效率,总结经验,不断改进,提高医疗质量和学术水平。

1.确定临床实践中的问题

一个理想的临床问题应包括三个要素:①患者或人群;②干预措施或暴露因素;③结局与对比。临床医生针对患者准确采集病史,查体,收集相关实验结果,分析论证,找出所需解决的临床疑难问题,如诊断、治疗方案选择等。

2.循证检索证据

循证检索证据需要运用循证检索(循证资源)"5S"模型,即原始研究、系统综述、证据摘要、综合证据、证据系统,形成了以原始研究为基础,以证据系统为终端的金字塔模型。一般情况下,检索文献原则上应遵循证据金字塔自上而下的顺序逐级检索。

循证医学将证据可靠性、实用性从高到低分为五个等级:

一级:大样本特定病种的系统随机对照试验。

二级:足够样本单项随机对照试验。

三级:非随机对照的临床观察。

四级:无对照病例系列观察。

五级:专家个人经验。

3.评价证据

即评价这些资料的真实性、可靠性和实用性。

4.应用最佳证据,指导临床决策

对所获得的真实可靠、具有临床应用价值的最佳证据,结合临床经验及患者具体病情,能解决所提出的临床问题,则应开展高质量的临床研究,为临床实践提供依据。将经过严格评价的文献、从中获得的真实可靠并有临床应用价值的最佳证据用于指导临床决策,服务于临床。反之,对于经严格评价为无效甚至有害的治疗措施,则予以否定;对于尚难定论并有希望的治疗措施,则可为进一步研究提供信息。

5.后效评价

评价结果为最好证据,则可结合临床经验与患者个体情况进行应用,做出临床治疗决策,并对应用效果进行评估。如评价结果不理想,则应进行再检索。通过实践,提高临床学术水平和医疗质量。通过第四步实践,对于成功或不成功的经验和教训,临床医生应进行具体分析和

评价,达到提高认识、促进学术水平和医疗质量提高的目的,此为自身进行继续教育的过程。

(二)循证医学实践的重要观点

循证医学理念,即遵循最佳科学依据的医学实践思考,可具体表现为结合医生的个人专业技能和临床经验,考虑患者的主观愿望,对患者做出医疗决策,旨在传播和更新医学各领域的系统评述结果,提高医疗保健干预措施的效率,合理利用卫生资源,提高卫生管理部门决策的科学性,最终改善患者的诊疗结果,促进疗效与效益的高度统一。

循证医学实践的重要观点如下:①重点是临床干预效果,但并不排斥基础研究的重要性。②强调 RCT、SR 的重要性,但决不排斥设计良好的非随机对照研究所获得的证据。③强调科学的证据,但并不排斥专家的临床经验。

第十章 医学科研范式及研究方法

研究范式指关于研究的一系列基本观念,主要包含存有论问题、认识论问题和方法论问题。存有论问题解释存有的本质到底如何,回答事物存在的真实性问题;认识论问题解释知识的本质到底如何,回答知者与被知者之间的关系问题;方法论问题解释如何获得知识,回答研究方法的理论体系问题。这说明在整个科学研究的过程中,科学研究一直以来是以问题为驱动的。

第一节 范式及研究范式

一、范式及研究范式概述

(一)范式的含义

范式具有模型、模式、范例、规范等意,指科学共同体所持有的共同的信念、传统、理性和方法,由概念、假定以及研究人员用以解释资料和获得结论的标准或尺度组成,是研究者所持的哲学观,是确定研究问题的特点及其研究方法的基础,同时存在于研究所采用的方法之中。

(二)学科范式和研究范式的含义

在不同学科框架下,对同样的问题,不同专业知识背景的研究者往往根据不同的"范式"来研究。因此,根据研究视角和作用范围的不同,可以将范式分为学科范式和研究范式两种。

1.学科范式

是关于某一学科研究领域的自成一体的理论方法体系,它包括理论思想、学科性质、研究实质、研究对象、研究类型、研究方法、研究过程、研究结果以及结果的表现形式、产生的理论及现实意义等。每门学科的范式都包含它自身的评价标准以及如何应用这种评价标准的方法与程序。

2.研究范式

指进行科学研究时应遵循本学科已经形成的公认的科学理论体系。研究范式与研究过程或研究活动高度相关,任何一类研究都需要综合运用思维工具、技术工具和符号工具,都要有一套从发现问题到检验结论正确性所必需的顺序和规范,这些工具、程序、规范的特定结构性组合,即为研究范式。

3.学科范式与研究范式的区别

学科范式的意义和价值体现在认识论、方法论和本体论三个层面,学科范式一定属于某一个特定的学科。研究范式的意义和价值更多地局限于方法和方法论的层面,不直接涉及学科本体性的东西,故研究范式不一定归属于某一个特定的学科,它可能横跨在几个学科之间。

(三)范式及研究范式的特征

(1)规定性库恩指出:"正是范式决定了科学家做什么实验,提出什么问题以及认为哪些是重要的问题。"例如,实证主义对哲学思辨的研究方法甚至研究结论持有怀疑,认为没有实证而光靠思辨的研究结论是不可靠的甚至是不科学的。然而,哲学思辨在科学研究中具有不可替代的作用和意义。这种由范式产生的消极作用即范式的规定性,可以为后继研究提供范例,使得同类相似研究便捷化、精细化,但也导致研究模式的僵化,局限研究者的探究视野和方法选择。

(2)层级性研究范式可根据人类认识层次的定位分为哲学、科学和具体的实践操作三个层级。某一研究范式也可能同时属于三个层级,在不同的层次上发挥作用。

(3)超意识性是研究范式的本质特征。科学共同体之所以能够成为一个具有共同认识和信念的研究者群体,并不是专门组织或约定才形成的,而是潜藏在科学共同体背后的更深层的"共同要素"自然而然地凝聚在一起的。这种凝聚力是无意识的,但它却在无意识中主导和限定了科学共同体的思想和行为,所以是超意识的。

(4)动态发展性范式是随着学科发展及实践的需要、研究重点的转移等动态变化发展的整体认识和操作过程,每一种范式都有其特定的研究领域和使用范围。例如,在医学科学领域没有一种范式具有统领"天下"的能力,只有在特定学术背景和特定研究阶段占主导地位或是备受学术研究者青睐的范式。

(四)研究范式的类型

1.经验科学

是理论科学的对称,指偏重于经验事实的描述和明确具体的实用性的科学,主要用来描述自然现象,抽象的概括性理论一般较少。在研究方法上,以归纳为主,带有较多盲目性的观测和实验。一般科学的早期阶段属经验科学,是以实验方法为基础的科学。

2.理论科学

是经验科学的对称,使用模型或归纳法进行科学研究,偏重理论总结和理性概括,强调较普遍的理论认识而非具有直接实用意义的科学。在研究方法上,以演绎法为主,不局限于描述经验事实。其模型为数学模型。

3.计算机科学

是与数据模型构建、定量分析方法以及利用计算机来分析和解决科学问题相关的研究领域,主要通过模拟复杂的现象,对各个学科中的问题进行计算机模拟和其他形式的计算。其模型为计算机仿真/模拟。

4.数据密集型科学

当代信息活动产生出大量的科学数据,形成"大数据"的科学基础。科学家通过对广泛的数据实时、动态地监测与分析来解决难以解决或不可触及的科学问题,把数据作为科学研究的对象和工具,基于数据来思考、设计和实施科学研究,构造基于数据的、开放协同的研究与创新模式,诞生了数据密集型的知识发现,即科学研究的第四范式,也是科研方法的革命性变化。它的主要特征是:数据依靠信息设备收集或模拟产生,依靠软件处理,用计算机进行存储,使用专用的数据管理和统计软件进行分析。因此,科学研究第四范式是针对数据密集型科学,由传统的假设驱动向基于科学数据进行探索的科学方法的转变。数据密集型科学的研究对象是科学数据,包括:①即时收集到的观察数据;②源自实验室仪器设备的实验数据;③源自测试模型的模拟仿真数据;④互联网数据。其模型为大数据挖掘模型。

(五)研究范式之间的关系

经验科学是理论科学的实践基础,重复实验直至完全准确,则形成了理论,如果理论从未被推翻,则形成定律。理论科学是经验科学的指导,经验科学是在已有的理论基础上进行实验的。两者互相联系、互相补充、互相推进。计算机科学是对经验科学和理论科学中的科学方法的补充和优化,而数据密集型科学是处理经验科学和计算机科学中出现的大数据处理问题,是对前三种科学的补充。科学从经验科学到理论科学再到计算机科学,现在发展到数据密集型科学,科学范式也相应地从经验范式发展到理论范式,再到计算机模拟范式,最后到第四范式。

(六)范式和研究范式的启示

(1)突破范式规定性,走向范式多元化范式理论对医学的意义是双重的,一方面,它可以使得同类相似研究精细化、便捷化,也由于其倡导"多元化"而有助于促进医学不同范式间的理解和融合。另一方面,因其"规定性"的作用,研究者的视野和方法都会受到限制。在具体的实践研究中,通常要把多种范式混合或交叉使用,才能真正地把握问题的本质,有效地解决教育技术问题。所以,医学研究者不应该只沉浸在一种范式之中,更不能被动地任凭范式"牵引",而是要接纳多种范式,拥有更广阔的研究视野,掌握更多样的研究方法。

(2)以"问题研究"为导向,发展科学研究范式哲学层级的研究范式往往不是某一个学科所独有的,而是超越学科界限的,具有"通用"的意蕴,如实证主义研究范式几乎可以在任何学科研究中发挥作用。中医学需要重视的是科学层级和具体操作层级的研究范式。因为这两类范式都是以"问题研究"为导向的,相对于哲学层次的研究范式而言,它们具有更高的可操作性,对中医学研究更具有指导意义,可以同时促进中医理论和实践的双重发展。

(3)理清相关概念,构筑对话基础:研究方法、方法论和研究范式在科学研究中至关重要,彼此混淆是危险的。如果将三者(尤其是方法论和研究范式)混为一谈,则无处体现方法论和研究范式对于科学研究的指导意义,且能否选择恰当的研究方法也会受到一定的影响。只有将方法、方法论和研究范式的概念和内涵区分开来,在学术交流中才会有对话的基础。中医研究不仅需要各抒己见、百花齐放,更需要在各种思想碰撞中形成统一认识,只有在研究进程中形成合力,才能将中医科研推向新的高度。

(4)承古拓新,探索建构中医临床科研范式:2013年,中国中医科学院首席研究员刘保延提出"真实世界中医临床科研范式",其鲜明的特征是以人为中心,以数据为导向,以问题为驱动,医疗实践与科学计算交替,从临床中来到临床中去,核心是临床科研一体化。其意义在于:①"从临床中来,到临床中去"是真实世界中医发展的基本模式;②"临床科研一体化"是真实世界中医继承创新的主要形式,也是中医临床科研范式的核心;③"以人为中心"是真实世界中医临床科研范式的根本特点;④"以数据为导向"是真实世界中医临床科研范式的前提与技术关键;⑤"以问题为驱动"是真实世界中医临床科研范式的有效途径;⑥"医疗实践和科学计算交替"是真实世界中医临床科研范式的主要形式,是当代中医"从临床中来,到临床中去"的主要途径。

真实世界是相对于"理想世界"而言的。二者主要是从临床科研实施的环境条件来区分的。真实世界的临床科研,是指在常规医疗条件下,利用日常医疗实践过程中所产生的信息而开展的科研活动。在这一过程中,医务人员以患者为核心,以改善和保障患者的健康状态为目标,充分发挥自己的主观能动性,选择适合的诊疗手段;所开展的医疗活动均非为了某种研究目的而人为地对患者、医生、检测条件等进行特别的规定。而理想世界的临床科研则要求根据研究目的,人为地通过一定的方法,使研究对象尽量保持高度的一致性,参与研究的医护人员、检验人员都要具有相同的资质,检测设备型号、试剂要一致,访视的时间要定期等,而收集数据的方法通常是用事先确定的、针对研究目标和观察内容的临床观察表特别进行记录的。

二、研究方法、方法论和研究范式的关系

方法论是关于方法的理论,研究范式是研究规范的结构性组合,二者的切入点不同。但是,在某一学科领域里,研究方法、方法论和研究范式通过"研究活动"内在地关联在一起,研究活动是依据方法论的指导,在各自遵从的研究范式下,选择恰当的研究方法来开展和进行的。研究方法、方法论和研究范式之间存在着紧密的联系,也有着本质的差别,主要表现在功能意义、作用对象和逻辑层次三个方面。

(一)功能意义

研究方法指为了达到研究目的而采用的程序、工具、途径、手段和技术等。研究范式至少包括三个层面的内容:①研究者选择研究课题的视角、信念、意识和认识,研究范式带有一定的主观性;②研究者在解决问题时运用方法的习惯和规律性,研究范式对特定的研究方法具有天然的倾向性;③研究者对研究结论的价值判断,这也在一定意义上显现了研究者对科学研究标准的理解和认识。方法论对方法的效用具有强烈的反思性和批判性,旨在完善和科学化具体方法,使得科学研究能够正确进行。方法论和研究范式对研究活动都具有指导意义,但是,方法论的指导意义是普遍的,而研究范式常常只对某一科学共同体的研究活动起作用,对之外的其他研究者不一定有效。

(二)作用对象

为了实现一定的目标,研究方法可能是多种多样的,但并非任意使用。研究方法的选择直接决定于研究对象的性质,但在一定程度上也受到研究者所持研究范式的限制。持有实证主义研究范式的研究者多倾向于采用量化的研究方法,而持有诠释主义研究范式的研究者多倾向于采用质性的研究方法。而研究范式面向整个研究过程或活动,从发现问题到检验结论正确性的整个研究过程都在研究范式"统辖"之列。在具体内容上,研究范式包括研究信念、研究方法和对象,也在一定程度上包括对研究结论的价值判断。方法论作为关于方法的理论、原理和学说,其作用对象是整个研究方法体系,而不是一个个具体的研究方法。它是在反思和批判方法效用的基础上,归纳提炼出的方法论原理。

(三)逻辑层次

具体的研究方法常常与操作步骤紧密联系在一起,在逻辑上研究方法处于最底层。方法论是已经建立起来的理论或者正在建立的理论,在逻辑上它处于最高层。研究范式并不具有理论的性质和高度,它是贯穿于具体的研究方法与理论化的科学方法论之间的东西,从思维和意识的角度来讲,它更接近于方法论;从问题解决和实践的角度来讲,它更接近具体方法。研究范式对方法论的形成具有加速和促成的作用,研究范式和思维方式的更新往往会带来方法论的突破。

第二节　思辨研究与实证研究

思辨研究即进行抽象的思辨或理论的思辨,思辨的本质是进行思想的辩论。开展思辨研究,就是对事物最本质的问题进行讨论,目的在于给事物定性,回答事物"是什么""为什么""怎么样"等最基本的问题。思辨研究用来辨析或辩论的主要工具是演绎法、归纳法和类比法。与演绎法和归纳法相比,类比法显得不尽正规、严谨。

一、思辨研究概述

(一)思辨研究的概念

亦称理论研究或逻辑研究,是以哲学思辨为主要方法,旨在揭示某一概念、假设、理论的本质、结构及机制的理论探讨。其重心是概念、概念间关系的理论探讨,目的在于回答一个事物或现象存在的本质和发展变化的规律,不大重视获得支持这些理论探讨的事实证据。故它与其他研究的区别在于所运用的资料主要不是自己亲身经历获得的,而是大量地借助于间接的资料,因此文献研究是其采用的最基本方法,也是主导方法。此类研究的显著特征是研究对象一般都比较宏观和基础,所涉及的方面较多,需要"旁征博引"。如果一个研究完全不使用科学事实或数据,这种研究属于思辨研究。如果一个研究中使用了科学证据,但研究重心不是获得科学证据,仍可将其看成思辨研究。思辨研究的特点如下:

1.材料

大部分材料都是通过其他人或物,如学术著作、政策法规、新闻媒体等这些"中介者"而间接获得的。

2.活动空间

绝大部分研究者都是坐在图书馆里,在书本上寻觅待掘的矿藏。

3.研究成果的性质

这类研究大多是感想式的、思考性的、哲学性的、主张式的或指示性的,观点和论证很难说是严谨、科学的,时有武断之弊。

4.研究成果的实际效用

其对实际工作一般没有直接帮助,不能直接发挥指导作用。

(二)思辨方法

指研究者在个体理性认识能力、已有知识积累和实践经验的基础上,通过对概念、命题进行逻辑演绎推理以认识事物本质特征的研究方法。思辨研究方法以认识事物本质属性为目的。思辨研究方法内在的思辨理性、思辨逻辑,使它天然地成为探究事物本质和世界本原的最适切的工具。即对于人类的整个认识活动过程而言,思辨研究方法具有不可或缺性。例如,中医学界的思辨研究促成了中医学理论知识的丰富,推动了中医体系的建立。因此,对于中医研究而言,思辨研究方法是不可或缺的。

(三)思辨研究方法的价值

思辨研究方法有着独特的本体论价值和突出的认识论价值,在人文社会科学甚至自然科学领域始终居于重要地位。美国著名科学史家、哈佛大学物理学教授杰拉耳德·霍耳顿说："给思辨设置障碍就是对未来的背叛。"

1.思辨研究方法的本体论价值

指思辨研究方法对于探讨事物本质所具有的独特价值。事物的本质是潜藏于事物外显特征之下内在的、稳定的、保持不变或者恒常不变的属性。这种内在的规律性联系是不能通过观察获得的,主要是依靠大脑的逻辑思考和综合分析去把握和揭示。思辨研究方法以思辨理性为内核,以思辨逻辑为骨架。而"思辨的逻辑是本质层面的联系,是由本质所构成的结构、规律和原理"。由此可见,思辨研究方法内在的思辨理性、思辨逻辑,使它天然地成为探究事物本质和世界本原的最适切的工具。因此,对于人类的整个认识活动过程而言,思辨研究方法具有不可或缺性。

2.思辨研究方法的认识论价值

指思辨研究方法具有程序性价值。任何一项研究,首先需要厘清研究的主题或所使用的基本概念,这就是具体运用思辨研究方法的过程。即使实证研究也不得不从概念厘清开始,因为实证研究"首先要选择最好的基本概念,并把各种现象加以妥善分类,使其适用于归纳的运用;其次要制订一个临时的'定律',作为工作假说,再以进一步的观察及实验加以检验"。可以说,"思辨的概念和思维假说"统率着具体的实证研究方法。"没有思辨研究,就没有实证研究。"由此可见,实证研究不能取代思辨研究,甚至不能排斥思辨研究。

(四)思辨研究方法在中医研究中的运用

中医是在研究事物相互关系中发展起来的一门医学,它建立在经验与事实的基础之上,而在经验与事实之间是靠思辨进行联系的,故思辨是构建中医理论框架的主体。

1.在阴阳学说中的运用

古人认为,万物皆由阴阳二气所化生,阴阳是万物的本质特性,且"万物分阴阳,万物有阴阳"。阴阳思辨不仅包括上述对立统一规律中矛盾双方的对立统一关系,而且还表述出了阴阳两面在相斥、相反、相争、相抗的同时,存在着相互呼应(如阳气收则阴气藏)、相互关照(如阳气生则阴气长)、相互合作(如阴阳相接乃能合成)等相应关系,以及相互交叉(如阳入阴、阴入阳)、主从搭配(如阳以阴为基,阴以阳为唱)、生成各有序(如在阴无阴、在阳无阳、阴以生之、阳以成之)等交织关系。

2.在五行学说中的运用

五行中的"五"指金、木、水、火、土五气,也指五种属性或五类元素,"行"指金、木、水、火、土五气的运行。古人以五行属性对万事万物进行分类认识,用五行元素对物质世界进行解释,用五行之气表述天地之气对人体生命及其他动植物生命的影响作用,用五行生克描述万物间的生克制化关系与万物间动态平衡的制约机制,用五行关系对事物运变过程中某事物与其他事物之间及事物内部各因素之间的相互影响作用关系进行逻辑分析。根据这一思想,对任何事物运动包括抽象事物及社会人事关系等,均可根据其与外部环境事物(包括抽象事物)之间的相互影响及作用关系进行分类与归纳,并可按此方法对其外部环境与条件进行分析。

3.在辨证论治学说中的运用

辨证论治中贯穿了思辨研究的方法。中医辨证的思维过程涉及许多思维层面的问题,要求医生应兼有诊察技巧和思辨两方面的能力,其中思辨能力更为重要。只有具备了良好的分析判断的思辨能力,才能透过现象把握本质。

4.在五运六气学说中的运用

天地之气每时每刻都在对人体生命起着一定的影响。古人把天地之气对人体生命与其他动植物的影响归纳为五运六气。"五运"指五行之气的运行,包括木运、火运、土运、金运与水运。"六气"指阴阳二气的细化,包括三阴、三阳,合称六气。一阴为厥阴风木之气,二阴为少阴君火之气,三阴为太阴湿土之气。一阳为少阳相火之气,二阳为阳明燥金之气,三阳为太阳寒水之气。厥阴对少阳,少阴对阳明,太阴对太阳,三阴三阳一一对应。五运六气不仅描述了阴阳五行之气随天地复合运动而形成的运变周期与周期节律,而且较细致地表述出了事物运动中阴阳五行运变在不同阶段、不同环节的时运形态与时运趋势。因此,五运六气是古人思辨研究思想的体现。

(五)进行思辨研究的注意事项

1.研究基础是实践经验

思辨研究方法不是闭门造车,需建立在大量的医学实践上,运用思辨方法需要以丰富的医学理论和实践经验以及哲学修养作为背景,缺乏其中的任何一项,该方法的运用就可能是不完善的。

2.核心是逻辑分析

思辨研究方法主张密切联系实践,但又应有所超越。思辨研究若达到抽象思维的程度,必然涉及概念、范畴和逻辑,故概念、定义等在思辨研究方法中起着非常重要的作用。医学科研人员在运用思辨研究方法时,需对研究对象的概念或定义进行逻辑上的分析,以有利于思辨研究方法的开展。

3.方法服从于研究目的

定量与定性研究的使用是相辅相成的,都应服从于研究目的的需要。例如,在中医研究中,许多研究对象不可能进行测量,此时使用定量研究方法反而不利于探讨研究对象的本质特性。

二、实证研究概述

实证研究所注重的是对实践中的现象进行描述与解释,而不是对假想的情况进行研究论证,比较符合中医学的专业特点,有助于真正解决中医实践中的具体问题。

(一)实证研

指研究者亲自收集观察资料,为提出理论假设或检验理论假设而展开的研究,具有鲜明的直接经验特征。实证研究推崇的基本原则是科学结论的客观性和普遍性,强调知识应建立在观察和实验的经验事实上,通过经验观察的数据和实验研究的手段来揭示一般结论,并且要求这种结论在同一条件下具有可证性。作为一种方法论,实证研究在和其他方法论共同探究的同时,也应自觉地寻求自身的变革。当代后实证主义重视价值,强调人的主观性选择、判断,是一种方法论的进步。

(二)实证研究方法

可以概括为通过对研究对象进行大量的观察、实验和调查,获取客观材料,从个别到一般,归纳出事物的本质属性和发展规律的一种研究方法。在实证研究中,研究者首先需要尽可能地排除价值判断,而侧重通过实证性的研究来客观地描述并解释实践中的现象及其各种外部联系。在此基础上,再侧重于建立恰当的价值判断标准,并在实践和应用中不断接受检验,方能保证研究结果的质量和价值。

(三)实证主义

关于"实证主义"的定义较多,其共同之处是:①以自然科学特别是数学化的物理学为一切科学方法的标准或理想;②采取事实与价值二分立场,主张研究过程中不带有价值判断;③采取真理符合说,认为观念或陈述的真假在于它是否与事实相符合,只有当它们与事实相符合时才能被称为是真的;④强调量化的必要性。

(四)实证研究与思辨研究的区别

实证研究立足于发现现实的合理性,思辨研究侧重于理性建构式的批判。随着中医实践日益清晰的信息反馈,传统思辨研究偏离中医实践的弊端日趋显露,加剧了中医理论与实践之间的冲突。故实证研究具有弥补思辨研究缺陷、传承中医学知识的功能。

(五)实证研究的论证过程

实证研究主要回答"是什么"的问题,它的一个基本特征是:所提出的命题是可以测试真伪的。

(六)实证研究的特点

(1)它是认识客观现象,向人们提供实在、有用、确定、精确的知识研究方法,其重点是研究现象本身"是什么"的问题。实证研究法试图超越或排斥价值判断,只揭示客观现象的内在构成因素及因素的普遍联系,归纳概括现象的本质及其运行规律。

(2)目的在于认识客观事实,研究现象自身的运动规律及内在逻辑。

(3)对研究的现象所得出的结论具有客观性,并根据经验和事实进行检验。

(七)运用实证方法解决医学研究问题的思路

实证研究是通过归纳的思维方式,以观察事实和归纳逻辑为基础,透过现象的描述和解释概括出理论命题,最后再通过实际案例进行验证,回答"是什么"的问题。其基本研究思路可概括为:现实→观察→提出问题→基于已有理论并根据主观臆测提出假设→数据观测和收集→统计分析→经验概括→理论归纳→实际检验→应用和评价。

(八)实证研究方法的优势

1.坚持客观性追求

(1)实证分析认为,医学具有一定的客观制约性和规律性,强调可以用实证方法把握医学事实的内在规律性。

(2)实证研究范式采取事实判断的方法来把握医学研究的客观性和真实性;用具体、明确的操作程序来探求医学研究的普遍性;用实验和试验的方法制订医学研究的规则并验证其可行性。

(3)实证研究范式要求研究者与研究对象之间保持一定的距离,不能将主观的意愿、态度、偏好、价值观、情感等渗入到研究对象之中,以消除研究过程中的各种偏倚,提升医学研究的科学性水平。

2.强调结构性程序

实证研究范式的操作性不仅体现于理论的可操作性,而且具有可操作性程序。理论的可操作性,指围绕解决某一问题所表现出的操作性,或指围绕解决某一问题所进行的操作性研究,可形成操作性概念,由这些概念所构成的理论在指导实践的过程中会表现出还原性、可重复性和同一性。可操作性程序指:①实证研究范式具有一套完备的操作技术,包括抽样方法、资料收集方法、数字统计方法等;②实证研究范式设计了一套完整的结构化的程序,包括如何将研究对象抽象为变量,如何建立数学模型,如何进行因素分析,如何提出检验结果的评估标准,以保证上述研究操作和结果的可重复性。由此可见,实证研究范式不是对事物进行整体研究,而是对事物外显行为进行测量、观察,对操作工具的科学性和规范性十分重视。

3.注重验证性

实证研究范式以自然科学方法规范医学研究,把如何提高检验理论假说的可能性和可靠性作为主要发展方向,其验证性是其他研究范式所不可比拟的优势。实证研究范式的验证性主要基于下述假设:

(1)因果性:强调人的行为是可以预测的,行为的缘由要么是受到内部压力所致,要么是受到外部力量驱使。一旦对人的行为进行合理界定和细致观察,就可以预测它的结果或追溯其原因。

(2)演绎性:提出人们从某些基本的命题和概念出发,按一定的逻辑规律可以完成由一般到特殊、由抽象到具体的演绎过程。

(3)可证实或证伪性:承认研究者通过对假设做一系列可证实或证伪性的检验,可以提出系统的、有条理的各种定理和概括,最终产生一些新的理论。

(4)可重复性实证研究范式在测量统计的基础上,取出揭示既有实验所反映的因果关系的数据,建立相关的数学模型,进而对所建立的模型进行再实验。继而依据误差控制的需求,对数学模型加以校正。最后,在通过考验后,将研究结果进行概念上的推断演绎。只要测量尺度、数据类型符合数学模型的要求,推断就是正确的、有代表性的、可推广的。

4.重视预测性,有助于加强医学研究的实效性

预测以追求精确结论为目的。实证研究范式认为,预测是一种在对事实信息进行归纳概括的基础上,依据一般公理进行的推理性思维活动,存在逻辑破缺乃至完全失准都是可能的。但是,预测在总体上是因果律与统计律的统一体。因此,实证研究范式所具有的客观性、操作性和验证性之优势,在因果律和统计律的作用下,可以从一个特定的研究中揭示概念或理论的概括性,当将其应用于更为广泛的情境时,可以达到外部效度与内部效度的统一,从而提高医学研究的实用性。

(九)实证研究范式的局限性

1.研究导向上强调纯科学性,影响对医学的全面认识

20世纪60年代,在医学研究以定量研究为本质的"科学"口号下,基本上放弃了对历史的、文化的或社会的因素的探讨,研究的重心转为研究一些具体的医学现象对社会的影响,强调研究成果的可推广性,强调研究资料的正确性、可靠性和客观性,强调研究结果的预测性和可检验性,最终导致了医学研究纯科学性追求。医学研究过程被简约为应用某种所谓"科学方

法"搜集和整理有关研究资料的过程。于是,人们的注意力主要放在可以量化的某些现象上,出现本末倒置的现象,影响人们对医学研究的认识。

2.分析视角上注重普世视角,不利于本族文化与异族文化的深入比较

医学研究如果过分强调对绝对客观性的追求,只能使比较研究停留于表面、肤浅,阻碍本族文化与异族文化的深入比较。进行医学研究时,首先要在不同民族或国家中鉴别哪些是先进的,哪些是落后的,哪些是停滞不前的,这一鉴别和判断应带有研究者的主观意识。其次,处于不同文化背景的医学研究者,站在"他者"的立场上,对于同一事实材料往往得出不同的解释和评价。最后,由于所受的教育背景、所处的生活环境等因素的影响,对相同的研究主题和研究成果的看法也会带有主观性。

3.研究方法上过分推崇自然科学方法,影响了医学研究的深入

早期实证主义者认为,科学的方法即"客观的方法"。在医学研究方面,实证研究范式者均把自然科学的方法作为追求客观知识的不二法门。然而,由于医学研究对象的复杂性,若不论所要研究的问题性质如何,一律采用实证研究范式,将陷入以方法决定目的的错误,导致人们过分关注容易量化的非本质的指标,从而舍弃一些无法用变量之间关系说明的本质因素,其结果常常是使研究停滞于事物的表面而深入不到事物本质,从而影响了医学研究的深入发展。

(十)高质量实证研究的评价标准

(1)是对医学实践长期的、近距离的观察。

(2)是在仔细筛选过现有理论之后努力寻找更新颖的解释。

(3)知道如何去平衡还原论与整体论、历时性与共时性之间的矛盾。

(4)意识到"人类医学实践"给各种研究方法带来的边界性。

(5)高质量的医学研究,一定更与智慧而不是技术手段有关。

参考文献

[1]肖芳,程汝梅,黄海霞,等.护理学理论与护理技能[M].哈尔滨:黑龙江科学技术出版社,2022.

[2]任丽,孙守艳,薛丽.常见疾病护理技术与实践研究[M].西安:陕西科学技术出版社,2022.

[3]张晓艳.临床护理技术与实践[M].成都:四川科学技术出版社,2022.

[4]潘红丽,胡培磊,巩选芹,等.临床常见病护理评估与实践[M].哈尔滨:黑龙江科学技术出版社,2022.

[5]李艳.临床常见病护理精要[M].西安:陕西科学技术出版社,2022.

[6]于翠翠.实用护理学基础与各科护理实践[M].北京:中国纺织出版社,2021.

[7]张红芹,石礼梅,解辉,等.临床护理技能与护理研究[M].哈尔滨:黑龙江科学技术出版社,2022.

[8]孔翠,马莲,谭爱群.常见疾病基础护理实践[M].广州:世界图书出版广东有限公司,2022.

[9]任秀英.临床疾病护理技术与护理精要[M].北京:中国纺织出版社,2022.

[10]申璇,邱颖,周丽梅,等.临床护理常规与常见病护理[M].哈尔滨:黑龙江科学技术出版社,2022.

[11]苏文婷,赵衍玲,马爱萍,等.临床护理常规与常见病护理[M].哈尔滨:黑龙江科学技术出版社,2022.

[12]石晶,张佳滨,王国力.临床实用专科护理[M].北京:中国纺织出版社,2022.

[13]张锦军,邹薇,王慧,等.临床实用专科护理[M].哈尔滨:黑龙江科学技术出版社,2022.

[14]安旭姝,曲晓菊,郑秋华.实用护理理论与实践[M].北京:化学工业出版社,2022.

[15]栾彬,李艳,李楠,等.现代护理临床实践[M].哈尔滨:黑龙江科学技术出版社,2022.

[16]陈晓侠,赵静,张艳玲,等.临床实用护理基础[M].沈阳:辽宁科学技术出版社,2022.